CB005032

Série Pockets de

MEDICINA INTENSIVA

VOLUME III

GASTROINTENSIVISMO

———————— Série Pockets de ————————

MEDICINA INTENSIVA
Editor da Série: Hélio Penna Guimarães

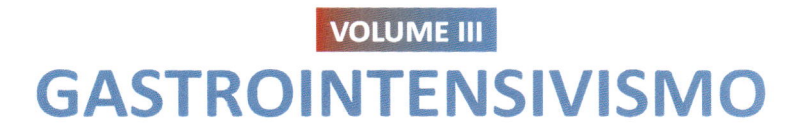

VOLUME III
GASTROINTENSIVISMO

EDITORES

Rodolpho Augusto de Moura Pedro
Bruna Carla Scharanch
Lucas de Oliveira Araújo
Luiz Augusto Carneiro D'Albuquerque
Luiz Marcelo Sá Malbouisson

São Paulo
2024

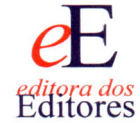
editora dos
Editores

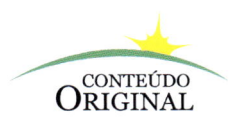
CONTEÚDO
ORIGINAL

POCKETS DE MEDICINA INTENSIVA ▪ GASTROINTENSIVISMO

Hélio Penna Guimarães ▪ Rodolpho Augusto de Moura Pedro ▪ Bruna Carla Scharanch
▪ Lucas de Oliveira Araújo ▪ Luiz Augusto Carneiro D'Albuquerque ▪ Luiz Marcelo Sá Malbouisson

Produção editorial	VILLA D'ARTES
Projeto gráfico	Catia Soderi
Diagramação	VILLA D'ARTES
Copidesque	Vânia Cavalcanti
Revisão	VILLA D'ARTES

Editora dos Editores

São Paulo: Rua Marquês de Itu, 408 – sala 104 – Centro. (11) 2538-3117

Rio de Janeiro: Rua Visconde de Pirajá, 547 – sala 1121 – Ipanema.

www.editoradoseditores.com.br

Atendimento

Interativo
(11) 98508-0297

Impresso no Brasil
Printed in Brazil
1ª impressão – 2024

Este livro foi criteriosamente selecionado e aprovado por um Editor científico da área em que se inclui. A Editora dos Editores assume o compromisso de delegar a decisão da publicação de seus livros a professores e formadores de opinião com notório saber em suas respectivas áreas de atuação profissional e acadêmica, sem a interferência de seus controladores e gestores, cujo objetivo é lhe entregar o melhor conteúdo para sua formação e atualização profissional.
Desejamos-lhe uma boa leitura!

Dados Internacionais de Catalogação na Publicação (CIP)
(Câmara Brasileira do Livro, SP, Brasil)

Gastrointensivismo : volume III / editores Rodolpho Augusto de Moura Pedro...[et al.].
-- São Paulo : Editora dos Editores, 2024.
-- (Série pockets de medicina intensiva / editor da série Hélio Penna Guimarães)

Outros editores: Bruna Carla Scharanch, Lucas de Oliveira Araújo, Luiz Augusto Carneiro D'Albuquerque, Luiz Marcelo Sá Malbouisson.

ISBN 978-85-85162-99-3

1. Gastroenterologia 2. Medicina e saúde 3. Medicina intensiva I. Pedro, Rodolpho Augusto de Moura. II. Scharanch, Bruna Carla. III. Araújo, Lucas de Oliveira. IV. D'Albuquerque, Luiz Augusto Carneiro. V. Malbouisson, Luiz Marcelo Sá. V. Guimarães, Hélio Penna. VI. Série

CDU 616.33
NLM-WI-100

23-181355

Índices para catálogo sistemático:

1. Gastroenterologia : Medicina 616.33

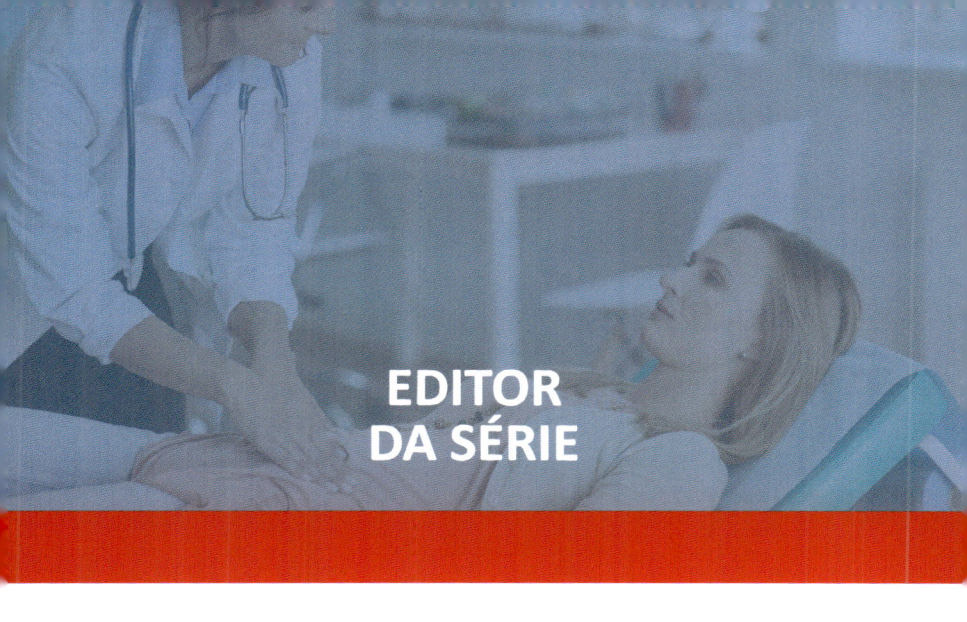

EDITOR DA SÉRIE

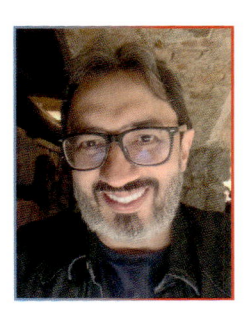

Hélio Penna Guimarães

→ Médico Especialista em Medicina de Emergência (ABRAMEDE), Medicina Intensiva (AMIB) e Cardiologia (IDPC).

→ Doutor em Ciências pela Universidade de São Paulo (USP).

→ Médico do Departamento de Pacientes Graves do Hospital Israelita Albert Einstein (HIAE).

→ Médico Supervisor do Programa de Residência em Medicina Emergência da Universidade de São Paulo- USP.

→ Professor Afiliado e Médico da UTI da Disciplina de Cirurgia Cardiovascular da Universidade Federal de São Paulo(EPM-UNiFESP).

→ Professor Titular de Medicina de Emergência do Centro universitário São Camilo-SP.

→ Presidente da Federação Latino Americana de Medicina de Emergência (FLAME)2023-2025.

→ Presidente da Associação Brasileira de Medicina de Emergência (ABRAMEDE) 2020-2023.

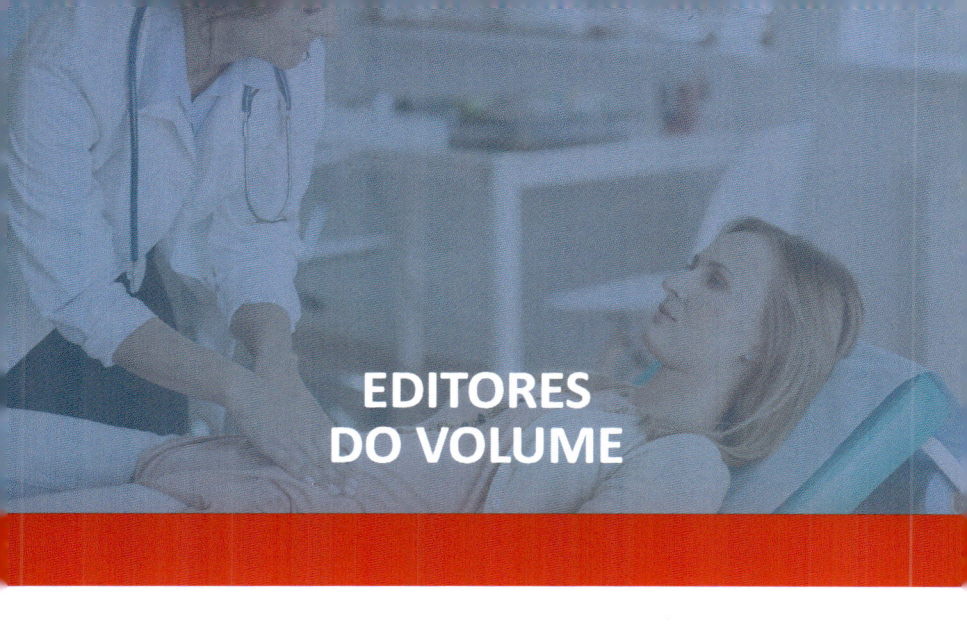

EDITORES
DO VOLUME

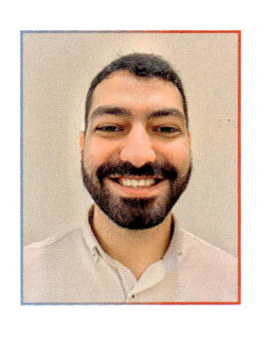

Rodolpho Augusto de Moura Pedro

→ Graduação em Medicina pela Universidade Federal de Rondônia.

→ Residência em Clínica Médica pelo Hospital das Clínicas da Faculdade de Medicina da Universidade de São Paulo.

→ Residência em Terapia Intensiva pelo Hospital das Clínicas da Faculdade de Medicina da Universidade de São Paulo.

→ Título de Especialista em Terapia Intensiva pela Associação de Medicina Intensiva Brasileira (AMIB).

→ Médico Intensivista Diarista da Unidade de Terapia Intensiva da Gastroenterologia, Cirurgia do aparelho digestivo e Transplante Hepático do Hospital das Clínicas da Faculdade de Medicina da Universidade de São Paulo e da UTI dos Hospitais São Luiz Itaim e Vila Nova Star.

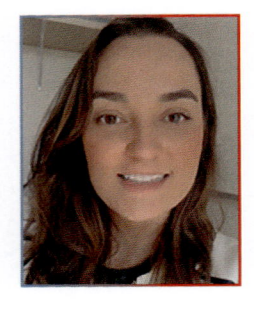

Bruna Carla Scharanch

→ Graduação em Medicina pela Universidade Federal do Triângulo Mineiro.

→ Residência em Clínica Médica pela pela Universidade Federal do Triângulo Mineiro.

→ Residência em Terapia Intensiva pelo Hospital das Clínicas da Faculdade de Medicina da Universidade de São Paulo.

→ Paliativista pelo IEP – Sírio Libanês.

→ Intensivista Diarista da Unidade de Terapia Intensiva da Gastroenterologia, Cirurgia do aparelho digestivo e Transplante Hepático do Hospital das Clínicas da Faculdade de Medicina da Universidade de São Paulo, Da UTI Adulto do Hospital da Luz, Hospital São Luiz Itaim e Hospital Vila Nova Star.

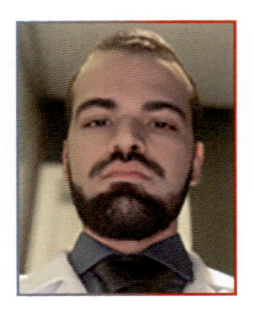

Lucas de Oliveira Araújo

→ Residência em Clínica Médica pela Casa de Saúde Santa Marcelina de Itaquera-SP.

→ Residência em Medicina Intensiva pelo HCFMUSP.

→ Médico intensivista diarista da UTI de Gastroenterologia do HCFMUSP.

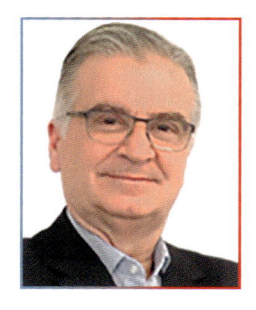

Luiz Augusto Carneiro D'Albuquerque

→ Professor Titular da Disciplina de Transplantes de Fígado e Órgãos do Aparelho Digestivo do Departamento de Gastroenterologia da Faculdade de Medicina da Universidade de São Paulo.

→ Doutorado em Cirurgia do Aparelho Digestivo pela Faculdade de Medicina da Universidade de São Paulo.

→ Livre-Docência em Cirurgia do Aparelho Digestivo pela Faculdade de Medicina da Universidade de São Paulo.

→ Diretor da Divisão de Transplantes de Fígado e Órgãos do Aparelho Digestivo do Hospital das Clínicas da FMUSP.

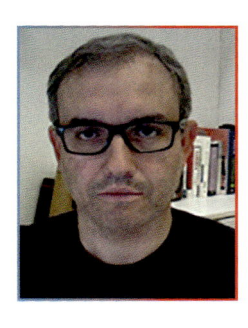

Luiz Marcelo Sá Malbouisson

→ Professor Livre Docente da Faculdade de Medicina da Universidade de São Paulo.

→ Coordenador da UTI do Departamento de Gastroenterologia do HCFMUSP.

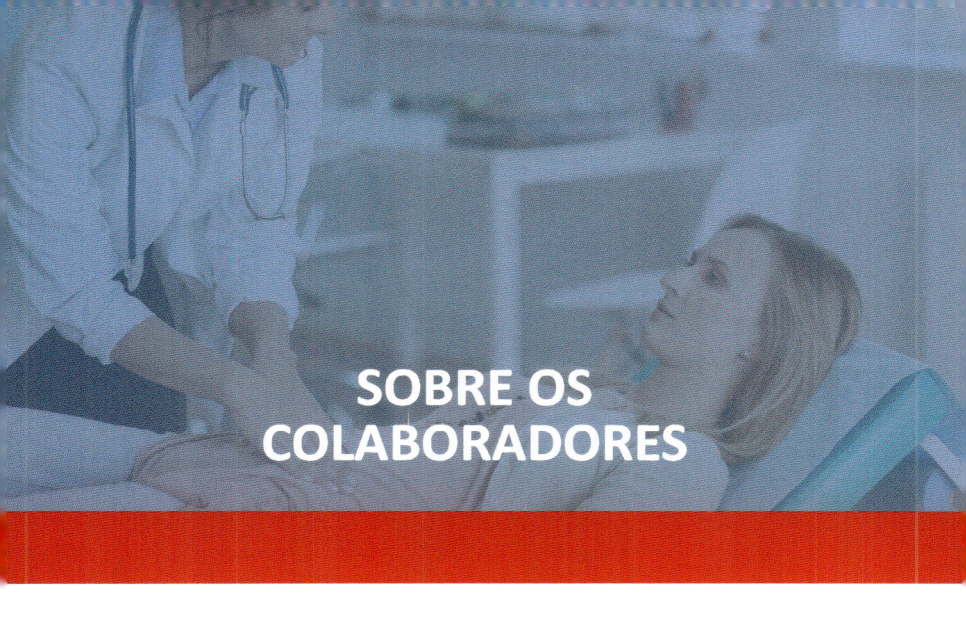

SOBRE OS COLABORADORES

Alexsandra Souza Lacerda

→ Residência em Medicina Intensiva no Hospital A. C. Camargo Câncer Center.

→ Médica Assistente da UTI da Gastroenterologia e Transplantes do Hospital das Clínicas da Faculdade de Medicina da Universidade de São Paulo (HC-FMUSP).

Aline Stivanin Teixeira Noronha

→ Cirurgiã Geral pelo Hospital Alzira Velano.

→ Mestre em ciências Fisiológicas pela UNIFAL/Alfenas – MG.

→ Médica Assistente da UTI da Gastroenterologia do HCFMUSP.

Álvaro Henrique de Almeida Delgado

→ Gastroenterologista pela FMUSP.

→ Especialização em Terapia Nutricional e Reabilitação Intestinal pela FMUSP.

→ Membro titular da Federação Brasileira de Gastroenterologia.

→ Gastroenterologista pelo Hospital das Clínicas da Faculdade de Medicina da Universidade de São Paulo (HC-FMUSP).

→ Especialização em Nutrologia e Reabilitação Intestinal pelo HC-FMUSP.

→ Membro titular da Federação Brasileira de Gastroenterologia.

Amanda Pinto Botega

→ Médica pela Universidade do Vale do Sapucaí.

→ Especialista em Clínica Médica pelo Hospital Municipal Dr. Mário Gatti.

→ Intensivista Adulto pelo Hospital das Clínicas da Faculdade de Medicina da Universidade de São Paulo (HC-FMUSP).

→ Especialização em Cuidados Paliativos pelo Instituto de Ensino e Pesquisa (IEP) Sírio Libanês.

→ Médica Intensivista Plantonista na Unidade de Terapia Intensiva da Gastroenterologia e Transplantes do HC-FMUSP.

Ana Elisa Rabe Caon

→ Graduação em Medicina pela Pontifícia Universidade Católica do Paraná.

→ Residência de Clínica Médica pelo Hospital das Clínicas da Faculdade de Medicina da Universidade de São Paulo (FMUSP) e HSPM-SP.

→ Residência em Gastroenterologista pelo Hospital das Clínicas da Faculdade de Medicina da Universidade de São Paulo (FMUSP).

→ Observership em Doenças Inflamatórias Intestinais no Beth Israel Deaconess Medical Center- Harvard Medical School.

Ana Laura Tavares

→ Médica formada pela Universidade Federal do Rio Grande do Sul (UFRGS).

→ Intensivista pelo Hospital das Clínicas da Faculdade de Medicina da Universidade de São Paulo (HC-FMUSP).

Bruna Carla Scharanch

→ Graduação e Clínica Médica pela Universidade Federal do Triângulo Mineiro (UFTM).

→ Intensivista Adulto pelo Hospital das Clínicas da FMUSP.

→ Paliatista pelo IEP Sírio Libanês.

→ Intensivista Diarista na UTI da Gastroenterologia e Transplantes do HCFMUSP.

→ UTI Adulto do Hospital da Luz.

→ UTI São Luiz Itaim.

Bruna Damásio Moutinho

→ Médica formada pela Universidade Federal de Juiz de Fora (UFJF).

→ Residência em Gastroenterologia pelo HC-UNESP/Botucatu.

→ Residência em Hepatologia pelo HC-FMUSP.

→ Preceptora de Gastroenterologia e Hepatologia da Divisão de Gastroenterologia e Hepatologia Clínica do Hospital das Clínicas da Universidade de São Paulo durante 3 anos.

→ Médica Voluntária do Ambulatório de Doenças Inflamatórias Intestinais e do ambulatório de Ascite Refratária do HC-FMUSP.

Caterina Lure Nema Paiva

→ Graduação em Medicina pela FMUSP.

→ Residência em Clínica Médica pelo HCFMUSP.

→ Residência em Medicina Intensiva pelo HCFMUSP.

Davi Viana Ramos

→ Médico Gastroenterologista pelo Hospital das Clínicas da Faculdade de Medicina da Universidade de São Paulo (HC-FMUSP).

→ Médico Especialista em Clínica Médica pelo Hospital do Servidor Público Estadual de São Paulo (IAMSPE).

Débora Raquel B. Terrabuio

→ Médica Assistente da Divisão de Gastroenterologia e Hepatologia Clínica do HCFM-USP.

→ Mestrado em Ciências da Gastroenterologia pelo HCFM-USP.

→ Doutorado em Ciências da Gastroenterologia pelo HCFM-USP.

Douglas Toledo Camilo

→ Médico pela Universidade Federal do Espírito Santo.

→ Clínico Geral pela Universidade de São Paulo.

→ Médico Intensivista pela Universidade de São Paulo.

Filipe Fernandes Justus

→ Medicina pela Universidade Estadual de Ponta Grossa (UEPG).
→ Residência em Clínica Médica e Gastroenterologia pelo HC-FMUSP.
→ Especialização em Hepatologia pelo HC-FMUSP.

Flávia Vanessa Carvalho Sousa Esteves

→ Médica Intensivista Graduada pela Universidade Federal do Piauí (2019).
→ Especialista em Clínica Médica pelo Hospital das Clínicas da Faculdade de Medicina da Universidade de São Paulo (2021).
→ Especialista em Terapia Intensiva pelo Hospital das Clínicas da Faculdade de Medicina da Universidade de São Paulo (2023).

Frederico Almeida Baptista de Oliveira Filho

→ Médico Intensivista pelo HCFMUSP.

Gabriel Afonso Dutra Kreling

→ Médico formado pela Universidade Estadual de Londrina (UEL).
→ Residência Médica em Clínica Médica e Medicina Intensiva pelo Hospital das Clínicas da Faculdade de Medicina da Universidade de São Paulo.
→ Pós-Graduação em Cuidados Paliativos pelo Instituto Pallium Latinoamerica – Buenos Aires.
→ Intensivista Plantonista das UTIs Clínicas do HC-FMUSP.

Gabriel de Oliveira Araújo

→ Médico formado pela Escola Superior de Ciências da Saúde.
→ Residência em Clínica Médica pelo Hospital Regional da Asa Norte.
→ Residência em Medicina Intensiva pelo Hospital das Clínicas da Faculdade de Medicina da Universidade de São Paulo.

Giolana Nunes

→ Médica pela FURG.
→ Doutoura em Ciências em Gastroenterologia pela FMUSP.
→ Cirurgia Geral pela Facultad de Medicina de Montevidéu, Uruguai.
→ Especialista em Terapia Intensiva-AMIB.
→ Médica Assistente pela Unidade de Terapia Intensiva da Gastrocirurgia e Transplante do HC-FMUSP.

Guilherme Henrique Bianchi Coelho

→ Cirurgião Cardiovascular pela UNESP.

→ Especialista em transplante cardíaco pelo Instituto do Coração do Hospital das Clínicas da Faculdade de Medicina da Universidade de São Paulo (Incor-HC-FMUSP).

→ Médico Intensivista Plantonista na Unidade de Terapia Intensiva da Gastroenterologia e Transplantes do HC-FMUSP.

Guilherme Marques Andrade

→ Docente da disciplina de Gastroenterologia da Universidade Federal de Uberlândia (UFU).

→ Coordenador de Transplantes do Uberlândia Medical Center (UMC).

→ Doutor em Ciências em Gastroenterologia pela FMUSP.

→ Hepatologista membro da SBH.

→ Clínica Médica e Gastroenterologia pela FMUSP.

Ionara de Medeiros

→ Médica formada pela Faculdade de Medicina de Ribeirão Preto da Universidade de São Paulo (FMRP USP).

→ Especialista em Medicina Intensiva pelo Hospital das Clínicas da Faculdade de Medicina da Universidade de São Paulo (HC-FMUSP).

Julia Fadini Margon

→ Graduação em Medicina pela Escola Superior de Ciências da Santa Casa de Misericórdia de Vitoria- EMESCAM.

→ Residência em Clínica Médica pela Universidade Federal de São Paulo.

→ Residência em Gastroenterologia e Hepatologia pela Universidade de São Paulo.

→ Médica Plantonista da UTI da Gastroenterologia do Hospital das Clínicas da FMUSP.

Letícia Cristina de Araújo Diaz Vazquez

→ Membro titular da Federação Brasileira de Gastroenterologia (FBG).

→ Gastroenterologista pelo Instituto de Assistência Médica ao Servidor Público de São Paulo (IAMSPE).

→ Hepatologista pelo Hospital das Clínicas da Faculdade de Medicina da Universidade de São Paulo.

Liane Brescovici Nunes de Matos

→ Doutora em Ciências pela FMUSP.
→ Residência em Medicina Intensiva pela FMUSP.
→ Título de Especialista em Nutrologia pela Abran.
→ Título de Especialista em Nutrição Parenteral e Enteral pela Braspen/SBNPE.
→ Título de Especialista em Medicina Intensiva pela AMIB.
→ Diretora do Departamento de Nutrologia do AC. Camargo Cancer Center.
→ Médica Nutróloga Oncostar Rededor.

Lucas de Oliveira Araújo

→ Residência em Clínica Médica pela Casa de Saúde Santa Marcelina de Itaquera-SP.
→ Residência em Medicina Intensiva pelo HCFMUSP.
→ Médico intensivista diarista da UTI de Gastroenterologia do HCFMUSP.

Luciana Jacinto Caleiro

→ Médica pela Universidade Federal de Minas Gerais.
→ Especialista em Clínica Médica e Medicina Intensiva pelo Hospital das Clínicas da Faculdade de Medicina da USP.

Luiz Adriano Esteves

→ Doutor em Neurologia (Telemedicina – Triagem neurológica por smartphone) pela Universidade Estadual de Campinas – Unicamp.
→ Mestre em Neurologia (Traumatismo da junção crânio cervical) pela Universidade Estadual de Campinas – Unicamp.
→ Neurocirurgião pela Universidade Estadual de Campinas – Unicamp.
→ Neurointensivista, Professor Universitário, Pesquisador.
→ Médico Assistente da UTI de gastroenterologia do Hospital das Clínicas da Faculdade de Medicina da Universidade de São Paulo – HCFMU.

Luiz Augusto Carneiro D'Albuquerque

→ Professor Titular da Disciplina de Transplantes de Fígado e Órgãos do Aparelho Digestivo do Departamento de Gastroenterologia da Faculdade de Medicina da Universidade de São Paulo.

→ Doutorado em Cirurgia do Aparelho Digestivo pela Faculdade de Medicina da Universidade de São Paulo.

→ Livre-Docência em Cirurgia do Aparelho Digestivo pela Faculdade de Medicina da Universidade de São Paulo.

→ Diretor da Divisão de Transplantes de Fígado e Órgãos do Aparelho Digestivo do Hospital das Clínicas da FMUSP.

Luiz Marcelo Sá Malbouisson

→ Professor Livre Docente da Faculdade de Medicina da Universidade de São Paulo.

→ Coordenador da UTI do Departamento de Gastroenterologia do HCFMUSP.

Marcos Wendell Belarmindo da Silva

→ Graduado em Medicina pela Universidade Severino Sombra.

→ Pós-Graduado em Terapia Intensiva pela AMIB/Faculdade Redentor.

→ Diretor Geral do Hospital e Pronto Socorro Joao Paulo II.

→ Coordenador da UTI Adulta do Hospital de Base Dr. Ary Pinheiro.

→ Instrutor do Núcleo de Ensino Permanente do SAMU.

→ Médico Assistente da UTI da Gastro no HCFMUSP.

→ Médico assistente na UTI Adulta do Hospital Regional de Osasco.

Marcus Vinícius de Acevedo Garcia Gomes

→ Graduação em Medicina na Universidade Estadual de Ciências da Saúde de Alagoas (UNCISAL).

→ Residência de Clínica Médica pelo Hospital Santa Marcelina (HSM).

→ Residência de Gastroenterologia pelo Hospital das Clínicas da Faculdade de Medicina da Universidade de São Paulo (HC-FMUSP).

→ Residente de Hepatologia pelo Hospital das Clínicas da Faculdade de Medicina da Universidade de São Paulo (HC-FMUSP).

Maria Luiza Pires

→ Médica formada pela UFPE.

→ Doutora em Patologia pela FMUSP.

→ Especialista em Clínica Médica e Terapia Intensiva-AMIB.

→ Médica Assistente da Unidade de Terapia Intensiva da Gastrocirurgia e Transplante do HC-FMUSP.

Michele Oliveira de Marco

→ Graduação em Medicina pela Universidade Federal do Rio de Janeiro
→ Residência em Clínica Médica pela Universidade Federal do Rio de Janeiro.
→ Residência em Gastroenterologia pelo Hospital das Clínicas da Faculdade de Medicina da Universidade de São Paulo.
→ Residência em Endoscopia Digestiva pelo Hospital das Clínicas da Faculdade de Medicina da Universidade de São Paulo.
→ Fellowship em transplantes pelo Hospital Israelita Albert Einstein.
→ Título de Especialista em Gastroenterologia pela (FBG), Endoscopia (SOBED), e Hepatologia (SBH).
→ Mestre em ciências da Gastroenterologia pela Universidade de São Paulo
→ Médica Assistente do Serviço de Transplante Hepático do Hospital das Clínicas (HCFMUSP).

Murillo Macedo Lobo Filho

→ Médico pela Faculdade de Medicina da Universidade de São Paulo.
→ Residência Médica de Cirurgia Geral e Cirurgia do Aparelho Digestivo pela Faculdade de Medicina da Universidade de São Paulo.
→ Título de Especialista em Cirurgia do Aparelho Digestivo (TECAD) pelo Colégio Brasileiro de Cirurgia Digestiva (CBCD).

Natasha Megumi Seo Fukushima

→ Especialista em Clínica Médica pela Fundação Leonor de Barros Camargo.
→ Especialista em Hepatologia pela Escola Paulista de Medicina- Unifesp.

Olívia Duarte de Castro Alves

→ Médica graduada pela Universidade Federal do Ceará.
→ Residência de Clínica Médica pelo Hospital das Clínicas da Faculdade de Medicina da Universidade de São Paulo.
→ Residência de Gastroenterologia pelo Hospital das Clínicas da Faculdade de Medicina da Universidade de São Paulo.
→ Residência de Endoscopia pelo Centro Diagnóstico da Gastroenterologia (CDG – HCFMUSP).

Paula Sepulveda Mesquita

→ Graduada pela Universidade de Uberaba.

→ Especialista em Clínica Médica pelo HC-FMUSP.

→ Intensivista pelo HCFMUSP.

Rodolpho Augusto de Moura Pedro

→ Graduação em Medicina pela Universidade Federal de Rondônia.

→ Residência em Clínica Médica pelo Hospital das Clínicas da Faculdade de Medicina da Universidade de São Paulo.

→ Residência em Terapia Intensiva pelo Hospital das Clínicas da Faculdade de Medicina da Universidade de São Paulo.

→ Título de Especialista em Terapia Intensiva pela Associação de Medicina Intensiva Brasileira (AMIB).

→ Médico Intensivista Diarista da Unidade de Terapia Intensiva da Gastroenterologia, Cirurgia do aparelho digestivo e Transplante Hepático do Hospital das Clínicas da Faculdade de Medicina da Universidade de São Paulo e da UTI dos Hospitais São Luiz Itaim e Vila Nova Star.

Roque Gabriel Rezende de Lima

→ Residência em Gastroenterologia no Hospital de Base do Distrito Federal.

→ Especialização em Hepatologia no Hospital das Clínicas da Faculdade de Medicina da Universidade de São Paulo.

→ Médico Assistente da divisão da gastroenterologia, Hepatologia Clínica e da Unidade de Terapia Intensiva da divisão de transplantes de fígado e órgãos do aparelho digestivo do Hospital das Clínicas da Faculdade de Medicina da Universidade de São Paulo.

Sabrina Rodrigues de Figueiredo

→ Residência em Clínica Médica pelo Hospital Santo Antônio- Obras Sociais Irmã Dulce (Salvador - BA), e em Gastroenterologia pela Faculdade de Medicina da Universidade de São Paulo (FMUSP).

→ Preceptoria em Gastroenterologia no Hospital das Clínicas da Faculdade de Medicina da Universidade de São Paulo.

Vinicius Galdini Garcia

→ Graduado em Medicina pela Universidade de São Paulo, Especialista em Clínica Médica e Terapia Intensiva pela Faculdade de Medicina da Universidade de São Paulo (FMUSP), Médico Intensivista do Hospital Samaritano Paulista.

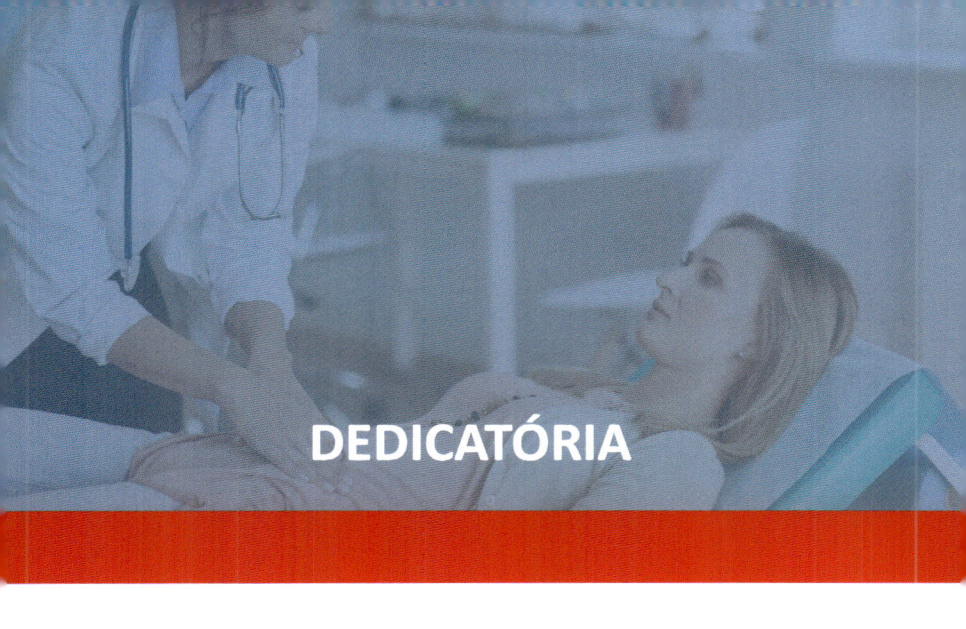

DEDICATÓRIA

À minha esposa, Tânia, e aos meus filhos, Rafael e Caio, que me acolhem enquanto transito diariamente entre dois universos singulares, distintos, mas entrelaçados. Aos mestres, amigos e familiares, que gentilmente me trouxeram até aqui. Aos profissionais que dividem conosco o tempo e o saber, e aos pacientes, objetivos do nosso estudo e cuidado.

Rodolpho Augusto de Moura Pedro

Aos meus pais, que não mediram esforços para que eu chegasse até aqui e sempre me incentivaram a sonhar alto e a correr atrás, obrigada.

Bruna Carla Scharanch

Dedico este livro aos meus pais, Maria Júlia e José Fábio, pelas inspirações, cuidados e motivação na minha jornada acadêmica e pessoal.

Lucas de Oliveira Araújo

Aos colegas que atuam nas linhas de frente do atendimento aos pacientes com doenças gastrointestinais, cuja luta acontece num campo que sofre evolução diária.

Luiz Marcelo Sá Malbouisson

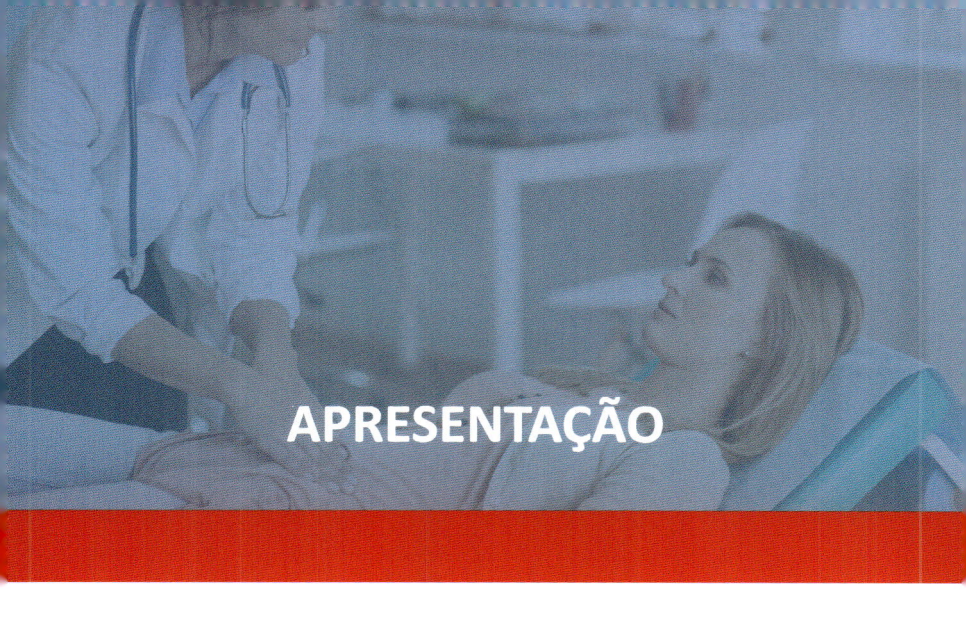

APRESENTAÇÃO

A seleção dos temas apresentados neste compêndio teve como prioridade de escolha os assuntos que são frequentes como causas de admissão no ambiente de terapia intensiva. Além de figurar por vezes como causa principal de gravidade, o trato gastrointestinal (TGI) pode ainda se apresentar como uma insuficiência adicional,[1] junto ao quadro de disfunção múltipla de órgãos, contribuindo para um pior desfecho.[2]

Apesar do potencial de severidade e frequência,[3] a disfunção do sistema gastrointestinal é frequentemente tratada como um problema menor diante de disfunções nos demais sistemas. Parte das causas desSe problema ocorre pelo fato de que nem todo órgão do TGI pode ser facilmente avaliado com exames clínicos ou laboratoriais, sendo ainda os sintomas abdominais de difícil padronização e estratificação, dificultando o estudo e a pesquisa de tais entidades.[4] Em algumas outras patologias, como na síndrome compartimental abdominal, a severidade por vezes não é percebida ou nem mesmo lembrada no diagnóstico diferencial, permitindo uma instalação progressiva de disfunções.[5]

Algumas entidades abdominais, como a cirrose, até apresentam sistemas definidos para avaliação e estratificação de gravidade, mas carregam estigmas que outrora foram frequentemente utilizados como motivos para exclusão de protocolos de pesquisas no doente crítico e tomados como justificativas para preterir a admissão deste no ambiente crítico.[6]

Esse conjunto de dificuldades nutre uma cultura na qual muitas das enfermidades gastrointestinais são conduzidas usualmente com base em baixa qualidade de evidência científica, ancorada por dados retrospectivos ou pela opinião de especialistas que nem sempre foram formuladas para o ambiente de terapia intensiva, mas sim extrapoladas de técnicas ambulatoriais ou de pacientes com menor complexidade. A generalização dessas condutas no cenário crítico, em que o equilíbrio entre os demais sistemas é frágil ou insuficiente, pode perder o sentido, e até mesmo incorrer em piora das disfunções e do desfecho clínico.

Assim, ressaltamos a relevância desse projeto, cujo objetivo principal será o de descrever o manejo dessas condições em acordo com as atuais evidências disponíveis e guiará o leitor na interpretação e na transposição desses dados ao paciente grave, sob uma ótica multiespecialista de profissionais que vivenciam essa realidade diariamente.

Rodolpho Augusto de Moura Pedro

Bibliografia

1. Reintam A, Parm P, Kitus R, Starkopf J, Kern H. Gastrointestinal failure score in critically ill patients: a prospective observational study. Crit Care. 2008;12(4):R90.

2. Gao T, Cheng MH, Xi FC, Chen Y, Cao C, Su T, et al. Predictive value of transabdominal intestinal sonography in critically ill patients: a prospective observational study. Crit Care. 2019;23(1):378.

3. Reintam A, Parm P, Kitus R, Kern H, Starkopf J. Gastrointestinal symptoms in intensive care patients. Acta Anaesthesiol Scand. 2009;53(3):318-24.

4. Reintam Blaser A, Malbrain ML, Starkopf J, Fruhwald S, Jakob SM, De Waele J, et al. Gastrointestinal function in intensive care patients: terminology, definitions and management. Recommendations of the ESICM Working Group on Abdominal Problems. Intensive Care Med. 2012;38(3):384-94.

5. Rajasurya V, Surani S. Abdominal compartment syndrome: Often overlooked conditions in medical intensive care units. World J Gastroenterol. 2020;26(3):266-78.

6. Passi NN, McPhail MJ. The patient with cirrhosis in the intensive care unit and the management of acute-on-chronic liver failure. J Intensive Care Soc. 2022;23(1):78-86.

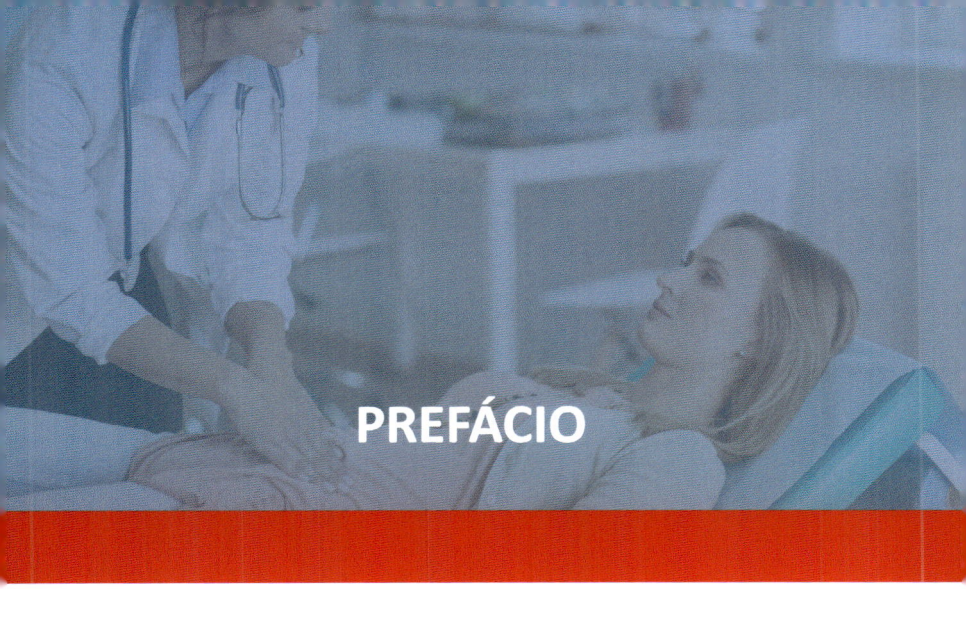

PREFÁCIO

As patologias abdominais ocupam uma parcela relevante dos dilemas e admissões no ambiente de terapia intensiva, especialmente em unidades cirúrgicas, oncológicas e gerais. Apesar disso, é incomum que o processo de formação do intensivista priorize a discussão e o ensino desse tema, favorecendo o clássico enfoque nos sistemas cardiovascular e respiratório. É comum inclusive que sejam de fácil publicação artigos e livros que abordem assuntos como choque, ventilação mecânica e cuidados específicos do paciente neurointensivo, mas entendemos como escassa a oferta de materiais dedicados ao tema "abdominal crítico".

A própria designação aqui utilizada (Gastrointensivismo) é pouco difundida, inclusive entre especialistas, sendo aqui adotada com o intuito não apenas de circunscrever, mas também de difundir essa área de conhecimento. Entre as entidades abdominais comuns ao ambiente crítico e que integram o Gastrointensivismo, destacamos alguns grandes grupos: as disfunções hepáticas crônicas ou agudas; o manejo perioperatório das cirurgias abdominais e de suas complicações; os sangramentos digestivos; as disfunções gastrointestinais; os meandros da oferta nutricional; e o grupo de patologias inflamatórias agudas, como a pancreatite aguda e a doença inflamatória intestinal. Além desses, incluímos aqui ainda algumas discussões importantes, como o manejo do paciente obeso grave, a abordagem no transplante de órgãos do trato gastrointestinal e outros.

Para desenvolver este projeto buscamos um time diverso, composto de intensivistas, gastroenterologistas, cirurgiões do aparelho digestivo, hepatologistas, endoscopistas, nutrólogos e outros profissionais que vivenciam os desafios descritos diariamente. A combinação desses atores heterogêneos em um mesmo espaço permitiu criar textos com visões amplas, debater evidências sob prismas incomuns e construir um instrumento rico ao ensino.

Esperamos que esse compêndio represente uma base sob a qual possamos ampliar a discussão dessas patologias, consolidar tal conhecimento e auxiliar na otimização de um cuidado focado nesse subgrupo de pacientes graves.

Rodolpho Augusto de Moura Pedro

Luiz Marcelo Sá Malbouisson

SUMÁRIO

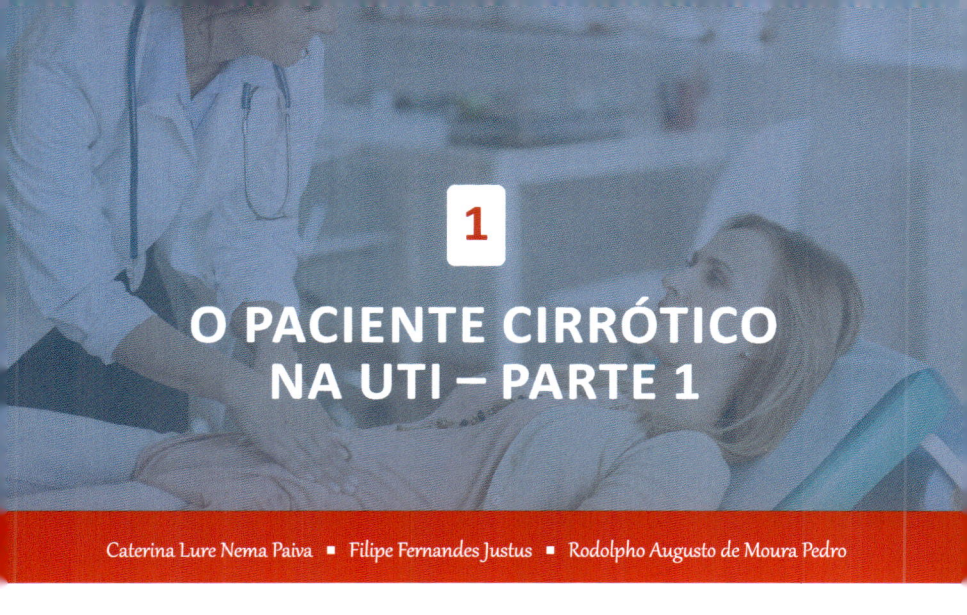

1

O PACIENTE CIRRÓTICO NA UTI – PARTE 1

Caterina Lure Nema Paiva ▪ Filipe Fernandes Justus ▪ Rodolpho Augusto de Moura Pedro

➡ Introdução

O paciente cirrótico é portador de uma doença sistêmica cuja progressão desafia o adequado funcionamento orgânico. Os mecanismos adaptativos inicialmente são suficientes para manter a homeostasia às custas de um equilíbrio frágil e desafiado com frequência. Dessa forma, o estudo desse paciente em cenário crítico demanda uma avaliação completa e sistematizada, e será assim apresentado neste capítulo. Para cobrir os principais desarranjos e suas implicações no ambiente de terapia intensiva de forma ampla e didática, dividiremos o tema em dois capítulos, sendo o foco deste primeiro as disfunções neurológica, hemodinâmica e respiratória.

➡ Disfunção Neurológica

A encefalopatia hepática (EH) está entre as principais causas de admissão do paciente cirrótico em terapia intensiva. Tida como uma das manifestações cardinais da doença, a EH compreende um espectro de alterações neuropsiquiátricas parcialmente reversíveis. Além dos pacientes com cirrose hepática, ela também pode afetar indivíduos com insuficiência hepática aguda ou *shunts* portossistêmicos. O acúmulo de neurotoxinas depressoras do sistema nervoso central (SNC), com especial destaque à amônia, é o principal mecanismo fisiopatológico aventado, notando-se ainda a disfunção da neurotransmissão, dano à barreira hematoencefálica, acentuado estresse oxidativo e alteração do metabolismo energético cerebral. A elevação da amônia sérica insuficientemente metabolizada pelo fígado doente, em especial quando relevante e súbita, permite que esta atravesse a barreira hematoencefálica e, após associação com glutamato, converta-se em glutamina, substância osmoticamente ativa responsável pela indução de edema e disfunção de células do SNC.

As manifestações clínicas da EH são muito abrangentes. Podemos subdividi-las em alterações do nível de consciência (inversão do ciclo sono-vigília, sonolência excessiva, letargia, estupor, coma), alterações da cognição (dificuldade de cálculo e raciocínio, desatenção, desorientação temporoespacial), alterações do comportamento (euforia, irritabilidade, verborragia, desinibição, apatia, paranoia, comportamentos inapropriados) e alterações neuromusculares (tremores, *flapping*, apraxia, ataxia, rigidez, hiporreflexiva ou hiper-reflexia, nistagmo). Há ainda manifestações neurovegetativas, como taquipneia – e a consequente alcalose respiratória indevida – e reflexo pupilar lentificado (bradirreflexia). Crises convulsivas e sinais neurológicos focais podem ocorrer em virtude do quadro, mas devem suscitar a exclusão de outras hipóteses diagnósticas mais prevalentes antes de serem atribuídos à encefalopatia. Baseando-se nos achados clínicos mais relevantes, podemos graduar a EH de acordo com a classificação de West-Haven (Quadro 1.1).

Seu diagnóstico é eminentemente clínico e requer devida contextualização, dado que outras condições podem cursar com manifestações semelhantes. Além disso, é fundamental que se pesquise ativamente por eventos desencadeantes do quadro em questão; entre eles, fatores como infecção sistêmica, distúrbios hidroeletrolíticos, hemorragia gastrointestinal e uso de medicações (Quadro 1.2). A dosagem de amônia sérica é uma ferramenta complementar útil. Sabe-se que níveis normais desse metabólito têm bom valor preditor negativo para EH e que a magnitude de sua elevação tem alguma correlação com a gravidade da encefalopatia. No entanto, não há indicação para seu uso como parâmetro para direcionar ou mesmo avaliar a resposta terapêutica de pacientes com EH. Os exames de neuroimagem têm como principal finalidade a apreciação de diagnósticos diferenciais, embora possam demonstrar alterações características da EH, como edema cerebral difuso e hipersinal em gânglios da base decorrente da impregnação por manganês.

■ Quadro 1.1. Classificação de West-Haven para graduação da encefalopatia hepática.

Grau	Nível de consciência	Comportamento e cognição	Sinais neurológicos
1	Inversão do ciclo sono-vigília, inquietude	Esquecimento, confusão leve, agitação, irritabilidade	Tremor, apraxia, descoordenação
2	Sonolência, lentificação	Comportamento inadequado, desorientação temporal, desinibição	*Flapping*, disartria, ataxia, reflexos hipoativos
3	Letargia, confusão	Desorientação espacial, agressividade	*Flapping,* rigidez muscular, hiperreflexia, sinal de Babinski
4	Coma	-	Descerebração

Fonte: Desenvolvido pela autoria.

■ Quadro 1.2. Principais fatores precipitantes de encefalopatia hepática.

Diazepínicos, narcóticos, álcool	Hemorragia gastrointestinal	Infecção sistêmica
Distúrbios hidroeletrolíticos	Constipação intestinal	Desidratação
Síndrome de Budd-Chiari	Trombose de veia porta	Hepatocarcinoma

Fonte: Desenvolvido pela autoria.

O tratamento da encefalopatia abrange medidas de suporte clínico e nutricional, correção agressiva dos fatores precipitantes e estratégias que almejam reduzir a amônia sérica. Ao contrário do que se acreditava, a restrição protéica não está indicada e pode inclusive agravar a desnutrição de doentes frequentemente já sarcopênicos, atualmente sugere-se manter ou até ofertar uma dieta com maior aporte calórico (35 a 40 kcal/dia) e proteico (1,2 a 1,5 g/kg/dia) após a fase inicial do insulto. A controvérsia sobre oferta proteica nesses pacientes vem do fato de que parte deles tem de fato uma maior sensibilidade à proteína, sobretudo àquela de origem animal, casos em que pode ser útil priorizar a oferta de proteínas de origem vegetal como aminoácidos de cadeia ramificada (BCAA). Alguns fatores desencadeantes são especialmente deletérios e sua correção pode resultar em melhora quase imediata do quadro neuropsiquiátrico como a constipação intestinal, desidratação e hipocalemia.

A lactulose continua sendo a medida farmacológica de 1ª linha no manejo específico da EH, atuando principalmente na redução da absorção intestinal de amônia, acentuando a eliminação de compostos nitrogenados nas fezes e modificando a microbiota intestinal por favorecer a proliferação de bactérias não produtoras de urase. Sua dosagem é titulada almejando uma frequência evacuatória de três evacuações pastosas ao dia, e seu uso é recomendado cronicamente como forma de prevenção de novas descompensações em pacientes que já tiveram um episódio de EH no passado. No cenário de terapia intensiva, entretanto, os efeitos colaterais clássicos dessa droga, em especial a distensão gasosa por produção de CO_2 e a hiperglicemia pela composição (dissacarídeo), podem restringir o uso de doses maiores. Além disso, nos casos mais graves pode não haver tempo suficiente para que a modificação de flora ocorra de forma relevante para produzir tal impacto clínico. O simples aumento das evacuações com excreção de parte da amônia que seria absorvida e dos compostos nitrogenados pode resultar em melhora clínica, fenômeno que pode ser alcançado de forma mais rápida em cenários de urgência com o uso de enemas glicerinados ou substâncias osmóticas, como demonstrou o *HELP trial*, em que o uso de altas doses de polietilenoglicol (4 L em 4 horas via SNE) foi superior ao resolver a EH em média 3 dias antes que o clássico tratamento com lactulose.

A rifaximina, um antibiótico não absorvível, tem eficácia comparável à lactulose no tratamento e na prevenção de episódios de EH, posicionando-se como ótima alternativa aos casos refratários ou intolerantes a esse agente; o alto custo da medicação, no entanto, impede ainda o seu emprego disseminado no contexto nacional. A administração de L-ornitina-L-aspartato (LOLA) atua em outro momento do metabolismo da amônia, após sua absorção colônica, otimizando sua metabolização e posterior excreção renal, mas os dados ainda são conflitantes sobre seu real impacto. Além disso, há o risco teórico de indução de uremia e o custo elevado em cenários de uso prolongado.

Cirróticos que exibem elevações acentuadas e abruptas de amônia sérica correm o risco de desenvolver hipertensão intracraniana, simulando o que ocorre na insuficiência hepática aguda. Nesses casos, o manejo carece de maior urgência e agressividade, com ênfase à terapia renal substitutiva por hemofiltração contínua, técnica capaz de reduzir os níveis séricos de amônia consistentemente, e de forma proporcional à dose de ultrafiltração.

Considerando-se a possível menor reserva neurológica dos pacientes com doença hepática crônica, o uso de medicações neurolépticas ou sedativas deve ser racionalizado, reservando-se a situações de agitação perigosa, intenso sofrimento psíquico ou procedimentos invasivos. Os benzodiazepínicos e as medicações com meia-vida longa devem ser evitados. Os opioides têm metabolização lentificada, sendo prudente o aumento do intervalo entre as administrações. Infusões em bólus de fentanil são pouco afetadas pela disfunção hepática pela menor meia-vida; porém, administrações frequentes ou contínuas podem gerar efeitos mais prolongados da droga.

Como alternativas iniciais para controle de agitação, os neurolépticos, a exemplo do haloperidol e da quetiapina, costumam ser as mais utilizadas. A dexmedetomidina é opção aos casos refratários, embora tenha metabolização hepática e risco aumentado de provocar bradicardia e hipotensão nesse grupo de pacientes. Vale lembrar que a dexdemetomedina é um análogo da clonidina, droga estudada nessa população inclusive em contexto de ascite refratária por sua capacidade de bloqueio alfa-adrenérgico. Para procedimentos curtos como intubação, endoscopia e outros, a preferência se dá por drogas com menor efeito hipotensor, em especial a cetamina. Em cenários com contexto hemodinâmico favorável ou necessidade de sedação leve que requerem cooperação do doente, o uso de propofol ou de etomidato é sugerido. Em contexto de sedação contínua, o propofol é sugerido em priorização aos benzodiazepínicos, considerando-se o metabolismo e a possibilidade de piora da EH relacionada aos últimos.

➡ Disfunção hemodinâmica

Pacientes com cirrose admitidos na unidade de terapia intensiva (UTI), no contexto de descompensação da doença, *acute-on-chronic liver failure* (ACLF), sepse ou outras intercorrências, frequentemente apresentam disfunção hemodinâmica, com agravamento da hipotensão arterial e má perfusão periférica. O quadro hemodinâmico tem particularidades do paciente com cirrose, caracterizado por um estado hiperdinâmico. Esse quadro também pode ser agravado pela ocorrência de disfunção miocárdica, denominada cardiomiopatia da cirrose, e de insuficiência adrenal relativa.

➡ Estado hiperdinâmico

A evolução da cirrose como um estado inflamatório crônico em conjunto com o represamento esplâncnico pelo fígado mais endurecido é acompanhado da produção/modulação de uma série de substâncias vasodilatadoras (óxido nítrico, monóxido de carbono, prostaciclinas e endocanabinoides) que induzem vasodilatação arterial sistêmica, especialmente no citado território esplâncnico com consequente hipovolemia relativa. Além disso, o já frágil estado inflamatório crônico por vezes é desafiado após translocação bacteriana ou após estados inflamatórios não infecciosos que resultam em lesão hepática e liberação de citocinas inflamatórias através de padrões moleculares associados a patógenos (PAMP) e/ou ao dano/perigo (DAMP).

A volemia aqui se distribuirá de forma que, na circulação central, se encontre reduzida, apesar de seu volume corporal total estar normal ou aumentado. Esse aumento surge por resposta do território renal frente a essa relativa hipovolemia, via ativação de mecanismo de compensação com retenção de sódio e água pelo sistema renina-angiotensina-aldosterona.

Esse cenário hemodinâmico de vasodilatação sistêmica e hipovolemia precisa ser compensado para manter a oferta de oxigênio aos tecidos. Assim, é comum que, no decorrer da evolução da doença, o paciente com cirrose assuma um estado hiperdinâmico, usualmente composto de aumento do débito cardíaco, taquicardia, extremidades quentes, pressão de pulso alargada e tendência à hipotensão.

Outro achado hemodinâmico relevante é a redução da resposta aos fármacos vasopressores, como angiotensina II, noradrenalina e vasopressina. Acredita-se que essa hiporreatividade decorra do excesso de óxido nítrico na circulação sistêmica, da presença de espécies reativas de oxigênio (estresse oxidativo) e de PAMP. Além da menor sensibilidade, pacientes cirróticos apresentam ainda uma menor produção endógena de vasoativos como a vasopressina, e quanto maior o avanço da doença, menor tende a ser a resistência vascular sistêmica.

O alvo de pressão arterial para esses pacientes não é bem estabelecido e existe dúvida se alvos mais permissivos de pressão arterial média (PAM) (60-65 mmHg) são seguros, embora sejam tolerados em alguns doentes mais cronicamente hipotensos sem sinais clínicos de má perfusão ou disfunção orgânica. Com exceção desses casos individualizados, o valor de PAM de 65 mmHg é tomado como limite de segurança para garantir a perfusão orgânica com base em trabalhos oriundos da população geral.

◼ Quadro 1.3. Alterações hemodinâmicas esperadas na cirrose hepática avançada

Parâmetro	Alterações na cirrose
Pressão arterial	Normal ou reduzida
Débito cardíaco	Normal ou aumentado
Frequência cardíaca	Aumentada (exceto se uso de betabloqueador)
Resistência vascular periférica	Reduzida
Volemia arterial efetiva	Normal, reduzida

Fonte: Desenvolvido pela autoria.

➡ Cardiomiopatia da cirrose

Outra importante peça desse complexo cenário hemodinâmico é a cardiomiopatia da cirrose, patologia associada à disfunção hepática crônica, independentemente de sua etiologia. A vasodilatação sistêmica ocasionada pela cirrose leva à ativação do sistema renina-angiotensina-aldosterona (SRAA) e do sistema nervoso simpático. Postula-se que esse tônus adrenérgico persistentemente aumentado causa alteração da sinalização simpática com redução dos receptores beta-adrenérgicos e incompetência/amortecimento inotrópico e cronotrópico. Outro possível contribuinte seria a lesão miocárdica pelo mesmo estímulo adrenérgico persistente e, possivelmente, por substâncias cardiodepressoras como endotoxinas, endotelinas, ácidos biliares e citocinas.

A cardiomiopatia da cirrose está presente em 40% a 50% dos pacientes e classicamente se caracteriza por disfunção diastólica, redução da resposta contrátil ao estresse e alterações elétricas com tendência à arritmias e alargamento de intervalo QT, na ausência de outras causas justificáveis. É importante notar que pacientes com cirrose de etiologia alcoólica também podem apresentar comprometimento do miocárdio por efeito do álcool, com fisiopatologia e apresentação diferente da cardiomiopatia da cirrose.

Nos próximos parágrafos serão descritas algumas características dessa entidade.

1. Disfunção diastólica: alteração mais característica de pacientes com cirrose descompensada que consiste em dificuldade de relaxamento e alteração do enchimento ventricular. Infere-se como causa dessa disfunção a ativação do SRAA, gerando hipertrofia miocárdica, fibrose e edema. Por ser de mais fácil mensuração que o relativo amortecimento inotrópico e

cronotrópico, o achado de disfunção diastólica no ecocardiograma será o parâmetro utilizado na maioria das vezes para firmar o diagnóstico.

2. Alterações eletrofisiológicas: a função da membrana celular pode estar modificada em pacientes com cirrose, com alterações em canais iônicos (especialmente canais de K+), e da repolarização de células miocárdicas. A tendência a arritmias é o marcador da disfunção elétrica nesses doentes, em especial o alargamento do intervalo QT (QT corrigido pela frequência > 440 ms). Apesar desse achado característico nessa entidade, é raro o acontecimento de arritmias ventriculares malignas espontâneas em pacientes com cirrose. O uso de fármacos que prolongam o intervalo QT deve ser repensado e, quando necessário, acompanhado por monitorização eletrocardiográfica. A cirrose também pode cursar com alterações eletrofisiológicas, como a incompetência cronotrópica (incapacidade de aumentar a frequência cardíaca com estímulo) e o desacoplamento eletromecânico.

3. Disfunção sistólica: a redução da capacidade do miocárdio de responder ao estresse (amortecimento inotrópico e cronotrópico) pode resultar em incapacidade de aumentar adequadamente o débito cardíaco e a frequência cardíaca em cenários de estresse. A maior parte dos pacientes tem fração de ejeção do ventrículo esquerdo (FEVE) preservada no repouso devido ao estado de vasodilatação sistêmica, mas a disfunção sistólica pode aflorar frente ao aumento da pós-carga induzida por fármacos ou exercício, como nos casos de edema agudo de pulmão após início de terapia com terlipressina na síndrome hepatorrenal.

➡ Avaliação Complementar

A ecocardiografia tem um papel importante no diagnóstico da cardiomiopatia da cirrose. É possível avaliar tamanho de câmaras, função sistólica, tanto no repouso como após estresse farmacológico (dobutamina) e função diastólica. Embora existam diversas formas de avaliar a disfunção diastólica por ecocardiografia, os parâmetros frequentemente descritos para o diagnóstico são:

1. Relação E/A: corresponde à relação entre a velocidade do fluxo de sangue pela valva mitral na fase precoce (enchimento passivo, onda E) e a tardia (enchimento resultante da contração atrial, onda A). A inversão da relação (E/A<1) sugere disfunção diastólica, visto a maior dependência da fase ativa (contração atrial) frente à dificuldade de

relaxamento. Em algumas fases da disfunção, a relação pode passar ainda pelo fenômeno de pseudonormalização;

2. Aumento do tempo de desaceleração da onda E (> 200 ms);

3. Aumento do tempo de relaxamento isovolumétrico (> 80 ms).

Alguns desses parâmetros avaliados podem ser modificados por pré-carga e tornam-se menos acurados no contexto de pacientes críticos e com variações de volemia por paracentese de alívio, diálise e diuréticos. Além disso, como mencionado, esses critérios podem se normalizar conforme a disfunção progride, o que dificulta seu uso de forma isolada para o diagnóstico (Quadro 1.4).

O eletrocardiograma do paciente com cardiomiopatia cirrótica pode mostrar alargamento de QT, mas o valor diagnóstico e prognóstico desse achado é incerto.

Outras ferramentas, como ressonância magnética cardíaca e marcadores séricos, ainda não são validadas para definir o diagnóstico dessa condição.

➡ Diagnóstico e manejo da miocardiopatia da cirrose

A cardiomiopatia cirrótica, em especial a disfunção diastólica, parece estar associada a menor sobrevida, assim como ao desenvolvimento de outras complicações da cirrose, como síndrome hepatorrenal e ascite.

Foram propostos critérios para diagnóstico da cardiomiopatia cirrótica em 2005 conforme quadro a seguir:

▣ Quadro 1.4. Achados sugestivos de cardiomiopatia da cirrose – World Congress of Gastroenterology (2005).

1. Disfunção sistólica: aumento atenuado do débito cardíaco e fração de ejeção (menos que 5% de aumento) após estímulo (exercício, farmacológico ou volêmico) ou FEVE < 55% no repouso

2. Disfunção diastólica: relação E/A < 1, aumento do tempo de desaceleração da onda E (> 200 ms) ou aumento do tempo de relaxamento isovolumétrico (> 80 ms)

3. Critérios que corroboram o diagnóstico: resposta cronotrópica alterada, alargamento de QT, aumento de massa miocárdica, aumento de BNP, pró-BNP ou troponina, aumento do átrio esquerdo, desacoplamento eletromecânico

Fonte: Desenvolvido pela autoria.

Entretanto, avanços na forma de avaliação da disfunção miocárdica tornaram esses critérios algo desatualizados. Uma alteração desses critérios foi proposta em 2019 pelo Cirrhotic Cardiomyopathy Consortium:

1. FEVE < = 50% ou Global Longitudinal Strain absoluto < 18% ou > 22%;

2. > = 3 critérios para disfunção diastólica (E' septal <7 cm/s, E/E'> = 15, volume indexado do átrio esquerdo > 34 mL/m^2, velocidade do refluxo tricuspídeo > 2,8 m/s).

Esse grupo considera que outras alterações ainda necessitam de validação, como resposta cronotrópica e inotrópica anormal, alterações eletrocardiográficas, desacoplamento eletromecânico, alteração de massa miocárdica, biomarcadores séricos, aumento de câmaras e achados na ressonância magnética.

A frequente apresentação oligossintomática dessa entidade pode dificultar seu reconhecimento precoce, possibilitando que, em alguns casos, seja diagnosticada apenas quando a disfunção já está instalada, como nas disfunções cardíacas após *shunt* portossistêmico intra-hepático (TIPS, do inglês *transjugular intrahepatic portosystemic shunt)* ou transplante hepático. Nesses cenários, o fígado endurecido e limitante do retorno venoso é transpassado (TIPS) ou substituído (transplante) induzindo um súbito aumento da pré-carga com consequente hipervolemia e piora do estado hiperdinâmico que pode ser mal tolerado na presença de disfunção diastólica, resultando em diferentes espectros de insuficiência cardíaca aguda.

Com exceção do transplante hepático, não há tratamento específico para o acometimento miocárdico na cirrose e o manejo acaba por ser análogo ao da insuficiência cardíaca congestiva. Não está claro o papel do betabloqueador nos pacientes com cardiomiopatia cirrótica, e o uso de antagonistas do receptor de aldosterona pode ser benéfico na medida em que evita o remodelamento cardíaco. O uso de inibidores da enzima conversor de angiotensina (iECA) e antagonistas do receptor de angiotensina 2 não é indicado em pacientes com cirrose Child B e C, uma vez que pode agravar a vasodilatação periférica e o risco de síndrome hepatorrenal.

➡ Monitorização e manejo do choque na cirrose

A avaliação da disfunção circulatória e da volemia no paciente com cirrose é complexa, sendo os parâmetros habitualmente utilizados menos acurados nessa população, visto que, podem partir de um cenário base de pressão arterial basal mais baixa, uso de beta-bloqueador, hipertensão intra-abdominal, edema periférico e ascite mesmo na presença de hipovolemia. O débito urinário também pode não ser um bom marcador de perfusão tecidual, especialmente na presença de lesão renal aguda e síndrome hepatorrenal.

A monitorização hemodinâmica para guiar a ressuscitação também é complexa. A manobra de elevação passiva das pernas para avaliar fluidorresponsividade nos pacientes com cirrose pode não ser fidedigna no contexto de aumento de pressão intra-abdominal ocasionada pela ascite que dificulta o retorno venoso. Diâmetro da veia cava, pressão venosa central (PVC), saturação venosa central (SvO$_2$), variação de volume sistólico e variação de pressão de pulso também não são amplamente validadas nessa população. O tempo de enchimento capilar e o escore de *mottling* podem levar um maior tempo até sua deterioração, reduzindo a sensibilidade para identificação de hipoperfusão. O lactato sérico deve ser interpretado com cautela, visto que 70% do seu metabolismo se faz no fígado. O ponto de corte usualmente utilizado na população geral (2 mmol/L ou 18 mg/dL) pode não representar o mesmo impacto em sobrevida para o cirrótico, visto que parte do valor aqui mensurado se dará por falta de depuração. Assim, valores seriados podem ser mais informativos que número isolados, especialmente se interpretados em conjunto com demais parâmetros.

A monitorização hemodinâmica por meio do ecocardiograma pode ser útil como ferramenta inicial na UTI, apesar de ser um método intermitente e operador dependente. Em pacientes mais graves, como no cenário de disfunção cardíaca após TIPS, transplante ou síndrome hepatopulmonar grave, o uso do cateter de artéria pulmonar pode ser útil como ferramenta diagnóstica, apesar de configurar método invasivo e com impacto incerto na modificação do desfecho.

A ressuscitação volêmica deve ser cautelosa, uma vez que são suscetíveis a acúmulo de fluido no extravascular, com piora de edema, ascite e perfusão orgânica. Além disso, a resposta hemodinâmica à expansão com fluidos pode resultar em sucesso inferior à população usual. Após a expansão com fluidos, apenas 38% dos cirróticos apresentam aumento do volume sistólico, número que cai para 26% quando o parâmetro almejado é o aumento de pressão arterial. O fluido de escolha no cenário de choque segue os mesmos parâmetros da população usual, sendo a escolha da albumina comprovadamente superior em três clássicos cenários: síndrome hepatorrenal; peritonite bacteriana espontânea; ou após paracentese de grande volume.

No frequente contexto de resposta insuficiente à expansão com fluidos, o uso de vasopressor pode ser necessário precocemente, sendo a clássica escolha de 1ª linha a noradrenalina. O aumento progressivo do requerimento de vasopressor pode significar a necessidade de associação de outras drogas, cenário este em que a vasopressina, a terlipressina e mesmo o azul de metileno surgem como alternativas possíveis. Em pacientes com disfunção hemodinâmica e ascite tensa, a presença de síndrome compartimental abdominal deve ser aventada, indicando-se paracentese aliviadora assim que possível. Em paracenteses volumosas (> 5 L), a expansão volêmica com albumina 8 g por litro de ascite removida está indicada para prevenção da disfunção circulatória induzida por paracentese (PICD), com redução de 85 para 15% a 30% em sua incidência.

→ Insuficiência adrenal relativa

O termo "insuficiência adrenal relativa" é utilizado para caracterizar uma alteração do funcionamento do eixo hipotálamo-hipófise-adrenal que resulta em secreção insuficiente de cortisol frente ao estresse ou em resistência periférica à sua ação. Essa entidade frequentemente descrita na população de doentes críticos, em geral, parece ser ainda mais prevalente na população de pacientes com cirrose, cenário em que alguns autores aventam a utilização do termo "síndrome hepatoadrenal".

O mecanismo da insuficiência de cortisol, ainda pouco elucidado, provavelmente envolve redução da esteroidogênese em decorrência da redução da produção de colesterol e aumento de citocinas pró-inflamatórias, assim como má perfusão da glândula adrenal. O cortisol tem papel importante na expressão de receptores para vasopressores (angiotensina II, noradrenalina e vasopressina), podendo essa insuficiência ocasionar piora da disfunção circulatória.

O diagnóstico é feito por intermédio da dosagem de cortisol sérico após o estímulo com corticotropina, com variação menor que 9 mcg/dL em relação ao basal, ou da dosagem randômica de cortisol sérico total < 10 mcg/dL, sendo a primeira forma mais utilizada em pacientes estáveis, fora do ambiente crítico. Nos pacientes cirróticos, deve-se levar em consideração que a dosagem de cortisol total pode estar alterada pela redução nos níveis de globulina ligadora de cortisol e albumina. Assim, a dosagem do cortisol livre ou de cortisol salivar pode ser preferida.

Em relação ao tratamento, o uso de corticosteroide (hidrocortisona 50 mg a cada 6 horas) no estado de choque é sugerido na população em geral para pacientes em choque refratário ou com vasopressores em ascensão progressiva. Nesse cenário, essa terapia se associa à potencial redução do tempo até a reversão do choque, com dados conflitantes sobre o impacto em sobrevida.

➡️ Disfunção Respiratória

A disfunção respiratória é causa relevante de morbimortalidade do paciente cirrótico em ambiente de terapia intensiva. Por um lado, o manejo de vias aéreas e a ventilação desses pacientes guardam muitas semelhanças com o processo e as indicações descritas na população geral, não sendo objeto deste capítulo. Por outro lado, pacientes com cirrose estão sujeitos a complicações respiratórias específicas da doença de base. No cenário de terapia intensiva, o médico deve estar atento à possibilidade de piora ventilatória decorrente de hipertensão abdominal por ascite de grande monta, hidrotórax hepático, síndrome hepatopulmonar, hipertensão portopulmonar; e ao edema agudo de pulmão associado ao tratamento da síndrome hepatorrenal.

➡️ Hidrotórax hepático

Nos pacientes com cirrose descompensada, o acúmulo excessivo (> 500 mL) de transudato no espaço pleural, na ausência de doença cardíaca, pulmonar ou pleural, caracteriza o hidrotórax hepático. É uma complicação relativamente incomum (5% a 10% dos pacientes) e ocorre mais frequentemente do lado direito (85% dos casos), visto ser esse lado mais fino e sujeito à formação de válvulas diafragmáticas unidirecionais. A apresentação bilateral é rara e deve incitar a busca por outros diagnósticos. O líquido ascítico se move unidirecionalmente do abdome para o tórax, permitindo a passagem de ascite para o espaço pleural, processo este facilitado pela pressão negativa intratorácica. Essa entidade está associada a pior prognóstico, sendo a sobrevida mediana de 8 a 12 meses após o diagnóstico dessa complicação. O derrame pleural pode ser volumoso e contribuir ou desencadear insuficiência respiratória. Outra complicação possível é a infecção desse espaço levando ao empiema bacteriano espontâneo, de forma análoga à peritonite bacteriana espontânea (PBE).

A avaliação do paciente com cirrose descompensada e derrame pleural deve envolver toracocentese diagnóstica, com dosagem de proteína total (pleural e sérica), albumina (pleural e sérica), celularidade, desidrogenase láctica (DHL, pleural e sérica), microbiologia (coloração de Gram e cultura aeróbica). Além dos critérios de Light para transudato (relação proteína no líquido pleural sobre sérica < 0,5 / relação DHL no líquido pleural sobre sérica < 0,6 / DHL no líquido pleural < ⅔ do limite superior da normalidade do nível sérico), espera-se um gradiente de albumina sérica e pleural maior que 1,1 e nível baixo de proteína total no líquido pleural (< 2,5 mg/dL). A suspeita de infecção/empiema bacteriano espontâneo é confirmada pela presença de células polimorfonucleares > = $250/mm^3$ com cultura positiva, ou a contagem > = 500 células/mm^3 independente da cultura. Em casos cuja etiologia do derrame pleural permanece duvidosa, outros métodos podem ser necessários, incluindo marcação de albumina por radioisótopo com demonstração de migração do abdome para o tórax e métodos de imagem (ressonância ou ultrassom Doppler) demonstrando defeitos diafragmáticos.

O manejo do hidrotórax hepático é, inicialmente, focado na redução/resolução da ascite, sendo realizado com diureticoterapia, inicialmente com espironolactona (50 a 400 mg) e, caso não haja boa resposta, associação com furosemida (40 a 160 mg). Casos refratários podem se beneficiar de paracentese de grande volume (alívio) de repetição. O derrame pleural pode persistir mesmo com a melhora da ascite, caracterizando o hidrotórax hepático refratário. Nessa circunstância, alguns pacientes necessitam de toracocentese de alívio, com melhora transitória da dispneia. No entanto, a recorrência é frequente e a necessidade de procedimentos repetidos expõe o paciente ao risco de pneumotórax, infecção e sangramento. A manutenção de um dreno pleural cronicamente também não é sugerida, visto que pode induzir perda não quantificada peridreno, infecção e dor, além de difícil desmame posterior com piora do vazamento após sua retirada, mas pode configurar uma alternativa em casos refratários ou como terapia paliativa.

O TIPS pode ser usado como ponte para transplante ou como tratamento definitivo, assim como nas indicações por ascite refratária. Em pacientes que não são candidatos a essas intervenções, a pleurodese pode ser uma opção, embora a inflamação que pode advir após o procedimento se traduza em altas taxas de complicações. Em pacientes com defeitos no diafragma bem definidos, o reparo cirúrgico pode levar à resolução do hidrotórax, mas o alto risco de complicações cirúrgicas com descompensação da função hepática também funciona como limitante. Dessa forma, o transplante hepático se coloca como a melhor opção terapêutica, resultando em tratamento definitivo tanto para cirrose avançada como para o hidrotórax hepático, sendo que a presença dessa complicação não se associa a piores desfechos pós-transplante.

➡ Síndrome hepatopulmonar

Infere-se que a liberação de vasodilatadores, em especial o óxido nítrico, que ocorre para acomodar o represamento volêmico na região esplâncnica, acabe por ganhar a circulação sistêmica e gerar vasodilatação excessiva também nos vasos pulmonares. Um possível resultado desse fenômeno é a síndrome hepatopulmonar (SHP), patologia que consiste em um estado de hipoxemia decorrente dessas dilatações vasculares intrapulmonares em pacientes com hepatopatia e hipertensão portal.

Sua prevalência é descrita com números variáveis em diferentes populações de cirróticos, usualmente ao redor de 5% a 10% destes, e não guarda relação com nenhuma etiologia em particular ou grau de descompensação da doença hepática. Na SHP, o oxigênio que chega à membrana alveolar fará a troca com as unidades de hemoglobina próximas, mas encontra dificuldades para oxigenar os carreadores que foram distanciados da membrana pela vasodilatação, o resultado é um desequilíbrio da relação ventilação-perfusão (distúrbio V/Q) por *shunts* fisiológicos. A formação de *shunts* arteriovenosos (anatômicos) também pode ocorrer e contribuir no processo.

Pacientes com SHP apresentam diferentes níveis de dispneia e hipoxemia com progressão insidiosa e que se intensificam aos esforços. A piora da hipoxemia pode ocorrer classicamente na elevação do decúbito (ortodeóxia) e vir acompanhada de dispneia (platipneia) e há alívio após inferiorização da cabeceira, achados pouco sensíveis, mas bastante específicos, visto que os *shunts* tendem a se localizar nas bases pulmonares. O diagnóstico é pautado na tríade hipoxemia + *shunts* intrapulmonares + hipertensão portal (Quadro 1.5). A gasometria arterial e o ecocardiograma transtorácico com microbolhas são os testes mais popularmente empregados para essa definição diagnóstica. No ecocardiograma, o aparecimento das microbolhas nas câmaras esquerdas após quatro a seis ciclos de sua passagem pelo ventrículo direito é indicativo de *shunt* intrapulmonar. Vale ressaltar que, em condições normais, as microbolhas seriam aprisionadas na microcirculação pulmonar, não sendo vistas no lado esquerdo, e que, nos *shunts* intracardíacos, essa passagem ocorreria mais precocemente (antes de quatro ciclos)

Métodos de imagem pulmonar, como a radiografia ou a tomografia computadorizada de tórax, são frequentemente utilizados para descartar outros diagnósticos diferenciais, considerando-se que muitos hepatopatas apresentam alterações vasculares pulmonares semelhantes sem incorrerem na síndrome. A SHP tem sua gravidade estratificada conforme os valores de PaO_2 em ar ambiente, tendo-se como forma grave aquela cujos níveis são inferiores a 60 mmHg.

A SHP tem caráter progressivo e raramente se resolve de maneira espontânea. A oxigenioterapia suplementar está indicada como medida de suporte e tem indicações similares às dos pacientes com doença pulmonar crônica, resumidamente: $PaO_2 \leq 55$ mmHg ou $SpO_2 \leq 88\%$, hipoxemia induzida pelo exercício, hipoxemia noturna ou indícios de insuficiência cardíaca direita.

■ Quadro 1.5. Critérios diagnósticos da síndrome hepatopulmonar.

Indivíduo com hepatopatia crônica e hipertensão portal <u>ou</u> hipertensão portal hepática ou pré-hepática isolada <u>ou</u> insuficiência hepática aguda <u>ou</u> hepatite crônica
Hipoxemia com $PaO_2 < 80$ mmHg ou gradiente alveoloarterial ≥ 15 mmHg em ar ambiente*
Alteração da circulação pulmonar confirmada por ecocardiograma transtorácico com microbolhas ou captação cerebral anormal (> 6%) de radioisótopo em cintilografia pulmonar com albumina

* Valor de corte ≥ 20 mmHg em indivíduos com mais de 65 anos.

Fonte: Adaptado de Soulaidopoulos et al., 2018.

O único tratamento definitivo é o transplante hepático. Valores de PaO_2 inferiores a 60 mmHg indicam avaliação do paciente para inclusão em lista de transplante. Os resultados do procedimento são similares aos realizados por outras indicações, no entanto há maiores complicações perioperatórias e pós-operatórias nas primeiras semanas, com maiores custos e maior tempo de hospitalização e internação em UTI constatados em pequenos estudos. As alterações da troca gasosa se resolvem em cerca de 80% dos indivíduos transplantados, muitas vezes já nos primeiros dias após o procedimento. O manejo perioperatório específico desses pacientes engloba basicamente a monitorização contínua da oxigenação periférica e central e a estratégia habitual de ventilação mecânica protetora. A hipoxemia grave pós-transplante é uma temida complicação e causa importante de mortalidade. Nesses casos, o manejo envolve combinações de diferentes estratégias, como inferiorização da cabeceira, uso de azul de metileno endovenoso (inibidor do óxido nítrico), ventilação em prona, inalação de óxido nítrico, embolização de *shunts* arteriovenosos, entre outras.

➡ Hipertensão portopulmonar

No outro espectro da SHP, está a hipertensão portopulmonar (HPP). Essa entidade é caracterizada por vasoconstrição pulmonar excessiva e consequente hipertensão pulmonar (HP) na presença de hipertensão portal (Quadro 1.6). A HP é definida pela pressão média da artéria pulmonar > 25 mmHg no repouso e resistência vascular pulmonar (RVP) > 240 dynes s−1 cm−5 (3 WU). Para excluir disfunção do ventrículo esquerdo ou hipervolemia, é necessário que haja pressão de oclusão da artéria pulmonar < 15 mmHg. A presença de pressão alta na artéria pulmonar pode ser decorrente do fluxo hiperdinâmico (débito cardíaco alto) presente na cirrose, sem que haja aumento da RVP, o que não caracteriza HP.

Essa complicação acomete também pacientes com hipertensão portal sem cirrose e não há clara relação da gravidade da cirrose com o desenvolvimento de hipertensão pulmonar, embora a prevalência de hipertensão portopulmonar seja maior em pacientes avaliados para transplante (3% a 10% dos pacientes). A maior parte dos pacientes tem alterações leves a moderadas, porém uma parcela pequena desenvolve doença grave, resultando em disfunção do ventrículo direito.

A fisiopatologia não está totalmente esclarecida, mas envolve vasoconstrição da circulação arterial pulmonar e remodelamento vascular, com hipertrofia da camada média das artérias pulmonares. Postula-se que a vasoconstrição seja causada por mediadores vasoativos que passam diretamente para a circulação sistêmica (*shunt* portossistêmico) ou são secretados pelo fígado doente, ou ainda que ocorra em contrarresposta da vasculatura pulmonar à chegada dos vasodilatadores esplâncnicos. A formação de microtrombos por ativação plaquetária também contribui para a obstrução ao fluxo. Acredita-se que haja uma predisposição genética para o desenvolvimento desse fenótipo em resposta à hipertensão portal, em oposição à síndrome hepatopulmonar. Estudos apontam o sexo feminino e a presença de grandes *shunts* portossistêmicos como fatores de risco para essa complicação.

A apresentação clínica é variável, podendo ser assintomática. Quando há sintomas, o quadro de dispneia progressiva aos esforços, eventualmente com dor torácica e síncope, é relatado. No exame clínico, pode haver sinais de congestão sistêmica, que podem ser confundidos com sinais da própria cirrose (ascite e edema), sendo o achado de edema de membros inferiores um possível indicativo de que a congestão venosa não está restrita à circulação enteroportal como ocorre classicamente na cirrose.

O exame inicial para avaliar a presença de hipertensão pulmonar é o ecocardiograma transtorácico. A avaliação da pressão sistólica da artéria pulmonar (PSAP) < 30 mmHg por esse exame tem bom valor preditivo negativo para hipertensão pulmonar, praticamente excluindo o diagnóstico, mas o valor preditivo positivo da PSAP acima desse número é baixo (59%). Para pacientes que estão em avaliação para transplante hepático, PSAP > 45-50 mmHg ou presença de hipertrofia de ventrículo direito podem indicar cateterismo direito para confirmar hipertensão pulmonar importante, visto que a PAP > 45 mmHg (HPP grave) usualmente contraindica o procedimento. É necessária a exclusão de outras causas para hipertensão pulmonar, como pneumopatias, insuficiência cardíaca esquerda, valvopatias e tromboembolismo pulmonar crônico.

■ Quadro 1.6 – Critérios diagnósticos para hipertensão portopulmonar.

Presença de hipertensão portal – diagnóstico clínico ou gradiente de pressão venosa hepática $\geq$ 6 mmHg
Exclusão de outras causas de hipertensão pulmonar
Presença de hipertensão pulmonar (pré-capilar) – todos os seguintes: **1.** Pressão média da artéria pulmonar (PAPm) $\geq$ 25mmHg   **2.** Resistência vascular pulmonar (RVP) $\geq$ 240 dynes s–1 cm–5 (3 WU)   **3.** Pressão de oclusão da artéria pulmonar < 15 mmHg

Fonte: Desenvolvido pela autoria.

A classificação da gravidade se baseia na pressão média de artéria pulmonar: leve (PAPm $\geq$ 25 e < 35 mmHg), moderada (PAPm > = 35 e < 45 mmHg) e grave ($\geq$ 45 mmHg).

O prognóstico desses pacientes é ruim, sendo pior do que o dos portadores de hipertensão pulmonar primária. A mortalidade em 5 anos é maior que 60% e a gravidade da cirrose e o índice cardíaco baixo estão associados a desfechos ainda mais sombrios.

Até o momento, não existem dados sólidos sobre o uso de vasodilatadores pulmonares (usados na hipertensão pulmonar primária) para essa população específica, mas a transposição do tratamento realizado para outras causas é frequente. Estudos menores em pacientes com hipertensão portopulmonar utilizaram medicações validadas para HP primária – antagonistas do receptor de endotelina (bosentana), inibidores de fosfodiesterase (sildenafil) e prostaciclinas (epoprostenol e iloprost) – com redução da resistência vascular pulmonar e sem grandes efeitos colaterais, mas o risco de hepatotoxicidade (bosentana) e de sangramento digestivo (sildenafil) associado a essas medicações devem ser considerado.

A presença de hipertensão pulmonar aumenta o risco de complicações no pós-operatório de transplante hepático e pode ocasionar disfunção ventricular direita na fase de reperfusão, assim como disfunção do enxerto por congestão hepática. A presença de hipertensão pulmonar moderada (PAPm 35-45 mmHg) pode requerer compensação prévia à cirurgia, e a HPP grave (PAPm >45 mmHg) é frequentemente utilizada como ponto de corte para a suspensão do procedimento. O motivo desse cuidado é que, além do risco já imposto pela doença e pelo transplante, o aumento das pressões pulmonares e do retorno venoso à liberação dos *clamps* cirúrgicos pode induzir falência aguda de ventrículo direito. No intraoperatório, pode ser necessário o uso de vasodilatadores pulmonares (óxido nítrico inalatório, prostaciclina endovenosa ou milrinone). Em pacientes jovens, com HPP grave e refratária, o transplante associado a dispositivos de assistência ventricular pode ser avaliado. A hipertensão pulmonar grave também contraindica o uso de TIPS para tratamento de outras complicações da cirrose, tendo em vista o risco de aumento das pressões de enchimento ocasionando a falência do ventrículo direito.

O prognóstico pós-transplante dos pacientes com HPP é variável, podendo haver resolução, estabilização ou até progressão da HP. Alguns pacientes ainda necessitam de vasodilatador pulmonar após o transplante.

➡️ Edema agudo de pulmão

Possivelmente a complicação pulmonar identificada com maior frequência na população de pacientes cirróticos internados seja a insuficiência respiratória aguda relacionada por edema agudo de pulmão durante o tratamento da síndrome hepatorrenal com terlipressina e albumina. O uso terapêutico dessa combinação para contrapor a hipovolemia relativa implicada na SHR desafia o sistema cardiovascular do paciente cirrótico. O aumento da pré-carga (albumina e terlipressina) associado ao aumento da pós carga (terlipressina) pode ainda encontrar um coração já com dificuldades de cumprir sua função, visto que 40% desses apresentarão cardiomiopatia da cirrose.

Outro ponto que facilita o desenvolvimento dessa condição é o fato de que o diagnóstico de SHR nem sempre é claro e baseia-se em critérios de pouca especificidade, permitindo que alguns pacientes euvolêmicos ou até mesmo hipervolêmicos sejam tratados como SHR.

A frequência reportada de disfunção respiratória nos pacientes tratados com terlipressina e albumina foi de 13,5%; e, em estudo recente, a incidência de insuficiência respiratória aguda, que era de 2% em pacientes que receberam apenas albumina, subiu para 10% no grupo do tratamento combinado. A terlipressina é um análogo da vasopressina e atua como vasoconstritor esplâncnico por ação no receptor V1a, mas, além do aumento da pós carga esperado, induz recrutamento de parte da volemia abdominal previamente não estressada com aumento da pré-carga. Outro cofator para lesão pulmonar é o aumento da permeabilidade capilar no contexto de inflamação sistêmica (como nos pacientes com ACLF, insuficiência hepática aguda ou infecção), predispondo, inclusive, à ocorrência de síndrome da angústia respiratória do adulto (SARA).

Os pacientes que recebem esse tratamento devem ser monitorizados com oximetria de pulso, exame físico e, se houver suspeita de edema agudo, imagem de tórax (ultrassom à beira-leito ou radiografia). Como será comentado no próximo capítulo, o uso de terlipressina em bomba de infusão contínua pode resultar em eficácia terapêutica com doses menores e menos efeitos colaterais, mas ainda assim sua suspensão está indicada quando a insuficiência respiratória se instala. Outra estratégia para minimizar a ocorrência de insuficiência respiratória seria a infusão mais lenta de albumina (até 10 g/hora) sugerida por alguns especialistas, sempre com reavaliação clínica seriada. Uma vez que a terapia com albumina usa doses de 20 a 40 g, doses menores podem ser mais adequadas em pacientes sob maior risco.

BIBLIOGRAFIA

1. EUROPEAN ASSOCIATION FOR THE STUDY OF THE, L. EASL Clinical Practice Guidelines for the management of patients with decompensated cirrhosis. J Hepatol, v. 69, n. 2, p. 406-460, Aug 2018.

2. Passi NN, Mcphail MJW. The patient with cirrhosis in the intensive care unit and the management of acute-on-chronic liver failure. J Intens Care Soc, v. 23(1), p. 78-86, 2022.

3. Garbuzenko DV, Arefyev NO. Hepatic hydrothorax: an update and review of the literature. World J Hepatol. 2017 Nov 8;9(31):1197-1204. doi: 10.4254/wjh.v9.i31.1197.

4. Krowka MJ. Portopulmonary hypertension. Semin Respir Crit Care Med. 2012 Feb;33(1):17-25. doi: 10.1055/s-0032-1301731.

5. Allegretti AS, Subramanian RM, Francoz C, Olson JC, Cárdenas A. Respiratory events with terlipressin and albumin in hepatorenal syndrome: a review and clinical guidance. Liver Int. 2022 Oct;42(10):2124-2130. doi: 10.1111/liv.15367.

6. Møller S, Henriksen JH. Cirrhotic cardiomyopathy: a pathophysiological review of circulatory dysfunction in liver disease. Heart. 2002 Jan;87(1):9-15. doi: 10.1136/heart.87.1.9. PMID: 11751653; PMCID: PMC1766971.

7. Wiese S, Hove JD, Bendtsen F, Møller S. Cirrhotic cardiomyopathy: pathogenesis and clinical relevance. Nat Rev Gastroenterol Hepatol. 2014;11(3):177-186. doi:10.1038/nrgastro.2013.210

8. Zardi EM, Abbate A, Zardi DM, et al. Cirrhotic cardiomyopathy [published correction appears in J Am Coll Cardiol. 2010 Sep 14;56(12):1000. Van Tassel, Benjamin W [corrected to Van Tassell, Benjamin W]. J Am Coll Cardiol. 2010;56(7):539-549. doi:10.1016/j.jacc.2009.12.075

9. Izzy M, VanWagner LB, Lin G, et al. Redefining cirrhotic cardiomyopathy for the Modern Era [published correction appears in Hepatology. 2020 Sep;72(3):1161]. Hepatology. 2020;71(1):334-345. doi:10.1002/hep.30875.

10. Patidar KR, Peng JL, Pike F, et al. Associations between mean arterial pressure and poor ICU outcomes in critically ill patients with cirrhosis: is 65 the sweet spot?. Crit Care Med. 2020;48(9):e753-e760. doi:10.1097/CCM.0000000000004442

11. Nadim MK, Durand F, Kellum JA, et al. Management of the critically ill patient with cirrhosis: A multidisciplinary perspective. J Hepatol. 2016;64(3):717-735. doi:10.1016/j.jhep.2015.10.019.

12. EUROPEAN ASSOCIATION FOR THE STUDY OF THE L. EASL Practice Guidelines on the management of hepatic encephalopathy. J Hepatol, v. 77, p. 807-824, Jun 2022.

13. Jimenez JV, Garcia-Tsao G, Saffo S. Emerging concepts in the care of patients with cirrhosis and septic shock. World J Hepatol 2023; 15(4): 497-514 [DOI: 10.4254/wjh.v15.i4.497].

14. Wu CY, Cheng YJ, Liu YJ, Wu TT, Chien CT, Chan KC; NTUH Center of Microcirculation Medical Research (NCMMR). Predicting stroke volume and arterial pressure fluid responsiveness in liver cirrhosis patients using dynamic preload variables: A prospective study of diagnostic accuracy. Eur J Anaesthesiol. 2016 Sep;33(9):645-52. doi: 10.1097/EJA.0000000000000479. PMID: 27167058.

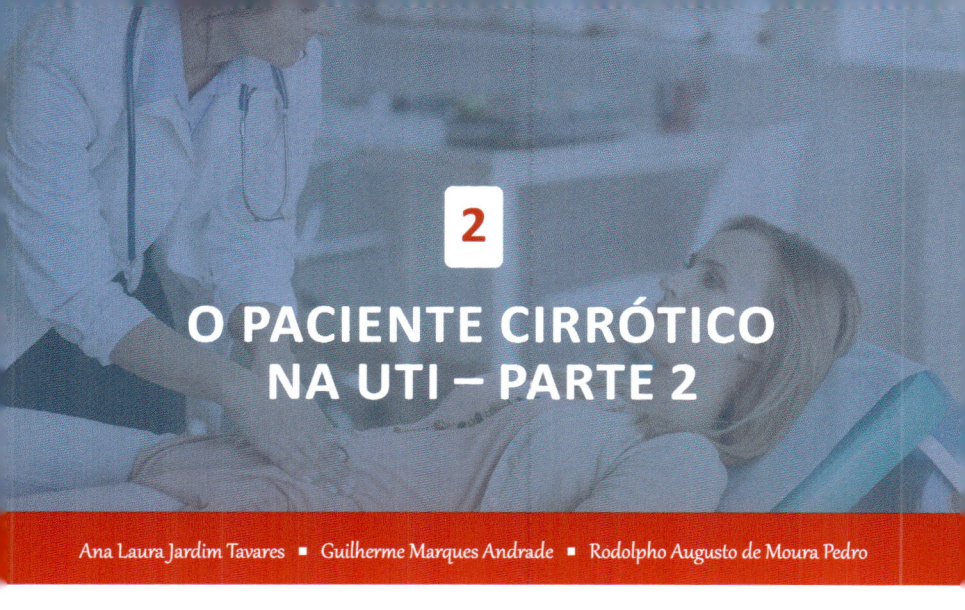

2

O PACIENTE CIRRÓTICO NA UTI – PARTE 2

Ana Laura Jardim Tavares ▪ Guilherme Marques Andrade ▪ Rodolpho Augusto de Moura Pedro

→ Introdução

Neste capítulo, daremos seguimento ao texto anterior com foco nas disfunções renal, abdominal, hematológica e imunológica. A leitura do Capítulo 1, "O Paciente Cirrótico na UTI Parte 1", não é necessária como pré-requisito, embora recomendada pela didática da sistematização orgânica.

→ Abdominal/Digestivo

Ascite

A ascite representa uma das principais complicações da cirrose, sendo seu surgimento um marcador de gravidade e frequente motivo de internação. Não é objetivo do presente tópico detalhar sua fisiopatologia, porém faz-se importante dizer que representa descompensação crônica da doença, consequência da falha dos mecanismos compensatórios ciante da hipertensão portal.

O manejo farmacológico também será abordado em outro tópico. Contudo, aponta-se que na descompensação grave a maioria dos diuréticos orais será suspensa, restando o manejo com diuréticos venosos sob demanda ou a paracentese, principal ferramenta de mobilização mecânica do líquido ascítico na unidade de terapia intensiva (UTI).

Paracentese

A paracentese é um procedimento amplamente utilizado no manejo diagnóstico e sintomático da ascite em cirróticos, sendo comprovadamente segura quando aplicada a técnica adequada. Mais de 70% dos pacientes apresentarão uma ou mais provas hemostáticas alteradas, o que não contraindica o procedimento e tampouco indica correção prévia transfusional. Ainda que o sítio de punção tradicionalmente indicado seja a fossa ilíaca esquerda (parede abdominal mais delgada, maior bolsão de líquidos, longe do ceco que pode estar distendido pelo uso habitual de lactulose, longe da linha média onde pode haver colaterais e bexiga), recomenda-se sempre que possível o uso de ultrassom *point-of-care* (POCUS), que pode tornar qualquer sítio potencialmente puncionável. De toda forma, é recomendável evitar cicatrizes, veias ou colaterais de parede visíveis e áreas com pele não íntegra.

A paracentese pode ser uma ferramenta importante, contudo não é isenta de riscos e deve-se compreender suas repercussões clínicas e potencial para piora do desfecho do paciente. É fundamental discutir sua indicação, o volume de líquido ascítico a ser drenado, intervalo das punções, uso de expansores plasmáticos. Uma das principais repercussões é denominada "disfunção hemodinâmica induzida por paracentese", que ocorre em especial nas drenagens de grande monta (> 5 L por vez), descrita até 7 dias após o procedimento e caracterizada pelo aumento em mais de 50% dos níveis de catecolaminas e renina plasmática. Essa complicação pode resultar em hipotensão persistente ou transitória, reacúmulo precoce de ascite por retenção de sódio, agravamento de hiponatremia, encefalopatia hepática e, em casos mais graves, lesão renal aguda e morte. A gênese dessa disfunção não é precisamente definida; todavia, as alterações observadas podem ocorrer já com a retirada de volumes pequenos, a partir de 750 mL, evidenciando-se três fases:

→ **Imediata** (primeiras 2 horas): queda da pressão intra-abdominal (PIA), pós-carga, resistência vascular sistêmica, volemia arterial efetiva e pressão arterial média; aumento do débito cardíaco e filtração glomerular, com melhora do fluxo esplâncnico;

→ **Intermediária** (2 a 6 horas): reequilíbrio hemodinâmico gradual;

→ **Tardia** (6 horas a dias): retenção de sódio e queda do gradiente de filtração glomerular por hipoperfusão e vasoconstrição renal, redistribuição volêmica.

A vantagem de se ter o paciente em UTI é a possibilidade de monitorização e manejo hemodinâmico fino. Via de regra, a principal medida preventiva recomendada é a reposição de albumina na dose de 8 g/L retirado no total em paracenteses acima de 5 L. Contudo, tal recomendação advém de estudos com amostragem de pacientes em contextos clínicos variados, e mesmo a retirada repetida de 1,5 L de ascite, sem reposição de albumina, pode incorrer em disfunção renal e aumento de mortalidade, sugerindo como causa não apenas o volume retirado, mas também a manipulação hemodinâmica provocada. Mantendo-se o *status* hemodinâmico/volêmico preservado – seja com albumina isolada, seja em associação com cristaloides/vasopressores –, é possível minorar o impacto da paracentese de grande monta, seja na fase precoce (< 6 horas), seja ao longo dos dias. Assim, recomenda-se a monitorização com métodos variados, a depender da disponibilidade, como exame clínico, POCUS, curva pressórica, monitor de débito cardíaco e outros.

O manejo volêmico prioriza o uso de albumina, visto que o abuso de cristaloides pode provocar perda para o 3º espaço, reacúmulo de ascite e aumento de PIA. O uso da albumina pouco interfere na recorrência da ascite já que pode não reforçar tão intensamente os principais mecanismos de formação. Dessa forma, é possível extrapolar a recomendação – da experiência dos autores – de que a reposição com albumina tenha indicações mais permissivas, partindo mais da situação volêmica e hemodinâmica do paciente do que do volume retirado, em especial no cenário de LRA.

Em pacientes na vigência de *acute-on-chronic liver failure* (ACLF), com perfil hemodinâmico mais limítrofe, sugere-se iniciar a infusão de albumina imediatamente antes ou durante a paracentese, estendendo as infusões subsequentes ao longo das 24 horas seguintes, com hipotético maior aproveitamento terapêutico. Alguns trabalhos sugerem realização de bólus de 20 a 40 g de albumina pré-paracentese e ajuste hemodinâmico por metas, outros realizam reposição parcimoniosa ao longo do procedimento, e ainda outros realizam infusão estimada de albumina seguida de complemento com cristaloide. Fato é que se deve buscar uma menor manipulação volêmica com alvo de euvolemia.

Ascite e hipertensão intra-abdominal (HIA)

A pressão intra-abdominal (PIA) simboliza a complacência da cavidade e da parede abdominal, frequentemente desafiada na cirrose pela quantidade de líquido ascítico, podendo atingir valores patológicos em casos mais grosseiros, usualmente referidos como ascite tensa, termo este impreciso e subjetivo já que a velocidade de acúmulo e o contexto são clinicamente mais relevantes. Por exemplo, uma ascite tensa de 20 L em um paciente ambulatorial com ascite refratária e paracentese de repetição tem menos impacto clínico do que uma ascite moderada de 5 L de surgimento recente em um paciente com ACLF grau 3. A HIA tem prevalência estimada de ~80% em cirróticos na UTI, sendo que até 25% podem ter critério de síndrome compartimental abdominal (PIA > 20 mmHg e disfunção orgânica resultante), com hipoperfusão abdominal por redução de retorno venoso para o ventrículo direito e queda das pressões diastólicas de enchimento, podendo ainda incorrer em componente resistivo ao fluxo portal, frequentemente já hipertenso. Diante da suspeita, deve-se aferir a PIA, sendo o manejo após o diagnóstico pautado na redução do conteúdo abdominal intra e extraluminal, em especial da ascite.

Ascite em pacientes sob ventilação mecânica

Pacientes com ascite e disfunção respiratória, particularmente nos subgrupos sob ventilação mecânica, obesos e com presença de ALI/ARDS podem se beneficiar de paracenteses mais frequentes de menor volume. Há evidências de que a retirada a partir de 3,5 L resulta em aumento da Pao_2/Fio_2, volume e complacência pulmonar, provavelmente em decorrência da queda da PIA e do aumento da incursão livre do diafragma.

Ascite loculada

Durante a progressão da doença descompensada, pode ocorrer desenvolvimento de ascite refratária. Nesse cenário, é comum a estratégia de paracenteses de repetição ambulatorial, o que predispõe a acidentes de punção e complicações como infecção do líquido ascítico ou mesmo formação de abscessos cavitários que aumentam a mortalidade. Tais eventos, por sua vez, se relacionam ao aparecimento de ascite loculada (septada ou compartimentalizada), que representa sua separação intracavitária em bolsões divididos por traves de tecido fibroso envolvendo folheto peritoneal e alças intestinais. Sua real origem é incerta, sendo especulado que também possam advir da redução da atividade fibrinolítica do líquido ascítico, ou mesmo por presença de *shunts* peritoniovenosos que aumentem a circulação de fluído ascítico e alteram a atividade de citocinas fibrogênicas, resultando em depósitos de fibrina. Essa ocorrência pode trazer desafios ao intensivista, seja na detecção clínica da ascite, seja no sucesso da paracentese, ou mesmo na identificação de qual compartimento é responsável pelo quadro infeccioso, muitas vezes causando a falsa impressão de que não há peritonite baseada na análise de um único sítio.

A maioria dos casos só se resolve com o transplante, porém existem relatos de sucesso com o uso de agentes fibrinolíticos na cavidade, como o ativador de plasminogênio tecidual (tPA – alteplase), uroquinase e estreptoquinase.

Complicações da Paracentese

Apesar de segura em 90% das vezes, estima-se em 8% o risco de complicações menores da paracentese (sem necessidade de intervenções corretivas) e cerca de 2% de maiores. As principais complicações são fístula persistente de alto débito (~5%), sangramento (1%), perfuração intestinal e infecções secundárias (<1% cada).

→ **Fístulas:** as fístulas peritoniocutâneas estão relacionadas com a técnica inadequada, edema da parede abdominal e obesidade. Podem, muitas vezes, ser prevenidas com a simples colocação do paciente em decúbito contralateral ao sítio de punção, o que nem sempre é possível na UTI. Caso presentes, recomenda-se a mensuração do débito por bolsa coletora (p. ex., de colostomia) que permite avaliar eventual necessidade de reposição de albumina e/ou ajuste de diuréticos. O uso do curativo compressivo com pacotes de gaze ou compressas não resulta em melhor desfecho, requer trocas frequentes, gera trabalho desnecessário para a Enfermagem, podendo ainda macerar a pele subjacente. Terapias alternativas como o uso de tintura de benjoim, adesivo de cianoacrilato e *patch* autólogo de sangue são descritas na literatura, porém com resultados duvidosos. Em casos refratários, recomenda-se nova punção evacuadora em outro sítio, evitando-se a sutura do local da fístula – com exceção para orifícios de punção alargados por bisturi com dissecção de camadas profundas.

→ **Hérnia umbilical rota em ascite:** complicação comum e que pode causar descompensação da cirrose e função renal pela perda de líquido e infecções locais. A correção da hérnia antes do rompimento é indicada semieletivamente quando o tempo estimado para o transplante for > 3 meses, visto que sua realização de urgência se associa à alta mortalidade. Apesar disso, diante da ruptura em pacientes com ascite volumosa, o manejo conservador deve ser desencorajado.

→ **Sangramentos:** classificam-se em três tipos: hematomas de parede abdominal (50%); hemoperitônio (40%) e pseudoaneurismas (10%), sendo que até um terço dos pacientes necessitará de procedimentos invasivos para interrupção do sangramento (seja cirúrgico, seja embolização por radiologia intervencionista). Os principais fatores de risco são a presença de infecção e a disfunção renal, sendo descrito que tais acidentes podem resultar da punção de colaterais portossistêmicos de alta pressão/calibre ou mesmo por ruptura espontânea após a redução súbita da tensão abdominal. Também pode envolver a transfixação da veia toracoepigástrica ou ramos das artérias circunflexa ilíaca superficial e epigástricas superficial e inferior, esta com maior risco e gravidade. A manifestação pode ser imediata (hemoperitônio), ou mesmo ocorrer entre 48 horas (hematoma) e 7 dias (pseudoaneurisma). A primeira medida envolve retirar a agulha do sítio de punção e avaliar otimização hemodinâmica imediata. Existe a recomendação de especialista de se realizar uma nova punção em sítio alternativo com objetivo de se esvaziar a cavidade buscando colapsar colaterais da parede abdominal (caso seja o sítio culpado) e diminuir a chance de coagulopatia de consumo pelo coágulo retido. A correção de eventuais desequilíbrios hemostáticos pode ajudar, em especial nos sangramentos persistentes. Sangramentos por colaterais/varizes mesentéricas podem eventualmente responder à redução da pressão portal com terlipressina/octreotide, ou mesmo *shunt* portossistêmico intra-hepático (TIPS, do inglês *transjugular intrahepatic portosystemic shunt*). Sangramentos arteriais de ramo identificado podem ser controlados com pontos-em-8 profundos, feitos por cirurgião. Caso as medidas clínicas sejam ineficazes, pode ser necessária realização de exame de imagem contrastado, definindo a topografia e a intensidade de sangramento e permitindo a avaliação de embolização ou mesmo a cirurgia. Os hematomas de parede podem induzir hiperfibrinólise, sendo sugerido o uso de antifibrinolíticos, já os pseudoaneurismas, em geral, requerem intervenção cirúrgica.

→ **Perfuração visceral:** complicação rara, e que, apesar do potencial de gravidade, não configura sinônimo de indicação cirúrgica de urgência, visto que a punção única feita com agulha fina pode não resultar em contaminação da cavidade e/ou peritonite clínica, pois a tensão muscular da parede intestinal (particularmente dos cólons) pode naturalmente ocluir o orifício da punção. Na constatação de retorno de conteúdo entérico ou fecaloide na seringa de paracentese, deve-se interromper a aspiração imediatamente e remover o conjunto seringa + agulha sem mobilizar o êmbolo, mantendo-se o paciente sob vigilância clínica e laboratorial por 72 horas. Não há consenso sobre a recomendação de punção de controle ou de exames de imagem de rotina.

Uso de inibidores de bomba de prótons (IBP) no cirrótico crítico

Medicamentos outrora tidos como inofensivos e largamente prescritos acriteriosamente recentemente têm tido seu uso questionado pelo surgimento crescente de evidências associando-os a desfechos negativos na cirrose, reação adversa e toxicidade, especialmente se prescritos por longo prazo, em altas doses e em pacientes críticos. Ainda que matéria controversa e alvo de exploração corrente, seu uso crônico se associa ao surgimento de encefalopatia hepática, peritonite bacteriana espontânea, disbiose/translocação/supercrescimento bacteriano, colite pseudomembranosa, ACLF e aumento de mortalidade geral.

Estado nutricional: sarcopenia e fragilidade

A fragilidade é uma condição de baixa reserva fisiológica funcional e maior vulnerabilidade a estressores de saúde, diretamente ligada à sarcopenia, desnutrição e intolerância à atividade física, com prevalência atingindo quase 70% em cirróticos hospitalizados, com impacto em mortalidade global e pós-transplante. Dessa forma, todos os pacientes devem ser avaliados, na admissão e sequencialmente, para risco de desnutrição e fragilidade, utilizando-se a ferramenta validada na instituição e de domínio da equipe multidisciplinar, independentemente de não ser específica para essa população. Ainda que difícil, também se sugere aplicar ferramentas específicas no rastreio de fragilidade (p. ex., *Liver Frailty Index, Fried Frailty Index*) e sarcopenia (p. ex., manobra de *handgrip*, escalas clínicas, área de musculatura paravertebral).

A cirrose é descrita como um estado de inanição acelerada, associada à rápida depleção de glicogênio hepático, catabolismo proteico e quebra muscular, além de gastos energéticos atípicos, como o necessário para manter a temperatura do líquido ascítico. Assim, atenção especial deve ser dada à terapia nutricional, de teor hipercalórico, hipossódico (2 g/dia, salvo comprometimento relevante da palatabilidade) e hiperproteico (1,2-1,5 g/kg/dia, podendo chegar a 2 g/kg/dia, preferencialmente com fonte vegetal e rico em aminoácidos de cadeia ramificada (BCAA)). A restrição proteica, outrora defendida, deve ser desencorajada, já que não impacta a resolução da encefalopatia hepática (EH), podendo até induzi-la em pacientes internados com balanços nitrogenados persistentemente baixos. A via de administração preferencial é a oral, com abreviação de jejum noturno e intervalo entre refeições < 3 horas com lanche antes de se deitar e logo ao acordar, podendo-se lançar mão de suplementos para atingir a meta proteica (como isolados de *Whey* e BCAA) ou mesmo ajuste de vitaminas, micronutrientes e oligoelementos (como zinco). Naqueles com EH ≥ grau 2, em ventilação mecânica ou intolerantes à aceitação oral, deve-se avaliar dieta enteral por sonda precocemente (< 48 horas), com vistas a evitar atrasos desnecessários na busca pela meta calórica. Em casos nos quais o jejum > 12 horas é obrigatório, recomenda-se aporte glicêmico endovenoso de 2-3 g/kg/dia de glicose, sendo ainda a nutrição parenteral (NP) uma possibilidade na perspectiva de jejum prolongado por dias. A via enteral, seja oral, seja por sonda, deve ser priorizada buscando-se manter a barreira intestinal via microbiota e trofismo, o que reduziria o risco de translocação e peritonite bacteriana espontânea (PBE).

Na encefalopatia hepática grave, a redução da síntese e o armazenamento de glicogênio hepático resultam no aumento da gliconeogênese e na rápida depleção de reservas de carboidratos, aumentando, assim, a utilização de aminoácidos e a consequente produção de amônia, um dos pivôs da EH. Os músculos atuam como meio não hepático de metabolização de amônia pela via da síntese de glutamina; reversamente, a hiperamonemia causa toxicidade muscular direta ou via miostatina, impedindo síntese proteica, aumentando a autofagia e agravando a sarcopenia. Assim, o cuidado com a saúde muscular e com a saúde nutricional é central no controle da EH.

Sondagem nasoenteral

Outro questionamento comum refere-se à segurança da passagem de sonda nasogástrica/enteral em pacientes com varizes esofágicas. A passagem à beira-leito de sondas em pacientes com varizes de esôfago, por técnica às cegas e pela equipe de Enfermagem, não está associada ao aumento do risco de sangramento, e o posicionamento gástrico não impede o início da dieta, não sendo sugerido aguardar sua migração para o duodeno. Naqueles pacientes com ascite volumosa, a HIA pode induzir compressão de câmara gástrica, sendo a paracentese facilitadora da aceitação da dieta. A análise de bolha gástrica à radiografia, bem como do resíduo em sonda aberta, tem baixa acurácia diagnóstica para gastroparesia, e o uso de procinéticos endovenosos e/ou velocidades mais lentas de infusão nutricional, ou até mesmo a tentativa de posicionamento pós-pilórico da sonda, podem servir de ajuda para atingir a meta. Caso se opte por endoscopia para posicionar a sonda, durante o exame, deve-se realizar abundante anestesia de orofaringe com lidocaína em *spray* direto e aplicação generosa de gel no endoscópio, e/ou ponderar a possibilidade de se realizar exame com mínima ou nenhuma sedação (de acordo com a tolerância do paciente), evitando-se especialmente benzodiazepínicos como midazolam. Deve-se pesar o risco benefício desse procedimento frente à possível descompensação hemodinâmica/neurológica.

→ RENAL

Introdução e classificação

A disfunção renal acompanha cerca de 50% dos pacientes cirróticos internados e carrega consigo relevante impacto em mortalidade. Entre as disfunções clássicas do paciente cirrótico, esta talvez seja a mais estudada, mas também a de manejo mais controverso.

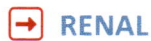 Tabela 2.1 – Lesão renal aguda em cirrose e classificação

Creatinina sérica (sCr) basal	Creatinina estável nos últimos 3 meses (na ausência, considerar a creatinina estável mais próxima ou da admissão)
Definição de LRA	Aumento da sCr ≥ 0,3 mg/dL em 48 h ou 1,5× da basal E/OU Diurese ≤ 0,5 mL/kg de peso seco por ≥ 6 h
Estágios	
I	Aumento da sCr ≥ 0,3 mg/dL em 48 h ou Aumento ≥ 1,5-2× da sCr basal
II	Aumento > 2-3× da sCr basal
III	Aumento > 3× da sCr basal, OU sCr ≥ 4 mg/dL com aumento ≥ 0,5 mg/dL OU início de terapia substitutiva renal.

Fonte: Adaptado de Angeli, et al., 2019.

A definição de lesão renal aguda (LRA) e de síndrome hepatorrenal (SHR) em pacientes cirróticos tem diferido, historicamente, das tradicionais classificações internacionais (KDIGO, RIFLE, AKIN), sendo alvo de reinterpretações recentes por diversos autores e entidades, e a mais citada é a do International Club of Ascites (classificação ICA-AKI). Essa classificação passou por adaptações nos últimos anos em busca de se otimizar a sensibilidade diagnóstica, possibilitando um manejo mais precoce, e assemelhando-se à já citada classificação KDIGO de disfunção renal aguda.

A presença de oligúria não era utilizada como critério pelo último consenso de 2015, entretanto foi sugerida pelos mesmos autores em revisões posteriores por permitir maior sensibilidade ao critério e indicar pior prognóstico. O uso da diurese, entretanto, não é consenso, em especial no ambiente de terapia intensiva, visto que pode não guardar correlação fidedigna com a taxa de filtração glomerular nessa população, uma vez que a hiperativação do sistema renina-angiotensina-aldosterona implica em reabsorção hídrica. Vale ressaltar que a exclusão da diurese significaria um diagnóstico com base em um único critério, a creatinina sérica. Esse indicador também recebe críticas porque tende a superestimar a taxa de filtração glomerular estimada (TFGe) no cirrótico, em que há menor capacidade de produção da sCr por insuficiência hepática, desnutrição proteica e sarcopenia. A busca por novos biomarcadores ainda não resultou em um substituto confiável, prático e universalmente disponível.

Etiologias

Embora o paciente cirrótico apresente uma lista de possíveis etiologias para ests disfunção, é comum encontrar na literatura uma tentativa de simplificação diagnóstica em três grandes grupos: pré-renal hipovolêmica; síndrome hepatorrenal; e intrarrenal (em especial, a necrose tubular aguda). A simplificação nesses grupos dita o clássico manejo da disfunção renal na cirrose, mas frequentemente é insuficiente para explicar a complexidade multifatorial no doente crítico. O termo "pré-renal" não deve ser confundido com hipovolemia, mas sim com o grupo em que não é possível identificar uma lesão estrutural renal (intrarrenal) e não há etiologia obstrutiva (pós-renal). Cerca de 68% das LRA em cirróticos são consideradas pré-renais, sendo a hipovolemia responsável por 40% e a síndrome hepatorrenal, pelos demais 28%. As etiologias intrarrenais respondem por quase a totalidade das restantes. Embora o conceito de pré-renal aqui mencionado implique ausência de dano estrutural, novos biomarcadores indicam que, na SHR, esse dano já existe, mas em menor intensidade que na necrose tubular aguda.

Como citado anteriormente, na prática, a complexidade do doente crítico se impõe e dificulta a diferenciação didaticamente descrita na literatura. O intensivista deve estar atento a diferenciais como nefrite intersticial por uso de quinolonas, hipoperfusão por uso de betabloqueadores, tubulopatias por drogas nefrotóxicas, nefropatia colêmica por cilindros biliares, síndromes nefríticas ou nefróticas, hipertensão intra-abdominal por ascite volumosa, disfunção renal pós-sangramento digestivo ou após paracentese de grande monta, desidratação por uso de laxativos, entre outras. Há ainda que se lembrar as disfunções associadas aos quadros inflamatórios sistêmicos como ACLF e sepse.

Síndrome Hepatorrenal (SHR)

A SHR configura um subtipo de lesão renal específica da falência dos mecanismos de compensação frente à doença hepática crônica e à evolução da síndrome de hipertensão portal. A circulação portal é um sistema de alto fluxo (20-40 cm/s de pico de velocidade sistólica), baixas pressões (5-10 mmHg, com diferença – gradiente – de 1 a 5mmHg da pressão da v. cava inferior) e elevada capacitância, formada pela junção da v. mesentérica superior – responsável pela drenagem do intestino médio – e a v. esplênica. Esse sistema gera 70% do fluxo e 50% da paO_2 hepática. A resistência intra-hepática elevada pela distorção arquitetural e tônus vascular provoca represamento volêmico, que se acomoda em zonas de menor pressão e grande complacência (território esplancnicomesentérico) em um processo mediado, em partes, pela produção de vasodilatadores locais, em especial o óxido nítrico, intensificado pela disbiose, supercrescimento e translocação bacteriana por aumento de permeabilidade intestinal. A consequência inicial é redução da pré-carga, agravada pela vasodilatação arterial sistêmica e redução da volemia efetiva, levando à necessidade de compensação cardíaca para manter débito e a oferta de oxigênio. À medida que esse mecanismo se esgota, ocorre queda da perfusão tecidual, especialmente renal, com consequente ativação dos sistemas renina-angiotensina-aldosterona, adrenérgico, e arginina-vasopressina, o que provoca a retenção de água e sódio e a formação de ascite e uma tendência progressiva à hiponatremia dilucional. Conforme se atinge limiar de compensação cardíaca, é possível observar a hipoperfusão, intensificando-se a vasoconstrição renal compensatória em um processo de retroalimentação que reduz a taxa de filtração glomerular e instalando, assim, a SHR.

Fica claro assim que, na prática, a SHR perpassa duas etapas importantes: a hipovolemia relativa; e o estado hiperdinâmico não compensado. Entretanto, embora a terapia intensiva tenha evoluído nas últimas décadas para predizer quais pacientes são volumerresponsivos, ainda não existem ferramentas práticas que consigam avaliar de forma segura o *status* volêmico do doente, em particular do cirrótico. Uma vez que tal hipovolemia relativa não pode ser provada à beira-leito, o diagnóstico da SHR se dará por um processo de exclusão baseado em critérios clínicos e complementares que tentem separá-la das duas outras grandes etiologias, a hipovolemia e a disfunção renal intrínseca.

Digno de nota, anteriormente a SHR era categorizada em tipo 1 (mais aguda) e tipo 2 (apresentação subaguda/crônica). Essa classificação, outrora complexa, foi simplificada para disfunção aguda (SHR-LRA) e crônica (SHR-LRC), com tempo divisor de 3 meses do início da disfunção.

Manejo diagnóstico e terapêutico da LRA na Cirrose

Considerando-se as três clássicas etiologias de LRA na cirrose (hipovolemia, SHR e necrose tubular aguda), o manejo inicial será focado em sua distinção. Inicialmente, em particular nas disfunções leves (estágio 1), busca-se evitar o agravamento da lesão com medidas nefroprotetoras universais (retirar drogas nefrotóxicas, evitar hipotensão, evitar hipovolemia e outros agressores). além de descartar causas como infecção e desidratação. Existem três medidas classicamente recomendadas na cirrose:

15. Suspensão de diuréticos e betabloqueadores não seletivos;

16. Realização de paracentese para diagnóstico de PBE;

17. Realização de testes urinários: a) análise do sedimento para causas renais intrínsecas; b) fração de excreção de sódio (se < 0,1% sugere SHR); c) fração de excreção de ureia (se < 21% sugere SHR).

Suspeitando-se de hipoperfusão renal (por hipovolemia, diuréticos, diarreia, hemorragia digestiva ou SHR), recomenda-se utilizar as ferramentas disponíveis para tentativa de avaliação de *status* volêmico, com as limitações mencionadas. Outra nota é que, no ambiente de terapia intensiva, as frações de excreção citadas (sódio e ureia) podem sofrer interferência de fatores como a infusão de fluidos, vasopressores e diuréticos.

A partir do momento em que a lesão progride para o estágio 2 ou 3, o fluxo diagnóstico passa a contar com provas terapêuticas. Considerando-se a hipovolemia a responsável por cerca de 40% das lesões, a primeira recomendação é de expansão plasmática com albumina humana 25%, 1 g/kg/dia (máximo de 100 g/dia, em doses divididas). Existe conduta alternativa inicial, em contexto de prova inequívoca de depleção volêmica, utilizando-se a primeira expansão com cristaloides, contanto que não se estenda por mais de 24 horas e que se atente para sinais de sobrecarga de sódio e extravasamento. Após 24 horas, reavalia-se a sCr: caso haja diminuição, deve-se monitorar até a recuperação; caso haja manutenção ou piora, realizam-se a reavaliação de *status* volêmico e nova expansão plasmática com albumina humana a 25% na dose de 1 g/kg/dia. A ausência de resposta excluiria a hipovolemia como causador principal e apontaria para a necessidade de se diferenciarem as outras duas grandes causas restantes: SHR; e NTA. Essa diferenciação é feita com a utilização de critérios de exclusão (Tabela 2.2). A presença de pelo menos um desses critérios aponta para uma possível NTA, restando, entretanto, a necessidade de se buscar sua etiologia específica que orientará o manejo. Na ausência de todos esses critérios, confirma-se o diagnóstico de SHR.

Considerando-se que o diagnóstico da síndrome é realizado por um frágil critério de exclusão e que a avaliação volêmica é de difícil realização, alguns pacientes classificados como SHR podem, em verdade, estar euvolêmicos ou até mesmo hipervolêmicos. Em estudo realizado com avaliação ultrassonográfica, apenas 28% dos pacientes diagnosticados com SHR realmente apresentavam sinais de hipovolemia, sendo que 20% dos doentes diagnosticados foram classificados como hipervolêmicos. Essa falta de um critério mais acurado pode resultar em falso-positivos e é apontada como uma das muitas justificativas para a relativa baixa resposta terapêutica descrita na literatura (32%-44%). O atual critério considera que toda disfunção renal no cirrótico, sem causa aparente, que não responda à expansão e não apresente alterações estruturais, choque ou uso de drogas nefrotóxicas, seja classificada como SHR. Ainda, pontuamos, que, dentro da complexidade do doente crítico, bem como com o crescente aumento da síndrome metabólica como causa de hepatopatia crônica (MAFLD / NASH), existe maior contingente de pacientes com nefropatia hipertensiva e diabética, o que polui os possíveis critérios de exclusão e aumenta a chance de sobreposições etiológicas.

◼ Tabela 2.2 – Critérios diagnósticos para síndrome hepatorrenal (SHR).

- Disfunção renal + cirrose/insuficiência hepática aguda / *acute-on chronic-liver failure*

- Ausência de resposta completa ou parcial, após ao menos 2 dias de suspensão de diuréticos e expansão volêmica com albumina (1 g/kg/dia até um máximo de 100 g/dia)

- Ausência de choque

- Ausência de drogas nefrotóxicas

- Ausência de lesão estrutural (proteinúria (> 500 mg/dia), micro-hematúria (> 50 h/campo), marcadores de lesão renal aguda (se disponíveis), e/ou alteração ultrassonográfica renal.
- Achados sugestivos de vasoconstrição renal com FENa < 0,2%

Tipos de SHR	
SHR-LRA (antiga SHR tipo 1)	Aumento absoluto da sCr ≥ 0,3 mg/dL em 48 h ou 1,5×50% da basal E/OU Diurese ≤ 0,5 mL/kg de peso seco por ≥ 6h
SHR-DRA (antiga SHR Tipo 2)	RFGe < 60 mL/min/1,73 m² não aguda mas por < 3 meses na ausência de outra causa (estrutural) ou < 50% de aumento na sCr basal (último valor ambulatorial nos últimos 3 meses)
SHR-DRC (antiga SHR Tipo 2)	RFGe < 60 mL/min/1,73m² por ≥ 3 meses na ausência de outra causa (estrutural)

SHR: sindrome hepatorrenal; LRA: lesão renal aguda; DRA: doença renal aguda; DRC: doença renal cronica; eGFR: taxa de filtração glomerular estimada; sCr: Creatinina sérica.

Fonte: Adaptado de Angeli et al., 2019.

Apesar do exposto, na ausência de contraindicações formais, recomenda-se que os pacientes diagnosticados com SHR devem ser tratados com associação de vasopressores e albumina (20-40 g/dia); essa estratégia não reduz mortalidade e deve ser usada como ponte para transplante de fígado. O vasopressor de 1ª linha é a terlipressina (dose inicial de 0,5-2 mg a cada 6 ou 4 horas ou em infusão contínua), monitorando-se de forma seriada os possíveis efeitos colaterais. Caso haja contraindicação ou indisponibilidade da terlipressina, recomenda-se utilizar noradrenalina (0,5-3 mg/hora, em infusão contínua), titulando-se para manter pressão arterial média em mais de 10 mmHg acima do basal.

Os principais efeitos colaterais da terlipressina são: dor abdominal; diarreia; infarto agudo do miocárdio; bradicardia; isquemia de extremidades/mesentérica; e edema agudo de pulmão. A associação de terlipressina ao esquema com albumina aumenta a taxa de sucesso da terapia (de 17% para 32%), mas é acompanhada do aumento da taxa de insuficiência respiratória aguda (2% para 10%). Para reduzir essa possibilidade, recomenda-se, quando possível, a oferta da dose diária de terlipressina em infusão contínua, que entrega igual eficácia com uma dose 33% menor que a infusão intermitente (mediana de 2 mg/dia *versus* 3 mg/dia) e foi acompanhada de uma redução de cerca de 50% na incidência de efeitos colaterais.

A avaliação de sinais de hipervolemia (anasarca, congestão pulmonar etc.) deve ser realizada de forma seriada, tanto durante a expansão inicial como no próprio tratamento da SHR. Em pacientes com sinais francos de hipervolemia, pode-se considerar redução da dose de albumina; em caso de persistência ou piora, a terlipressina deve ser interrompida. A terlipressina é um vasoconstritor análogo à vasopressina e, como tal, induz aumento da pós-carga cardíaca, esse aumento pode ser suficiente para induzir edema agudo de pulmão, em especial na população de cirróticos críticos em que a ocorrência de cardiomiopatia da cirrose pode atingir 40%.

A resposta terapêutica deve ser reavaliada com nova função renal a cada 72 horas, momento em que teremos três cenários possíveis:

1. **Não respondedor:** sCr ≥ ao valor basal – interrompe-se o tratamento e avaliam-se outras opções terapêuticas.

2. **Resposta parcial:** sCr com queda < 25% – ajuste progressivo da terlipressina até o limite de 12 mg/dia; reavaliar em 72 horas.

3. **Resposta completa:** sCr apresenta queda ≥ 25% – mantém-se a dose da terlipressina; reavaliação em 72 horas.

4. **Reversão da SHR:** duas medidas de sCr ≤ 1,5 mg/dL OU 0,3 mg/dL de diferença do basal, com pelo menos 2 horas de diferença.

O tratamento será interrompido caso se atinja reversão da SHR ou diante da refratariedade clínica, não se recomendando ultrapassar 14 dias de terapia. Diante da falha terapêutica, uma estratégia alternativa a ser analisada como resgate, mas de recomendação duvidosa, é a instalação de *shunt* intra--hepático portossistêmico transjugular (TIPS), que pode melhorar a TFG por redistribuição do volume sanguíneo e redução da pressão portal.

Por fim, a terapia renal substitutiva (TRS) deve ser considerada. Importante frisar que a SHR é a tradução da falência hepática crônica avançada, situação em que os mecanismos compensatórios se esgotaram e, embora o tratamento com vasopressores possa induzir remissão da disfunção, é insuficiente para modificar a sobrevida. A mortalidade livre de transplante nos primeiros 30 dias após o diagnóstico da SHR é próxima de 40%. Nesse cenário, a indicação de TSR deve passar por ampla discussão prognóstica que permita diferenciar pacientes que possam se beneficiar desta "ponte terapêutica" daqueles em que tal medida pode ser fútil e prolongadora do sofrimento, em especial quando não houver perspectivas de transplantabilidade.

Outro cenário possível envolve pacientes em condições de transplante, mas de capacidade funcional clínica limítrofe. Nesses doentes, deve-se considerar o contexto global, pesando gravidade, MELD, situação do paciente em lista e perspectiva de transplante nos próximos 3 meses. De acordo com a política de cada centro transplantador, é possível a modificação do protocolo de tratamento da SHR, sendo eventualmente mais permissiva para indicação de TSR precoce, considerando-se esta um preparo para melhor condição anestésica e de técnica cirúrgica em um transplante iminente, como ajuste de hipervolemia (anasarca, edema de alças intestinais e de parede abdominal, pressão pulmonar), eletrólitos e escórias. Sugere-se, assim, de forma implícita, que pacientes com SHR devam inicialmente ser tratados em centro transplantadores ou, pelo menos, que se faça contato precoce para listagem e transferência em caso de tratamento iniciado em nível secundário.

Hematológico

Sendo o fígado responsável pela produção dos fatores de coagulação com exceção do fator de Von Willebrand e do fator VIII, assim como pela produção de trombopoietina, o maior regulador da produção plaquetária, não é incomum a identificação de alterações laboratoriais hematológicas nos pacientes cirróticos. Os valores de tempo de protrombina, ajustados pelo *international normalized ratio* (INR), por exemplo, fazem parte de importantes escores prognósticos e, associados à plaquetopenia, foram, durante muito tempo, responsáveis pela estigmatização do paciente cirrótico como um "coagulopata".

Nas últimas décadas, a hemostasia na cirrose foi tema de novos estudos e amplos debates. Hoje, sabe-se que, em proporções semelhantes às da deficiência de fatores pró-coagulantes, existe também a deficiência de fatores anticoagulantes endógenos (Tabela 2.3), resultando em uma hemostasia rebalanceada. Esse reequilíbrio pode se perder em situações de desarranjo fisiológico ou progressão de doença, permitindo tanto um estado de hipercoagulabilidade como um estado hipocoagulante e gera o desafio de discernir qual o fenótipo predomina em cada paciente.

■ Tabela 2.3 – Fatores anti e pró-coagulantes na cirrose

	Interação plaquetas-endotélio	Geração de trombina	Dissolução do conágulo	Atividade no cirrótico
Pró-coagulantes	Fator de Von Willebrand	Antitrombina, Proteína C, Proteína S, Inibidor da via do fator tecidual	Inibidor da ativação de plasminogênio	Aumentada
	ADAMTS-13	Fator VIII	Plasminogênio	Reduzida
Anticoagulantes	Plaquetas	Fatores I, II, V, VII, IX, X, XI	Ativador tecidual de plasminogênio	Aumentada
			Inibidor da fibrinólise ativado pela trombina, Antiplasmina	Reduzida

Fonte: Adaptada de Tripodi, et al., 2017.

Para essa diferenciação, existem conceitos importantes sobre os métodos mais utilizados na prática frente à dúvida a respeito do estado de hemostasia do paciente cirrótico:

→ **INR:** valor usado para padronizar os resultados de tempo de protrombina entre os diferentes laboratórios. É calculado levando-se em consideração o tempo de protrombina-padrão e no paciente, ajustando ao *international sensitivity index* (ISI), um valor derivado de testes em plasma de pacientes em uso de antagonistas de vitamina K, cenário nos quais o INR foi validado. Tal medida, quando extrapolada ao cirrótico, não demonstrou boa correlação com o risco de sangramento, mas serve de marcador da função hepática.

→ **Plaquetometria:** a plaquetopenia, definida como valor < 150 mil células/mm^3, é frequente na população com hepatopatia e é multifatorial. Entre esses fatores, estão o hiperesplenismo e a deficiência de trombopoietina por baixa produção hepática. Além da baixa contagem numérica, pode haver redução da função plaquetária com risco de eventos hemorrágicos mesmo com plaquetometria próxima à normalidade.

→ **Fibrinogênio:** sintetizado pelos hepatócitos, pode aparecer com valores reduzidos, especialmente em pacientes com cirrose avançada e/ou descompensada. Além da redução do nível sérico (<100 a 150 mg/dL), o fibrinogênio pode ainda ser sintetizado de forma anormal, levando ao prejuízo de sua função.

→ **Métodos viscoelásticos:** avaliam a hemostasia em tempo real, permitindo identificar disfunções em etapas específicas da formação do trombo, desde a iniciação do coágulo (usualmente realizada pelos fatores de coagulação e plaquetas), passando por sua propagação (mediada pela combinação entre plaquetas e fibrinogênio) até sua estabilização final pelos fatores de fibrinólise. É uma análise *point-of-care*, mais rápida e completa do que as análises laboratoriais básicas. O uso da tromboelastometria mostrou ainda reduzir transfusões no transplante hepático, com duvidoso benefício em sobrevida.

Em um cenário complexo como é a coagulação em pacientes com cirrose, as análises laboratoriais básicas são limitadas e insuficientes para explicar a interação dos responsáveis pela formação do trombo entre si e o endotélio vascular e isoladamente podem resultar em transfusões desnecessárias, que, nessa população, estão ligadas à hemorragia digestiva alta e maior mortalidade. Não obstante, os testes viscoelásticos ainda apresentam baixa disponibilidade e custos elevados, mas, mesmo quando disponíveis, não devem ser utilizados de forma isolada com o intuito de correção laboratorial, mas sim colocados dentro do contexto clínico.

Complicações hemorrágicas

O manejo específico de complicações hemorrágicas, tais quais hemorragia digestiva alta e baixa, será discutido em capítulos específicos. A seguir, serão expostas as metas e critérios transfusionais, assim como sugestão de abordagem em cenários de sangramento ou procedimentos invasivos no ambiente de terapia intensiva.

Suporte transfusional na cirrose

Por muitos anos, o uso de hemoderivados com alvo de correção até mesmo profilática de INR foi prática comum, com intuito de corrigir valores outrora interpretados como distúrbio de coagulação. Atualmente, essa conduta é desaconselhada, visto que valores de INR sabidamente não guardam boa correlação com o *status* da coagulação no paciente cirrótico. Apesar disso, não é incomum vermos, na prática, uma busca desenfreada por essa correção antes de procedimentos como paracentese ou acesso venoso central, expondo o paciente desnecessariamente aos riscos transfusionais e ao aumento de pressão portal.

Em pacientes sem sinais de sangramento ativo, as metas transfusionais assemelham-se às da população geral de pacientes críticos. *Guidelines* recentes sugerem uma meta de níveis de hemoglobina entre 7 e 8 g/dL, e estudos que avaliaram terapias mais liberais (alvo de Hb > 9 g/dL) na hemorragia digestiva alta demonstraram que estas resultaram em aumento de mortalidade, ressangramento e pressão portal.

O mesmo conceito da população geral é também utilizado para correção de fibrinogênio, evitando a prescrição na ausência de sangramento ativo ou antes de procedimentos invasivos, mas objetivando níveis acima de 100 a 150 mg/dL em cenário hemorrágico. A transfusão profilática de plaquetas pode ser realizada em pacientes com plaquetopenia < 10.000/mm³. As indicações de plaquetas em estados febris com valores séricos abaixo de 20.000/mm³ ou em pacientes com sangramento ativo e contagem < 50.000/mm³ também são frequentemente emprestadas da população crítica não cirrótica.

Na hemorragia por sangramento varicoso, responsável por até 70% dos sangramentos gastrointestinais nessa população, a etiologia reside na hipertensão portal, e não na coagulopatia. Dessa forma, hemoderivados e hemocomponentes devem ser reservados para uso no cenário de falha do controle da hemorragia de forma mecânica e não como terapêutica isolada. Vale lembrar ainda que muitos desses pacientes encontram-se em estado de hipercoagulabilidade, não sendo incomum a presença de trombose de veia porta descompensando a hipertensão portal. Nessa patologia, sugere-se alvo de hemoglobina entre 7 e 9 g/dL. Considerando-se que a causa desse sangramento é mecânica (ruptura de um vaso), a correção de INR com plasma fresco congelado ou complexo protrombínico e a reposição de fibrinogênio não fazem parte da terapia inicial, aumentam a pressão portal e devem ser evitadas. Em pacientes em que há falha da correção endoscópica com perpetuação do sangramento e consumo desses fatores, a correção empírica pode ser avaliada. Atualmente, não há recomendação de uso de antifibrinolíticos, salvo na identificação, por intermédio de métodos viscoelásticos, da condição de hiperfibrinólise. O estudo HALT-IT demonstrou que o uso de antifibrinolíticos de forma empírica, como o ácido tranexâmico, não é capaz de melhorar o desfecho clínico nas hemorragias digestivas em geral. Há um estudo em andamento para testar o uso de ácido tranexâmico de forma precoce em sangramentos gastrointestinais em pacientes cirróticos, porém seus dados ainda não foram publicados. Na ausência de testes viscoelásticos, a indicação do antifibrinolíticos também é extrapolada da população geral (trauma com alto risco de sangramento, sangramento puerperal e etc.).

Para sangramentos não relacionados à hipertensão portal, o mesmo raciocínio deve ser levado em consideração, com suporte clínico e controle de foco, reservando-se a transfusão para quando tal estratégia não for suficiente. Algumas medidas básicas são essenciais para garantir o bom funcionamento do sistema de coagulação e são recomendadas de forma consensual: correção da hipotermia; da hipocalcemia; e da acidose. Tais distúrbios são implicados na perpetuação do sangramento por associação com disfunção de plaquetas, proteases da coagulação e ativação de etapas da via de coagulação clássica. Para procedimentos de baixo risco de sangramento, os dados disponíveis suportam esse manejo restritivo e a recomendação é de não correção profilática dos parâmetros laboratoriais, em especial do INR, conforme sugerido na Figura 2.1 . Procedimentos como paracentese, toracocentese e endoscopia digestiva alta fora do cenário de sangramento ativo são exemplos desses procedimentos, mas sempre que possível, devem ser realizados por profissionais experientes. No caso de acessos vasculares, além do uso de ultrassonografia, é prudente a escolha por sítios compressíveis.

Para procedimentos invasivos de maior risco, a avaliação prévia por testes básicos de hemostasia ou, ainda, testes viscoelásticos, não é obrigatória, mas pode ser individualizada na tentativa de se acessar a gravidade da cirrose e servir de referência inicial ao manejo em casos de sangramentos pós-procedimento. O próprio procedimento de transplante hepático é frequentemente realizado nesse cenário sem correção profilática, mas com avaliação clínica e laboratorial seriada. A dose dos principais produtos e suas indicações estão resumidas na Tabela 2.4.

Tabela 2.4 – Indicações e dose das principais terapias no sangramento.

Hemocomponentes	Indicação	Dose
Concentrado de hemácias	Anemia	De forma geral, 1 concentrado/vez e avaliação de resposta
Plaquetas	Plaquetopenia/disfunção plaquetária	1 UI/10 kg de peso * 1 aférese equivale a 6 UI
Plasma fresco congelado	Deficiência de fatores de coagulação	10-15 mL/kg
Crioprecipitado	Hipofibrinogenemia	1 UI/10 kg de peso
Hemoderivados	**Indicação**	**Dose**
Complexo protrombínico	Deficiência de fatores de coagulação	20-30 UI/kg
Concentrado de fibrogênio	Hipofibrinogenemia	30 mg/kg
Hemostáticos	**Indicação**	**Dose**
Ácido trenexâmico	Hiperfibrinólise	1 g Reavaliar doses adicionais

Fonte: Liu et al, 2019.

Em procedimentos de alto risco, parece razoável a manutenção de um alvo de plaquetometria maior do que 50 mil, mesmo que a identificação de plaquetopenia não seja inequivocamente relacionada a um maior risco de sangramento. Referente ao fibrinogênio, não há dados sólidos disponíveis na literatura que permitam uma recomendação formal. O *guideline* mais recente da European Association for the Study of the Liver (EASL) desencoraja a correção de níveis de fibrinogênio profilaticamente antes de procedimentos invasivos.

O manejo específico no intra e pós-operatório foge do escopo deste capítulo; de forma geral, seguem indicações semelhantes às supradescritas, inclusive com maiores evidências para o uso de métodos viscoelásticos, sobretudo no transplante hepático.

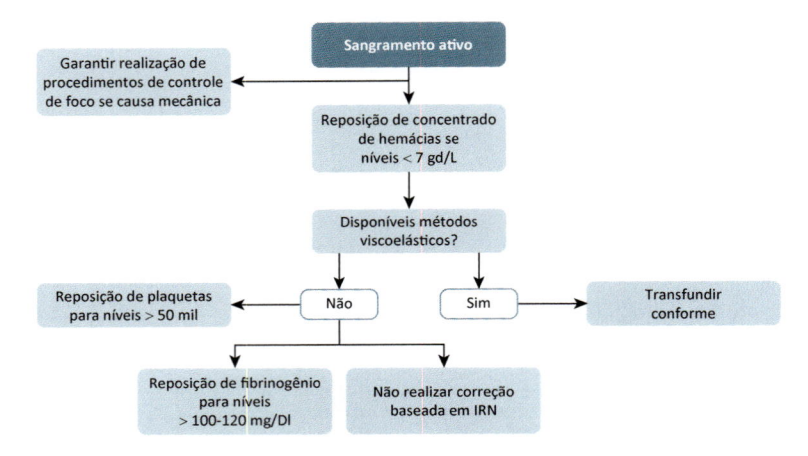

■ Figura 2.1 – Sugestão de manejo para o sangramento ativo em cirrose.
Fonte: Desenvolvida pela autoria.

Complicações trombóticas

Observando-se o sistema hematológico no outro polo, duas situações trombóticas são especialmente preocupantes: o tromboembolismo venoso clássico; e a trombose regional, especialmente a trombose da veia porta.

Trombose e tromboembolismo não portal e quimioprofilaxia de eventos

A incidência real do tromboembolismo venoso não portal varia entre 2% e 10% na população de pacientes com cirrose. Há vieses envolvidos e sabe-se que a incidência pode ser ainda maior em pacientes descompensados, especialmente em casos de internação em terapia intensiva. Diversos são os fatores relacionados ao potencial risco de eventos tromboembólicos; entre eles, encontram-se a deficiência de fatores anticoagulantes, descompensação com necessidade de internação hospitalar, imobilidade por ascite, além de outras complicações como infecção em atividade.

Por culpa do estigma da coagulopatia na cirrose, diversos estudos excluíram essa população de estudos sobre a quimioprofilaxia de eventos tromboembólicos. No entanto, sabe-se que a incidência desses eventos é relevante e tem impacto prognóstico. Sendo assim, na ausência das clássicas contraindicações estabelecidas para a população geral, está indicada a quimioprofilaxia também nos portadores de doença hepática crônica. Apesar da limitada evidência científica e pequenas controvérsias, a indicação de dose e droga de escolha é a mesma para pacientes não cirróticos, podendo, inclusive, ser ajustada por meio dos resultados de anti-Xa.

Nas tromboses crônicas, os antagonistas de vitamina K podem ser usados, mas carregam consigo o risco de sangramento que pode ser potencializado nos indivíduos com doença muito avançada. A monitorização terapêutica, mediante dosagem de INR, deve ser realizada para ajuste de dose para valores entre 2 e 3 de INR, ainda que, com frequência, pacientes cirróticos já apresentem INR elevado em sua condição basal, cenário este em que definir a faixa terapêutica pode ser desafiador. Para os anticoagulantes orais diretos (DOAC), as recomendações se baseiam, em sua maioria, em estudos observacionais e ainda há lacunas de conhecimento, visto que não foram amplamente estudados em cirróticos. Atualmente, as indicações seguem as mesmas da população em geral para pacientes Child-A, enquanto seu uso deve ser realizado com cautela em pacientes Child-B e como exceção em Child-C.

Trombose de veia porta

A trombose portal não neoplásica é uma das temidas complicações da cirrose, sobretudo nos pacientes com hipertensão portal nos quais funciona como fator de descompensação. Ela ocorre em 10% a 15% dos pacientes cirróticos, e a falha em diagnosticá-la pode resultar em isquemia mesentérica, transformação cavernosa crônica e complicações adicionais relacionadas à hipertensão portal. O diagnóstico é desafiador, uma vez que os sintomas podem se confundir com os sintomas da própria cirrose, além de ocorrer de forma insidiosa. Ao intensivista, o diagnóstico deve ser indagado na vigência de quadros relacionados com a hipertensão portal descompensada ou a piora de função hepática inexplicada. Essa pesquisa pode ser realizada com ultrassonografia (USG) com Doppler ou tomografia computadorizada com contraste, nem sempre sendo simples diferenciar se o evento é agudo ou crônico.

Considerando-se o risco de sangramento e o fato que até 40% dessas tromboses culminam em recanalização espontânea, o tratamento dessa condição durante a internação em UTI é alvo de discussão. Atualmente, o tratamento vem sendo cada vez mais reforçado no contexto ambulatorial, com alguns trabalhos mostrando melhora da função e sobrevida, entretanto, o *timing* de início da terapia na descompensação pode ser indevido, sendo sugerida a individualização quanto ao binômio risco-benefício. A escolha da estratégia terapêutica segue o mesmo racional de tratamento de tromboses não portais supradescrito.

Imunológico/Infeccioso

Entre os principais motores para descompensação da cirrose, estão os quadros infecciosos. A cirrose carrega consigo maior risco para infecções bacterianas em comparação à população geral, por fatores que incluem disfunção imune, *shunt* portossistêmico, disbiose intestinal, além da possibilidade de translocação bacteriana. O fígado funciona como um filtro imunológico e interpõe-se como único órgão entre o intestino e o coração. Além disso, a evolução e o desfecho das infecções nessa população pode ganhar contornos diferentes do usual, sendo as internações em pacientes com sepse e cirrose até duas vezes mais longas que na população geral.

A peritonite bacteriana espontânea é a infecção mais classicamente associada ao paciente cirrótico, porém outros possíveis focos infecciosos não devem ser esquecidos como o empiema bacteriano espontâneo, os quadros infecciosos de pele e partes moles e as infecções de vias biliares.

Peritonite bacteriana espontânea

Peritonite bacteriana espontânea (PBE) é definida como a infecção bacteriana de líquido ascítico sem nenhuma causa secundária intra-abdominal atribuível. Os pacientes podem se apresentar desde assintomáticos até com dor abdominal franca, febre e descompensação da função hepática.

É de suma importância que a PBE seja diferenciada de peritonite bacteriana secundária (PBS) que, por sua vez, é decorrente da contaminação direta do peritônio por patologia gastrointestinal específica e que usualmente demandará abordagem intervencionista. O passo inicial para essa diferenciação é a análise do líquido ascítico que está indicada em todo paciente cirrótico com internação por causa não eletiva, sendo sua incidência de 1,5% a 3,5% no cenário ambulatorial e de 10% nos internados. Diante da suspeita, cabe complementação por exames de imagem para identificação específica da causa e planejamento terapêutico. Para os pacientes com diagnóstico de abdome agudo associados à instabilidade clínica, os exames laboratoriais e de imagem não devem atrasar a avaliação cirúrgica.

A PBE é definida por uma contagem de neutrófilos no líquido ascítico de pelo menos 250 células/mm^3. Tal valor é utilizado por sua maior sensibilidade diagnóstica, enquanto um ponto de corte de 500 neutrófilos/mm^3 carregará maior especificidade.

Devido à variabilidade na apresentação clínica, o diagnóstico da PBE pode ser desafiador, justificando-se o baixo limiar de indicação para paracentese diagnóstica mencionado previamente. Essa medida deve incluir a contagem de neutrófilos, análise de proteínas totais, pH e culturas. A mensuração de albumina, de amilase, de bilirrubina total e de adenosina deaminase (ADA) e a pesquisa de células neoplásicas, creatinina e de outros podem ser realizadas a depender da ausência de um diagnóstico etiológico prévio da ascite ou diante de uma nova suspeita. Vale lembrar que a cirrose não é classicamente associada ao edema de membros inferiores e à anasarca, uma vez que a congestão venosa nessa patologia é geralmente restrita à circulação enteroportal, sendo a presença desses achados indicativa de avaliação quanto à disfunção cardíaca, síndrome nefrótica ou doenças infiltrativas.

A contagem de polimorfonucleares e a cultura do líquido ascítico permitem diferenciar:

→ **Bacteriascite:** contagem de neutrófilos < 250 células/mm^3 com positividade de cultura. De modo geral, denota colonização e pode evoluir com resolução espontânea, mas a evolução com piora clínica ou com sinais sistêmicos infecciosos indica prontamente a necessidade do início de antibioticoterapia. A paracentese de controle pode auxiliar a entender a evolução do quadro.

→ **PBE de cultura negativa (ascite neutrofílica):** contagem de neutrófilos > 250 células/mm^3 com culturas negativas. Uma vez que guarda prognóstico semelhante à PBE, que a positividade da cultura não é universal e que a cultura levará maior tempo até seu resultado final, essa situação agora é denominada "PBE de cultura negativa" e tratada de forma semelhante à PBE.

→ **PBE:** contagem de neutrófilos > 250 células/mm^3 com cultura positiva.

O esquema empírico com cefalosporinas de 3ª geração ou quinolonas é usualmente indicado por 5 a 7 dias, focando em infecção monomicrobiana por bacilos Gram-negativos, sendo a piperacilina-tazobactam uma opção para casos com uso prévio recente de antibióticos ou internação prolongada. A incidência de PBE por germes multidroga resistentes (MDR) vem aumentando e é descrita em até 38% dos pacientes conforme coorte do Sul do Brasil. Pode-se considerar a avaliação da eficácia do esquema selecionado por meio da análise do líquido ascítico em 48 horas do início da terapia, sendo a porcentagem de queda neutrofílica um marcador prognóstico. A ausência de resposta ou piora do achado deve levantar a suspeita de terapia inadequada ou de PBS.

Na ocorrência de PBE, recomenda-se, após o tratamento, a manutenção de uma profilaxia secundária com norfloxacino. A profilaxia primária para pacientes com sangramento digestivo é feita por 7 dias com quinolona ou cefalosporina de 3ª geração. A profilaxia primária em pacientes com dosagem de proteína inferior a 1 a 1,5 g/dL no líquido ascítico é recomendada, embora com menor solidez científica.

A PBE está relacionada ao risco de síndrome hepatorrenal, sendo a infusão de albumina estudada nesse cenário. A evidência atual aponta que pacientes que receberam albumina tiveram menor risco de disfunção renal e morte, preferencialmente no subgrupo de doentes com bilirrubina total $\geq$ 4 mg/dL ou creatinina sérica $\geq$ 1 mg/dL. A recomendação atual é de administração de 1,5 g/kg de albumina em até 6 horas do diagnóstico, com uma segunda dose de 1 g/kg no 3º dia.

Outras Infecções

A vasta maioria da literatura a respeito de complicações infecciosas no paciente cirrótico recai sobre o estudo de PBE e, portanto, diversas das recomendações para as infecções extraperitoneais são extensões das feitas a partir da população geral. As taxas de mortalidade em pacientes cirróticos com sepse são até 40% mais altas em comparação às da população em geral, sendo a gravidade da infecção influenciada pelo estágio e pela etiologia da cirrose. A falta de reconhecimento da sepse pode se tornar um fator adicional de aumento de mortalidade, já que os pacientes podem não apresentar sintomas típicos ou ter fatores confundidores relacionados ao ACLF. Por isso, na presença de disfunção orgânica, devem-se avaliar potenciais infecções em atividade.

PBE é a infecção mais comum em pacientes cirróticos, seguida de infecção do trato urinário, pneumonia e bacteremia espontânea. O empiema bacteriano espontâneo também é descrito, com até metade dos casos ocorrendo em conjunto com PBE. O epiema bacteriano acomete pacientes com hidrotórax hepático e acredita-se estar relacionado com translocação de bactérias gastrointestinais e caracteriza-se por contagem de polimorfonucleares > 500 células/mm^3 com cultura negativa ou > 250 células/mm^3 quando positiva. Os antibióticos utilizados devem levar em consideração o cenário da infecção (comunitária ou nosocomial) e a flora local.

Para quadros de sepse, não há recomendações específicas sobre o manejo, mas vale lembrar que, nessa população, marcadores clássicos como lactato podem estar elevados por déficit de metabolismo, e não necessariamente por hipoperfusão. O tempo de enchimento capilar tende a ser menos sensível em virtude da vasodilatação sistêmica, mas a alteração microvascular com surgimento de *mottling* se relaciona com altas taxas de mortalidade. A taxa de pacientes volumerresponsivos pode ser ainda menor que na população geral, sendo o uso de vasopressores frequentemente necessário dada a baixa resistência vascular sistêmica, que é proporcional ao MELD. A presença de insuficiência adrenal relativa também é mais prevalente em cirróticos, sendo sugerido menor limiar para o uso do corticosteroide na presença de choque séptico.

BIBLIOGRAFIA

1. Villa E, Bianchini M, Blasi A, Denys A, Giannini EG, de Gottardi A, et al. EASL clinical prac-tice guidelines on prevention and management of bleeding and thrombosis in patients with cirrhosis. Journal of Hepatology. 2022 May;76(5):1151-84.

2. Angeli P, Bernardi M, Villanueva C, Francoz C, Mookerjee RP, Trebicka J, et al. EASL clini-cal practice guidelines for the management of patients with decompensated cirrhosis. Journal of Hepatology. 2018 Aug;69(2):406-60.

3. Tripodi A, Primignani M, Mannucci PM, Caldwell SH. Changing concepts of cirrhotic coagulopathy. American Journal of Gastroenterology. 2017 Feb;112(2):274-81.

4. Villanueva C, Colomo A, Bosch A, Concepción M, Hernandez-Gea V, Aracil C, et al. Transfusion strategies for acute upper gastrointestinal bleeding. New England Journal of Medicine. 2013 Jan 3;368(1):11-21.

5. Liu P, Hum J, Jou J, Scanlan RM, Shatzel J. Transfusion strategies in patients with cirrho-sis. European Journal of Haematology. 2019 Nov 19;104(1):15-25.

6. Rout G, Shalimar, Gunjan D, Mahapatra SJ, Kedia S, Garg PK, et al. Thromboelasto-graphy-guided blood product transfusion in cirrhosis patients with variceal bleeding. Journal of Clinical Gastroenterology. 2019 Apr;1.

7. Roberts I, Shakur-Still H, Afolabi A, Akere A, Arribas M, Brenner A, et al. Effects of a high-dose 24-h infusion of tranexamic acid on death and thromboembolic events in patients with acute gastrointestinal bleeding (HALT-IT): an international randomised, double-blind, placebo-controlled trial. The Lancet. 2020 Jun;395(10241):1927-36.

8. Intagliata NM, Caldwell SH, Tripodi A. Diagnosis, development, and treatment of portal vein thrombosis in patients with and without cirrhosis. Gastroenterology. 2019 May 1 [cited 2020 May 10];156(6):1582-1599.e1.

9. Bajaj JS, Kamath PS, Reddy KR. The evolving challenge of infections in cirrhosis. The New England Journal of Medicine. 2021 Jun 17;384(24):2317-30.

10. Yoshiji H, Nagoshi S, Akahane T, Asaoka Y, Ueno Y, Ogawa K, et al. Evidence-based cli-nical practice guidelines for Liver Cirrhosis 2020. Journal of Gastroenterology. 2021 Jul;56(7):593-619.

11. Aithal GP, Palaniyappan N, China L, Härmälä S, Macken L, Ryan JM, et al. Guidelines on the management of ascites in cirrhosis. Gut. 2020 Oct 16;70(1).

12. Mattos AA, Wiltgen D, Jotz RF, Dornelles CMR, Fernandes MV, Mattos ÂZ. Spontaneous bacterial peritonitis and extraperitoneal infections in patients with cirrhosis. Annals of Hepatology. 2020 Sep;19(5):451-7.

13. Angeli P, Garcia-Tsao G, Nadim MK, Parikh CR. News in pathophysiology, definition and classification of hepatorenal syndrome: a step beyond the International Club of Ascites (ICA) consensus document. Vol. 71, Journal of Hepatology. 2019. p. 811-22.

14. Bajaj JS, O'Leary JG, Lai JC, Wong F, Long MD, Wong RJ, et al. Acute-on-Chronic Li-ver Failure Clinical Guidelines. American Journal of Gastroenterology. 2022 Feb

1;117(2):225-52.

15. Cabrera J, Falcón L, Gorriz E, Pardo MD, Granados R, Quinones A, et al. Abdominal decompression plays a major role in early postparacentesis haemodynamic changes in cirrhotic patients with tense ascites. Gut. 2001;48(3):384-9.

16. European Association for the Study of the Liver. Electronic address: easloffice@easloffice.eu, European Association for the Study of the Liver. EASL clinical practice guidelines on acute-on-chronic liver failure. J Hepatol [Internet]. 2023 Apr 28; Available from: http://www.ncbi.nlm.nih.gov/pubmed/37364789.

17. Gines A, Fernandez-Esparrach G, Monescillo A, Vila C, Domenech E, Abecasis R, et al. Randomized trial comparing albumin, dextran 70, and polygeline in cirrhotic patients with ascites treated by paracentesis. Gastroenterology. 1996 Oct;111(4):1002-10.

18. Levesque E, Hoti E, Jiabin J, Dellamonica J, Ichai P, Saliba F, et al. Respiratory impact of paracentesis in cirrhotic patients with acute lung injury. J Crit Care. 2011 Jun;26(3):257-61.

19. Nardelli S, Gioia S, Ridola L, Farcomeni A, Merli M, Riggio O. Proton pump inhibitors are associated with minimal and overt hepatic encephalopathy and increased mortality in patients with cirrhosis. Hepatology. 2019 Aug;70(2):640-9.

20. Pereira R, Buglevski M, Perdigoto R, Marcelino P, Saliba F, Blot S, et al. Intra-abdominal hypertension and abdominal compartment syndrome in the critically ill liver cirrhotic patient-prevalence and clinical outcomes. A multicentric retrospective cohort study in intensive care. PLoS One. 2021 May 1;16(5 May).

21. Pereira RA, Esteves AF, Cardoso FS, Perdigoto R, Marcelino P, Saliba F. Abdominal perfusion pressure in critically ill cirrhotic patients: a prospective observational study. Sci Rep [Internet]. 2023 May 26;13(1):8550. Disponível em: https://www.nature.com/articles/s41598-023-34367-6

22. Phillip V, Saugel B, Ernesti C, Hapfelmeier A, Schultheiß C, Thies P, et al. Effects of paracentesis on hemodynamic parameters and respiratory function in critically ill patients. BMC Gastroenterol. 2014 Jan 27;14(1).

23. Sturm L, Gahm C, Schultheiss M, Reincke M, Huber JP, Boettler T, et al. Proton pump inhibitor treatment is associated with acute-on-chronic liver failure in patients with advanced cirrhosis. Hepatol Commun. 2023 Jul;7(7).

24. Trebicka J, Macnaughtan J, Schnabl B, Shawcross DL, Bajaj JS. The microbiota in cirrhosis and its role in hepatic decompensation. J Hepatol. 2021 Jul;75:S67-81.

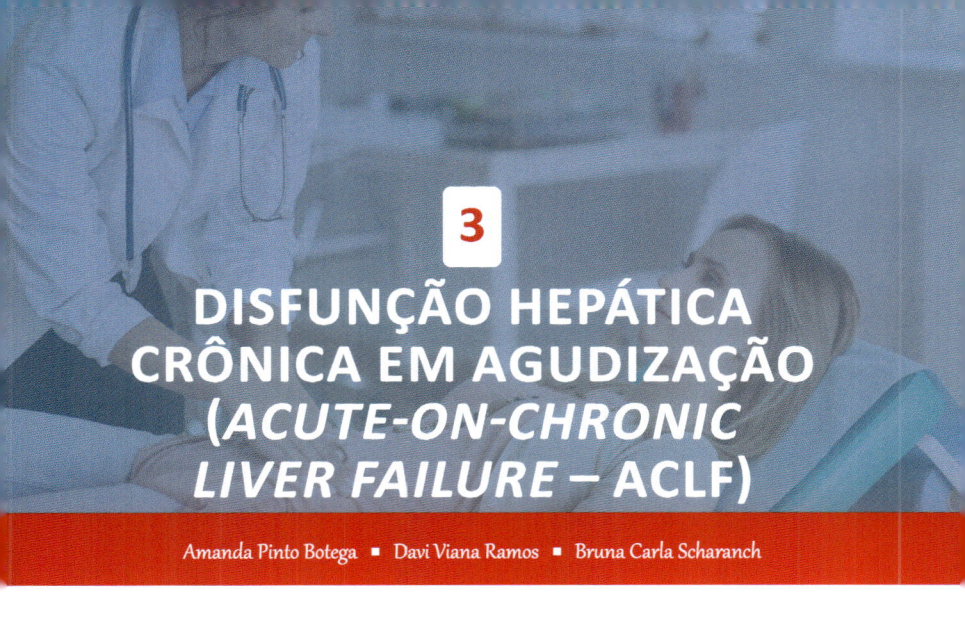

3
DISFUNÇÃO HEPÁTICA CRÔNICA EM AGUDIZAÇÃO (*ACUTE-ON-CHRONIC LIVER FAILURE* – ACLF)

Amanda Pinto Botega ■ Davi Viana Ramos ■ Bruna Carla Scharanch

➡ Introdução

A cirrose hepática (CH) é uma doença crônica e progressiva caracteri-zada por fibrose difusa, dificuldade ao fluxo venoso intra-hepático e hipertensão portal, resultando em graus variados de insuficiência hepática. A CH pode ser classificada em compensada e descompensada e pode variar entre essas classificações de acordo com o desenvolvimento das seguintes complicações: encefalopatia hepática; ascite e/ou hemorragia di-gestiva alta varicosa.

Há uma proporção significativa de pacientes cirróticos em descompensa-ção aguda que requerem hospitalização e tratamento em unidade de terapia intensiva (UTI) em decorrência do desenvolvimento do que se denomina "in-suficiência hepática aguda sobre crônica" (ACLF, do inglês *acute-on-chronic liver failure*), com elevadas taxas de mortalidade.

O termo ACLF recebeu múltiplas definições, sendo as principais a defini-ção da Associação do Pacífico Asiático para Estudo do Fígado (APASL) e a da Associação Europeia para Estudo do Fígado (EASL).

A definição da APASL é baseada em critérios positivos e negativos. Os critérios positivos incluem: diagnóstico prévio de doença hepática crônica (com ou sem CH); evento precipitante com efeito direto no fígado; insulto hepático agudo com insuficiência hepática aguda. Os critérios negativos incluem: ausência de história prévia de descompensação aguda em cirróticos; ausência de fator precipitante extra-hepático (p. ex., infecção bacteriana). Essa proposta não foi amplamente difundida na Europa e nas Américas porque, nessas áreas, a ACLF ocorre mais comumente em pacientes com cirrose descompensada, em relação temporal, por infecções bacterianas ou etilismo ativo, além de a falência orgânica extra-hepática ser um diferencial característico entre pacientes com ACLF e com descompensação aguda.

Sendo assim, em 2009, a EASL propôs uma nova definição, baseada num estudo observacional europeu prospectivo e multicêntrico, o CANONIC. Sua definição se fundamenta em três características: descompensação aguda da CH; presença de falência orgânica (hepática ou extra-hepática); e elevada taxa de mortalidade a curto prazo (28 dias).

Desde então, o conceito de ACLF tem sido extensivamente utilizado na Hepatologia e na Medicina Intensiva para o cuidado de pacientes submetidos a terapias de suporte como ponte para o transplante hepático.

Portanto, a definição de ACLF ultrapassa o conceito de cirrose descompensada e inclui as consequências da CH sobre a função de outros órgãos e apresenta pior prognóstico.

➡ Epidemiologia

Devido à complexidade de definições, é difícil predizer a proporção exata de pacientes cirróticos que preenchem os critérios para ACLF, mas, com base em registros hospitalares, é possível estimar que a síndrome ocorre em 24% a 40% dos pacientes cirróticos internados. Todavia, a mortalidade mundial relatada varia entre 30% e 50% e correlaciona-se diretamente com o número de sistemas comprometidos/falências orgânicas.

Estima-se que cerca de um terço dos pacientes com CH descompensada apresenta ACLF na admissão ou desenvolvem a síndrome durante a internação.

De acordo com o estudo CANONIC, na Europa, por exemplo, a mortalidade em 28 dias, sem transplante hepático, foi de 1,9% na CH descompensada e 32,8% na ACLF, sendo 23% na ACLF grau 1, 31% na ACLF grau 2 e 74% na ACLF grau 3.

Os fatores desencadeantes de ACLF variam de acordo com as áreas geográficas, mas, em geral, o etilismo ativo e a recidiva de hepatites virais crônicas são os diretamente ligados ao fígado mais prevalentes; entre os extra-hepáticos, as infecções bacterianas são o fator principal. Em cerca de 40% a 50% dos casos, não é possível identificar o fator predisponente. Consequentemente aos padrões alimentares e ao estilo de vida atual da população em todo o mundo, é possível que a ascensão da esteato-hepatite não alcoólica como doença hepática de base se torne um dos principais gatilhos para o desenvolvimento de ACLF nos próximos anos.

Nos Estados Unidos, estima-se que aproximadamente 200 mil pacientes cirróticos são hospitalizados anualmente e que 10% deles necessitam de tratamento em unidade de tratamento intensivo (UTI), com custo médio de US$13 bilhões por ano.

Classificação

A ACLF pode ser classificada de acordo com a gravidade em graus 1, 2 e 3 (Tabela 3.1) , dependendo do número de órgãos que apresentam falência.

Tabela 3.1 – Classificação da ACF conforme sua gravidade.

Sem ACLF	ACLF grau 1	ACLF grau 2	ACLF grau 3
Sem falência orgânica OU Falência de 01 órgão que não envolva o rim (Cr < 1,5 mg/dL) e sem encefalopatia hepática OU Acometimento do SNC com Cr < 1,5 mg/dL	Insuficiência renal única OU insuficiência hepática OU de coagulação, OU circulatória OU pulmonar associada a Cr 1,5-1,9 mg/dL e/ou encefalopatia hepática grau 1 ou grau 2 OU Acometimento do SNC com Cr entre 1,5 e 1,9 mg/dL	Duas falências orgânicas em qualquer combinação	Três ou mais falências orgânicas em qualquer combinação

SNC: sistema nervoso central.

Fonte: Adaptada de Moureau et al, 2013.

Entre eles, os rins (comprometimento na excreção renal de sódio e água livre, hemodinâmica intrarrenal, perfusão renal e taxa de filtração glomerular), o sistema nervoso central (distúrbios que afetam as funções cognitivas, psiquiátricas e motoras, variando de alterações subclínicas a estupor grave e coma), coagulação (comprometimento da síntese hepática de fatores coagulantes e anticoagulantes e aumento da fibrinólise), circulação (vasodilatação arterial esplâncnica levando à redução das resistências vasculares sistêmicas e alto débito cardíaco), respiratório (comprometimento da relação ventilação/perfusão levando à hipóxia e hipocapnia) e o próprio fígado; cada um deles apresenta critérios específicos definidos. Quanto maior o grau, maior a mortalidade associada à síndrome.

A insuficiência renal é a representação de falência orgânica mais prevalente em todos os graus de ACLF (56%), seguida pela insuficiência hepática (44%) e coagulopatia (28%).

→ Canonic

O CANONIC foi realizado pelo EASL-CLIF (European Association for the Study of the Liver – Chronic Liver Failure) e é um estudo observacional, prospectivo e multicêntrico envolvendo 1.343 pacientes hospitalizados com cirrose hepática em descompensação aguda. Trata-se do registro mais abrangente já realizado com esse perfil de pacientes e o seu objetivo foi definir a ACLF, além de avaliar a prevalência da síndrome e melhorar a acurácia dos escores prognósticos disponíveis, com abordagem baseada em evidências.

Houve, então, uma adaptação do escore SOFA (Avaliação Sequencial de Falha de Órgãos) à coorte do CANONIC para prever a mortalidade a curto prazo.

De acordo com o CANONIC, os eventos desencadeantes de ACLF principais foram as infecções bacterianas e o etilismo. Entre os órgãos/sistemas acometidos, os rins lideram com 55,8% dos pacientes, seguido do fígado (43,6%), coagulação (27,7%), sistema nervoso central (SNC) (24,1%), circulação (16,8%) e pulmões (9,2%).

→ Fisiopatologia

A CH é uma doença progressiva que evolui invariavelmente para complicações sistêmicas e morte, a menos que a etiologia seja suprimida/tratada ou que seja realizado o transplante hepático. Quando o fator etiológico é devidamente suprimido, a cirrose descompensada pode se tornar compensada e até menos regredir para fases pré-cirróticas. Em contrapartida, se os mecanismos causadores da doença persistem, a fibrose hepática aumenta progressivamente por consequência da inflamação e da necrose, gerando distorção arquitetural, redução de hepatócitos, aumento da resistência intra--hepática ao fluxo sanguíneo do sistema porta, acentuação da hipertensão portal, insuficiência hepática, descompensação aguda e ACLF.

Os mecanismos fisiopatológicos de desenvolvimento da ACLF envolvem inflamação sistêmica e dano hepático agudo. Nos casos em que o evento precipitante não é identificado, provavelmente há translocação intestinal de bactérias ou seus produtos. A inflamação sistêmica predispõe a um estado de hipermetabolismo em que micronutrientes como glicose, aminoácidos e ácidos graxos são disponibilizados para células imunes com alta demanda metabólica. Sendo assim, combinada ao estado hiperinflamatório, a privação de nutrientes pode provocar disfunção mitocondrial em órgãos-alvo como rim, coração e fígado, facilitando a ocorrência de falências orgânicas.

A resposta inflamatória sistêmica excessiva leva ao desequilíbrio da função imunológica, com prejuízo aos mecanismos de defesa das células imunes, tornando os pacientes com ALCF imunocomprometidos e vulneráveis a infecções secundárias. Estudos recentes comprovam que o estado hiperinflamatório é produzido pela liberação maciça de mediadores como citocinas, quimiocinas, fatores de crescimento e mediadores lipídicos bioativos que são os principais impulsionadores das lesões teciduais que, por sua vez, originam a síndrome.

O paciente com ACLF apresenta duas condições que coexistem: **inflamação sistêmica constante e persistente** caracterizada por aumento de mediadores pró-inflamatórios e anti-inflamatórios circulantes (p. ex., galectina-3, interleucina (IL) 6, TNF, IL-10); e estado de **imunossupressão** por minimização da resposta imune inata e a expansão das células imunes reguladoras causadas por mediadores lipídicos como a prostaglandina E2 como uma tentativa de manter a resposta pró-inflamatória sob controle. Pacientes com ACLF apresentam níveis séricos elevados de prostaglandina E2, que inibem a produção de citocinas de macrófagos em resposta aos lipopolissacarídeos e reduzem a atividade bactericida de macrófagos, comprovando que a imunossupressão de monócitos e de macrófagos se desenvolve paralelamente à resposta inflamatória, explicando o alto risco de infecções nosocomiais em pacientes internados com ACLF.

A contagem de glóbulos brancos, níveis plasmáticos de proteína C-reativa (PCR) e valores de citocinas e de quimiocinas pró-inflamatórias (p. ex., IL-6,

IL-1β e IL-8) são mais elevadas em pacientes com ACLF do que em pacientes cirróticos sem ACLF. Além disso, quanto maior o grau da ACLF, maiores os níveis séricos de citocinas e quimiocinas.

Os indutores de inflamação podem ser exógenos ou endógenos. Entre os indutores exógenos, há os bacterianos como os principais, que vão desencadear inflamação por intermédio de padrões moleculares associados a patógenos (PAMP) e fatores de virulência. Os PAMP são moléculas reconhecidas por meio de receptores conhecidos como "receptores de reconhecimento de padrão" (PRR), que, por sua vez, são expressos em células imunes inatas e células epiteliais. Esse reconhecimento estimula cascatas de sinalização intracelular que ativam fatores de transcrição e induzem uma ampla variedade de genes que codificam moléculas envolvidas na inflamação como citocinas, quimiocinas, entre outros. Já os indutores endógenos são liberados por células necróticas ou produzidos pela degradação da matriz extracelular (MEC) em um tecido lesado (como o fígado doente no caso de ACLF) e são denominados "padrões moleculares associados a danos" (DAMP), cuja função é alertar o sistema imunológico sobre a presença de lesão tecidual grave. Os DAMP podem ser reconhecidos por certos receptores do doente, resultando em inflamação "estéril".

A intensidade da resposta inflamatória aos PAMP e/ou aos DAMP pode depender de fatores genéticos do paciente. Os pacientes cirróticos apresentam defesa humoral prejudicada por conta da baixa produção de proteínas de fase aguda, hipoalbuminemia e ineficácia do sistema complemento, todas essas características decorrentes da insuficiência hepatocelular.

A hipertensão portal (HP) é um elemento crucial no desenvolvimento de complicações e descompensação aguda, pois leva à dilatação reflexa das arteríolas esplâncnicas e, via disfunção circulatória, à vasodilatação das artérias periféricas; à angiogênese colateral excessiva com formação de varizes esofágicas, gástricas e retais; e à translocação bacteriana devido à inflamação do tecido linfático intestinal, da inervação intestinal disfuncional e de edema epitelial, resultando em inflamação sistêmica. Esse quadro pode gerar, como consequência, ruptura de uma variz, ascite e peritonite bacteriana espontânea (PBE). A HP também pode gerar distúrbios hemodinâmicos no caso de cardiomiopatia cirrótica, que pode resultar em insuficiência circulatória e diminuição do volume sanguíneo arterial efetivo, levando à síndrome hepatorrenal. Entre os pacientes com PBE, aqueles que desenvolvem insuficiência renal têm maiores níveis séricos de fator de necrose tumoral alfa (TNF-α) e IL-6 do que aqueles que não desenvolvem essa complicação.

→ **Lesão renal aguda (LRA):** ocorre em até 50% dos pacientes internados com CH e representa um dos critérios definidores de ACLF. O risco aumentado de LRA ocorre por combinação de vasodilatação arterial e aumento da vasoconstrição intrarrenal com autorregulação renal prejudicada. Infecções bacterianas e sangramento gastrointestinal prejudicam ainda mais o estado circulatório e a perfusão renal, podendo precipitar a LRA. No contexto de CH, a creatinina sérica tende a superestimar a função renal em decorrência da diminuição da produção hepática de creatinina, associada à desnutrição proteicocalórica e à perda de massa muscular que esses pacientes frequentemente apresentam, além da hemodiluição por sobrecarga hídrica. O comprometimento da função renal pode ainda ser exacerbado pela síndrome compartimental abdominal que acomete os pacientes com ascite tensa.

O valor de creatinina sérica basal de referência deve ser o obtido dos últimos 3 meses antes da admissão ou, em caso de impossibilidade, o valor mais próximo da admissão hospitalar quando o paciente apresentava-se estável.

→ **Distúrbios circulatórios:** os pacientes cirróticos apresentam aumento do débito cardíaco, vasodilatação periférica, redução da resistência vascular sistêmica e diminuição da extração de oxigênio. A insuficiência circulatória na ACLF é de natureza distributiva e caracterizada por redução da pressão arterial e sinais de hipoperfusão tecidual. A vasodilatação esplâncnica gera um estado de hipovolemia efetiva com retenção hídrica e ativação do sistema renina-angiotensina-aldosterona resultando em vasoconstrição renal. O choque circulatório leva a maior deterioração da função hepática e contribui para pior prognóstico.

→ **Distúrbios da hemostasia:** os pacientes com ACLF apresentam um desequilíbrio entre hemostasia ineficaz e coagulação excessiva. Alterações na hemostasia primária, secundária e fibrinólise resultam em distúrbios desse equilíbrio, o que ocasiona episódios hemorrágicos ou trombóticos. As condições fisiopatológicas da ACLF que podem perturbar ainda mais o desequilíbrio hemostático do paciente cirrótico incluem instabilidade hemodinâmica, disfunção endotelial, desenvolvimento de substâncias endógenas semelhantes à heparina em virtude de infecção e disfunção renal.

→ **Disfunção neurológica:** os mecanismos fisiopatológicos são variados e muitas vezes se sobrepõem a doenças concomitantes ou precipitantes como infecções e distúrbios hidroeletrolíticos. Avaliações do SNC demonstram alterações no metabolismo da amônia, inflamação, alterações do fluxo sanguíneo cerebral e oxigenação.

Mais pesquisas clínicas são essenciais para determinar os mecanismos de falência de órgãos em ACLF e para ajudar a desenvolver métodos eficazes que possam levar pacientes com ACLF ao transplante de fígado.

Diagnóstico

O conceito insuficiência hepática aguda sobre crônica *(Acute-on-chronic liver failure* (ACLF)), é de grande utilidade para as UTI. Possibilita prognosticar pacientes cirróticos que apresentam falência orgânica e avaliar indicação de suporte artificial como ponte para tratamento modificador de doença (transplante hepático); ou de planejamento de cuidados em abordagem paliativa, tendo em vista elevada mortalidade a curto prazo.

O diagnóstico de disfunção de órgãos é feito por meio do escore CLIF-SOFA, o qual corresponde ao score SOFA modificado para englobar características específicas da cirrose. Assim como no escore original, o CLIF-SOFA é constituído por seis componentes (fígado, rim, cérebro, coagulação, circulação, pulmões), com subpontuações de 0 a 4, conforme gravidade da disfunção orgânica.

É superior ao *Child–Pugh score* e tão acurado quanto o *Model For End-Stage Liver Disease* (MELD) para avaliação prognóstica de cirróticos com descompensação aguda associada à falência orgânica.

Na Tabela 3.2, os critérios diagnósticos para falência orgânica encontram-se em negrito.

O *Consortium Organ Failure score* (CLIF-C OFs) é uma versão simplificada do método diagnóstico CLIF-SOFA. Nele, cada sistema orgânico apresenta distinção de três severidades clinicas, conforme pontuação de corte determinadas, as quais são diretamente relacionadas a risco de vida em 28 dias.

Trata-se de ferramentas diagnósticas, as quais apresentam capacidade semelhante para predizer mortalidade a curto prazo.

Na Tabela 3.3, os critérios diagnósticos para falência orgânica encontram-se em negrito.

■ Tabela 3.2 – Pontuação CLIF-SOFA.

Órgão/Sistema	0	1	2	3	4
Fígado (bilirrubina, mg/dL)	< 1,2	≥ 1,2 a ≤ 2	≥ 2 a < 6	≥ 6 a < 12	**≥ 12**
Rim (creatinina, mg/dL)	< 1,2	≥ 1,2 a < 2	**≥ 2 a < 3,5**	**≥ 3,5 a < 5**	**≥ 5**
			ou uso de terapia renal substitutiva		
Cerebral (grau EH)	Não EH	I	II	III	IV
Coagulação (razão normalizada internacional)	< 1,1	≥ 1,1 a < 1,25	≥ 1,25 a < 1,5	≥ 1,5 a < 2,5	**≥ 2,5 ou Contagem de plaquetas ≤ 20×10 9 /L**
Circulação (pressão arterial média, mmHg)	≥70	<70	**Dopamina ≤ 5 ou Dobutamina ou terlipressina**	**Dopamina > 5 ou E ≤ 0,1 ou NE ≤ 0,1**	**Dopamina > 15 ou E > 0,1 ou NE > 0,1**
Pulmões					
PaO/FiO_2 ou	> 400	> 300 a ≤ 400	> 200 a ≤ 300	> 100 a ≤ 200	≤ 100
SpO_2/FiO_2	> 512	> 357 a ≤ 512	> 214 a ≤ 357	> 89 a ≤2 14	≤ 89

EH: encefalopatia hepática; E: epinefrina; NE: norepinefrina; PaO_2: pressão parcial de oxigênio arterial; FiO_2: fração inspirada de oxigênio; SpO_2: saturação oximetria de pulso.

Fonte: Adaptada de Arroyo, et al.; 2016. 2016.

■ Tabela 3.3 – Pontuação CLIF-C OFs: versão simplificada da pontuação CLIF-SOFA

Órgão/sistema	Variável	Pontuação = 1	Pontuação = 2	Pontuação = 3
Fígado	Bilirrubina (mg/dL)	< 6	6 a ≤ 12	> 12
Rim	Creatinina (mg/dL)	< 2	2 a < 3,5	≥ 3,5 ou TRS
Cérebro	Grau de encefalopatia (West-Haven)	0	1-2	3-4
Coagulação	INR	< 2	2 a < 2,5	≥ 2,5
Circulação	PAM (mm Hg)	≥ 70	< 70	Vasopressores
Respiratório	PaO_2/FiO_2 ou SpO_2/FiO_2	> 300 > 357	≤ 300 e > 200 > 214 e ≤ 357	≤ 200 ≤ 214

CLIF: insuficiência hepática crônica; FiO_2: fração inspirada de oxigênio; INR: razão normalizada internacional; PAM: pressão arterial média; PaO_2: pressão parcial de oxigênio arterial; TRS: terapia renal substitutiva; SOFA: Avaliação Sequencial de Falência de Órgãos; SpO_2: saturação oximetria de pulso.

Fonte: Adaptada de Nadim, et al.; 2016.

Após identificadas falências orgânicas por meio dessas ferramentas diagnósticas, classifica-se, conforme já detalhamos, em ACLF em graus 1, 2 e 3 de acordo com o número de órgãos disfuncionantes. A mortalidade desses pacientes correlaciona-se de maneira proporcional à gravidade do ACLF e a determinadas disfunções como renal e encefalopatia moderada (Figura 3.1).

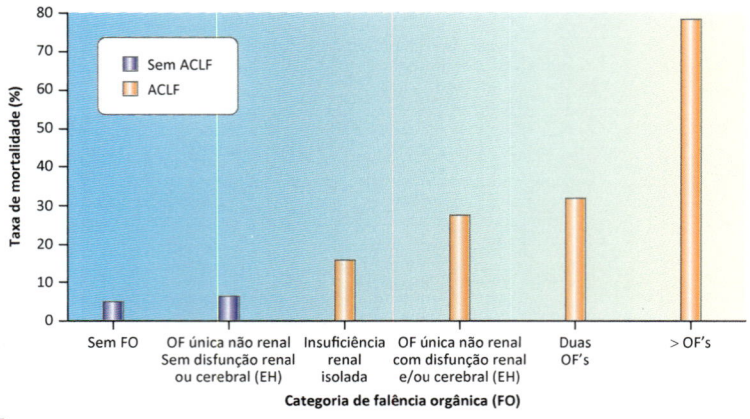

■ Figura 3.1 – Relação entre Falência Orgânica e Taxa de Mortalidade.
Fonte: Adaptada de Hernaez, et al.; 2017.

Relação entre falência de órgãos e mortalidade na insuficiência hepática aguda sobre crônica (ACLF):

→ Taxa de mortalidade em 28 dias de pacientes com cirrose descompensada sem critérios (segundo estudo CANOIC) para ACLF, identificados em barras verdes; e com critérios ACLF, identificados em barras vermelhas.

→ Seguem-se as categorias: paciente sem falência orgânica (FO); paciente com falência orgânica isolada não renal, sem disfunção renal (nível de creatinina sérica 1,5-1,9mg/dL) ou cerebral (encefalopatia hepática (EH) grau 1 e 2); paciente com insuficiência renal única; paciente com falência orgânica (FO) isolada não renal com pacientes com insuficiência renal única; pacientes com falência única de um órgão não renal com níveis de creatinina e/ou disfunção cerebral; pacientes com falência de dois órgãos; e pacientes com falência de três ou mais órgãos.

→ Prognóstico

Também derivado da população do estudo CANONIC, o escore CLIF ACLF foi desenvolvido e validado de forma independente. Baseia-se no escore CLIF-C OFs combinado a duas características basais, selecionadas como melhores variáveis para predizer mortalidade: idade; e contagem de leucócitos (transformada em logarítimo). Sua pontuação varia de 0 a 100 a partir de uma equação que pode ser calculada no seguinte *link*: http://www.efclif.com.

O escore CLIF-ACLF é o sistema de pontuação com maior capacidade para avaliar prognóstico em pacientes com ACLF quando comparado tanto às medidas convencionais de gravidade em cirróticos escores MELD, MELD-Na e Child-Pugh-Turcotte, como aos escores CLIF-SOFA e CLIF- C OFs desenvolvidos para essa população.

Por ser uma síndrome clínica com taxa de mortalidade a curto prazo (28 dias), em torno de 23% a 74%, a depender do número disfunções orgânicas, independente do uso de medidas de suporte artificial, classificar e prognosticar ACLF é fundamental para sua condução em UTI.

Trata-se de um processo dinâmico com **Resolução** de 42,5% dos casos, proporcional ao grau inicial. Embora mais elevada entre os pacientes ACLF 1 ao diagnóstico (53,5%), a resolução clínica também pode ocorrer nos pacientes ACLF 3 (16%).

Outras possibilidades são de **Melhora**, definida como mudança de ACLF 3 para 2 ou 1 e de ACLF 2 para 1; de **Piora**, definida como mudança de ACLF 1 para 2 ou 3 e de ACLF 2 para 3; de **Estabilidade** e de **Flutuação** nas quais não há mudança no grau final.

Avaliações dinâmicas podem refletir, com maior precisão, o curso clínico do ACLF, a resposta ao manejo e, assim, apresentar maior capacidade de predizer desfecho.

Observou-se que o principal determinante de mortalidade a curto prazo em pacientes com ACLF é o seu curso clínico ao longo da internação, embora o grau do ACLF ao diagnóstico também se correlacione com o prognóstico.

Desse modo, tendo em vista a classificação final de ACLF ser atingida em 81% dos pacientes no período de 3 a 7 dias, o grau de ACLF medido nesse período após o diagnóstico prediz mortalidade de maneira significativamente mais precisa em 28 e 90 dias que o grau de ACLF medido ao diagnóstico.

É aconselhável, portanto, manter as medidas de suporte orgânico artificial em UTI durante os primeiros 7 dias após realizado diagnóstico de ACLF. A avaliação ao longo desse período contribuirá para as próximas decisões de manejo: continuação e planejamento de transplante hepático ou reconhecimento de futilidade terapêutica; descontinuação terapêutica; e definição de plano de cuidados.

🠖 Manejo

Medidas específicas para tratamento de ACLF, com atuação em fisiopatologia, são desconhecidas até o momento. Reconhecer a síndrome e garantir suporte orgânico em UTI, de preferência em centro de transplante hepático, é fundamental para manejo inicial adequado. Diante da presença de fator precipitante identificado, recomenda-se que este seja tratado.

Em pacientes cirróticos admitidos em ambiente hospitalar com quadro clínico compatível com descompensação aguda (DA), sugere-se que o escore de pontuação CLIF-C OF seja aplicado, o que possibilitará a distinção entre ACLF ou não ACLF. Em seguida, ao ser estabelecido o diagnóstico de ACLF, recomenda-se a avaliação prognóstica por meio do escore CLIF-C ACLF nesse mesmo momento, e em 3 a 7 dias.

Transplante hepático corresponde ao tratamento definitivo para ACLF. No decorrer da internação, sua possibilidade deve ser avaliada tendo em vista a elevada mortalidade em 90 dias. Em pacientes ACLF graus 2 e 3, essa decisão deve ser tomada de maneira precoce em razão da mortalidade ainda maior em 28 dias (57% e 87% respectivamente, como indicado na Figura 3.2). Na prática clínica, o suporte dialítico e vasopressor em baixas doses não contraindica ativação em lista para transplante de pacientes em vigência de ACLF. Já a necessidade de ventilação mecânica, seja por causa respiratória com parâmetros elevados, seja por encefalopatia sem melhora com medidas, deve ser avaliada com cautela. Acompanhar a melhora de tais disfunções torna-se mais apropriado, além de se proceder ao tratamento de causas infecciosas.

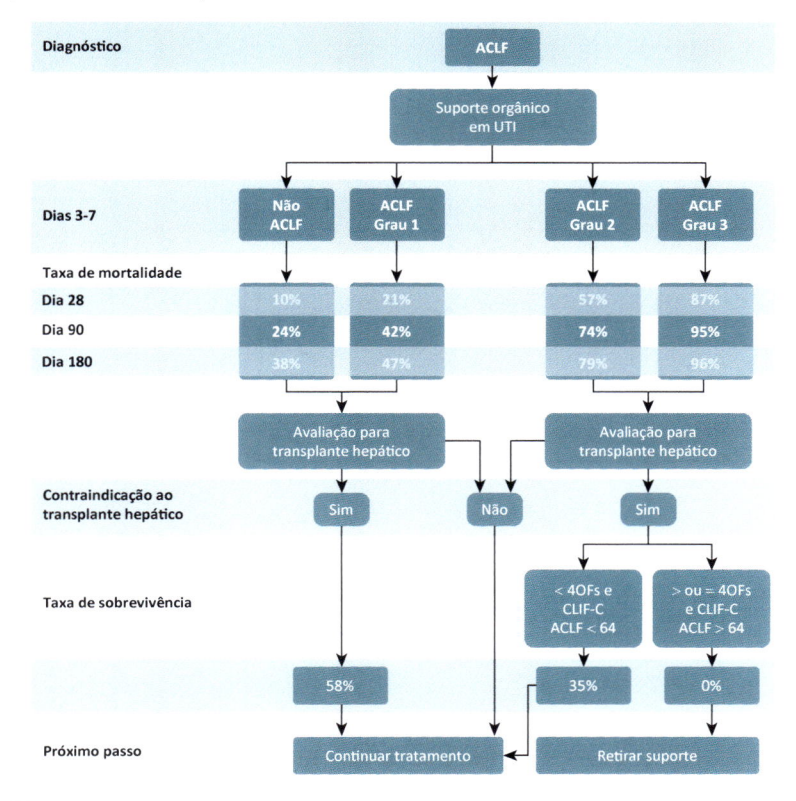

■ Figura 3.2 – Algoritmo recomendado para manejo de pacientes com insuficiência hepática aguda sobre crônica.
Fonte: Adaptada de Gustot, *et al., 2021;* e Hernaez, et al., 2017.

Deve-se considerar futilidade terapêutica em situações em que o transplante hepático é contraindicado e/ou diante de impossibilidade clínica para realização da cirurgia (evidenciadas na Figura 3.2 por quatro ou mais disfunções orgânicas, ou uma pontuação CLIF-C maior que 64), considerando o fato de que a melhor acurácia preditora do escore se dá entre o 3º e 7º do diagnóstico do ACLF.

Tratamento fútil corresponde a uma intervenção por meio da qual não é possível atingir o objetivo fisiológico pretendido. Trata-se de uma circunstância rara cuja prevenção requer grande atenção da equipe assistente. Manobras de reanimação cardiopulmonar em pacientes com doses elevadas de vasopressores diante de choque refratário são um exemplo.

Tratamento potencialmente inapropriado ocorre com maior frequência. É representado por terapias em que há uma pequena chance de alcançar o efeito esperado, embora não sejam recomendadas do ponto de vista ético. Nessas situações, são reconhecidos diferentes interesses do paciente e da família, das equipes assistentes e da sociedade, os quais podem ser conflitantes. Incorporar múltiplas perspectivas para reduzir o risco de que um valor individual se sobressaia em relação aos demais é eticamente adequado e ideal para que as melhores decisões sejam tomadas.

BIBLIOGRAFIA

1. Hernaez R, Solà E, Moreau R, Ginès P. Acute-on-chronic liver failure: an update. Gut. 2017 Mar;66(3):541-553. doi: 10.1136/gutjnl-2016-312670. Epub 2017 Jan 4. PMID: 28053053; PMCID: PMC5534763.

2. Arroyo V, Moreau R, Kamath PS, Jalan R, Ginès P, Nevens F, Fernández J, To U, García-Tsao G, Schnabl B. Acute-on-chronic liver failure in cirrhosis. Nat Rev Dis Primers. 2016 Jun 9;2:16041. doi: 10.1038/nrdp.2016.41. PMID: 27277335.

3. Nadim MK, Durand F, Kellum JA, Levitsky J, O'Leary JG, Karvellas CJ, Bajaj JS, Davenport A, Jalan R, Angeli P, Caldwell SH, Fernández J, Francoz C, Garcia-Tsao G, Ginès P, Ison MG, Kramer DJ, Mehta RL, Moreau R, Mulligan D, Olson JC, Pomfret EA, Senzolo M, Steadman RH, Subramanian RM, Vincent JL, Genyk YS. Management of the critically ill patient with cirrhosis: a multidisciplinary perspective. J Hepatol. 2016 Mar;64(3):717-35. doi: 10.1016/j.jhep.2015.10.019. Epub 2015 Oct 28. PMID: 26519602.

4. Ferstl P, Trebicka J. Acute decompensation and acute-on-chronic liver failure. Clin Liver Dis. 2021 May;25(2):419-430. doi: 10.1016/j.cld.2021.01.009. Epub 2021 Mar 10. PMID: 33838858.

5. Casulleras M, Zhang IW, López-Vicario C, Clària J. Leukocytes, Systemic Inflammation and Immunopathology in Acute-on-Chronic Liver Failure. Cells. 2020 Dec 8;9(12):2632. doi: 10.3390/cells9122632. PMID: 33302342; PMCID: PMC7762372.

6. Nielsen MC, Hvidbjerg Gantzel R, Clària J, Trebicka J, Møller HJ, Grønbæk H. Macrophage Activation Markers, CD163 and CD206, in Acute-on-Chronic Liver Failure. Cells. 2020 May 9;9(5):1175. doi: 10.3390/cells9051175. PMID: 32397365; PMCID: PMC7290463.

7. Moreau R, Jalan R, Gines P, Pavesi M, Angeli P, Cordoba J, Durand F, Gustot T, Saliba F, Domenicali M, Gerbes A, Wendon J, Alessandria C, Laleman W, Zeuzem S, Trebicka J, Bernardi M, Arroyo V; CANONIC Study Investigators of the EASL–CLIF Consortium. Acute-on-chronic liver failure is a distinct syndrome that develops in patients with acute decompensation of cirrhosis. Gastroenterology. 2013 Jun;144(7):1426-37, 1437.e1-9. doi: 10.1053/j.gastro.2013.02.042. Epub 2013 Mar 6. PMID: 23474284.

8. Jalan R, Saliba F, Pavesi M, Amoros A, Moreau R, Ginès P, Levesque E, Durand F, Angeli P, Caraceni P, Hopf C, Alessandria C, Rodriguez E, Solis-Muñoz P, Laleman W, Trebicka J, Zeuzem S, Gustot T, Mookerjee R, Elkrief L, Soriano G, Cordoba J, Morando F, Gerbes A, Agarwal B, Samuel D, Bernardi M, Arroyo V; CANONIC study investigators of the EASL-CLIF Consortium. Development and validation of a prognostic score to predict mortality in patients with acute-on-chronic liver failure. J Hepatol. 2014 Nov;61(5):1038-47. doi: 10.1016/j.jhep.2014.06.012. Epub 2014 Jun 17. PMID: 24950482.

9. Gustot T, Fernandez J, Garcia E, Morando F, Caraceni P, Alessandria C, Laleman W, Trebicka J, Elkrief L, Hopf C, Solís-Munoz P, Saliba F, Zeuzem S, Albillos A, Benten D, Montero-Alvarez JL, Chivas MT, Concepción M, Córdoba J, McCormick A, Stauber R, Vogel W, de Gottardi A, Welzel TM, Domenicali M, Risso A, Wendon J, Deulofeu C, Angeli P, Durand F, Pavesi M, Gerbes A, Jalan R, Moreau R, Ginés P, Bernardi M, Arroyo V; CANONIC Study Investigators of the EASL-CLIF Consortium. Clinical Course of acute-on-chronic

liver failure syndrome and effects on prognosis. Hepatology. 2015 Jul;62(1):243-52. doi: 10.1002/hep.27849. Epub 2015 May 29. PMID: 25877702.

10. Bosslet GT, Pope TM, Rubenfeld GD, Lo B, Truog RD, Rushton CH, Curtis JR, Ford DW, Osborne M, Misak C, Au DH, Azoulay E, Brody B, Fahy BG, Hall JB, Kesecioglu J, Kon AA, Lindell KO, White DB; American Thoracic Society ad hoc Committee on Futile and Potentially Inappropriate Treatment; American Thoracic Society; American Association for Critical Care Nurses; American College of Chest Physicians; European Society for Intensive Care Medicine; Society of Critical Care. An Official ATS/AACN/ACCP/ESICM/SCCM Policy Statement: Responding to Requests for Potentially Inappropriate Treatments in Intensive Care Units. Am J Respir Crit Care Med. 2015 Jun 1;191(11):1318-30. doi: 10.1164/rccm.201505-0924ST. PMID: 25978438.

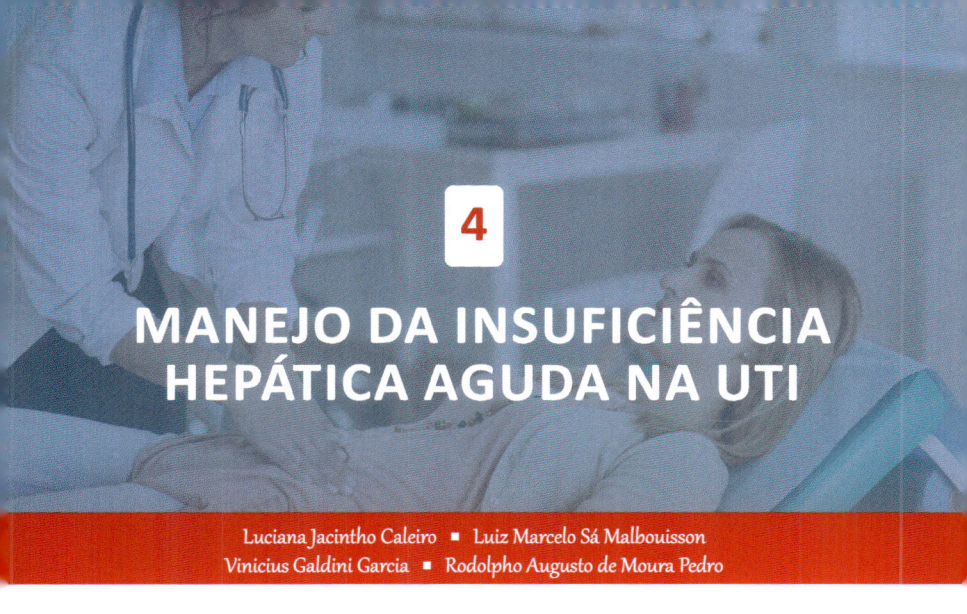

4

MANEJO DA INSUFICIÊNCIA HEPÁTICA AGUDA NA UTI

Luciana Jacintho Caleiro ▪ Luiz Marcelo Sá Malbouisson
Vinicius Galdini Garcia ▪ Rodolpho Augusto de Moura Pedro

→ Introdução

Define-se insuficiência hepática aguda (IHA) como o aumento maior que duas vezes nas transaminases, associado à icterícia ou à coagulopatia (INR > 1,5) com desenvolvimento de encefalopatia hepática em até 26 semanas do surgimento da icterícia. Por definição, excluem-se pacientes com disfunção hepática crônica (exceto aqueles pacientes cujas causas de cirrose podem apresentar o fenótipo de evolução aguda, como a doença de Wilson e as autoimunes sem diagnóstico prévio) e aqueles com doenças sistêmicas cuja disfunção hepática seja uma manifestação secundária (sepse, doenças hematológicas, malária, dengue).

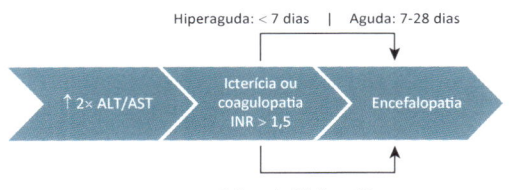

■ Figura 4.1 – Diagnóstico de insuficiência hepática aguda.
Fonte: Desenvolvida pela autoria.

Trata-se de patologia rara, mas com alta mortalidade, especialmente sem o transplante hepático. As etiologias mais comuns variam geograficamente: em países em desenvolvimentos, as hepatites virais (A, B ou E) são as causas mais comuns; nos Estados Unidos e na Inglaterra, o paracetamol ganha destaque, enquanto em outros países europeus outras drogas e hepatites virais são os mais envolvidos. A etiologia e o tempo de evolução são fatores prognósticos importantes na evolução com disfunção de múltiplos órgãos, sendo o edema cerebral e a sepse as complicações mais temidas. O tratamento, além do suporte orgânico, pode requerer o transplante de fígado, cuja realização se associa com sobrevida, em 5 anos, de até 90%.

➡ Classificação

A IHA pode apresentar evoluções hiperagudas em poucos dias ou até mesmo subagudas em semanas a meses, sendo o intervalo entre a icterícia e a encefalopatia frequentemente utilizado para essa classificação. Ao longo das últimas décadas, diversos autores descreveram diferentes formas de separar essas evoluções (Figura 4.2), e o intervalo mais importante é a diferenciação entre os casos com evolução inferior ou superior a 1 semana (Classificação de O'Grady), visto que tal intervalo também é utilizado para avaliação de transplantabilidade.

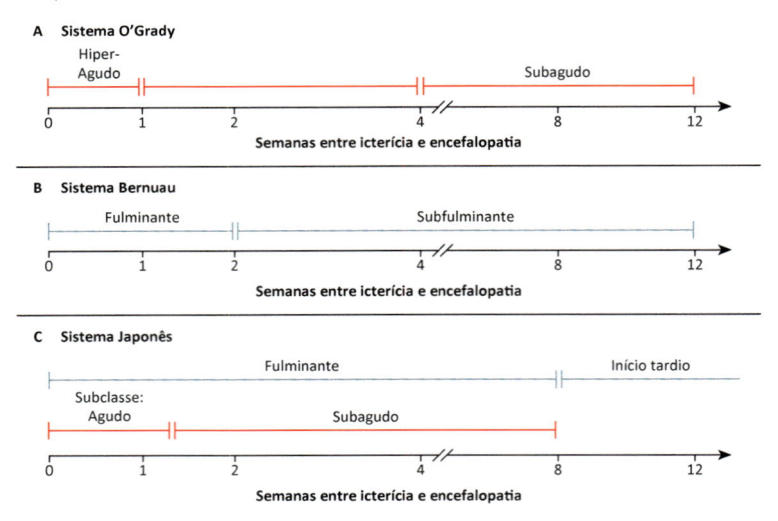

Figura 4.2 – Classificação da insuficiência hepática aguda.
Fonte: Adaptada de Bernal, et al.. 2013.

As evoluções hiperagudas (< 1 semana) são mais associadas a edema cerebral, choque e coagulopatias, mas apresentam melhor resposta ao tratamento de suporte e maior sobrevida livre de transplante, embora parte desses dados seja embasada na etiologia relacionada ao paracetamol, causa frequente na Europa e Estados Unidos, mas menos comum no Brasil.

→ Diagnóstico e etiologia

O diagnóstico da insuficiência hepática aguda é clínico e laboratorial. Diante de um paciente com sinais de disfunção hepática icterícia ou coagulopatia (alargamento do RNI), com encefalopatia, sem história prévia de cirrose, um alerta deve se acender para a possibilidade de insuficiência hepática aguda.

Excluir hepatopatia crônica é o primeiro passo, e deve ser realizada a procura de estigmas clínicos (ginecomastia, telangiectasias, aranhas vasculares, eritema palmar e ascite) e de imagem fígado de tamanho reduzido, de bordos irregulares, de aspecto heterogêneo com nódulos de regeneração. Deve-se lembrar que, em condições subagudas, pode haver hipertensão portal e ascite, o que pode confundir o diagnóstico. Buscar fatores de risco ou histórico de doenças prévias também faz parte do *screening* inicial e, diante da dúvida, a biópsia hepática pode ser considerada para avaliação de grau de fibrose.

Firmado o diagnóstico de apresentação aguda, o contato com centro especialista deve ser realizado para discussão do manejo, investigação e transplantabilidade.

■ Quadro 4.1 – Avaliação inicial dos casos suspeitos de insuficiência hepática aguda.

Excluir cirrose (estigmas clínicos, história e imagem) ou hepatite alcoólica
Procurar a etiologia
Identificar centro especializado de referência para avaliação de transplante hepático
Atenção aos sinais de encefalopatia > transferência precoce para centro especializado.

Fonte: Desenvolvido pela autoria.

O Quadro 4.2 resume as principais etiologias a serem descartadas e a avaliação sugerida. A identificação de etiologias específicas permite que o médico retire, em alguns casos, o fator indutor da lesão hepática, como nos casos induzidos por drogas.

◼ Quadro 4.2 – Pesquisa de fatores etiológicos.

Causa	Exemplos	Exames/*screening*
Medicamentos/ drogas	Paracetamol; Não paracetamol: isoniazida, fenitoína, valproato, propiltiouracil, nitrofurantoína MDMA, cocaína	Pesquisar sobre ingesta; quantidade e tempo desde ingesta; Toxicológico quando disponível
Virais	Hepatites virais: A, B e E Epstein-Barr; citomegaloviírus; herpes simples; varicela-zóster e parvovírus	Sorologias: HBsAg, anti-HBc IgM, anti-HAV IgM anti-HEV IgM, anti-HSV IgM, anti-VZV IgM, CMV, HSV, EBV, parvovírus e VZV PCR
Autoimune	Hepatite autoimune	Solicitar marcadores de autoimunidade como: imunoglobulinas, FAN, ANCA, ASMA, anti-SLA/LP, ANCA etc.
Outras	Chás/ervas, intoxicação por cogumelo (*Amanita phalloides*), periparto, Budd-Chiari, doença de Wilson, neoplásica	

VZV: vírus da varicela-zóster; HAV: vírus da hepatite A; HEV: vírus da hepatite E; HSV: vírus do herpes simples; CMV: citomegalovírus; EBV: vírus Epstein-Barr; PCR: reação em cadeia da polimerase.

Fonte: Desenvolvido pela autoria.

Além dos exames descritos na investigação diagnóstica, alguns exames laboratoriais servirão de auxílio na identificação de complicações, darão suporte às disfunções e auxiliarão na decisão sobre transplantabilidade. Alguns exames sugeridos são descritos no Quadro 4.3.

◼ Quadro 4.3 – Testes laboratoriais no manejo da insuficiência hepática aguda.

Amônia arterial	Bilirrubina total e frações
TP(RNI), TTpA	Albumina
Fator V	Hemograma, amilase, LDH
Fibrinogenio	Cr, Ur, Na, K, Ca, P, Mg,
AST, ALT, FA, GGT	Gasometria arterial

Fonte: Desenvolvido pela autoria.

➡ Apresentação e sinais e sintomas

A morte de hepatócitos induz a liberação de citocinas inflamatórias e uma extensa resposta inflamatória sistêmica e a consequente disfunção de múltiplos órgãos e sistemas. O suporte orgânico segue a mesma linha de cuidado de qualquer doente crítico, com algumas particularidades e sugestões:

→ Manejo em ambiente de terapia intensiva: a deterioração pode ser rápida.

→ Pesquisa ativa de sinais incipientes de encefalopatia hepática; escores como o de West Haven podem ajudar.

→ Excluir outras causas de alteração neurológica: considerar tomografia de crânio nesses pacientes para excluir sangramentos e avaliar sinais de edema cerebral.

→ O uso de lactulona diante de sinais de encefalopatia inicial pode ser tentado, mas provavelmente será insuficiente para contornar a evolução neurológica grave e poderá resultar em distensão abdominal.

→ Atentar para o fato de, apesar de INR elevado, esses pacientes não necessariamente terem risco aumentado de sangramento. Assim, transfundir plasma fresco congelado para correção de INR sem sinais de sangramento não é recomendado, visto que tal conduta pode falsear os dados laboratoriais utilizados na definição da transplantabilidade. Se suspeita de deficiência de vitamina K associada, em especial nas colestases subagudas, pode-se avaliar a respectiva suplementação.

→ Em especial nos casos iniciais, sem evolução hiperaguda e sem sangramentos, a profilaxia farmacológica para trombose deve ser avaliada, sendo a maioria desses pacientes portadora de coagulação ainda inalterada ou até mesmo com tendências pro-trombóticas a despeito do RNI. Diante da dúvida, considerar o uso de exames viscoeláticos, quando disponíveis, na avaliação do estado de coagulação.

→ No choque vasoplégico, a noradrenalina continua sendo a droga de escolha; Mas vale ressaltar que a insuficiência adrenal secundária pode estar presente e corticosteroide em dose de estresse pode ser instituído precocemente.

→ Alvos de pressão arterial média (PAM) > 75 mmHg podem ser benéficos se sinais de hipertensão intracraniana (para manutenção de perfusão cerebral), embora com baixo grau de evidência.

→ A insuficiência renal está frequentemente presente na evolução da doença e, se houver necessidade de hemodiálise, deve-se preferir métodos lentos/contínuos para menor variação osmótica, especialmente em vigência de edema cerebral.

→ Em pacientes com diagnóstico firmado de IHA, a encefalopatia pode surgir e/ou evoluir em poucas horas para o edema intenso, com hipertensão intracraniana e morte encefálica. A terapia vigente mais indicada na tentativa de prevenir ou alentecer tal evolução é a filtragem de amônia por terapia substitutiva renal contínua. Ela deve ser considerada mais precocemente nos caso de hiperamonemia aguda ou encefalopatias em piora e, se possível, deve-se evitar o uso da anticoagulação regional com citrato pelo possível maior risco de intoxicação na disfunção hepática.

⮕ Manejo da Insuficiência Hepática Aguda

Diante da evolução grave e sistêmica aqui descrita, a terapia inicial de suporte é fundamental para permitir estabilizar ou minimizar a evolução agressiva das disfunções, sendo assim, descreveremos os principais pontos de suporte aos sistemas orgânicos de forma setorizada:

Sistema nervoso central
(edema cerebral e hipertensão intracraniana)

A encefalopatia hepática é característica e necessária para o diagnóstico de insuficiência hepática aguda, podendo ocorrer de forma progressiva dentro do espectro de apresentação, desde confusão discreta até o estupor, coma e morte por edema cerebral e hipertensão intracraniana. Embora a fisiopatologia não seja totalmente compreendida, alguns fatores parecem relacionados com sua evolução e funcionam como possíveis alvos terapêuticos em pesquisa (Figura 4.3). O risco de evolução da encefalopatia para hipertensão intracraniana e mortalidade associada é maior nas encefalopatias agudas/hiperagudas, de forma que o contato precoce com um centro transplantador ao menor sinal de encefalopatia e o manejo agressivo da hipertensão intracraniana quando presente podem ser determinantes na sobrevida.

Descrição: a amônia advinda da metabolização bacteriana dos alimentos no intestino deixa de ser metabolizada pelo fígado na disfunção hepática, atravessa a barreira hematoencefálica e é metabolizada pelos astrócitos em glutamina.

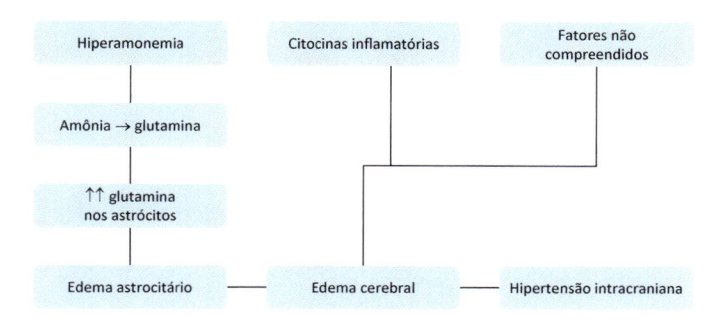

Figura 4.3 – Esquema da fisiopatologia associada à hipertensão intracraniana.
Fonte: Desenvolvida pela autoria.

A glutamina é osmoticamente ativa, acumula-se nessas células, levando ao edema celular osmótico com consequente edema cerebral difuso e hipertensão intracraniana. Outros fatores parecem estar associados, como aumento de citocinas inflamatórias, mas ainda são pouco compreendidos.

Considerando-se o fato de que a IHA é uma doença rara, poucos estudos randomizados e controlados existem para guiar seu manejo. Assim, diante da hipertensão intracraniana, o tratamento sugerido acompanha a evidência existente para o manejo dessa entidade em outros cenários e será sumarizado a seguir.

→ Não adiar a intubação se rebaixamento de nível de consciência.

→ Cabeceira elevada a 30º a 45° e cabeça centralizada.

→ Manter o paciente bem sedado. Propofol é sugerido como 1ª escolha, evitando o uso de benzodiazepínicos quando possível.

→ Evitar solução hipo-osmolar. Manter sódio no limite superior da normalidade.

→ Manter a pressão de perfusão cerebral (PPC) > 60 mmHg (diferença entre PAM e pressão intracraniana (PIC))

→ A monitorização invasiva da PIC não é indicada de rotina, sendo seu uso associado com maior dose de terapias e com pior desfecho em alguns subgrupos e relacionado a sangramento intracraniano em 10% dos casos (5% clinicamente relevantes).

→ O uso de ferramentas não invasivas como Doppler transcraniano, bainha de nervo óptico e mensuração não invasiva de PIC surge como alternativa menos agressiva, mas ainda são pouco validada nessa população.

→ Embora a hipotermia terapêutica tenha reduzido a concentração de amônia em modelos animais, sua utilização em ensaio randomizado e controlado em pacientes com IHA não demonstrou benefício. A febre pode estar presente e, assim como a hipoglicemia, é implicada em estudos retrospectivos com pior desfecho neurológico, devendo-se, portanto, evitar ambas.

→ Avaliação seriada com exame físico neurológico que inclua avaliação pupilar é sugerida a cada hora, devendo-se estar atento a sinais de herniação uncal.

→ O tratamento efetivo do edema envolve, além dos cuidados básicos aqui descritos, o uso de terapias para redução de amônia (hemofiltração contínua) e o transplante hepático.

Hemodinâmica

A liberação de citocinas inflamatórias pela morte dos hepatócitos leva a uma vasodilatação sistêmica e a um estado hiperdinâmico que eventualmente resulta em choque vasoplégico. Vale ressaltar que essa apresentação também é mais frequente quanto mais hiperaguda for a clínica, e que seu manejo deve envolver o controle de agravantes (acidose, hipocalcemia, infecção, hipovolemia, sangramentos, disfunção miocárdica e outros).

O ajuste da oferta de oxigênio tecidual deve levar em consideração o débito cardíaco ofertado e o conteúdo arterial de oxigênio, sendo usualmente necessário o uso de vasopressores. Em pacientes específicos, diante da suspeita de hipovolemia, a oferta de fluidos venosos deve passar por avaliação prévia de fluidorresponsividade, visto que o edema pulmonar pode ocorrer, não só pela congestão, mas também pelo estado inflamatório sistêmico.

Destaque-se, ainda, que o lactato sérico não é um bom marcador de perfusão tecidual nesse cenário, uma vez que 70% de seu metabolismo ocorre no fígado, agora disfuncional. É comum a identificação de valores séricos bastante elevados sem a presença de sinais de choque ou de má perfusão. Da mesma forma, a queda desses valores após a instituição da hemofiltração contínua não deve ser traduzida como melhora clínica, sendo reflexo do retorno da excreção, agora por terapia removedora extracorpórea.

Respiratório

Como mencionado, a evolução da insuficiência hepática aguda pode vir marcada com severa inflamação sistêmica, sendo uma das disfunções descritas a síndrome do desconforto respiratório agudo do adulto (SARA). Diante desse cenário, o manejo com ventilação mecânica protetora e restrição de balanço hídrico é sugerido em conformidade com o manejo em outros cenários.

Hepático

A icterícia pode ser o primeiro sinal percebido pelo doente. Laboratorialmente, a disfunção hepática leva ao alargamento do INR (usualmente denominado coagulopatia embora não necessariamente resulte em maior risco de sangramento) e a piora de outras provas de função hepática, como o fator V e a bilirrubina sérica. A hipoglicemia por redução da gliconeogênese pode ser frequente, servindo como diferencial na piora da encefalopatia. A redução do metabolismo resulta em hiperlactatemia e hiperamonemia. A elevação significativa das transaminases e/ou de enzimas canaliculares não é condição obrigatória, embora frequentemente estejam alteradas em combinações e intensidades das mais variadas.

Pâncreas

O risco de pancreatite deve ser lembrado no diagnóstico diferencial da acidose abdominal, em especial nos casos de hepatites por paracetamol.

Renal

A lesão renal aguda é frequente na evolução da IHA, usualmente induzida por resposta inflamatória, mas também associada ao choque, à infeção e à lesão por drogas e medicamentos. O manejo é similar ao dos demais cenários, evitando-se hipotensão, hipovolemia e drogas nefrotóxicas, embora o limiar para terapia substitutiva possa ser menor, em especial nos pacientes com evolução da encefalopatia em que os métodos de hemofiltração contínua podem ser instituídos antes mesmo do surgimento da disfunção renal, buscando-se redução da amônia sérica e prevenção do edema cerebral, estando inclusive associados a melhores desfechos em coorte retrospectiva. Nesse mesmo estudo, o uso dos métodos clássicos de diálise (intermitentes) não conseguiu produzir o mesmo efeito e foi, inclusive, associado a pior desfecho, cabendo a ressalva de que esses doentes provavelmente dialissaram por lesão renal, e não por indicação precoce por amônia. Os métodos intermitentes se mostraram ainda ineficazes em produzir uma redução significativa da amônia sérica, provavelmente pelo alto volume de distribuição corporal dessa substância. No método contínuo, a remoção de amônia é diretamente proporcional à dose utilizada.

Adrenal

A insuficiência adrenal secundária, com redução da atividade mineralocorticoide, pode contribuir para o choque, sendo frequente nos pacientes com IHA. Diante da disfunção hemodinâmica, aconselha-se o início precoce de corticosteroideterapia, sendo ainda sugerida a avaliação individual da associação com fludrocortisona em casos de hipotensão persistente.

Imuno-hematológico

O comprometimento imunológico é bem descrito na IHA, sendo o risco de infecção maior do aquele na população crítica em geral, e ainda mais dramático, uma vez que pode significar exclusão da lista de transplante e óbito.

A antibioticoprofilaxia não encontra respaldo científico sólido para sua indicação, mas é sugerida por especialistas da Associação Europeia de Estudo do Fígado em pacientes que estão listados e ativos para o transplante hepático.

A disfunção hematológica pode ser ainda mais desafiadora, uma vez que os testes usuais de avaliação para coagulação são pouco acurados no cenário de disfunção hepática. Em coorte que avaliou o *status* da coagulação em pacientes submetidos a transplante, majoritariamente por IHA (73%), o INR médio era de 3,4, mas 63% dos exames revelaram coagulação dentro dos parâmetros de normalidade. O risco do INR indicar a possibilidade de coagulopatia parece ser algo mais fidedigno em valores muito alterados (> 7), mas ainda assim estes não indicam a terapia transfusional.

A correção de valores laboratoriais na ausência de sangramento não é indicada e pode falsear valores que indicam disfunção hepática e são utilizados para indicar o transplante. Na vigência de sangramento à terapia transfusional, é sugerido o manejo guiado por tromboelatometria. Entretanto, esse exame ainda é pouco disponível na maioria dos serviços, casos estes que devem ser manejados como na população geral.

➡️ Terapias direcionadas à causa

Além da terapia de suporte aqui descrita, algumas causas específicas de IHA podem requisitar terapias específicas (Quadro 4.4). O uso dessas terapias nem sempre resultará em melhor desfecho ou resolução clínica, devendo-se manter o tratamento de suporte e a vigilância clínica seriada.

◾ **Quadro 4.4 –** Terapias auxiliares específicas na insuficiência hepática aguda.

Etiologia	Tratamento	Comentário
Paracetamol	N-acetilcisteina	Mais efetiva quando prescrita precocemente (primeiras 10-24 h).
Virais	Considerar tratamento de uepatite B (tenofovir, lamivudina, entecavir), citomegalovírus, herpes simples e varicela-zóster (aciclovir)	Avaliação com especialista; não atrasar avaliação para transplante
Autoimune	Corticoterapia (1 mg/kg/dia de prednisona)	Avaliação com especialista. Não atrasar avaliação para transplante
Relacionada à gestação	Interrupção da gestação	Na etiologia obstétrica, a interrupção imediata da gestação é sugerida

Fonte: Desenvolvido pela autoria.

N-Acetilcisteina (NAC)

→ **Oral:** ataque de 140 mg/kg em glicose 5%, seguido de 70 mg/kg a cada 4 horas por 72 horas.

→ **Endovenosa (EV):** 150 mg/kg em glicose 5% em 15 min/ seguidos de 50 mg/kg infundidos em 4 horas; seguidos de 100 mg/g infundidos em 16 horas, totalizando 20 horas de tratamento.

→ **Eventos adversos:** náusea, vômito, *rash*, dispneia, taquicardia, reação anafilática.

O uso de NAC em etiologias não paracetamol é tema de discussão, sendo sugerido por alguns especialistas frente ao baixo risco de efeitos colaterais. Entretanto, o estudo base para essa sugestão, retrospectivo, teve resultado neutro na população global, mas com sinais de melhora de desfecho nos pacientes em estágios iniciais de encefalopatia (graus 1 e 2). Informação importante e pouco lembrada é que no outro subgrupo (graus 3 e 4) houve uma tendência estatisticamente não significativa de piora do desfecho primário, algo improvável e que reforça o risco de tomar como verdade achados de análises de subgrupos pequenos. Vale lembrar que embora de ocorrência rara, dados retrospectivos, em especial derivados de análises de subgrupos, não devem servir de evidência inquestionável.

➡ Terapias de suporte extracorpóreas

Estratégias visando a redução da amônia por via extracorpórea vêm sendo testadas nessa população a fim de se reduzir a evolução para hipertensão intracraniana; dadas a raridade, a heterogeneidade clínica e a complexidade dessa patologia, os estudos são em sua maioria pequenos e com resultados divergentes.

Mars

Descrita em 1990, a MARS® (Molecular Adsorbent Recirculating system®) é um sistema de remoção extracorpórea de moléculas com o mesmo princípio da hemodiálise (usando albumina como parte da solução de dialisato), removendo substâncias hidrossolúveis, como amônia, eletrólitos, creatinina, ureia e citocinas inflamatórias. A remoção das citocinas inflamatórias segue um ponto controverso na literatura: embora implicadas no desenvolvimento da encefalopatia hepática, a remoção de citocinas anti-inflamatórias pode contrabalancear seu benefício, sendo de balanço final incerto.

Poucos estudos randomizados no cenário na insuficiência hepática aguda existem respaldando sua eficácia. Parece haver benefício em melhora da encefalopatia, mas não há evidência suficiente para avaliação do benefício em sobrevida. O maior estudo clínico sobre o tema não mostrou aumento de sobrevida. Porém, o estudo excluiu pacientes não candidatos ao transplante hepático, pacientes estes que poderiam se beneficiar da terapia como "último recurso". Além disso, o número de doentes transplantados precocemente foi alto (mediana de 16 horas entre randomização e transplante), resultando em exposição curta ao método em um número razoável de pacientes.

A plasmaférese também é usada pensando-se no mesmo racional de remoção de citocinas inflamatórias e teoricamente reduziria a evolução para disfunção de múltiplos órgãos e sistemas. Essa terapia foi estudada em um ensaio clínico randomizado com 182 pacientes com IHA, com aumento de sobrevida no grupo plasmaférese (alto volume de troca plasmática, até 15% do peso predito). Vale ressaltar que o subgrupo que contribuiu para tal melhora do desfecho foi o dos pacientes que não transplantaram, por ausência de indicação, presença de contraindicação ou pela melhora enquanto aguardavam um fígado. A ausência de benefício nos doentes que transplantaram provavelmente se deve à dificuldade em comprovar que uma terapia pode melhorar adicionalmente a sobrevida frente a uma terapia já com ótimos resultados (transplante hepático). Assim, em pacientes com IHA, mas sem critérios de transplantabilidade, naqueles geograficamente distantes de centros transplantadores ou ainda com contraindicações ao procedimento, o uso dessa modalidade, quando disponível, é sugerido.

➡ Prognóstico dos subtipos de insuficiência hepática aguda

Como mencionado previamente, o tempo de evolução entre a icterícia e o surgimento da encefalopatia hepática é o grande marcador utilizado para classificar a IHA e um importante preditor da possível evolução clínica (Quadro 4.5).

◼ Quadro 4.5 – Comparação clínica conforme classificação temporal na insuficiência hepática aguda.

	Hiperaguda/aguda	Subaguda
Transaminases	+++	+
Coagulopatia	+++	+/++
Bilirrubina	+/++	+++
Edema cerebral e hipertensão intracraniana	Maior risco	Menor risco
Sobrevida sem o transplante	Maior	Menor

Fonte: Adaptado de Cardoso, et al., 2017.

➡ Indicação de transplante

É importante ressaltar que o diagnóstico de IHA não necessariamente implica indicação de transplante, mas sempre implicará avaliação de necessidade de transplante. A avaliação para o transplante deve ser feita o mais precocemente possível e por uma equipe especializada, permitindo identificar indicação ou eventuais contraindicações ao procedimento. Os critérios mais utilizados para avaliação da necessidade de transplante hepático são os do King's College e os de Clichy, descritos nas Tabela 4.1 e 4.2.

É importante explicar que, embora clinicamente a IHA subaguda usualmente se apresente mais branda, a classificação do King's College confere maior pontuação para esse subtipo, uma vez que apresenta menor chance de reversibilidade com o tratamento de suporte e menor sobrevida livre de transplante.

A indicação do transplante usualmente respeita um dos critérios citados, mas a avaliação dos casos não indicados deve ser seriada clínica e laboratorialmente a cada 12 a 24 horas.

◼ Tabela 4.1 – Critérios de King's college.

Paracetamol		Outras causas
pH < 7,3		RNI > 6,5
Ou todos os critérios seguintes		Ou 3 dos 5 critérios seguintes
EH grau III ou IV*		1. Idade <10 anos ou > 40 anos
Creatinina > 3,4 mg/dL		2. Causa: hepatite não A não B, hepatite por halotano, reação idiossincrásica a uma droga, causa desconhecida
RNI > 6,5		3. Intervalo icterícia-EH > 7 dias
		4. Bilirrubina total > 17,5 mg/dL
		5. RNI > 3,5

EH: encefalopatia hepática.

Fonte: Desenvolvida pela autoria.

Tabela 4.2 – Critérios de Clichy.

Encefalopatia grau III ou IV*
Fator V < 20% em < 30 anos;
Fator V < 30% em > 30 anos

*Graus de West-Haven

Fonte: Adaptada de Wendon et al, 2017.

→ Conclusão

A insuficiência hepática aguda é uma patologia rara e grave que demanda cuidado crítico atento. Saber quais disfunções orgânicas esperar, como garantir o suporte adequado como terapia de ponte para transplante é fundamental. O apoio de um centro especializado, a procura de causas potencialmente tratáveis e a avaliação para transplante devem ser precoces.

BIBLIOGRAFIA

1. European Association for the Study of the Liver; Clinical practice guidelines panel; Wendon, J; Panel members; Cordoba J, Dhawan A, Larsen FS, Manns M, Samuel D, Simpson KJ, Yaron I; EASL Governing Board representative; Bernardi M. EASL Clinical Practical Guidelines on the management of acute (fulminant) liver failure. J Hepatol. 2017 May;66(5):1047-1081.

2. Fontana RJ, Ellerbe C, Durkalski VE, Rangnekar A, Reddy RK, Stravitz T, et al. Two-year outcomes in initial survivors with acute liver failure: results from a prospective, multicentre study. Liver Int 2015;35:370–380. doi: 10. 1111/liv.12632

3. Seetharam A. Intensive Care Management of Acute Liver Failure: Considerations While Awaiting Liver Transplantation. J Clin Transl Hepatol. 2019 Dec 28;7(4):384-391. doi: 10.14218/JCTH.2019.00032. Epub 2019 Nov 13. PMID: 31915608; PMCID: PMC6943205.

4. Weissenborn K. Hepatic Encephalopathy: Definition, Clinical Grading and Diagnostic Principles. Drugs. 2019 Feb;79(Suppl 1):5-9.

5. Hepatic Encephalopathy: An Update on the Pathophysiology and Therapeutic Options Saleh Elwir* and Robert S. Rahimi Annette C. and Harold C. Simmons Transplant Institute, Baylor University Medical Center, Dallas, TX, USA

6. Lee WM, Hynan LS, Rossaro L, et al. Intravenous N-acetylcysteine improves transplant-free survival in early stage non-acetaminophen acute liver failure. Gastroenterology 2009; 137: 856–64

7. García Martínez JJ, Bendjelid K. Artificial liver support systems: what is new over the last decade? Ann Intensive Care. 2018 Nov 15;8(1):109. doi: 10.1186/s13613-018-0453-z. PMID: 30443736;

8. Boyle M, Kurtovic J, Bihari D, Riordan S, Steiner C. Equipment review: the molecular adsorbents recirculating system (MARS). Crit Care. 2004 Aug;8(4):280-6. doi: 10.1186/cc2895. Epub 2004 Jun 24.

9. Saliba F, Camus C, Durand F, et al. Albumin dialysis with a noncell artifcial liver support device in patients with acute liver failure: a randomized, controlled trial. Ann Intern Med. 2013;159(8):522–31.

10. Larsen FS, Schmidt LE, Bernsmeier C, Rasmussen A, Isoniemi H, Patel VC, Triantafyllou E, Bernal W, Auzinger G, Shawcross D, Eefsen M, Bjerring PN, Clemmesen JO, Hockerstedt K, Frederiksen HJ, Hansen BA, Antoniades CG, Wendon J. High-volume plasma exchange in patients with acute liver failure: An open randomised controlled trial. J Hepatol. 2016 Jan;64(1):69-78. doi: 10.1016/j.jhep.2015.08.018. Epub 2015 Aug 29. PMID: 26325537.

11. Cardoso FS, Marcelino P, Bagulho L, Karvellas CJ. Acute liver failure: An up-to-date approach. J Crit Care. 2017 Jun;39:25-30. doi: 10.1016/j.jcrc.2017.01.003. Epub 2017 Jan 19. PMID: 28131021.

12. Bernal W, Wendon J. Acute liver failure. N Engl J Med. 2013 Dec 26;369(26):2525-34. doi: 10.1056/NEJMra1208937. PMID: 24369077.

13. Stravitz RT, Lisman T, Luketic VA, Sterling RK, Puri P, Fuchs M, Ibrahim A, Lee WM, Sanyal AJ. Minimal effects of acute liver injury/acute liver failure on hemostasis as assessed by thromboelastography. J Hepatol. 2012 Jan;56(1):129-36. doi: 10.1016/j.jhep.2011.04.020. Epub 2011 May 19. PMID: 21703173; PMCID: PMC4944117.

14. Krzanicki D, Sugavanam A, Mallett S. Intraoperative hypercoagulability during liver transplantation as demonstrated by thromboelastography. Liver Transpl. 2013 Aug;19(8):852-61. doi: 10.1002/lt.23668. Epub 2013 Jul 8. PMID: 23696318.

15. Prescott LF, Illingworth RN, Critchley JA, Stewart MJ, Adam RD, Proudfoot AT. Intravenous N-acetylcystine: the treatment of choice for paracetamol poisoning. Br Med J. 1979 Nov 3;2(6198):1097-100. doi: 10.1136/bmj.2.6198.1097. PMID: 519312; PMCID: PMC1597048.

16. Larsen FS, Schmidt LE, Bernsmeier C, Rasmussen A, Isoniemi H, Patel VC, Triantafyllou E, Bernal W, Auzinger G, Shawcross D, Eefsen M, Bjerring PN, Clemmesen JO, Hockerstedt K, Frederiksen HJ, Hansen BA, Antoniades CG, Wendon J. High-volume plasma exchange in patients with acute liver failure: An open randomised controlled trial. J Hepatol. 2016 Jan;64(1):69-78. doi: 10.1016/j.jhep.2015.08.018. Epub 2015 Aug 29. PMID: 26325537.

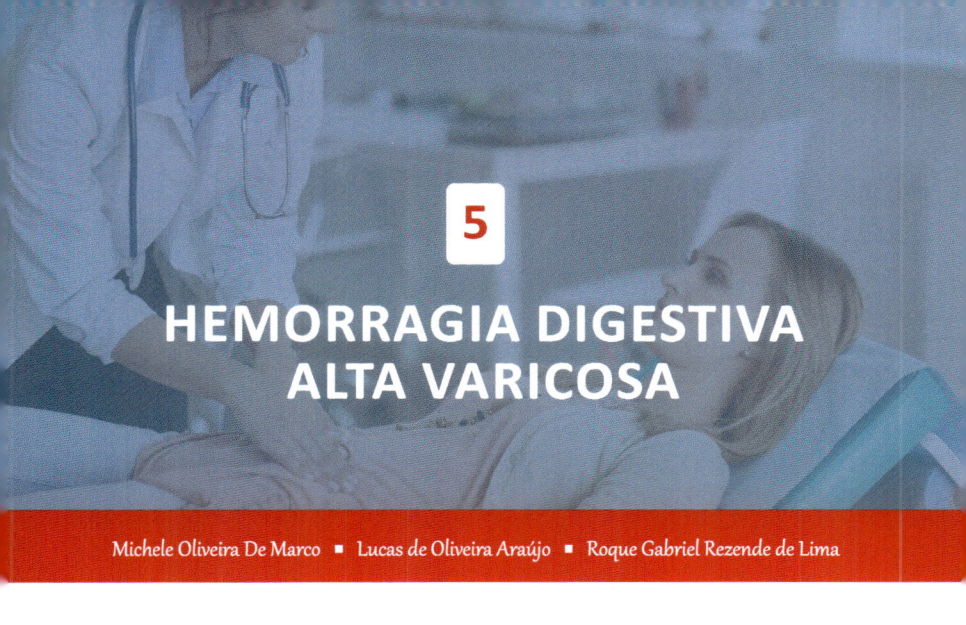

5

HEMORRAGIA DIGESTIVA ALTA VARICOSA

Michele Oliveira De Marco ■ Lucas de Oliveira Araújo ■ Roque Gabriel Rezende de Lima

➡ Introdução

A hipertensão portal é uma das principais consequências da cirrose, sendo responsável pelas mais graves complicações, incluindo ascite, encefalopatia e sangramento de varizes gastroesofágicas.

Todavia, existe a hipertensão portal não cirrótica, caracterizada por aumento da pressão do sistema porta sem o componente da hepatopatia avançada; geralmente relacionada a tromboses do sistema esplâncnico, neoplasias, trombofilias, cirurgias prévias, compressões anatômicas, além de hepatopatias em fase não cirrótica. O objetivo do presente capítulo está em abordar majoritariamente o manejo da complicação hemorrágica causada pela hipertensão portal cirrótica.

A hemorragia aguda por varizes representa 70% de todos os episódios de hemorragia digestiva em cirróticos. Em relação ao manejo, houve avanços ao longo do tempo. O advento e o aperfeiçoamento de terapias endoscópicas, com escleroterapia inicialmente seguida da ligadura elástica e injeção de cola tecidual (p. ex., cianoacrilato), melhoraram substancialmente os desfechos. A evolução da farmacoterapia, com a descoberta do benefício dos vasoconstrictores esplancicos, como vasopressina e análogos da somatostatina, também foi fundamental para a melhora no prognóstico no decurso das décadas. O avanço da radiologia intervencionista, com a realização do *shunt* portossistêmico intra-hepático (TIPS) e outros procedimentos, evidencia a importância da abordagem multidisciplinar especializada para melhores desfechos. Todas essas inovações levaram à queda de mortalidade estimada de 40% nos anos 1980 a cerca de 15% 20% a partir dos anos 2000, com mudança no perfil causal desses eventos para não mais consequências diretas de sangramento agudo, mas de complicações posteriores.

➡ Fisiopatologia

Por definição, hipertensão portal é caracterizada como gradiente de pressão venoportal (HVPG) > 5 mmHg. Porém, é considerada clinicamente significativa apenas quando > 10 mmHg. Esses valores podem variar sutilmente de acordo com a etiologia da hepatopata, assim como a gravidade do paciente no momento da aferição. Apesar de atualmente a medida da hipertensão portal ser feita de modo indireto em grande parte dos casos, o padrão-ouro para a sua medida consiste na aferição direta das pressões dos vasos do sistema hepático-portal mediante radiologia intervencionista. O encunhamento do catéter na veia hepática permite a medida do gradiente venoportal. Um pequeno volume de meio de contraste deve ser injetado quando o balão de oclusão é inflado para confirmar uma posição ocluída e excluir a presença de comunicação venosavenosa. A pressão atrial direita pode ser medida para descartar um componente pós-hepático da hipertensão portal. A pressão da veia hepática livre deve ser medida na veia dentro de 2 a 3 cm de sua confluência com a veia inferior cava (VCI). A pressão da VCI deve ser medida como um valor interno de controle, ao nível do óstio da veia hepática. Se a pressão da veia hepática é superior a 2 mmHg acima da pressão da VCI, a presença de uma obstrução do fluxo da veia hepática deve ser descartada pela injeção de uma pequena quantidade de meio de contraste.

A importância dessa aferição invasiva é válida inclusive na avaliação de desfechos relacionados a procedimentos e principalmente cirurgias. A presença de hipertensão portal clinicamente significativa, determinada por HVPG > 10 mmHg ou por manifestações clínicas de hipertensão portal, está associada a maior risco de descompensação e de mortalidade em cirurgias abdominais, mortalidade esta proporcional a quanto mais grave for a hipertensão portal. Atualmente, a medida rotineira desse gradiente é realizado no Brasil apenas em protocolos de pesquisa ou se indicado algum procedimento via radiologia intervencionista ou cirúrgico, em centros especializados. A hipertensão portal pode ser estimada indiretamente por meio da elastografia hepática, exames de imagens, endoscópicos e laboratoriais. Detalhes dessa caracterização indireta não é objetivo do presente capítulo.

Pacientes com cirrose transitam por diferentes prognósticos e estágios, sendo os principais o compensado (Child A) e o descompensado (Child B e C). A transição do compensado para o estágio descompensado é clinicamente marcada pelo desenvolvimento sobretudo das complicações supracitadas.

Na conferência Baveno VII, o conceito de doença hepática crônica avançada compensada (cACLD) foi proposto com base em testes não invasivos que preveem o desenvolvimento de complicações da cirrose. Entre pacientes com cirrose compensada, pelo menos dois diferentes estágios foram identificados com base na presença ou ausência de hipertensão portal clinicamente significativa (CSPH). Vários estágios da doença estão associados a resultados diferentes, incluindo risco de morte e, portanto, pacientes em diferentes estágios têm diferentes necessidades diagnósticas e terapêuticas.

➡ Hemorragia varicosa aguda – manejo inicial

O objetivo inicial de qualquer hemorragia digestiva inclui os preceitos básicos da ABCDE, realizados simultaneamente, de prefenrência em ambiente de terapia intensiva. Detalhes nessa abordagem estão resumidos no Quadro 5.1 e não são objetivo deste capítulo. Explicitaremos alguns pontos mais relevantes particulares ao manejo da hemorragia digestiva alta varicosa.

A ressuscitação hemodinâmica é fundamental para preservar a perfusão tecidual. A restituição do volume deve ser iniciada para restaurar e manter a estabilidade hemodinâmica. Todavia, em pacientes sabidamente cirróticos ou cuja suspeita de sangramento varicoso seja alta, esse manejo volêmico deve ser realizado com parcimônia, pois a hipervolemia aumenta a hipertensão portal e pode exacerbar o sangramento. Drogas vasoativas devem ser inciadas precocemente enquanto o suporte transfucional não acontece e enquanto medidas para redução definitiva da hipertensão portal não são instituídas.

▣ Quadro 5.1 – Sumário de recomendações no manejo da HDA varicosa.

	Checklist Básico	Não Fazer
Sangramento alto de TGI em cirrótico • ABCD, transfusão restritiva • Emprego de drogas vasoativas • Antibioticoterapia • Endoscopia digestiva alta	• Ressuscitação em ambiente controlado com monitorização • Transfusão para Hb 7-8 g/Dl • Drogas vasoativas (p. ex., octreotide) • Paracentese diagnóstica • Antibiótico profilático (ceftriaxona)	**Precocemente** • Hiper/hiporressuscitação • Uso excessivo de CH, PFC, unidades de plaquetas • Atrasar início de drogas vasoativas • Atrasar ou esquecer antibiótico • Atraso de EDA/ligadura • Falha em identificar grupo com benefício para TIPS precoce
Sangramento varicoso confirmado • Ligadura endoscópica • Injeção de cola/BRTO (varizes de fundo) • TIPS preemptivo em alto risco	• Tratamento endoscópico de varizes ou por radiointervenção • USG Doppler hepático • Calcular Child-Pugh e MELD • Classificação de risco para ressangramento/óbito (Child-Pugh 10-13 = considerar TIPS preemptivo) • Sangramento refratário → medidas temporárias até TIPS de resgate	**Alta hospitalar** • Manutenção de antibióticos e IBP • Não introdução de betabloqueadores e não agendamento de EDA/ligadura
Sangramento varicoso refratário • Medidas temporárias • TIPS de resgate		
Profilaxia secundária ao sangramento varicoso • Betabloqueadores não seletivos • Repetir ligadura endoscópica	• Betabloqueadores não seletivos e ligadura, a não ser que TIPS • Iniciar betabloqueadores ANTES da alta hospitalar se ausência de contraindicações ou de TIPS • Agenda endoscopia para nova ligadura, a não ser que TIPS	

Fonte: Adaptado de Jakab e Garcia-Tsao, 2020.

As transfusões de concentrado de hemácias devem ser realizadas de forma conservadora, com um nível-alvo de hemoglobina entre 7 e 8 g/dL, embora a política de transfusão deva ser individualizada. Devemos considerar também distúrbios cardiovasculares, idade, estado hemodinâmico e curso do sangramento. Existem evidências limitadas sobre a necessidade, ou limiar para transfusão de plaquetas em HDA. O Consenso da Sociedade Britânica de Gastroenterologia aconselha um limiar de transfusão em 50 mil ou menos com base em protocolos institucionais, com o reconhecimento de que esse conceito baseia-se principalmente na opinião de especialistas. Plasma fresco congelado, complexo protrombínico, fator VII recombinante, crioprecipitado não devem ser realizados com base apenas arbitrariamente em provas tradicionais da coagulação como INR, PTTa e fibrinogênio. Os cirróticos apresentam limiar pró e anticoagulante limítrofes e a melhor exame para guiar transfusão deve ser o tromboelastograma (TEG), tema para outros capítulos. Ácido tranexâmico não é recomendado empiricamente, exceto caso orientado por tromboelastograma. Recentemente, um estudo randomizado de 60 pacientes mostrou menor necessidade de produtos sanguíneos para fins de correção de coagulopatia usando TEG guiado em comparação com parâmetros convencionais 13% vs. 100%, respectivamente (P < 0,001). Mais importante do que "normalização de exames" deve ser a redução da hipertensão portal, fator causal primordial do sangramento.

Existe preocupação particular na população de pacientes em uso de antiplaquetários e anticoagulantes. Não há evidência clara que o uso dos primeiros impacta em piores resultados após sangramento e estudos observacionais não identificaram benefício clínico na transfusão de plaquetas, havendo uma coorte com 408 doentes demonstrando aumento de mortalidade com a estratégia. No caso de uso de antagonistas da vitamina K, é sugerido pelas diretrizes americanas o uso de complexo protrombínico (CP) adicionalmente à vitamina K para correção de INR < 2,5 antes da realização de endoscopia digestiva alta, podendo se apoiar no TEG, anteriormente citado. Quanto aos novos anticoagulantes orais, há agentes para a reversão da dabigatrana (idarucizumabe) e os inibidores do fator Xa (andexanet alfa) aprovados para uso em caso de consumo recente e de evento grave, porém é esperada resolução rápida do efeito em virtude de a meia-vida desses agentes ser curta (5-17 horas); se houver sangramento grave, pode ser benéfico o emprego de CP.

Os vasoconstrictores esplâncnicos são as drogas vasoativas elegíveis e devem ser iniciados precocemente, tão logo estejam disponíveis. Terlipressina, somatostatina, octreotida ou vasopressina (regimes de dosagem resumidos na Tabela 5.1) reduzem a pressão portal ao diminuírem o fluxo sanguíneo colateral portal sistêmico, fluxo sanguíneo portal e pressão intravaricosa via vasoconstrição sistêmica e esplâncnica. Assim, são recomendadas para uso em pacientes com sangramento varicoso agudo, embora nenhum dos tratamentos vasoativos tenha se mostrado superior aos demais em termos de controle de sangramento e impacto na mortalidade.

Apesar de mais raros no contexto da hemorragia varicosa, os efeitos colaterais desses vasoconstrictores devem ser vigiados e monitorados, como sobrecarga cardíaca, hiponatremia, isquemia mesentérica, diarreia e isquemia de extremidades, principalmente relacionados ao uso de terlipressina. A duração dos fármacos vasoativos ainda carece de estudos para formalização da sua indicação. Um RCT (n = 134), que comparou as durações de terlipressina por 24 vs. 72 horas, demonstrou não inferioridade do tratamento por 24 horas após controle hemostático com ligadura elástica. Ainda há recomendação em *guidelines* de sua manutenção por até 5 dias.

Tabela 5.1 – Comparativo de esquemas posológicos de análogos da somatostatina na HDA.

Parâmetro	Terlipressina N = 261	Somatostatina N = 259	Octreotide N = 260
Bólus antes da endoscopia	2 mg EV em bólus	250 mcg em bólus	50 mcg em bólus
Dosagem em 5 dias	1 mg a cada 6 h por 5 dias	250 mcg/h por 5 dias	25 mcg/h por 5 dias
Sangramento ativo em endoscopia inicial	43,7%	44,4%	43,5%
Sucesso terapêutico no 5º dia	86,2%	83,4%	83,8%
Ressangramento	3,4%	4,8%	4,4%
Mortalidade	8%	8,9%	8,8%

Fonte: Tsonev, et al., 2022.

Além da ressuscitação volêmica e administração de drogas vasoativas, antibióticos profiláticos devem ser utilizados, caso não haja infeccção ativa documentada, pois esses pacientes apresentam alto risco de translocação bacteriana pela hemorragia. Assim, antibióticos intravenosos de amplo espectro (p. ex., ceftriaxona em dose dose de 1 g a cada 24 horas com duração de 7 dias ou menos) devem ser administrados antes de a terapia endoscópica ser iniciada. A escolha da profilaxia deve ser baseada no perfil microbiano de cada unidade hospitalar. Além disso, a eritromicina deve ser administrada idealmente 30 a 120 minutos antes da endoscopia para melhorar a visão durante o procedimento via facilitação do esvaziamento gástrico, caso não haja prolongamento de intervalo qT.

➡️ Tipos de varizes – Tratamento endoscópico

As varizes esofágicas são o tipo mais comum de varizes gastroesofágicas, com prevalência de 50% a 60% entre pacientes com cirrose e até 85% em pacientes com cirrose descompensada. Varizes gástricas estão presentes em cerca de 20% dos pacientes com cirrose e podem ser de diferentes tipos. A classificação Sarin (Figura 5.1) é a comumente utilizada para definir o tipo de varizes esofagogástricas:

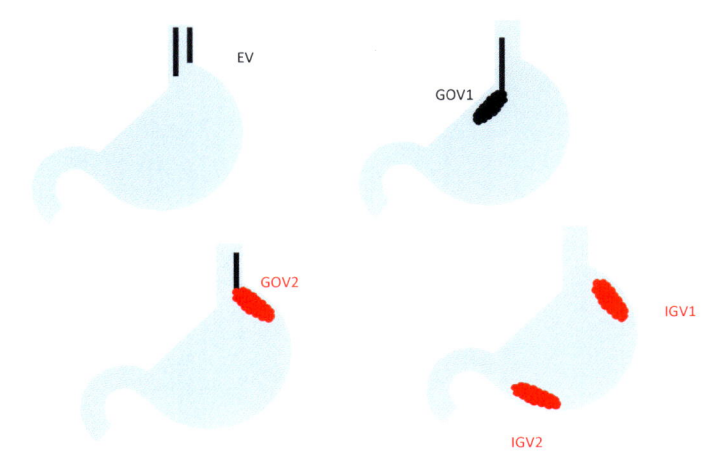

🔲 Figura 5.1 – Classificação de Sarin.
Fonte: Adaptada de Jakab e Garcia-Tsao, 2020.

→ Varizes esofágicas isoladas são as mais frequentes nas cirroses compensada e descompensada.

→ GOV tipo 1 (GOV1) são varizes esofágicas que se estendem abaixo da cárdia até a curvatura menor e são as mais comuns entre as gástricas (75% destas).

→ GOV tipo 2 (GOV2) são varizes esofágicas que se estendem para o fundo.

→ GV tipo 1 isolado (IGV1) são varizes isoladas de fundo gástrico.

→ GV tipo 2 isolado (IGV2) estão localizadas em outras partes do estômago, mas são muito raras.

Cada subtipo de variz se correlaciona com uma história natural distinta, sendo as gástricas pouco prevalentes, presentes em menos de 20% dos pacientes com hipertensão portal, com menor propensão a sangramentos por se ancorarem no arcabouço da mucosa gástrica. Porém, quando ocorre sangramento na variz gástrica isolada, este costuma ser mais grave do que nas esofágicas. GOV1 quase sempre se correlaciona com varizes esofágicas de grosso calibre, tendo alta taxa de resolução quando estas são ocluídas. Foi observado, em estudo asiático, que GOV2 é mais propensa a sangrar (55%) e com menor frequência de correlação com varizes esofágicas de grosso calibre. IGV1 foi um tipo pouco frequente (6%), porém carregou o risco mais elevado de diátese (78%), enquanto IGV2 ocasionou poucos eventos hemorrágicos, os quais foram de alta letalidade.

A endoscopia digestiva alta (EDA) com tratamento endoscópico (ligadura elástica nas varizes esofágicas e cianoacrilato nas varizes gástricas) é o padrão-ouro, após a estabilização hemodinâmica, e deve idealmente ser realizada nas primeiras 6 a 12 horas de internação quando há suspeita ou detecção de sangramento. Alguns *guidelines* indicam que até 24 horas é um prazo aceitável. Todavia, um estudo recente do NEJM não encontrou diferença de mortalidade em manejo endoscópico precoce em até 6 horas *versus* 24 horas. A discussão em endoscopias precoces é que a instabilidade do paciente quando não minimamente controlada pode piorar o desfecho endoscópico, por isso alguns recomendam realização mais tardia (12 a 24 horas). Deve-se lembrar que proteção de via aérea é fundamental através da intubação endotraqueal, caso ainda não tenha sido realizada por redução do nível de consciência/instabilidade na abordagem inicial, principalmente quando não houver tempo de jejum adequado/realização de eritromicina.

A ligadura elástica consiste em oclusão do vaso varicoso com banda elástica. Em 5 a 10 dias, instala-se a necrose da variz com queda desta e formação de úlcera no leito, seguida de formação de retração cicatricial. Enquanto a causa da cirrose e da hipertensão portal não for removida ou a hipertensão portal não for reduzida, existe o risco de formação de novos cordões varicosos. O processo de cicatrização da ligadura também pode causar ressangramento do leito ulceroso, na maioria das vezes autolimitado e passível de tratamento endoscópico.

Teoricamente, uma vez que a causa da hemorragia seja definida como varicosa, a dose do inibidor de bomba de prótons (IBP) pode ser reduzida. Se não houver motivo para sua permanência, ele deve ser descontinuado precocemente. Especula-se que 10 dias de IBP após ligadura elástica pemitiriam melhor cicatrização da úlcera pós-ligadura, motivo pelo qual se recomenda manutenção do uso inicialmente, com a respectiva suspensão tão logo possível.

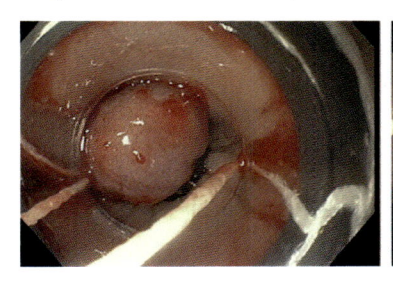 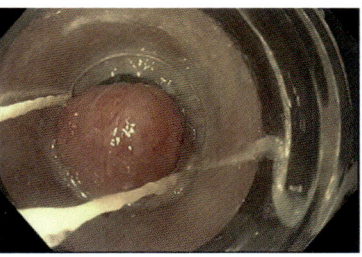

◼ Figura 5.2. Ligadura elástica.
Fonte: Kovacs et al., 2019.

Terapia endoscópica com adesivos teciduais (p. ex., N-butilcianoacrilato/trombina) é recomendada para sangramento de varizes gástricas. Com base nas evidências atuais, o pó hemostático não pode ser recomendado como terapia endoscópica de 1ª linha para sangramento varicoso. Outras terapias endoscópicas (coagulação com plasma de argônio, radiofrequência, ablação ou ligadura elástica) podem ser usadas para gastropatia hipertensiva portal e ectasia vascular antral com sangramento ativo. O Quadro 5.2 resume os tratamentos endoscópicos (e suas complicações) disponíveis para tratamento de hemorragia digestiva varicosa, porém, deve-se ter em mente que a ligadura elástica é o padrão-ouro para as varizes esofágicas.

Em sangramento varicoso refratário que ocorre em 10% a 20% dos pacientes, pode ser tentada uma nova abordagem endoscópica em caso de sangramento leve e de boa função hepática. Nos demais casos, o tratamento de resgate por tamponamento por balão (balão de Sengstaken-Blakemore) ou *stents* metálicos autoexpansíveis (SEMS) devem ser usados como terapia de ponte para um tratamento definitivo, como TIPS. SEMS são tão eficazes quanto tamponamento por balão e representam uma opção mais segura, enquanto este atinge um bom controle de hemostasia (60% a 90%), porém devem ser empregados por um curto período (inferior a 24 horas)

A falha no controle do sangramento varicoso apesar da combinação a terapia farmacológica e endoscópica é mais bem administrada por TIPS de resgate.

Em pacientes com GOV2, varizes gástricas isoladas tipo 1 e varizes ectópicas, o BRTO (*balloon occluded retrograde transvenous variceal obliteration*), procedimento por radiologia intervencionista, pode ser considerado uma alternativa ao tratamento endoscópico ou TIPS, desde que seja viável (tipo e diâmetro do *shunt*) e com especialistas locais disponíveis, pois tem se mostrado seguro e eficaz em mãos experientes.

■ Quadro 5.2 – Evidências no tratamento endoscópico de sangramento varicoso.

Procedimento	Mecanismo de ação	Vantagens	Desvantagens	Nível de evidência
Ligadura varicosa endoscópica	• Obliteração completa de varizes esofágicas	• Facilidade de uso • Superioridade à escleroterapia	• Requer EDA repetidas • Risco de úlcera pós-bandagem e formação de estenose	ECR, metanálise
Injeção de cola endoscópica	• Solidificação de varizes gástricas	• Taxa de hemostasia inicial alta	• Raras complicações com embolia pulmonar, trombose portal e esplênica	ECR
Injeção de cola guiada por USG e embolização de bobinas	• Abordagem de fluxo por Doppler • Implante adicional de bobinas por embolização	• Visualização boa durante sangramento maciço • Baixa taxa de ressangramento • Redução de uso da cola e do seu risco de embolização • Menos sessões de EDA	• Alta demanda técnica • Risco de extrusão de agregados de cola e embolização sistêmica	Coorte retrospectiva, metanálise

(Continua)

◼ Quadro 5.2 – Evidências no tratamento endoscópico de sangramento varicoso. (*Continuação*)

Procedimento	Mecanismo de ação	Vantagens	Desvantagens	Nível de evidência
Pó hemostático	• Pó mineral não absorvível • Formação de barreira mecânica adesiva em contato com a água	• Taxa de hemostasia inicial alta • Fácil uso • Menor mortalidade em 6 semanas quando aplicado em 2 h da admissão	• Alta taxa de ressangramento • Pode requerer manobras hemostasia de resgate endoscópica	Um ECR
Stent metálico autoexpansível totalmente coberto	Controle temporário de sangramento varicoso refratário	Maiores taxas de sucesso que o tamponamento por balão Menor risco de ruptura esofágica, isquemia mucosa ou pneumonia aspirativa	Alta demanda técnica Disponibilidade limitada	Um ECR

USG: ultrassom; ECR: ensaio clínico randomizado; EDA: endoscopia digestiva aAlta.

Fonte: Lau, et al.,2021.

➡ Novo conceito no manejo: TIPS precoce

O implante de *stent* recoberto com politetrafluoretileno (PTFE) através de acesso transjugular, ligando veia porta à veia hepática para descompressão da hipertensão portal (TIPS, *shunt* portossistêmico intra-hepático transjugular), é indicado em pacientes com sangramentos de varizes esofágicas, GOV 1 e GOV2 de maneira precoce (nas primeiras 72 horas, de preferência nas primeiras 24) que atendem os seguintes critérios: Child-Pugh classe C < 14 pontos ou Child-Pugh Pugh classe B > 7 com sangramento ativo na endoscopia inicial ou HVPG > 20 mmHg no momento da hemorragia. Esses pacientes são os que apresentam o maior risco de ressangramento e falha de tratamento endoscópico, além de ser os que mais sangram estatisticamente, por terem maior hipertensão portal. Estudos evidenciaram que 80% dos Child C têm HVPH > 20 mmHg.

Teoricamente, em pacientes que preenchem os critérios para TIPS preventivo; ACLF, encefalopatia hepática na admissão e hiperbilirrubinemia na admissão não devem ser consideradas contraindicações.

Um estudo observacional multicêntrico internacional comparou TIPS preventivo com endoscopia mais drogas vasoativas em pacientes com cirrose Child-Pugh C ou Child Pugh B com sangramento ativo no momento da endoscopia. Os autores descobriram que a implantação preventiva de TIPS, em comparação ao padrão de atendimento com medicação e tratamento endoscópico, reduziu significativamente a falha no tratamento e o ressangramento em pacientes Child-Pugh C e Child-Pugh B com sangramento ativo. Sendo a implantação preventiva de TIPS programada após o tratamento endoscópico inicial.

TIPS pode ser medida fútil em pacientes com Child-Pugh > 14, ou com pontuação MELD > 30 e lactato > 12 mmol/L, a menos que o transplante de fígado possa ocorrer a curto prazo. A decisão de realizar TIPS em tais pacientes deve ser tomada individualmente em reunião multidisciplinar.

Deve-se lembrar que o TIPS pode piorar a função hepática e o manejo desta deve ser realizado em centro especializado, preferencialmente centro transplantador.

Apesar de vários estudos mostrarem benefício na sobrevida do TIPS precoce, a adesão a essas recomendações é baixa, evidenciada por dois estudos retrospectivos recentes que relataram taxas de adesão de 6% e 13%.

O transplante hepático é a única possibilidade de cura da maioria desses pacientes; todavia, infelizmente nem todos os elegíveis sobreviverão até a chegada do órgão em vista da baixa doação no nosso país.

⊕ Suporte adicional

O catabolismo e a consequente sarcopenia são intensos em cirróticos e a desnutrição aumenta o risco de resultados adversos em pacientes com cirrose e sangramento varicoso agudo. A nutrição oral deve ser iniciada o mais cedo possível. Para pacientes que requerem alimentação enteral, há relutância em inserir sonda nasogástrica ou sondas entéricas, especialmente logo após o tratamento endoscópico, por medo de que possa precipitar sangramento ou ressangramento varicoso. Embora a mera presença de varizes/ligadura elástica não seja considerada uma contraindicação, a maioria dos provedores de hepatologia/gastroenterologia espera 24 a 48 horas após tratamento endoscópico, embora haja dados limitados a esse respeito. Um pequeno estudo randomizado analisou a alimentação enteral *versus* não alimentação após hemorragia varicosa e não encontrou diferenças nos resultados, incluindo hemorragia gastrointestinal; no entanto, o estudo foi insuficiente para detectar uma diferença estatisticamente significativa.

De acordo com o BAVENO VII, o uso de estatinas deve ser incentivado em pacientes com cirrose e a hemorragia é uma indicação aprovada para estatinas, uma vez que esses agentes podem diminuir a pressão portal e melhorar a sobrevida global. Em pacientes com cirrose Child-Pugh B, as estatinas devem ser usadas em dose mais baixa (sinvastatina no máximo de 20 mg/dia) e os pacientes devem ser acompanhados de perto quanto aos efeitos adversos como miopatia e hepatotoxicidade. Na cirrose Child-Pugh C, o benefício das estatinas ainda não foi comprovado e seu uso deve ser mais restritivo.

Todo paciente com sangramento varicoso deve ter imagem abdominal (tomografia computadorizada (TC) com contraste ou ultrassonografia (USG) Doppler dos vasos portais) com o objetivo de avaliar a perviedade do sistema portal, em vista de a trombose portal e de suas tributárias poderem levar ao aumento agudo e rápido da hipertensão portal, com a anticogulação fazendo parte do tratamento precocemente, após controle hemorrágico agudo. A presença de cirrose em si não é contraindicação formal à anticoagulação, e o caso deve ser avaliado em conjunto com equipe de especialistas intensivistas, gastroenterologistas e hepatologistas.

A prevalência de encefalopatia hepática aumenta durante o sangramento gastrointestinal (até 40%) secundário à hiperamonemia devido à degradação de proteínas do sangue pela digestão, à agudização de insuficiência hepática e à inflamação sistêmica, tendo sua ocorrência relacionada de maneira independente à mortalidade. Lactulose e/ou enema de lactulose podem ser empregados para o tratamento com efetividade na redução de sintomas. Outras terapêuticas (L-ortinina e rifaximina) ainda têm papel incerto nesse contexto.

Todo cirrótico com hemorragia digestiva deve ter rastreio infeccioso realizado, pois a presença de infeccção pode ser um fator precipitador do sangramento. Sangramento este que também é um fator de risco para infeccção por translocação bacteriana. Logo, a infeccção pode ser causa ou consequência da hemorragia digestiva em cirróticos.

Pacientes estão predispostos a desenvolver injúria renal aguda secundária à depleção de volume intravascular, infecções bacterianas e medicamentos nefrotóxicos, elevando a mortalidade, especialmente se ocorrência de disfunção não transitória, chegando a 83% nesse subgrupo. As medidas de suporte inclusas no manejo geral podem ser aplicadas como forma de prevenção e tratamento, incluindo-se o emprego de terapia vasoconstritora precoce.

A Figura 5.3 resume o manejo da hemorragia digestiva varicosa.

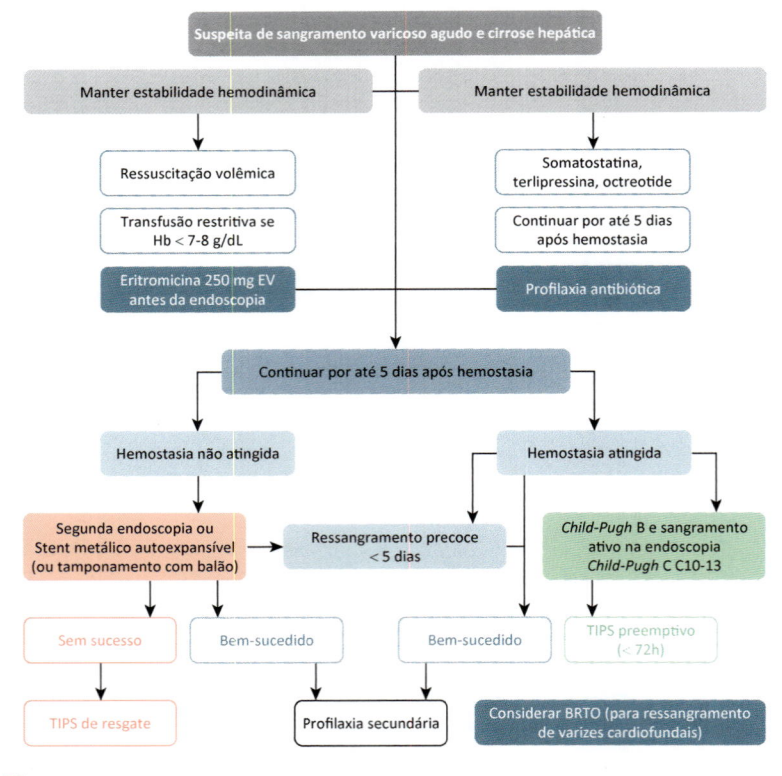

■ Figura 5.3 – Algoritmo para tratamento de HDA varicosa dos Guidelines Austríacos Bilroth-III.
Fonte: Pfisterer, et al., 2021.

➡ Manejo após o sangramento

Após o manejo adequado e controle do sangramento, o objetivo deve ser evitar sua recorrência até o tratamento definitivo ser realizado; idealmente, o transplante hepático.

O tratamento após o sangramento varicoso deve ser a profilaxia secundária com betabloqueadores não seletivos associados a terapêuticas endoscópicas sucessivas até a erradicação das varizes, naqueles elegíveis. Esse tratamento pode ser realizado em ambiente de enfermaria ou ambulatorial, resumidos no Quadro 5.3, na Tabela 5.2 e na Figura 5.3.

■ Quadro 5.3 Métricas de qualidade da AASLD acerca de sangramento varicoso em cirrose.

Screening de varizes	• Pacientes com cirrose, com < 1.500 plaquetas ou mensuração de rigidez hepática > 20 kPa e sem documentação de sangramento gastrointestinal prévio devem realizar endoscopia alta para rastreio de varizes dentro de 12 meses do diagnóstico de cirrose
Profilaxia primária de sangramento varicoso	• Pacientes com cirrose, sem histórico de sangramento digestivo e varizes de médio/grosso calibre em endoscopia devem receber betabloqueadores não seletivos ou ligadura elástica em até 1 mês depois da descoberta das varizes
Sangramento varicoso	• Pacientes admitidos com ou desenvolvendo sangramento digestivo devem receber antibióticos 24 h da admissão ou na apresentação e mantidos por pelo menos 5 dias • Pacientes com cirrose com sangramento digestivo devem ser submetidos à endoscopia nas primeiras 12 h de aprentação • Pacientes com cirrose em que se identifica sangramento varicoso esofágico devem receber ligadura elástica ou escleroterapia no momento da endoscopia inicial
Profilaxia secundária do sangramento varicoso	• Pacientes com cirrose que sobrevivem ao episódio agudo de sangramento varicoso devem receber uma combinação de ligadura elástica com betabloqueadores não seletivos

Fonte: Adaptado de Jakab, Garcia-Tsao, et al., 2020.

◼ Tabela 5.2 – Profilaxia secundária medicamentosa e endoscópica para o sangramento varicoso.

Terapia	Ausência de ascite	Ascite	Alvos
Propranolol	20-160 mg 2x/dia	20-80 mg 2x/dia	Titular para FC 55-60 ou PAS < 90
Nadolol	20-160 mg/dia	20-80 mg/dia	Titular para FC 55-60 ou PAS < 90
Carvedilol	3,125-12,5 mg/dia	Evitar	Titular até 12,5-25 mg/dia ou PAS < 90
Ligadura elástica	EDA a cada 2-8 semanas até erradicação → repetir em 3-6 meses → repetir a cada 6-12 meses (se não encontradas varizes grossas)	EDA a cada 2-8 semanas até erradicação → repetir em 3-6 meses → repetir a cada 6-12 meses (se não encontradas varizes grossas)	Erradicação de varizes; se recorrência de varizes grossas → retornar esquema em 2-8 semanas

EDA: endoscopia digestiva alta.

Fonte: Adaptada de Jakab, Garcia-Tsao, et al., 2020.

BIBLIOGRAFIA

1. Franchis R, et al. Baveno VII – renewing consensus in portal hypertension. Journal of Hepatology 2022 vol. 76 j 959-974 965.

2. Mullady, et al. AGA clinical practice update on endoscopic therapies for non-variceal upper gastrointestinal bleeding: expert review. Gastroenterology 2020;159:1120-1128.

3. Orpen-Palmer J, et al. Update on the management of upper gastrointestinal bleeding. BMJMED 2022;1:e000202. doi:10.1136/

4. bmjmed-2022-000202.

5. Pfisterer N, et al. Clinical algorithms for the prevention of variceal bleeding and reb-leeding in patients with liver cirrhosis. World J Hepatol. 2021 July 27; 13(7): 731-746.

6. Lau H, et al. Treatment of upper gastrointestinal bleeding in 2020: New techniques and outcomes. Digestive. Endoscopy 2021; 33: 83-94.

7. LV Yang, et al. Early TIPS with covered stents versus standard treatment for acute vari-ceal bleeding in patients with advanced cirrhosis:a randomised controlled trial. *Lancet Gastroenterol Hepatol* 2019; 4: 587-98.

8. Jakab SS, Guadalupe Garcia-Tsao, et al. Evaluation and Management of Esophageal and Gastric Varices in Patients with Cirrhosis. Clin Liver Dis 24 (2020) 335-350.

9. Al-Obaid L, Bazarbashi AN, Cohen ME, et al. Enteric tube placement in patients with esophageal varices: Risks and predictors of postinsertion gastrointestinal bleeding. JGH Open 2019;4(2):256-

10. Roberts I, Shakur-Still H, Afolabi A, Akere A, Arribas M, Brenner A, Chaudhri R, Gilmore I, Halligan K, Hussain I, et al. Effects of a high-dose 24-h infusion of tranexamic acid on death and thromboembolic events in patients with acute gastrointestinal bleeding (HALT-IT): an international randomised, double-blind, placebo-controlled trial. Lancet 2020, 395, 1927-1936.

11. Lau James YW, et al. Timing of endoscopy for acute upper gastrointestinal bleeding. N Engl J Med 2020;382:1299-308. DOI: 10.1056/NEJMoa1912484.

12. Kovacs TOG, Jensen DM. (2019). Varices. Clinics in Liver Disease. doi:10.1016/j.cld.2019.07.005

13. Stanley AJ, Laine Loren. Management of acute upper gastrointestinal bleeding. BMJ. 2019 Mar 25.

14. Cabrera L, Tandon P, Abraldes J. G. An update on the management of acute esophageal variceal bleeding. Gastroenterología y Hepatología. 2015 Nov 27.

15. Gralnek IM, et al. Endoscopic diagnosis and management of esophagogastric variceal hemorrhage: European Society of Gastrointestinal Endoscopy (ESGE) Guideline. Endos-copy. 2022 Sep 29.

16. Calmet F, et al. Management of patients with gastric varices. Gastroenterology & Hepatology. 2022 Oct 10.

17. Tsonev N. Acute variceal bleeding is it only the success of hemostasis that guarantees the positive outcome? Macedonian Journal of Medical Sciences. 2022 Feb 24.

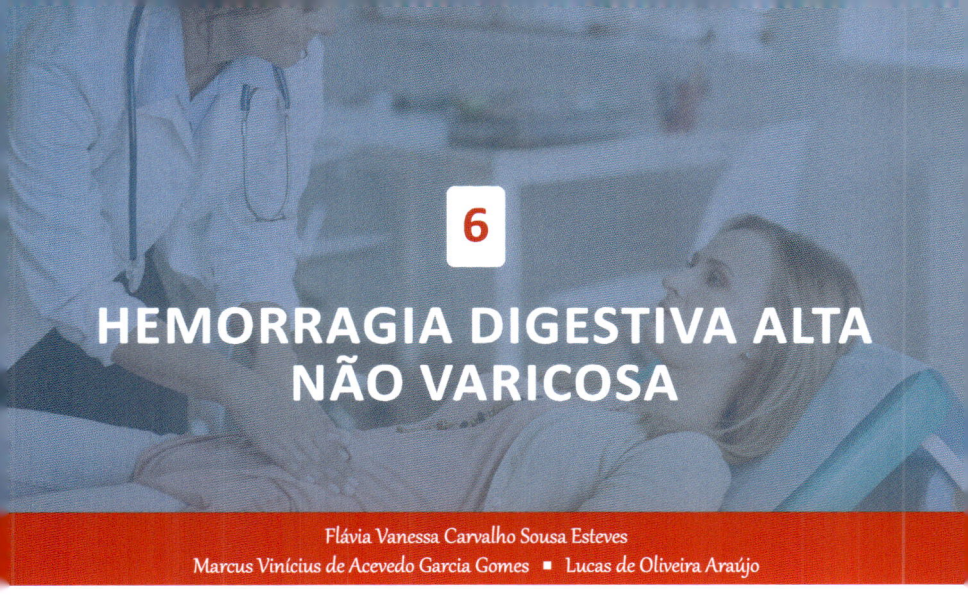

6
HEMORRAGIA DIGESTIVA ALTA NÃO VARICOSA

Flávia Vanessa Carvalho Sousa Esteves
Marcus Vinícius de Acevedo Garcia Gomes ∎ Lucas de Oliveira Araújo

→ Introdução

O sangramento gastrointestinal é a causa mais comum de afecção do trato que requer hospitalização nos Estados Unidos.

A hemorragia digestiva alta (HDA) consiste no sangramento situado no trato digestório, contemplando esôfago e estômago e duodeno acima do ângulo de Treitz. Nesse contexto, a causa mais comum de sangramento de trato gastrointestinal superior é a não varicosa.

→ Epidemiologia

No âmbito mundial, observa-se diminuição de incidência de hemorragia digestiva alta não varicosa nas últimas duas décadas. Nos Estados Unidos, a taxa de internação por essa causa diminuiu em 20%. Essa tendência pode ser atribuída ao uso recorrente de inibidores de bomba de próton (IBP), ao aumento da detecção e da erradicação de *Helicobacter pylori* e ao acesso para realização de endoscopia digestiva alta (EDA).

Comparada ao sangramento digestivo baixo, a HDA tende a ocorrer em indivíduos menos idosos (idade média de 74 contra 68, respectivamente) e com menos comorbidades. Entretanto, apresenta frequência similar em relação ao uso de antiplaquetários e anticoagulantes orais.

Acerca da HDA não varicosa, a doença ulcerosa péptica complicada com sangramento apresenta-se mais comumente em homens com pouco mais de 60 anos. Aproximadamente 37% dos pacientes com úlcera péptica fazem uso de ácido acetilsalicílico (AAS) e 18% ingerem anti-inflamatórios não esteroidais (AINE), com 7% fazendo uso de varfarina. Nota-se também que a presença de comorbidades é relativamente comum, com 78% apresentando pelo menos uma comorbidade e 3% com pelo menos 2.

A prevalência da infecção pelo *H. pylori* pode chegar a 70% em populações da América do Sul e da África. A tendência durante as duas últimas décadas, de acordo com estudos populacionais, é a diminuição da infecção por meio de seu diagnóstico e erradicação, esta por meio de antibioticoterapia aliada à supressão ácida. Em contraponto, outras etiologias como a medicamentosa tendem a ganhar mais notoriedade.

Algumas substâncias podem favorecer a ocorrência de sangramento gastrointestinal, dentre elas os AINE, antiplaquetários, anticoagulantes e inibidores da recaptação de serotonina por meio de mecanismos distintos.

Economicamente, um episódio de HDA não varicosa requer um tempo médio de internação de cerca de 3 dias e custo estimado de 20.370 dólares, aparentemente menor que a de origem varicosa. Além disso, mesmo com os avanços tecnológicos, a mortalidade varia entre 15% e 50%.

→ Fisiopatologia e etiologias

Entre as principais etiologias de sangramento do trato gastrointestinal alto não varicoso, destacam-se a doença ulcerosa péptica (DUP) – 31% a 67% dos casos, esofagite/gastrite/duodenite erosivas intensas, síndrome de Mallory-Weiss, lesão de Dieulafoy, gastropatia hipertensiva intensa e ectasia vascular antral (GAVE). As demais causas foram elencadas no Quadro 6.1.

■ Quadro 6.1 – Principais etiologias de hemorragia digestiva alta não varicosa.

Doença ulcerosa péptica (gástrica ou duodenal)
Gastrite ou duodenite erosiva intensa
Esofagite erosiva intensa
Ectasias vasculares

(Continua)

■ Quadro 6.1 – Principais etiologias de hemorragia digestiva alta não varicosa. (*Continuação*)

Lesão de Dieulafoy
Hemobilia
Hemossucus pancreaticus
Síndrome de Mallory-Weiss
Fístula aortoentérica
Úlcera de Cameron
Sangramento após intervenção endoscópica
Gastropatia hipertensiva intensa

Fonte: Adaptado de Zaterka, 2016.

Doença ulcerosa péptica

Acerca da úlcera péptica, sabe-se que sua etiologia é multifatorial. Em termos de fisiopatogenia, compreende-se que há um desbalanço entre fatores agressores e protetores de mucosa. Portanto, para sua gênese, pode ocorrer um aumento de agressão à mucosa, tendo como mecanismo final a hiperprodução ácida, ou uma diminuição dos fatores responsáveis pela defesa da mucosa contra a acidez basal gastrointestinal. Os dois mecanismos podem ocorrer simultaneamente.

As células G, produtoras de gastrina e localizadas no antro gástrico, são estimuladas por proteínas, cálcio iônico, aminoácidos, histamina (produzida pelas células enterocromafim-símile) e acetilcolina (mediada pelo nervo vago). A gastrina produzida é transportada via sanguínea até o receptor na célula parietal gástrica, induzindo-a a produzir o ácido clorídrico (HCl). Com a queda de pH intraluminal, há ativação do receptor da célula D, que, por sua vez, produz somatostatina e tem ação inibitória (via parácrina) sobre a célula G, como mecanismo de autorregulação. Além disso, a produção de ácido pode variar entre indivíduos (tendo como fundo o fator genético e predisposição individual) ou diante de vários fatores ambientais, como alimentação, uso de determinados medicamentos, tabagismo e estado emocional. Como fatores protetores da mucosa, podemos citar a presença de muco do trato digestório alto, secreção de bicarbonato, potencial hidrofóbico das células epiteliais e fluxo sanguíneo mucoso. Esses fatores são modulados pela ação das prostaglandinas, além de outros elementos como o óxido nítrico.

A infecção pelo *H. pylori*, através de diversos mecanismos, consiste na principal causa de úlcera péptica. A infecção no antro gástrico pelo patógeno acarreta menor produção de somatostatina pelas células D antrais, resultando em hipergastrinemia pela perda do *feedback* negativo nas células G. Por sua vez, o aumento de gastrina estimula as células parietais viáveis a produzirem HCl. Contudo, em indivíduos que há gastrite predominante de corpo gástrico ou pangastrite, ocorre produção ácida normal ou diminuída, pelo acometimento das células parietais de corpo gástrico, apesar de persistir a hipergastrinemia. Diante da relevância epidemiológica, todo paciente com diagnóstico de DUP deve ser submetido à investigação da infecção pelo *H. pylori*.

A ação dos AINE (incluindo AAS) é inibitória em relação às prostaglandinas, atuando, então, contra os fatores de proteção à mucosa gastrointestinal. A hiperprodução ácida pode estar presente em algumas etiologias, como gastrinomas (por hipergastrinemia) e mastocitose sistêmica (por aumento de atividade mastocitária e síntese de histamina). Úlceras de estresse são associadas à hipoperfusão mucosa e à diminuição de fatores de defesa. Outras etiologias de DUP estão reunidas no Quadro 6.2.

■ Quadro 6.2 – Causas de doença ulcerosa péptica.

Causas mais frequentes
▪ Infecção pelo *Helicobacter pylori*
▪ Uso de anti-inflamatório não esteroidal/AAS
Causas menos frequentes
▪ Gastrinoma (síndrome de Zollinger-Ellison)
▪ Doença granumomatosa (doença de Crohn, sarcoidose)
▪ Gastroduodenite eosinofólica
▪ Mastocitose sistêmica
▪ Neoplasia (p. ex., linfoma, carcinoma, leiomioma, leiomiossarcoma)
▪ Radiação
▪ Infecção (p. ex., citomegalovírus, herpes simples, tuberculose, sífilis)
▪ Úlcera de Cameron (hérnia hiatal)
▪ Idiopática

Fonte: Adaptado de Zaterka, 2016.

Síndrome de Mallory-Weiss

Consiste na laceração da mucosa na junção esofagogástrica, geralmente associada a situações que aumentem a pressão intraluminal (p. ex., êmese, tosse ou soluço frequente). O diagnóstico é endoscópico, sendo visualizada laceração única ou múltiplas, longitudinais em região de transição entre esôfago e estômago.

Lesão de Dieulafoy

Também se trata de uma causa pouco frequente de HDA. Consiste no sangramento proveniente de uma arteríola submucosa anormal que se protrai através da mucosa para a luz gástrica, sendo o local mais comum a pequena curvatura alta do estômago. Podem ocorrer episódios recorrentes de sangramento digestivo maciço, requerendo mais de uma endoscopia para se fazer o diagnóstico.

Ectasia Vascular de Antro Gástrico (GAVE)

É uma condição rara que acomete mais frequentemente o sexo feminino e idosos. Consiste numa afecção adquirida que resulta na ectasia da microvasculatura gástrica, sendo diagnosticada por EDA. Pode ser identificada com maior frequência em pacientes cirróticos, doentes renais crônicos com necessidade de hemodiálise, distúrbios do tecido conjuntivo e transplante de medula óssea. Pode apresentar padrões endoscópicos distintos, desde lesões puntiformes difusas a nódulos ou estrias com irradiação ao piloro ("estômago em melancia"). Casos duvidosos podem ser biopsiados, evidenciando capilares mucosos dilatados e tortuosos, com trombos intraluminais, e veias submucosas dilatadas, com fibro-hialinose e hiperplasia fibromuscular.

➡ Quadro Clínico

O sangramento digestivo alto, varicoso ou não, classicamente pode ser manifestado por meio de hematêmese (exteriorização por êmese contendo sangue vivo ou coágulos) ou melena (exteriorização por fezes enegrecidas com mau odor característico). Em alguns casos, em meio a sangramento vultoso, a exteriorização pode ocorrer por meio do orifício anal com eliminação de sangue vivo. Em certas situações, se o volume do sangramento é pequeno e a motilidade colônica for suficientemente reduzida para permitir a degradação da hemoglobina, o sangramento proveniente do intestino delgado ou do cólon proximal pode ser manifestado por melena. A exteriorização de sangue vivo pelo orifício anal pode divergir de nomenclatura, sendo a enterorragia atribuída à hemorragia franca, enquanto a hematoquezia relaciona-se ao sangramento com material fecal (e os dois termos podem ser empregados como sinônimos da mesma condição).

Ainda, a hemorragia digestiva, sobretudo se exteriorizada por via baixa, pode não ser facilmente identificável, sendo flagrada em exames laboratoriais por meio de anemia ferropriva. Esta pode levar a sinais e sintomas compensatórios ou decorrentes da falta de oxigênio transportado aos tecidos (p. ex., astenia, dispneia, dor torácica).

Quando secundária à doença ulcerosa péptica, o paciente pode apresentar síndrome dispéptica. Semiologicamente, o sintoma clássico da úlcera duodenal é epigastralgia que ocorre antes das refeições ou à noite, podendo ocorrer irradiação para dorso, sobretudo em pacientes com úlceras duodenais posteriores. Em virtude da tendência de formação e posterior cicatrização, o curso da epigastralgia tende a ser episódica. Já a úlcera gástrica costuma ocorrer logo após a refeição, sendo mais frequentes as queixas de anorexia, náuseas, êmese e perda ponderal não intencional. Contudo, deve-se salientar que a clínica não apresenta acurácia o suficiente para determinar se os sintomas dispépticos são atribuíveis à DUP ou mesmo topografá-la. Na anamnese, sempre se deve interrogar o uso de AINE/AAS, a necessidade de tratamento com radioterapia, além de fatores de risco para câncer gástrico.

➡ Diagnóstico

Endoscopia Digestiva Alta

A EDA segue como padrão-ouro para diagnóstico e manejo terapêutico. Tendo em vista a redução da mortalidade e de custos, estratégias de estratificação de risco devem ser adotadas. O tempo ideal para realização de EDA bem como os escores para estratificação de pacientes e para avaliação endoscópica de predição de sangramento serão abordados em tópicos específicos (veja "Escores e Avaliação Prognóstica" e "Endoscopia Digestiva Alta").

Exame radiológico contrastado

Apesar de constar no arsenal diagnóstico na doença ulcerosa, trata-se de um método diagnóstico menos preciso e com menor acurácia que a endoscopia, com aplicabilidade reduzida no contexto de urgência/emergência. Apresenta como desvantagem o uso de radiação ionizante e de necessitar de método endoscópico com realização de biópsia para diagnóstico específico e manejo terapêutico. Assim, fica indicado na indisponibilidade da endoscopia ou quando indicado cirurgia.

Outros exames complementares

Em pacientes com múltiplas úlceras gastroduodenais identificadas posteriormente em exame endoscópico, apresentando refratariedade no tratamento ou recorrência, com úlceras localizadas em 2ª porção duodenal, não associadas a etiologias típicas (*H. pylori* ou AINE), apresentando associação com diarreia ou litíase urinária, com história pregressa pessoal ou familiar de tumor hipofisário ou paratireoide, justifica-se a pesquisa de gastrinoma (síndrome de Zollinger-Ellison). O teste com sensibilidade e especificidade satisfatórias para identificação inicial é a gastrinemia. Concentrações séricas em jejum acima de 1.000 pg/mL e a hipersecreção gástrica de ácido são favoráveis ao diagnóstico. Diante disso, vale a pena enfatizar que pode ocorrer hipergastrinemia em estados hipossecretores ou acloridria gástrica (p. ex., anemia perniciosa). Pacientes com hipergastrinemia e suspeita clínica devem ser submetidos a testes provocativos, como o teste da secretina (nos pacientes com gastrinoma ocorre aumento acentuado na gastrinemia após injeção intravenosa de secretina). Após teste provocativo sugestivo, deve-se tentar localizar o tumor, objetivando ressecção cirúrgica sempre que possível. Entre o arsenal disponível, pode-se lançar mão de ultrassonografia endoscópica, cintilografia dos receptores de somatostatina, tomografia computadorizada, ressonância magnética e arteriografia seletiva.

➡ Escores e Avaliação Prognóstica

Com o paciente estável clinicamente ou em seu melhor estado hemodinâmico, inicia-se uma avaliação da capacidade de predizer risco de sangramento ou de piores desfechos que está associada diretamente à intensidade de investigação diagnóstica, de monitorização (em unidade de terapia intensiva (UTI) ou enfermaria) e de tempo até intervenção.

O escore de Glasgow-Bratchford e a escala de Rockall são as escalas clínicas mais utilizadas e são complementares, nenhuma é isoladamente capaz de predizer os desfechos clínicos mais importantes. A primeira avalia melhor a necessidade de intervenção e a segunda, a mortalidade.

Dessa forma, o escore de Glasgow-Bratchford avalia a necessidade de um doente com sangramento gastrointestinal necessitar de internação para tratamento específico, tendo uma AUROC 0,92 (95% IC 0,88-0,95). É atualmente um dos principais norteadores na decisão de manejo terapêutico. GBS $\leq$ 1 representa risco muito baixo de ressangramento, mortalidade em 30 dias ou necessidade de intervenção hospitalar e pode ser manejado de forma extra-hospitalar. Baseia-se em valores na avaliação inicial de hemoglobina, ureia, frequência cardíaca e pressão arterial sistólica, bem como de presença de síncope, melena, evidência de doença hepática ou insuficiência cardíaca.

É possível fazer avaliação prognóstica do doente crítico baseado em número de disfunções orgânicas ou em dados específicos da história natural da doença de base. Quanto maiores o número de disfunções orgânicas e o tempo de duração, maior é a mortalidade.

Quanto aos riscos relacionados ao sangramento, uma coorte retrospectiva para estudo prognóstico demonstrou, após 3 anos do evento de sangramento com necessidade de hospitalização, uma mortalidade por todas as causas de 36,7%, sendo intra-hospitalar de 9,7% e, em 30 dias, de 10%. A idade foi importante fator de risco com risco 53 vezes maior em pacientes com mais de 85 anos quando comparados com doentes com menos de 40 anos. Quando o risco foi estratificado por etiologia, as taxas se apresentaram maiores em pacientes com câncer do trato gastrointestinal (95%) e em pacientes com varizes esofágicas (52%), enquanto em pacientes com doença péptica foram de 38% a 41% e por Mallory-Weiss somente 13%. A mortalidade também foi maior em pacientes que apresentaram sangramento internados (54%) quando comparado com pacientes admitidos por sangramento (36%). Em análise univariada do estudo que validou o escore de Rockall, o ressangramento aumentou de forma independente a mortalidade de 5 a 16 vezes.

O Quadro 6.3 resume os fatores de risco associados a maior mortalidade na HDA.

■ Quadro 6.3. Fatores de risco associados a maior mortalidade.

Idade avançada > 85 anos
Etiologia neoplásica ou varizes esofágicas
Pacientes internados
Ressangramento

Fonte: Adaptado de Roberts, 2012.

➡️ Avaliação Inicial e Decisão de Intervenção

Os pacientes com HDA devem ser avaliados quanto à estabilidade hemodinâmica e à exteriorização ativa de sangramento (HDA maciça). A prioridade deve ser suporte hemodinâmico inicial e monitorização contínua (pressão arterial, frequência cardíaca e oximetria). Pacientes instáveis ou com sangramento ativo idealmente devem ser monitorizados em ambiente de UTI.

O sangramento importante/maciço é definido como perda de mais de 15% de volemia, caracterizado precocemente por taquicardia, possível hipotensão, necessidade de transfusão e queda do hematócrito (que pode ser tardia). Na presença de exteriorização contínua de sangue com instabilidade hemodinâmica importante, o suporte com transfusão de hemoderivados deve ser considerado independente do nível de hemoglobina/hematócrito, inclusive com potencial necessidade de Protocolo de Transfusão Maciça.

A intubação orotraqueal para o paciente instável tem as mesmas indicações habituais do paciente crítico: instabilidade hemodinâmica; proteção de vias aéreas (risco de broncoaspiração por hematêmese maciça); rebaixamento do nível de consciência; ou insuficiência respiratória aguda que não melhore com medidas não invasivas.

Na preparação para o procedimento, deve-se considerar uma via aérea de potencial difícil visualização de cordas vocais (laringoscopia difícil) pelo risco de presença de sangue/coágulos e de broncoaspiração durante o procedimento. Considerar também uma potencial via aérea fisiologicamente difícil, caso o paciente encontre-se instável hemodinamicamente (choque hipovolêmico/hemorrágico), pelo risco de colapso circulatório durante o procedimento.

Dessa forma, é usual priorizar sedativos que cardioprotetores que evitem hipotensão, como etomidato e quetamina, assim como o uso rotineiro de bloqueador neuromuscular pelo risco de laringoscopia difícil. É recomendado também que material de via aérea difícil esteja disponível e visível, com material de aspiração de via aérea, dispositivos de resgate de ventilação como máscara laríngea e de intubação como bougie. Além disso, mesmo em pacientes que não estejam instáveis, é recomendado ter no mínimo dois acessos venosos periféricos calibrosos e estratégia de resgate com vasopressores.

Em geral, os ajustes de ventilação mecânica iniciais devem considerar um pulmão com complacência e resistência normais. Em casos de insuficiência respiratória aguda com desconforto (taquipneia, uso de musculatura acessória), deve-se considerar um volume-minuto mais elevado e diferenciar a causa do desconforto entre doença pulmonar/caixa torácica ou reflexo de acidose metabólica. Nesses cenários, uma gasometria venosa precoce após intubação é útil para identificar distúrbios ácido-base e ajuste de volume minuto. Enquanto, a oxigenação pode ser titulada conforme saturação de oxigênio periférica com ajuste de FiO_2 (fração inspirada de oxigênio), não há obrigatoriedade de gasometria arterial.

Choque Hemorrágico por Hemorragia Digestiva Alta

O choque hemorrágico na fase aguda é caracterizado por baixo débito cardíaco com elevada resistência vascular periférica e baixas pressões de enchimento do coração (pressão venosa central (PVC) e pressão de oclusão da artéria pulmonar (POAP)). Após a fase inicial, pode-se observar um padrão de vasoplegia inerente à evolução do choque, com queda da resistência vascular periférica e alto/normal débito cardíaco.

Pacientes com sinais clínicos de choque hipovolêmico hemorrágico inicialmente devem ter otimização de pré-carga que será dada por expansão volêmica com cristaloides e com hemoderivados. Em pacientes com sangramento ativo, preferencialmente com hemoderivados, independente de hemoglobina sérica. A otimização de pré-carga baseia-se no princípio de que o aumento do retorno venoso pode aumentar o débito cardíaco, aumentando o volume diastólico final do ventrículo esquerdo e o volume sistólico do ventrículo esquerdo. Para guiar essa ressuscitação, utilizam-se medidas dinâmica de fluidorresponsividade e parâmetros que avaliem fluidotolerância (p. ex., pressão venosa central e congestão pulmonar).

Em pacientes críticos, a avaliação com ecocardiograma à beira-leito é útil na estimativa de débito cardíaco, em pressões de enchimento biventriculares e na avaliação subjetiva de função cardíaca biventricular.

Os vasopressores geralmente são iniciados ainda na fase de otimização de pré-carga de forma precoce. O principal vasopressor é a noradrenalina que deve ser titulada para pressão arterial média conforme condições clínicas do doente, caso não haja nenhuma outra comorbidade importante; em geral, esse valor é de 65 mmHg. Em caso de choque com alta necessidade de vasopressores, não é claro qual a segunda medicação a ser associada, em geral a vasopressina é a escolha.

Endoscopia Digestiva Alta

Na suspeita de HDA, deve-se fazer investigação diagnóstica, potencialmente terapêutica, com EDA em até 24 horas. Não há evidência de que EDA precoce (< 6 horas) seja superior à programada em até 24 horas em mortalidade ou ressangramento. Deve-se considerar EDA em até 12 horas em paciente com alto risco (taquicardia, hipotensão, broncoaspiração).

Durante a EDA, a classificação de Forrest para úlcera péptica discrimina pacientes em risco de sangramento persistente, ressangramento e mortalidade, conforme descrito No Quadro 6.3. Pacientes considerados de alto risco IA, IB e IIA devem receber tratamento hemostático endoscópico. Nos sangramentos ativos, o tratamento combinado de injeção de adrenalina com uma segunda modalidade hemostática (térmica ou mecânica) é superior ao tratamento com monoterapia. Deve-se tratar Forrest IIA com terapia térmica ou mecânica ou njeção de um agente esclerosante como monoterapia ou em combinação com injeção de epinefrina. Em geral, o tratamento com adrenalina não deve ser utilizado isoladamente.

Enquanto em doentes com coágulo visível aderido deve-se considerar remoção do coágulo e tratamento da lesão adjacente; nos demais casos de baixo risco, IIC e III não é recomendado tratamento hemostático durante a EDA.

Outras características endoscópicas como tamanho da úlcera > 2 cm, dimensões de vaso visível não sangrante e localização da úlcera na parede posterior do duodeno ou próxima da curvatura menor do estômago também estão associadas a eventos adversos ou à falha de tratamento endoscópico.

■ Quadro 6.4 – Classificação endoscópica de Forrest para úlcera péptica.

	Classificação		Risco de ressangramento
Sangramento ativo	IA	Sangramento em jato	> 90%
	IB	Sangramento em porejamento	55%
Estigmas de sangramento recente	IIA	Vaso visível	43%
	IIB	Coágulo aderido	22%
	IIC	Hematina na base	10%
Sem sinais de sangramento	III	Úlcera com fundo limpo	5%

Fonte: Desenvolvido pela autoria.

A indicação de intubação orotraqueal para realização de EDA é reservada para doentes com hematêmese ativa, agitação, encefalopatia, ou incapacidade de proteção adequada da via aérea durante o procedimento. Estudos recentes sugerem que a intubação orotraqueal sistemática em todos os doentes pode estar associada a maior risco de aspiração ou pneumonia, maior tempo de internação hospitalar e, potencialmente, maior mortalidade.

O uso de eritromicina no preparo para endoscopia é baseado na sua capacidade como procinético que promove maior esvaziamento gástrico. A presença de sangue, de coágulos ou de líquidos prejudica a visualização de estruturas e pode ser responsável pela não visualização de causa óbvia de sangramento em até 19% das hemorragias. A dose utilizada é de 250 mg por via endovenosa (EV) com infusão em 30 a 120 minutos. A forma EV da eritromicina não está disponível no Brasil.

Tratamento Farmacológico

O uso de inibidor de bomba de prótons em dose alta antes da endoscopia pode acelerar a resolução de sinais de sangramento em úlceras pépticas e reduzir a necessidade de tratamento endoscópico, entretanto sem reduzir risco de ressangramento ou de morte. A dose estudada de omeprazol é de 80 mg EV em bólus seguido de infusão contínua de 8 mg de omeprazol por hora por 24 horas. Apesar disso, é uma recomendação fraca nos principais guidelines.

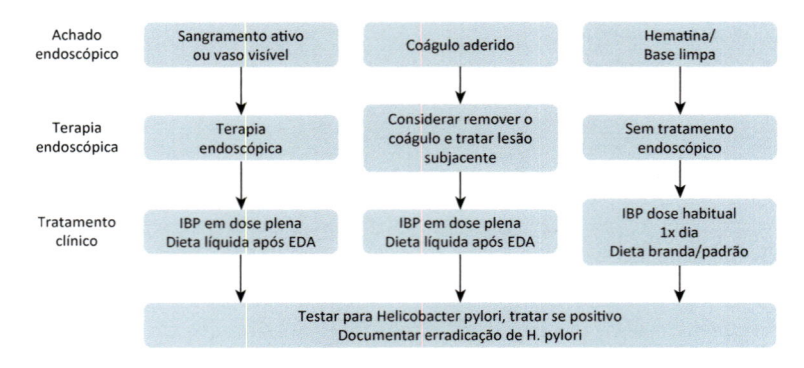

Figura 6.1 – Fluxograma do tratamento de HDA por úlcera péptica.
IBP: inibidor de bomba de prótons; EDA: endoscopia digestiva alta.

O tratamento com IBP após a realização da EDA e o diagnóstico de doença ulcerosa péptica é recomendado em dose alta ($\geq$ 80 mg/dia por $\geq$ 3 dias), de forma contínua ou intermitente, após tratamento endoscópico para reduzir ressangramento e mortalidade. De forma contínua, administra-se bólus de 80 mg seguido de 8 mg/hora e intermitente bólus de 80 mg seguido de 40 mg de 2 a 4 vezes/dia. Já o sucralfato não é validado como tratamento para HDA, apesar de extensamente estudado como profilaxia em doente crítico.

O ácido tranexâmico não é recomendado por não haver evidência de benefício em mortalidade ou risco de ressangramento em pacientes com hemorragia digestiva em importante estudo com 12 mil pacientes randomizados.

O objetivo da transfusão de hemoderivados é aumentar a entrega de oxigênio aos tecidos. E a transfusão de concentrado de hemácias é comum, feita em 50% dos doentes, mesmo em estratégias mais restritivas, com uso médio de 1,5 a 2 unidades. Atualmente é recomendada uma estratégia de transfusão de concentrado de hemácias com alvo de hemoglobina de 7 g/dL em pacientes estáveis, com redução de risco de ressangramento e de morte. É recomendado individualizar o uso de acordo com sintomas e comorbidades, em pacientes com doença cardiovascular crônica, recomenda-se transfusão com Hb $\leq$ 8 g/dL.

Em pacientes instáveis hemodinamicamente, é sugerido um alvo de hemoglobina de 8 g/dL. Em casos de doentes instáveis com sangramento ativo em grande quantidade, deve-se inclusive considerar protocolo de transfusão maciça, independentemente do nível sérico de hemoglobina.

O uso de sonda naso ou orogástrica não é recomendado de rotina como estratégia diagnóstica ou terapêutica. A aspiração/lavagem em pacientes com melena não é eficiente em diferenciar a origem do sangramento (alta vs. baixa) e também não auxilia na identificação de lesões de alto risco para necessidade de tratamento endoscópico. Além de não haver benefício no manejo clínico, está associado a sintomas importantes de desconforto como dor, sangramento nasal ou insucesso na passagem da sonda.

Quanto à alimentação via oral (VO), para doentes submetidos ao tratamento endoscópico, é possível iniciar dieta VO após o procedimento, enquanto para doentes sem tratamento específico, pode-se retomar alimentação sem restrições.

Manejo clínico de outras etiologias

As doenças relacionadas à acidez como esofagite erosiva, gastrite e duodenite geralmente têm curso mais benigno e prognóstico excelente, sendo também recomendado uso de alta dose de IBP, apesar de a hemostasia endoscópica não ser usualmente necessária.

Enquanto lesões de Mallory-Weiss não sangrantes são tratadas da mesma forma, as sangrantes devem ser tratadas de forma endoscópica, estas têm mortalidade similar à doença ulcerosa péptica sangrante. Os principais fatores de risco para pior prognóstico são idade, comorbidades e sangramento ativo no momento da EDA.

As lesões de Dieulafoy são mais comuns no estômago e no duodeno e são passíveis de tratamento hemostático por EDA. Há evidência de que o tratamento combinado com métodos térmicos e mecânicos é superior à monoterapia em atingir a hemostasia primária. Todas as formas de hemostasia parecem seguras e com resultados semelhantes. Há relato de embolização arterial seletiva como método de resgate em pacientes com falha de EDA ou não candidatas ao tratamento cirúrgico.

Para o tratamento de ectasia vascular do antro gástrico, medidas clínicas para controle de sintomas de anemia não são eficientes, já o tratamento da doença de base pode levar à resolução da GAVE. O tratamento endoscópico mais estudado por ser eficiente é a coagulação com plasma de argônio, com 77% dos pacientes não necessitando de transfusão de concentrado de hemácias em seguimento de 16 meses. É necessária mais de uma sessão e é igualmente eficiente em padrões difusos ou listrado (melancia). Antes do tratamento endoscópico, o tratamento cirúrgico com antrectomia era a única opção a longo prazo e ainda é considerado tratamento curativo para GAVE. Apesar de associada com maior morbidade e mortalidade em séries de doentes cirróticos. A mortalidade em 30 dias foi de 50% em pacientes que necessitam de tratamento cirúrgico para controle de sangramento por GAVE.

Há pouca evidência e relatos sobre tratamento de lesões de angiectasia sangrantes, não há um tratamento específico, sendo usualmente tratada com terapias hemostáticas endoscópicas como plasma de argônio, métodos térmicos, coagulação monopolar ou bipolar, entre outros métodos. Da mesma forma, tratamentos específicos para doença neoplásica com sangramento ativo têm evidência limitada, com efeito discreto em prevenção de ressangramento, hemostasia primária e mortalidade, mas com aparente redução de procedimentos cirúrgicos de urgência.

Recorrência de sangramento após tratamento endoscópico (falha de EDA)

Um ensaio clínico randomizado em doentes com ressangramento comparou tratamento endoscópico *versus* abordagem cirúrgica e foi observado que 73% dos doentes obtiveram controle de sangramento em seguimento por 6 semanas, evitando cirurgia e apresentando menos eventos adversos comparado com tratamento cirúrgico. Os 27% remanescentes foram submetidos à cirurgia de resgate por falha de hemostasia ou perfuração por tratamento térmico. Dessa forma, em casos de recorrência de sangramento após EDA com tratamento hemostático bem-sucedido em pacientes com úlcera péptica, recomenda-se repetir o exame e realizar novo tratamento endoscópico, se indicado.

Em casos de recorrência de sangramento, a despeito de realização de segunda EDA, é recomendado inicialmente tratamento de embolização arterial, baseado em análises de revisões sistemáticas e metanálises recentes que não demonstraram benefício de redução de mortalidade ou necessidade de outras intervenções, apesar de haver maior incidência de ressangramento seguido de abordagem por radiologia intervencionista. A decisão quanto ao método de resgate deve considerar também estabilidade hemodinâmica e comorbidades do doente.

BIBLIOGRAFIA

1. Laine L, Barkun NA, Saltzman JR, et al. ACG clinical guideline: upper gastrointestinal and ulcer bleeding. The American Journal of Gastroenterology. 2021; 116(1): 899-917.

2. Oakland K. Changing epidemiology and etiology of upper and lower gastrointestinal bleeding. Best Practice & Research Clinical Gastroenterology. 2019; 42-43:101610. DOI: 10.1016/j.bpg.2019.04.003. PMID: 31785737.

3. Hawkey CJ, Bosch J, Richter JE, et al. Textbook of clinical gastroenterology and hepatology. 2 ed. United Kingdom: Blackwell Publishing, 2012. p. 1246.

4. Zaterka S, Eisig JN. Tratado de gastroenterologia – da graduação à pós-graduação. 2 ed. São Paulo: Atheneu, 2016. p.1505.

5. Blatchford O, Murray WR, Blatchford M. A risk score to predict need for treatment for upper gastrointestinal haemorrhage. Lancet 2000;356:1318-1321.

6. Rockall TA, Logan RF, Devlin HB, et al. Risk assessment after acute upper gastrointestinal haemorrhage. Gut 1996; 38: 316-321.

7. Roberts SE, Button LA, Williams JG. Prognosis following upper gastrointestinal bleeding. Plos One. 2012,7(12):e49507.

8. Gralnek IM, Stanley AJ, Morris AJ, Camus M, Lau J, Lanas A, et al. Endoscopic diagnosis and management of nonvariceal upper gastrointestinal hemorrhage (NVUGIH): European Society of Gastrointestinal Endoscopy (ESGE) Guideline- Update 2021. Endoscopy. 2021 Mar;53(3):300-332.

9. Manual de Walls para o manejo da via aérea na emergência [recurso eletrônico] / Organizadores, Calvin A. Brown III, John C. Sakles, Nathan W. Mick. Trad. André Garcia Islabão. Rev. técnica Denis Colares Siqueira de Oliveira, Hélio Penna Guimarães. 5. ed. Porto Alegre: Artmed, 2019.

10. Azevedo LCP, Taniguchi LU, Ladeira JP, Bese BAMP, et al. medicina intensiva: abordagem prática. São Paulo: Manole, 2022.

11. Lau JYW, Yu Y, Tang RSY, Chan HCH, Yip HC, Chan SM, et al. Timing of endoscopy for acute upper gastrointestinal bleeding. N Engl J Med. 2020 Apr 2;382(14):1299-1308.

12. Lau JY, Leung WK, Wu JC, Chan FK, Wong VW, Chiu PW, Lee VW, Lee KK, Cheung FK, Siu P, Ng EK, Sung JJ. Omeprazole before endoscopy in patients with gastrointestinal bleeding. N Engl J Med. 2007 Apr 19;356(16):1631-40.

13. HALT-IT Trial Collaborators. Effects of a high-dose 24-h infusion of tranexamic acid on death and thromboembolic events in patients with acute gastrointestinal bleeding (HALT-IT): an international randomised, double-blind, placebo-controlled trial. Lancet. 2020 Jun 20;395(10241):1927-1936.

14. Jairath V, Kahan BC, Gray A, Doré CJ, Mora A, James MW, et al. Restrictive versus liberal blood transfusion for acute upper gastrointestinal bleeding (TRIGGER): a pragmatic, open-label, cluster randomised feasibility trial. Lancet. 2015 Jul 11;386(9989):137-44.

15. Villanueva C, Colomo A, Bosch A, Concepción M, Hernandez-Gea V, Aracil C, et al. Transfusion strategies for acute upper gastrointestinal bleeding. N Engl J Med. 2013 Jan 3;368(1):11-21.

16. Selinger CP, Ang YS. Gastric Antral Vascular Ectasia (GAVE): an update on clinical presentation, pathophysiology and treatment. Digestion, 2008;77:131-137.

17. Lau JY, Sung JJ, Lam YH, et al. Endoscopic retreatment compared with surgery in patients with recurrent bleeding after initial endoscopic control of bleeding ulcers. N Engl J Med 1999;340:751-6.

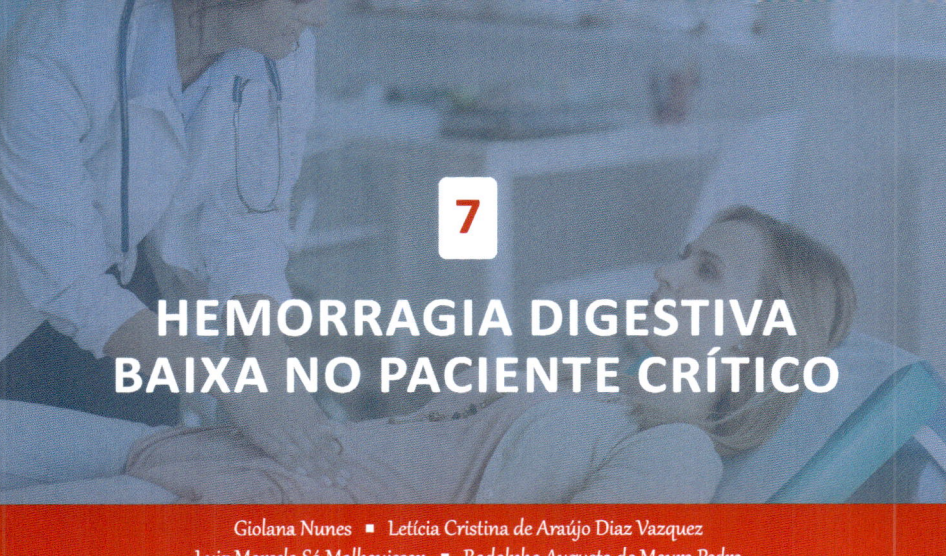

7

HEMORRAGIA DIGESTIVA BAIXA NO PACIENTE CRÍTICO

Giolana Nunes ▪ Letícia Cristina de Araújo Diaz Vazquez
Luiz Marcelo Sá Malbouisson ▪ Rodolpho Augusto de Moura Pedro

➡ Introdução

A hemorragia digestiva baixa (HDB) é um importante diagnóstico diferencial do sangramento no doente crítico e figura entre as principais causas digestivas de admissão hospitalar ou em terapia intensiva. Apesar disso, a maioria dos estudos e de publicações científicas é direcionada às hemorragias digestivas altas (HDA) por serem frequentemente mais comuns e de maior morbidade, associadas à disfunção hemodinâmica e proporcionarem menor tempo para ressuscitação volêmica, para o tratamento endoscópico e para a monitorização.

Embora nem sempre seja possível identificar a origem do sangramento, o ponto anatômico utilizado para a diferenciação entre HDA e HDB é o ligamento de Treitz, estrutura que ancora a flexura responsável pela transição duodenojejunal e que marca o segmento a partir do qual os sangramentos originados serão categorizados como baixos. Essa localização mais distal resulta em menor tempo de trânsito do sangue no trato intestinal, o que resultará em sua apresentação clínica clássica de hematoquezia ou sangue vermelho brilhante exteriorizado pelo reto, especialmente nas topografias mais inferiores como nos sangramentos colorretais. A HDB apresenta evolução distinta, sendo considerada uma entidade separada com diagnóstico e algoritmos específicos.

Neste capítulo, serão analisadas a epidemiologia e os fatores de risco para o desencadeamento de HDB, a avaliação inicial do paciente, o papel das ferramentas de estratificação do risco de complicações, o diagnóstico por colonoscopia e por outros métodos de imagem, assim como as estratégias de ressuscitação volêmica, a reversão de coagulopatias e o manejo medicamentoso/transfusional.

➡ Epidemiologia

A HDB, entre as causas digestivas, é o diagnóstico primário mais comum nas internações hospitalares nos Estados Unidos. Nos casos que exigiram hospitalização por HDB, observa-se uma grande complexidade associada ao aumento da idade, a comorbidades, à necessidade de transfusão e ao aumento do tempo de permanência hospitalar, quando confrontados com dados das décadas anteriores.

É importante ressaltar que os estudos epidemiológicos indicam que a HDB pode estar em curva ascendente quando comparada à incidência de HDA, com a ocorrência de HDB inclusive superando a de HDA ao longo do tempo, em especial nos pacientes com mais de 80 anos. Esse achado sugere que tal aumento está associado ao envelhecimento global da população, além da introdução e da popularização de antitrombóticos e de anticoagulantes.

Os fatores de risco para a ocorrência de HDB incluem o uso de antiagregantes plaquetários, particularmente aspirina e clopidogrel e anti-inflamatórios não esteroidais (AINE). Em uma revisão sistemática de estudos observacionais, o risco relativo de HDB associado ao uso de aspirina foi de 1,8 vezes (1,1-3). Existe ainda a descrição de que, entre novos usuários de aspirina, a incidência de HDB foi maior do que a de HDA, embora a taxa de casos fatais tenha sido muito menor na HDB, com a maioria dos casos tratada ambulatorialmente. Além disso, o uso de aspirina e de AINE é associado a maior risco de sangramento diverticular e de pólipos colorretais, em especial quando associado a antiagregantes plaquetários como o clopidogrel. O uso combinado de antiagregantes plaquetários e anticoagulantes ou a terapia antitrombótica tripla parecem potencializar o risco de HDB.

Entre os anticoagulantes, os antagonistas da vitamina K também são implicados em um aumento de até três vezes do risco de sangramento gastrointestinal quando comparados ao placebo. Apesar de não ter sido demonstrada diferença especificamente no risco de HDB quando comparamos os novos anticoagulantes orais diretos (DOAC) aos anticoagulantes convencionais, o risco para sangramento digestivo em geral (HDA + HDB) parece estar aumentado nos usuários de DOAC. O uso de dabigatrana e de rivaroxabana parece induzir mais episódios de HDB que o uso de varfarina e outros DOAC, sendo a rivaroxabana também associada a um risco 1,53 vezes maior que a apixabana. Dessa forma, é aconselhável a realização do rastreamento para câncer colorretal nas populações de risco antes do início de terapias com anticoagulantes orais, ou na maior brevidade possível logo após o início destas, objetivando reduzir o risco de HDB.

→ Etiologia

A principal causa de HDB é o sangramento diverticular, sendo o diagnóstico diferencial a ser realizado com as demais principais causas como colite isquêmica, angiectasias, neoplasias colorretais, sangramento pós-polipectomia, hemorroidas e colite inflamatória, infecciosa ou actínica, úlceras retais, induzidas por AINE ou estercorais, além de etiologias menos comuns como a lesão de Dieulafoy e as varizes colorretais.

■ Tabela 7.1 – Etiologias de hemorragia digestiva baixa.

Doença Diverticular	30%-65%
Colite isquêmica	5%-20%
Doença hemorroidária	5%-20%
Pólipos/neoplasias	2%-15%
Angiectasias	5%-10%
HDB pós -polipectomia	2%-7%
Doença inflamatória intestinal	3%-5%
Colite infecciosa	2%-5%
Ulceração estercoral	0%-5%
Varizes colorretais	0%-3%
Retite actínica	0%-2%
Colopatia por AINE	0%-2%
Lesão de Dieulafoy	Rara

Fonte: Adaptada de Gralnek, et al., 2017.

O leitor mais atento perceberá uma grande variação na descrição das incidências, este fato se deve à diferença de populações e de métodos diagnósticos de cada coorte. Por exemplo, em um estudo japonês no qual realizaram colonoscopia em 88% dos pacientes internados com HDB, a etiologia diverticular foi identificada em 64% dos casos, enquanto que, em uma auditoria dos pacientes com HDB no Reino Unido, essa taxa foi de 26,4%, mas a utilização de métodos endoscópicos foi bastante inferior (sigmoidoscopia flexível em 21,5% das vezes e colonoscopia em 4% dos casos).

→ Apresentação Clínica

O sangramento digestivo usualmente se apresentará de duas formas clínicas, o sangramento alto, mais proximal, que será exteriorizado por melena ou hematêmese, e o sangramento baixo, tópico deste capítulo, frequentemente exteriorizado por sangramento vivo que pode vir acompanhado de coágulos nas fezes. A presença de coágulo nas fezes apresenta especificidade de 99,2% para o diagnóstico de HDB, desde que visto pelo médico em vez de relatado pelo paciente. O sangramento baixo é autolimitado em 80% das ocasiões e pode assumir caráter intermitente. Essas características fazem da HDB classicamente menos associada a manifestações hemodinâmicas severas que a HDA, mas achados como taquicardia e hipotensão podem ser sugestivos de gravidade. A recorrência do sangramento é comum na HDB, sendo maior o risco com idade avançada, instabilidade hemodinâmica e nas etiologias diverticulares.

A diferenciação entre HDA e HDB pode ser realizada ocasionalmente por meio do exame físico ou por exames laboratoriais, além, é claro, dos métodos complementares por imagem. Ao exame físico, a anuscopia pode revelar a presença de cordões varicosos sugestivos de doença hemorroidária, e a inspeção das fezes pode sugerir a origem do sangramento com base nos achados já descritos. O toque retal pode revelar sangue em dedo de luva, além da presença de massas. A complementação laboratorial também é descrita na diferenciação, sendo a relação ureia/creatinina sugestiva de HDB quando < 64. Outros exames sugeridos são: hemograma; bioquímica; função hepática; e coagulação.

A história clínica e os fatores de risco podem auxiliar na investigação etiológica, por exemplo, pacientes idosos, com alteração recente do ritmo intestinal e perda de peso podem indicar a possibilidade diagnóstica de neoplasia de cólon; já em um paciente adulto jovem, uma clínica similar poderia sugerir doença inflamatória intestinal. O uso de medicamentos prévios deve ser questionado, em especial no caso de anti-inflamatórios, anticoagulantes ou antiplaquetários. Apesar dessas associações, a ampla gama de etiologias (Tabela 7.1) frequentemente se manifesta com exteriorização similar (hematoquezia com ou sem coágulos), sendo comum que o diagnóstico definitivo ocorra apenas após avaliação complementar por métodos de imagem ou até mesmo por biópsia.

Entre os métodos de imagem, a colonoscopia se destaca por permitir ao mesmo tempo o diagnóstico e a terapêutica. Mas a necessidade de preparo nem sempre poderá ser atingida de forma segura ou rápida em pacientes graves. Outras opções são a cintilografia, a angiotomografia e a angiografia. Cada um desses métodos tem particularidades, vantagens e vieses que serão discutidos a seguir e apresentados no Quadro 7.1.

Colonoscopia

É o teste de escolha para diagnóstico e tratamento de hemorragia digestiva baixa (HDB) em pacientes hemodinamicamente estáveis. Como mencionado, esse método permite visualização direta do reto e do cólon, oferecendo, além da possibilidade de diagnóstico macroscópico, a opção de biopsiar amostras para análise anatomopatológica e a adoção de medidas terapêuticas em algumas etiologias. Na ausência de achados colônicos, a extensão do exame até o íleo pode revelar fontes proximais de sangramento. A grande limitação do método é a necessidade de preparo do cólon para uma adequada visualização das estruturas.

O preparo do cólon frequentemente leva um tempo de 12 a 24 horas, ou mais, e pode encontrar dificuldades em ser realizado no paciente crítico, especialmente quando a via enteral não puder ser utilizada. Nesses casos, o preparo exclusivo com enemas pode ser tentado, mas a disfunção intestinal pode funcionar como barreira. Em pacientes com colonoscopia recente e de boa qualidade, em que a etiologia já tenha sido estabelecida, a repetição do exame pode ser desnecessária, em especial naqueles em que a terapia endoscópica será possivelmente infrutífera.

Angiotomografia

A angiotomografia representa uma ótima opção diagnóstica nos pacientes em que a instabilidade ou a gravidade não permitam a espera demasiada para o preparo do cólon. A angiotomografia pode precisar a localização da fonte de sangramento, seja arterial ou venoso, e delinear a anatomia antes do tratamento. O exame pode ser realizado em poucos minutos e disponibilizar o resultado em tempo real, mas não permite que a causa identificada seja tratada, como na colonoscopia e na angiografia. Além disso, outras desvantagens são a exposição à radiação e ao contraste endovenoso.

Uma vez que apresenta maior sensibilidade que a arteriografia, esse exame pode ser usado como um passo inicial, visto que, caso não identifique a fonte do sangramento, a localização deste por meio da angiografia seria ainda menos provável. A realização do exame nas primeiras 4 horas da hematoquezia aumenta a chance de um teste positivo e o sangramento a uma taxa de 0,3 a 0,5 mL/minuto pode ser detectado, mas quanto maior o tempo entre a CTA e a angiografia, menor a correlação entre os achados.

Colonoscopia vs. Angiotomografia

A severidade do sangramento, a disponibilidade de radiologia seu perfil intervencionista, o protocolo institucional e a experiência do colonoscopista em hemostasia podem influenciar na escolha do método a ser realizado, mas em pacientes com hemorragia significativa, a realização da angiotomografia pode ser priorizada considerando o menor tempo para realização e a identificação precisa do vaso a ser tratado por angiografia. Em pacientes hospitalizados, a colonoscopia em até 24 horas resultou em desfechos semelhantes quanto à detecção de sangramentos ativos, redução do risco de ressangramento, do sucesso endoscópico, necessidade de transfusões ou mortalidade. Assim, a colonoscopia urgente deve ser avaliada apenas em pacientes selecionados, com altíssima probabilidade de sangramento ativo tal como nas HDB pós-polipectomia.

Angiografia

A angiografia é menos sensível que a angiotomografia e a cintilografia, detectando sangramentos de 0,5 a 1 mL/min, mas apresenta como vantagem a possibilidade de embolização terapêutica do vaso sangrante. Com objetivo de melhorar a acurácia do método, recomenda-se que seja realizada em até 90 minutos após a angiotomografia que revelou os sangramentos. Em especial nos casos sem localização determinada, a realização prévia da tomografia é recomendada por ser mais sensível, servindo, assim, de passo inicial para excluir aqueles pacientes em que a angiografia provavelmente não conseguirá identificar o foco do sangramento. A angiografia não requer preparo intestinal, pode ser realizada rapidamente (mediante disponibilidade de profissionais e de material), localiza o sangramento com precisão e permite a intervenção terapêutica com a embolização transcateter.

Cintilografia

Embora se configure como o método de alta sensibilidade, identificando sangramentos ainda menores que a angiotomografia e arteriografia (acima de 0,1 mL/minuto), a cintilografia de hemácias marcadas é raramente utilizada no cenário de hemorragia digestiva baixa em terapia intensiva. Esse fato guarda relação com a sua imprecisão na identificação anatômica do local do sangramento, gerando uma imagem frequentemente borrada e ampla. Esse método pode requerer um maior tempo para sua realização e configura-se como procedimento exclusivamente diagnóstico, não permitindo a terapêutica específica.

Quadro 7.1 – Diagnóstico na hemorragia digestiva baixa.

Exame	Sensibilidade	Desvantagem	Terapêutico
Colonoscopia	Visualização Direta	Preparo + sedação Perfuração (<1%)	Sim
Angiotomografia	0,3 mL/minuto Localização precisa	Contraste Transporte	Não
Cintilografia	0,1 mL/minuto	Localização imprecisa Disponibilidade/ transporte	Não
Arteriografia	0,5 mL/min Localização precisa	Falso-negativo Isquemias	Sim

Fonte: Adaptado de Gralnex, et al., 2017 .

➡ Tratamento

O tratamento da HDB deve contemplar não só a busca pela interrupção do sangramento, mas também a instituição de terapias de suporte às disfunções decorrentes da hemorragia. Sinais de hipovolemia devem ser pesquisados e podem ditar a agressividade da ressuscitação. Achados como taquicardia, hipotensão ortostática ou mesmo em decúbito se correlacionam com maior gravidade. Nesses doentes graves, deve-se considerar a possibilidade de hemorragia alta, pois 10% a 15% dos pacientes com hematoquezia grave têm, em verdade ,HDA, o que indica frequentemente a realização inicial de endoscopia digestiva alta.

A hemoglobina sérica não deve ser utilizada como fator excludente para o início do manejo clínico, visto que a perda inicial de sangue total poderá ocorrer desacompanhada da queda do valor hematimétrico. A queda dos níveis de hemoglobina pode levar algumas horas, até que o plasma seja reabsorvido e a queda na concentração do carreador seja revelada.

Ressuscitação Hemodinâmica

O manejo volêmico na HDB pode ser complexo, visto que a expansão frequentemente indicada para estabilização inicial do doente pode resultar em diluição dos fatores de coagulação impedindo a adequada reologia sanguínea. Outro ponto de discussão é a de que a indução de hipervolemia/hipertensão pode ocasionar o aumento da pressão geradora do sangramento, fato este descrito como potencialmente prejudicial em alguns tipos de hemorragia.

Dito isso, pacientes instáveis hemodinamicamente podem ser manejados inicialmente com expansão endovenosa com cristaloides, cujo objetivo inicial será a elevação do débito cardíaco para manutenção da oferta de oxigênio tecidual que foi prejudicada pela redução do carreador (hemoglobina). Diferente das indicações clássicas baseadas em valores fixos, a expansão volêmica diante do sangramento deve ser guiada, alíquota por alíquota, mediante suspeita de hipovolemia e testes de responsividade a volume, cuidado este justificado pelos possíveis efeitos colaterais já citados. A ineficácia em atingir estabilidade hemodinâmica pode incitar o início de vasopressores, sendo sugerida a normalização da pressão arterial antes da intervenção por endoscopia ou angiografia.

Além da estabilização pressórica, o médico deve estar atento à oferta de oxigênio se necessário, à monitorização cardíaca contínua e à obtenção de acesso venoso calibroso e seguro, não só para a infusão de medicamentos, mas que permita a sedação a ser requerida pelos procedimentos subsequentes.

Manejo Transfusional

A literatura sobre a segurança de protocolos mais restritivos de transfusão é bem estabelecida, sendo essa restrição ainda mais recomendada no cenário das hemorragias digestivas altas, em que a transfusão liberal mostrou relação com maior mortalidade. A justificativa para pior desfecho parece recair em doentes cirróticos, cuja transfusão liberal resultou em maior pressão portal, com maior risco de ressangramento e óbito. Embora esse conceito não necessariamente possa ser generalizado ao doente com HDB, vale lembrar que, nessa mesma população (cirróticos), o sangramento baixo relacionado à pressão portal pode ocorrer. De maneira geral, a terapia transfusional com alvo de hemoglobina entre 7 e 9 mg/dL é sugerida, sendo valores mais liberais frequentemente sugeridos em pacientes com coronariopatia instável. Como detalhado, o sangramento agudo pode demorar para resultar em queda da hemoglobina, sendo a transfusão na vigência de choque hemorrágico ou sangramento ativo abundante passível de avaliação caso a caso.

A transfusão de plasma fresco congelado, fibrinogênio/crioprecipitado e outros produtos seguem os *triggers* usuais da população crítica. Já o uso de antifibrinolíticos como o ácido tranexâmico foi estudado recentemente no cenário de hemorragia digestiva, sendo seu uso profilático incapaz de reduzir o desfecho de morte por sangramento, mas mostrou associação com aumento da incidência de eventos trombóticos venosos.

Reversão em Anticoagulantes

Em pacientes com hemorragias relacionadas ao uso de anticoagulantes, além da interrupção da droga, uma terapia reversora pode ser útil e dependerá do distúrbio induzido:

→ **Antagonistas da vitamina K com INR elevado:** as principais opções são vitamina K, plasma fresco congelado (PFC) ou complexo de protrombina de quatro fatores (PCC). *Guidelines* europeus orientam uso de vitamina K e PCC em pacientes instáveis, sendo priorizados pela menor diluição a ser infundida. O PFC pode ser administrado se o PCC não estiver disponível. As plaquetas devem ser transfundidas em pacientes com baixa contagem de plaquetas ≤ 30 mil e ≤ 50 mil se algum procedimento endoscópico.

→ **DAOC:** esses pacientes são usualmente tratados com suporte transfusional e interrupção da droga, mas em hemorragias importantes e/ou refratárias estão ainda descritas as opções de idarucizumab para dabigatrana e andexanet alfa para apixabana e rivaroxabana quando o DAOC foi ingerido nas últimas 24 horas, mas a disponibilidade dessas drogas é incomum na maioria dos serviços. Níveis normais de INR ou TTPA não excluem níveis elevados de apixabana e rivaroxabana, se disponíveis, exames como fator anti-Xa podem revelar o distúrbio.

→ **Antiagregantes:** quando indicada por prevenção primária, a aspirina deve ser descontinuada. Nos casos de prevenção secundária, deve-se individualizar a decisão, pesando-se o benefício da suspensão versus o risco cardiovascular. Antiplaquetários diversos devem ser cessados nos casos de hematoquezia severa, mas em pacientes com *stents* < 1 ano, a discussão deve também ser individualizada.

→ Manejo de etiologias específicas

Sangramento diverticular

O sangramento diverticular geralmente é indolor, mas ocorre em grande quantidade por ser arterial. Quando o sangramento está ativo na colonoscopia e o vaso é acessível, o uso de clipes hemostáticos, de ligadura ou de eletrocoagulação pode ser eficaz, sendo a ligadura relacionada com melhores taxas de controle a longo prazo que o clipe. O sangramento diverticular é causa de HDB reincidente, não sendo incomum a necessidade de internações subsequentes com clínica similar. Nos casos de diagnóstico conhecido e sangramento de baixa intensidade, o manejo conservador pode ser avaliado.

Lesões vasculares

Geralmente as angiectasias vasculares se apresentam com perda sanguínea crônica nas fezes com sangue oculto positivo, mas a exteriorização em hematoquezia ocorre em uma menor parcela dos casos. Quando identificadas, o tratamento colonoscópico com plasma de argônio é a terapia mais utilizada para erradicação. Angiectasias grandes no cólon direito podem requerer injeção de fluido antes do plasma com objetivo de evitar perfurações. Dieulafoy colônico é uma causa rara de hemorragia digestiva baixa, mas podem ser tratados com sucesso utilizando-se epinefrina, clipes e eletrocoagulação.

Sangramento Pós-Polipectomia

A colonoscopia geralmente é bem indicada nessa complicação e permite o tratamento quando há sangramento visível no local da polipectomia.

Variáveis de risco são uso de anticoagulantes ou antiplaquetários, pólipos de cólon esquerdo, uso de eletrocautério ou pólipo pediculado. O uso de terapias locais como plasma de argônio, clipes ou eletrocautério se apresenta como possibilidade e a escolha específica recai sobre o tipo de lesão encontrada e a experiência individual do profissional endoscopista.

Sangramentos do intestino médio

Assim como descrito inicialmente, sangramentos que ocorrem após o ligamento de *treitz* são considerados baixos, e a maioria destes terá sua localização anatômica no cólon e seguirá o manejo colonoscópico descrito quando possível. Entretanto, sangramentos em jejuno e íleo proximal, também caracterizados como HDB, são de difícil acesso por métodos endoscópicos tradicionais, resultando em desafio diagnóstico e terapêutico, sendo por vezes classificados como sangramentos de intestino médio. Uma modalidade de endoscopia ainda não mencionada neste capítulo é a enteroscopia, utilizada justamente para avaliar tais sangramentos, mas sua disponibilidade ainda é limitada na maioria dos serviços. O uso de cápsulas endoscópicas pode ser avaliado em doentes estáveis, mas diante da severidade clínica sugere-se a realização de angiotomografia diagnóstica seguida de angiografia terapêutica.

➡ Tratamento cirúrgico

A cirurgia representa ferramenta final na terapia da HDB, sendo seu uso reservado aos casos em que o controle do sangramento não foi possível com o uso da colonoscopia e/ou radiologia intervencionista. Diante de sua indicação, nos pacientes cuja estabilidade clínica permita, a realização prévia de angiotomografia pode ser útil, tanto para a identificação precisa do local do sangramento como para o planejamento da técnica operatória. Em pacientes com doença de Crohn, a cirurgia, por vezes necessária, deve ser econômica visto que a recorrência é esperada e pode resultar em indicações cirúrgicas de repetição com posterior síndrome do intestino curto. Em sangramentos baixos graves sem a identificação do foco, a colectomia total pode ser necessária.

A Figura 7.1 descreve um fluxograma com o resumo do manejo diagnóstico e terapêutico sugerido com base nas informações aqui apresentadas.

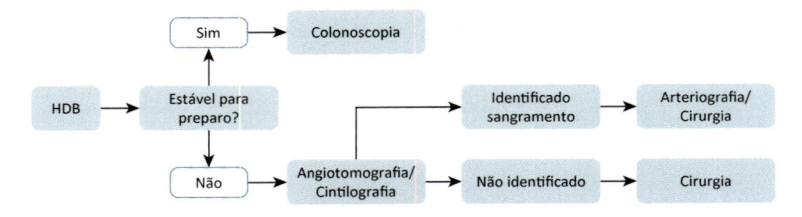

■ Figura 7.1 – Sugestão de fluxo diagnóstico e terapêutico na hemorragia digestiva baixa (HDB).

Fonte: Desenvolvida pela autoria.

BIBLIOGRAFIA

18. Strate LL, Gralnek IM. ACG clinical guideline: management of patients with acute lower gastrointestinal bleeding. American Journal of Gastroenterology. 2016 Apr;111(4):459-74.

19. Oakland K, Guy R, Uberoi R, Hogg R, Mortensen N, Murphy MF, Jairath V; UK Lower GI Bleeding Collaborative. Acute lower GI bleeding in the UK: patient characteristics, interventions and outcomes in the first nationwide audit. Gut. 2018 Apr;67(4):654-662. doi: 10.1136/gutjnl-2016-313428. Epub 2017 Feb 1. PMID: 28148540.

20. Oakland K, Chadwick G, East JE, Guy R, Humphries A, Jairath V, et al. Diagnosis and management of acute lower gastrointestinal bleeding: guidelines from the British Society of Gastroenterology. Gut. 2019 Feb 12 [cited 2019 May 18];68(5):776-89.

21. Zuccaro G. Management of the adult patient with acute lower gastrointestinal bleeding. The American Journal of Gastroenterology. 1998 Aug;93(8):1202-8.

22. Triantafyllou K, Gkolfakis P, Gralnek IM, Oakland K, Manes G, Radaelli F, et al. Diagnosis and management of acute lower gastrointestinal bleeding: European Society of Gastrointestinal Endoscopy (ESGE) Guideline. Endoscopy. 2021 Jun 1;53(08):850-68.

23. Sengupta N, Feuerstein JD, Jairath V, Shergill AK, Strate LL, Wong RJ, Wan D. Management of patients with acute lower gastrointestinal bleeding: an updated ACG guideline. Am J Gastroenterol. 2023 Feb 1;118(2):208-231. doi: 10.14309/ajg.0000000000002130. Epub 2022 Sep 21. PMID: 36735555.

24. Gralnek IM, Neeman Z, Strate LL. Acute lower gastrointestinal bleeding. N Engl J Med. 2017 Mar 16;376(11):1054-1063. doi: 10.1056/NEJMcp1603455. PMID: 28296600.

25. HALT-IT Trial Collaborators. Effects of a high-dose 24-h infusion of tranexamic acid on death and thromboembolic events in patients with acute gastrointestinal bleeding (HALT-IT): an international randomised, double-blind, placebo-controlled trial. Lancet. 2020 Jun 20;395(10241):1927-1936. doi: 10.1016/S0140-6736(20)30848-5. PMID: 32563378; PMCID: PMC7306161.

26. Villanueva C, Colomo A, Bosch A, Concepción M, Hernandez-Gea V, Aracil C, Graupera I, Poca M, Alvarez-Urturi C, Gordillo J, Guarner-Argente C, Santaló M, Muñiz E, Guarner C. Transfusion strategies for acute upper gastrointestinal bleeding. N Engl J Med. 2013 Jan 3;368(1):11-21. doi: 10.1056/NEJMoa1211801. Erratum in: N Engl J Med. 2013 Jun 13;368(24):2341. PMID: 23281973.

27. Abraham NS, Hartman C, Richardson P, Castillo D, Street RL Jr, Naik AD. Risk of lower and upper gastrointestinal bleeding, transfusions, and hospitalizations with complex antithrombotic therapy in elderly patients. Circulation. 2013 Oct 22;128(17):1869-77. doi: 10.1161/CIRCULATIONAHA.113.004747. Epub 2013 Sep 11. PMID: 24025594.

28. Cea Soriano L, Lanas A, Soriano-Gabarró M, García Rodríguez LA. Incidence of upper and lower gastrointestinal bleeding in new users of low-dose aspirin. Clin Gastroenterol Hepatol. 2019 Apr;17(5):887-895.e6. doi: 10.1016/j.cgh.2018.05.061. Epub 2018 Jun 14. PMID: 29908361.

29. Coleman CI, Sobieraj DM, Winkler S, Cutting P, Mediouni M, Alikhanov S, Kluger J. Effect of pharmacological therapies for stroke prevention on major gastrointestinal bleeding in patients with atrial fibrillation. Int J Clin Pract. 2012 Jan;66(1):53-63. doi: 10.1111/j.1742-1241.2011.02809.x. Epub 2011 Oct 31. PMID: 22093613.

30. García Rodríguez LA, Martín-Pérez M, Hennekens CH, Rothwell PM, Lanas A. Bleeding risk with long-term low-dose aspirin: a systematic review of observational studies. PLoS One. 2016 Aug 4;11(8):e0160046. doi: 10.1371/journal.pone.0160046. PMID: 27490468; PMCID: PMC4973997.

31. Joshi AY, Iyer VN, Hagan JB, St Sauver JL, Boyce TG. Incidence and temporal trends of primary immunodeficiency: a population-based cohort study. Mayo Clin Proc. 2009;84(1):16-22. doi: 10.1016/S0025-6196(11)60802-1. PMID: 19121249; PMCID: PMC2630110.

32. Guo C-G, Zhang F, Wu JT, Cheung K-S, Li B, Law SYK., Leung WK. (2021). Divergent trends of hospitalizations for upper and lower gastrointestinal bleeding based on population prescriptions of aspirin, proton pump inhibitors and *Helicobacter pylori* eradication therapy. United European Gastroenterol J, 9: 543-551. https://doi.org/10.1002/ueg2.12067.

33. Hearnshaw SA, Logan RF, Lowe D, Travis SP, Murphy MF, Palmer KR. Acute upper gastrointestinal bleeding in the UK: patient characteristics, diagnoses and outcomes in the 2007 UK audit. Gut. 2011 Oct;60(10):1327-35. doi: 10.1136/gut.2010.228437. Epub 2011 Apr 13. PMID: 21490373.

34. Ingason AB, Hreinsson JP, Ágústsson AS, Lund SH, Rumba E, Pálsson DA, Reynisson IE, Guðmundsdóttir BR, Önundarson PT, Björnsson ES. Rivaroxaban is associated with higher rates of gastrointestinal bleeding than other direct oral anticoagulants : a nationwide propensity score-weighted study. Ann Intern Med. 2021 Nov;174(11):1493-1502. doi: 10.7326/M21-1474. Epub 2021 Oct 12. PMID: 34633836.

35. Kvasnovsky CL, Papagrigoriadis S, Bjarnason I. Increased diverticular complications with nonsteriodal anti-inflammatory drugs and other medications: a systematic review and meta-analysis. Colorectal Dis. 2014 Jun;16(6):O189-96. doi: 10.1111/codi.12516. PMID: 24320820.

36. Lanas Á, Carrera-Lasfuentes P, Arguedas Y, García S, Bujanda L, Calvet X, Ponce J, Perez-Aísa Á, Castro M, Muñoz M, Sostres C, García-Rodríguez LA. Risk of upper and lower gastrointestinal bleeding in patients taking nonsteroidal anti-inflammatory drugs, antiplatelet agents, or anticoagulants. Clin Gastroenterol Hepatol. 2015 May;13(5):906-12. e2. doi: 10.1016/j.cgh.2014.11.007. Epub 2014 Nov 14. PMID: 25460554.

37. Longo S, Altobelli E, Castellini C, Vernia F, Valvano M, Magistroni M, Mancusi A, Viscido A, Ashktorab H, Latella G. Non-steroidal anti-inflammatory drugs and acetylsalicylic acid increase the risk of complications of diverticular disease: a meta-analysis of case-control and cohort studies. Int J Colorectal Dis. 2022 Mar;37(3):521-529. doi: 10.1007/s00384-021-04088-1. Epub 2022 Jan 30. PMID: 35094111.

38. Miller CS, Dorreen A, Martel M, Huynh T, Barkun AN. Risk of gastrointestinal bleeding in patients taking non-vitamin k antagonist oral anticoagulants: a systematic review and meta-analysis. Clin Gastroenterol Hepatol. 2017 Nov;15(11):1674-1683.e3. doi: 10.1016/j.cgh.2017.04.031. Epub 2017 Apr 27. PMID: 28458008.

39. Nagata N, Kobayashi K, Yamauchi A, Yamada A, Omori J, Ikeya T, Aoyama T, Tominaga N, Sato Y, Kishino T, Ishii N, Sawada T, Murata M, Takao A, Mizukami K, Kinjo K, Fujimori S, Uotani T, Fujita M, Sato H, Suzuki S, Narasaka T, Hayasaka J, Funabiki T, Kinjo Y, Mizuki A, Kiyotoki S, Mikami T, Gushima R, Fujii H, Fuyuno Y, Gunji N, Toya Y, Narimatsu K, Manabe N, Nagaike K, Kinjo T, Sumida Y, Funakoshi S, Kawagishi K, Matsuhashi T, Komaki Y, Miki K, Watanabe K, Fukuzawa M, Itoi T, Uemura N, Kawai T, Kaise M. Identifying bleeding etiologies by endoscopy affected outcomes in 10,342 cases with hematochezia: CODE BLUE-J Study. Am J Gastroenterol. 2021 Nov 1;116(11):2222-2234. doi: 10.14309/ajg.0000000000001413. PMID: 34388140; PMCID: PMC8560163.

40. Troelsen FS, Farkas DK, Erichsen R, Sørensen HT. Risk of lower gastrointestinal bleeding and colorectal neoplasms following initiation of low-dose aspirin: a Danish population-based cohort study. BMJ Open Gastroenterol. 2020 Jul;7(1):e000453. doi: 10.1136/bmjgast-2020-000453. PMID: 32719046; PMCID: PMC7389508.

41. Yuhara H, Corley DA, Nakahara F, Nakajima T, Koike J, Igarashi M, Suauki T, Mine T. Aspirin and non-aspirin NSAIDs increase risk of colonic diverticular bleeding: a systematic review and meta-analysis. J Gastroenterol. 2014 Jun;49(6):992-1000. doi: 10.1007/s00535-013-0905-z. Epub 2013 Nov 14. PMID: 24221694.

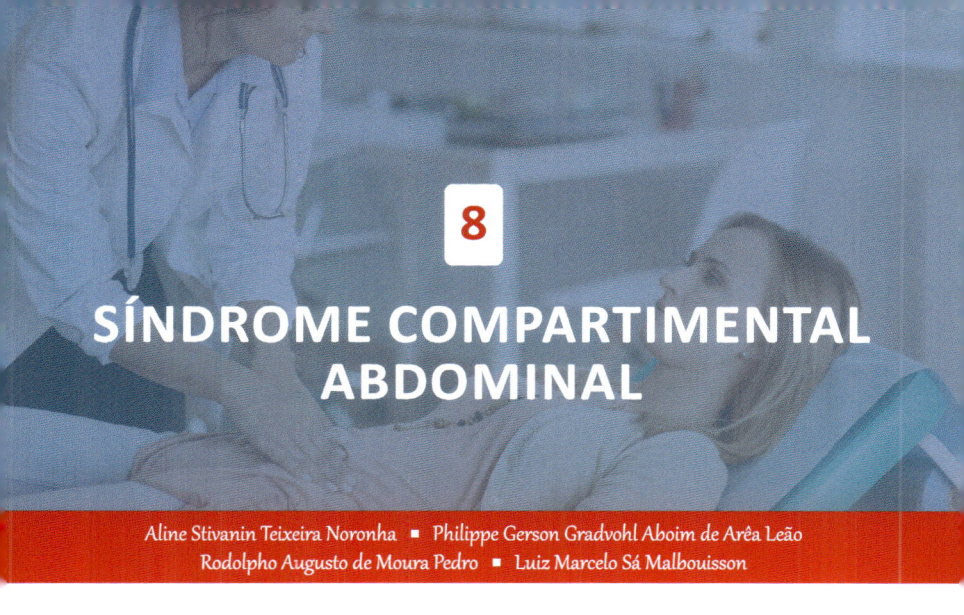

Aline Stivanin Teixeira Noronha ▪ Philippe Gerson Gradvohl Aboim de Arêa Leão
Rodolpho Augusto de Moura Pedro ▪ Luiz Marcelo Sá Malbouisson

→ Introdução

A síndrome compartimental abdominal (SCA) representa uma condição grave e reconhecidamente associada ao aumento do tempo de internação e da morbimortalidade em pacientes críticos. De forma semelhante ao que ocorre na hipertensão intracraniana, a elevação da pressão intra-abdominal resulta do aumento de um ou mais dos componentes intracavitários ou, ainda, da menor complacência da parede abdominal que os circunda. Diversas causas podem estar implicadas no aumento da pressão no compartimento intra-abdominal que resultará em SCA. Independentemente da etiologia, o resultado desse aumento da pressão intracavitária será o progressivo comprometimento da perfusão sanguínea dos órgãos abdominais, causando isquemia, acidose, dano tecidual, disfunção orgânica e óbito.

Apesar do potencial de severidade aqui descrito, trata-se de uma patologia pouco suspeitada, usualmente levando ao diagnóstico tardio, não só por desconhecimento da doença pelos médicos, mas também por sua apresentação que pode simular disfunções comuns à sepse e a outras condições críticas. Assim, é crucial identificar a população de risco em que se deve elevar a suspeição diagnóstica para identificação precoce, possibilitando o tratamento em tempo adequado para prevenir ou atenuar a disfunção orgânica esperada.

→ Definição e Classificações

O aumento da pressão abdominal isoladamente não é suficiente para definir a SCA, sendo denominada de hipertensão intra-abdominal (HIA) quando essa hipertensão surge desacompanhada de disfunções orgânicas, uma entidade clínica distinta e que nem sempre resultará em dano sistêmico. A pressão intra-abdominal (PIA) é a pressão estática aferida no interior da cavidade abdominal, cujo valor é considerado normal quando entre 5 e 7 mmHg. Dados prospectivos coletados em pacientes hospitalizados revelam que o valor médio de PIA, nesse cenário, é de 6,5 mmHg, com níveis mais elevados em indivíduos com maior índice de massa corporal. Assim, valores superiores ao descrito não necessariamente serão patológicos, sendo a circunferência abdominal aumentada, por obesidade ou gravidez, associada a valores de PIA cronicamente elevados (10 a 15 mmHg).

Um conceito mais recente, também utilizado na hipertensão intracraniana, é o cálculo da diferença de pressão de perfusão regional, que no abdome denomina-se "pressão de perfusão abdominal" (PPA), calculada pela diferença entre a pressão arterial média (PAM) e a PIA (PAM- PIA). A PPA é um parâmetro superior a outros, como pH arterial, déficit de base, lactato arterial, débito urinário, PIA e PAM na predição de desfechos clínicos em pacientes com SCA. Assim como na pressão de perfusão cerebral (PPC), existe dúvida na literatura sobre qual o valor ideal de PPA e se podemos modificar o desfecho dos doentes ao buscarmos valores maiores, uma vez que quanto mais grave tende a ser a SCA, menor será a PPA, e vice-versa. Apesar disso, sabe-se que a PPA < 55-60 mmHg está correlacionada com uma menor sobrevida na presença de HIA e SCA, sendo sugerido manter valores acima desse limiar.

Embora o valor de PIA considerado normal seja de 5 a 7 mmHg, convencionou-se definir o diagnóstico de hipertensão intra-abdominal apenas quando o valor é superior ou igual a 12 mmHg de forma sustentada. O valor de PIA de 8 a 11 mmHg está fora da normalidade por ir além do desvio-padrão da população geral, mas não é considerado patológico a ponto de caracterizar HIA. A partir desse ponto de corte, define-se e classifica-se a HIA conforme apresentamos a seguir (Tabela 8.1).

Tabela 8.1 – Classificação da Hipertensão Intra-abdominal.

Grau I	PIA de 12 a 15 mmHg	Grau III	PIA de 21 a 25 mmHg
Grau II	PIA de 16 a 20 mmHg	Grau IV	PIA > 25 mmHg

PIA: pressão intra-abdominal.

Fonte: Adaptada de Roberts, et al., 2016.

Outros critérios de classificação levam em consideração o tempo de instalação da hipertensão intra-abdominal (HIA):

1. **Hiperaguda:** elevação momentânea da pressão intra-abdominal que dura apenas alguns segundos. Isso pode ocorrer durante episódios de riso, tosse, esforço físico, espirro, defecação ou atividade física. Também foi descrita HIA com SCA devido à hiperdistensão gástrica após endoscopia.

2. **Aguda:** elevação da pressão intra-abdominal que se desenvolve ao longo de horas. Geralmente é resultado de trauma ou hemorragia intra-abdominal e pode levar ao rápido desenvolvimento de SCA.

3. **Subaguda:** elevação gradual da pressão intra-abdominal ao longo de dias. É mais comum em pacientes clínicos e também pode levar ao desenvolvimento de SCA.

4. **Crônica:** elevação crônica da pressão intra-abdominal que se desenvolve ao longo de meses (como na gravidez) ou anos (como na obesidade mórbica). Embora não cause diretamente a SCA, a HIA crônica aumenta o risco de desenvolver SCA quando há uma sobreposição com uma HIA aguda ou subaguda.

Como aqui descrito, nem toda HIA significará SCA. A SCA é definida como uma pressão intra-abdominal sustentada acima de **20 mmHg** associada a uma **nova disfunção orgânica atribuída à PIA**. Embora essa definição use como marcador um numero específico, vale lembrar que valores próximos ao descrito já poderiam justificar a redução da perfusão abdominal, e que a proposta científica em separar patologias de acordo com pontos de corte específicos surge em resposta à necessidade de separar subgrupos semelhantes para o estudo, pesquisa e manejo. Vale salientar a necessidade de configurar uma disfunção nova correlacionada à HIA para confirmar a SCA, visto que valores de pia ligeiramente superiores aos 20 mmHg nem sempre levarão à compartimentalização e podem ser contrapostos por uma adaptativa elevação da pressão arterial sistêmica que mantenha a perfusão dos órgãos abdominais através da manutenção da PPA.

A complacência da parede abdominal pode inicialmente servir de tampão ao aumento da PIA, no entanto, quando uma circunferência abdominal crítica é alcançada, a capacidade de "amortecer" novos aumentos pressóricos se esvai abruptamente. O aumento da complacência da parede abdominal devido ao aumento crônico da circunferência abdominal (como na gravidez, cirrose com ascite, obesidade mórbida) pode ser um fator protetor contra a SCA, sendo descrita menor incidência de HIA no pós-operatório de transplante hepático para pacientes que previamente apresentavam ascite.

➡️ Epidemiologia

Em estudo com 706 pacientes, foi relatada uma incidência de SCA de 1%, dois outros estudos menores relataram valores entre 9% e 14%. As estimativas de incidência de SCA e HIA variam consideravelmente na literatura científica. Parte da justificativa para essa afirmação está na heterogeneidade das populações avaliadas (trauma, vítimas de queimaduras, pós-operatório de cirurgias abdominais, sepse e outras). Outro fator que contribui para essa variância vem da heterogeneidade de manejo do doente crítico, especialmente em relação a alguns de seus fatores de risco como politransfusão e infusão volêmica, que são prescritos em intensidades diversas nos mais diferentes serviços e que mudaram em indicação dentro dos mesmos serviços ao longo das últimas décadas.

➡️ Etiologias

Amplo é o conjunto de etiologias capazes de resultar em elevação pressórica abdominal e consequente SCA, tais causas podem ser separadas de acordo com sua localidade em primárias e secundárias. A SCA primária é aquela que ocorre por lesões ou doenças na região abdominopélvica (p. ex., trauma abdominal, pancreatite), e a SCA secundária por condições extra-abdominais (p. ex., anasarca, sepse, queimaduras). Entre as principais causas de SCA, estão:

→ **Trauma abdominal:** lesões traumáticas podem ser acompanhadas de hemorragia, edema e aumento da pressão abdominal.

→ **Cirurgia abdominal:** procedimentos cirúrgicos extensos podem incorrer em sangramentos ou coleções pós-operatórias, além do esperado edema de alças e de parede abdominal. Outra possibilidade de SCA pode decorrer da redução da complacência abdominal, como nos casos de abdominoplastia redutora e correção de hérnias gigantes ou, ainda, quando se aumenta o conteúdo orgânico abdominal (transplante hepático, renal, de intestino ou multivisceral).

→ **Queimaduras extensas:** indivíduos com queimaduras extensas (térmicas ou elétricas), em especial quando superiores a 30% da superfície corporal total, apresentam maior risco de desenvolver SCA. A HIA pode advir tanto do edema do conteúdo intracavitário como da redução da complacência da parede abdominal encarcerada.

→ **Pancreatite aguda:** além do aumento edematoso do órgão, a pancreatite pode vir acompanhada de coleções peripancreáticas, fluidas ou necróticas, e sangramento. Essas coleções podem resultar na compressão de estruturas adjacentes e no aumento da pressão abdominal.

→ **Ascite:** a ascite é o acúmulo anormal de fluido no abdômen, frequentemente causado por condições como cirrose hepática, insuficiência cardíaca congestiva, síndrome nefrótica ou doenças peritoneais. O aumento do fluido é inicialmente compensado pela complacência abdominal, mas pode atingir volumes extremos, resultando em HIA e até mesmo SCA, sendo descrita em alguns doentes uma melhora da função cardíaca, respiratória e renal após a paracentese de alívio.

→ **Outras condições:** além dessas situações mencionadas, existem outras condições que podem causar ou contribuir para o desenvolvimento da síndrome compartimental abdominal. A obstrução intestinal, por exemplo, pode levar ao acúmulo de conteúdo luminal com aumento da PIA. A sepse grave e a anasarca também estão associadas ao aumento da pressão abdominal devido ao acúmulo de fluidos corporais. Note-se que, independentemente da causa, a SCA surgirá quando há o aumento de conteúdo do abdome (intra ou extraluminal) e/ou a redução da capacidade em absorvê-lo (perda da complacência abdominal).

Além das patologias ligadas ao desenvolvimento de SCA aqui descritas, alguns fatores de risco podem facilitar seu surgimento: politransfusão, expansão > 3 L de cristaloides, cirurgia de emergência, acidose, oligúria e baixo débito cardíaco.

➡ Fisiopatologia

A evolução patológica com dano orgânico observado na SCA reside nos efeitos que o aumento da pressão abdominal impõe sobre os diferentes sistemas:

→ **Compartimento intravascular:** o aumento da PIA comprime os vasos sanguíneos intra-abdominais, funcionando como barreira para a chegada do sangue arterial e saída do venoso, produzindo, assim, a isquemia de órgãos abdominais como rins, fígado e intestino.

→ **Cardiovascular:** o aumento da PIA desloca cefalicamente as estruturas abdominais e o diafragma, levando à compressão do coração com restrição de seu processo de relaxamento e contração, além disso, ocorre uma redução do retorno venoso que viria da veia cava agora comprimida. O conjunto dessas ações será responsável por uma queda do débito cardíaco proporcional à gravidade do aumento de PIA, resultando em uma piora ainda maior da perfusão orgânica abdominal por incapacidade de se manter uma PPA adequada.

→ **Pulmonar:** pelo mesmo processo de deslocamento cefálico do conteúdo abdominal que comprime o diafragma em direção ao tórax, haverá uma perda da complacência pulmonar, sendo necessárias pressões inspiratórias cada vez maiores para atingir o mesmo volume corrente. Em pacientes extubados, o aumento do esforço inspiratório pode se traduzir em taquidispneia, já nos pacientes sob ventilação mecânica, deve-se estar atento ao aumento das pressões de pico, à queda do volume corrente, à hipoxemia arterial e à hipercapnia.

→ **Neurológico:** a HIA prolongada pode levar ao dano em nervos periféricos (neuropatia periférica), além de induzir hipoperfusão muscular, com fraqueza, dormência, formigamento e alterações sensoriais em extremidades. A hipertensão intracraniana é descrita, provavelmente pela redução na drenagem venosa cerebral, que, quando somada à queda do débito cardíaco, pode induzir hipoperfusão cerebral, com sonolência e encefalopatia metabólica.

→ **Renal:** o aumento da pressão intra-abdominal resultará em diminuição da filtração glomerular por múltiplas vias. A compressão da veia renal prejudica a drenagem venosa do órgão, induz congestão renal retrógrada e adicional queda da filtração glomerular e do débito urinário. Além disso, a vasoconstrição da artéria renal, induzida pela ativação do sistema nervoso simpático também prejudica a perfusão glomerular e auxiliará na instalação da insuficiência renal aguda. A queda do débito cardíaco levará à hipotensão que, além de induzir isquemia, levará à ativação do sistema renina-angiotensina-aldosterona com retenção de sódio e água e piora do ingurgitamento venoso abdominal.

→ **Sistema gastrointestinal:** a hipertensão intra-abdominal reduz o fluxo sanguíneo mesentérico, mesmo em pressões relativamente baixas, resultando em hipoperfusão e isquemia intestinal, comprometendo a integridade da mucosa. A hipoperfusão sustentada pode levar à dismotilidade intestinal, má absorção de nutrientes e aumento do risco de translocação bacteriana. Outro contribuinte é a compressão das veias mesentéricas, reduzindo a drenagem venosa local e gerando edema de alças, ativando um ciclo vicioso por novo aumento da PIA. Outra forma de comprometimento intestinal surge da compressão extrínseca que o aumento da PIA impõe à parede das vísceras ocas, com obstrução mecânica parcial e consequente clínica de náuseas, vômitos, distensão abdominal e diminuição da motilidade intestinal.

→ **Hepático:** a HIA ocasiona também a redução da perfusão hepática, com possibilidade de hepatite isquêmica e consequente queda das funções de metabolização, prejudicando funções como a de *clearance* de ácido lático. A queda do débito cardíaco pode resultar em lesão adicional e hepatite por congestão venosa retrógrada.

→ **Metabólico:** os eventos aqui descritos podem induzir e perpetuar um estado de hipermetabolismo, com aumento do consumo de oxigênio e da demanda energética. Esse aumento se somará à queda do débito cardíaco para reduzir a oferta de oxigênio aos tecidos, auxiliando na instalação das diferentes disfunções orgânicas.

→ **Hematológico:** a hipertensão intra-abdominal pode levar a alterações na coagulação sanguínea e aumentar o risco de trombose venosa profunda e embolia pulmonar. Esses eventos surgem de diferentes combinações entre a congestão venosa, lentificação do fluxo sanguíneo, inflamação, hipoperfusão e acidose.

➡ Diagnóstico

Manifestação Clínica

As condições que levam ao aumento da PIA podem dominar a apresentação dos sinais e sintomas, e a clássica distensão abdominal grosseira, ou abdome tenso, pode estar ausente. A apresentação nebulosa com disfunções orgânicas em plano de fundo pode dificultar o diagnóstico dessa entidade no doente crítico. Considerando-se o paciente grave, alguns sinais, entretanto, devem elevar a suspeição clínica, em especial quando não completamente justificada pela doença de base: o aumento das pressões ventilatórias, em especial a pressão de pico, a queda no débito cardíaco a despeito de função prévia preservada e na ausência de eventos cardiovasculares agudos, a redução do ritmo de diurese ou azotemia. O leitor pode inferir, contudo, que nenhum desses achados é raro no doente crítico e que a apresentação clínica frequentemente será insuficiente para o diagnóstico de SCA.

O exame físico do abdome apresenta baixa sensibilidade diagnóstica para SCA e não deve ser utilizado para confirmar ou excluir a entidade. Uma vez que tanto a clínica como o exame físico podem ser inespecíficos, o médico atendente deve conhecer a síndrome e estar atento à possibilidade de sua existência. Diante de pacientes com patologias e/ou fatores de risco indutores de SCA, o limiar de suspeição deve ser baixo para a medida da pressão intra-abdominal, pois somente com a aferição desse dado o diagnóstico poderá ser confirmado.

Medida da PIA

A medida da pressão intravesical é considerada o padrão-ouro na aferição da PIA, sendo recomendada pela Sociedade Mundial da Síndrome Compartimental Abdominal (WSACS) sempre que houver suspeita clínica ou fatores de risco para SCA. Com o objetivo de padronizar e melhorar a precisão e a reprodutibilidade das medições da PIA, as seguintes orientações são propostas:

→ O paciente deve estar em posição supina

→ O transdutor deve ser zerado no nível da linha axilar média

→ Instilação intravesical de 20 a 25 mL de solução de NaCl 0,9% morna através de sonda de três vias (ocluindo-se a via de saída, instila-se pela via de infusão)

→ Aguardar 30 a 60 segundos após a infusão para relaxamento completo do músculo detrusor da bexiga.

→ Medição realizada ao final da expiração, na ausência de contrações dos músculos abdominais.

→ Caso a medição tenha sido realizada em cmH_2O, converter o valor encontrado para mmHg (1 mmHg = 1,36 cmH2o).

O diagnóstico de HIA é confirmado quando a PIA aferida é maior que 12 mmHg, em dois momentos, num intervalo de 1 a 6 horas. A monitorização da PIA deve ser iniciada na presença de ao menos um fator de risco para HIA e/ou SCA, com aferições regulares a cada 4 a 6 horas, até que os fatores de risco sejam resolvidos, e a PIA normalizada. Em pacientes portadores de bexiga neurogênica, hiperplasia prostática benigna ou cistectomia, a medição da PIA pela bexiga pode ser impossibilitada, sendo a aferição intragástrica uma possibilidade descrita.

→ Tratamento

O tratamento da SCA têm múltiplas vias possíveis, usualmente empregadas em paralelo, objetivando uma redução da PIA, aumento da PPA e suporte às disfunções advindas da isquemia abdominal. Apresentaremos aqui as partes que compõem essa terapia.

Suporte Hemodinâmico

O primeiro passo na terapia da SCA é garantir a estabilidade hemodinâmica do paciente enfermo. A importância do suporte hemodinâmico está não só no restabelecimento da pressão arterial e do débito cardíaco, mas também na busca por uma PPA fisiológica, que funcione como barreira à isquemia dos órgãos abdominais.

Diante da hipotensão, o uso de vasopressores deve ser precoce, evitando-se grandes períodos de hipotensão e servindo de alternativa às expansões volêmicas de repetição, que, com frequência, serão incapazes de restabelecer definitivamente a oferta de oxigênio e que poderiam induzir a piora do edema e da PIA. A avaliação do débito cardíaco deve ser realizada, visto que a redução desse importante parâmetro é esperada na vigência de SCA. O médico deve buscar restabelecer o débito cardíaco com uso de inotrópicos como a dobutamina, mas deve estar atento ao seu efeito vasodilatador que atuará reduzindo a PPA. Embora as medidas citadas sejam úteis nesse manejo inicial, retardando o agravamento da isquemia, a manutenção ou piora da PIA levarão a um processo de retroalimentação com progressiva piora do débito cardíaco e da pressão arterial, sendo fundamental a busca pela resolução da causa da SCA. A PPA mostrou superioridade frente à PIA e à PAM como preditora de desfecho clínico e, embora essa relação não necessariamente implique uma relação de causa e efeito, o alvo de PPA > 60mmHg é sugerido.

Manejo do Balanço Hídrico

Partindo-se do conceito de que a pressão no interior do abdome será maior, quanto maior for o conteúdo interno, ou menor for a complacência abdominal, outra prioridade na redução da PIA deve ser a de não incrementar novos produtos nesse compartimento. A redução da infusão hídrica desnecessária e até mesmo a retirada de líquidos com uma estratégia de balanço negativo permitirá uma redução do edema das alças, do tecido mesentérico e da parede abdominal. A estratégia de balanço hídrico negativo passa pela concentração das infusões, uso de diuréticos e, em casos mais graves, o uso de terapia renal substitutiva.

Redução do conteúdo luminal

Assim como a redução de fluidos extracelulares, a minimização do conteúdo intraluminal (no interior das alças) deve ser prioridade. A evacuação do conteúdo gástrico e intestinal pode ser iniciada com o uso de procinéticos (domperidona, bromoprida, metoclopramida, eritromicina), associado a laxativos (lactulona, picossulfato sódico, óleo mineral), e/ou enteroclisma. A passagem de sonda nasogástrica e/ou sonda retal pode acelerar o esvaziamento do conteúdo líquido e gasoso no TGI, e a redução da dieta ou até mesmo sua suspensão pode ser necessária. A tentativa de aumento da peristalse pode ser útil em casos refratários, sendo a neostigmina uma opção medicamentosa disponível. Na ausência de resposta, o uso de medidas mais invasivas como a descompressão por endoscopia e/ou colonoscopia devem ser avaliadas.

Redução do conteúdo xtraluminal

A causa do aumento pressórico por vezes pode estar fora das alças, em especial com o acúmulo de coleções fluidas que são descritas em condições inflamatórias como na pancreatite, na cirrose descompensada (ascite), na reposição volêmica agressiva, na inflamação/infecção peritoneal e outras. A retirada deste componente líquido pode ser suficiente para reduzir a PIA de forma significativa, resolvendo a SCA com uma opção terapêutica menos agressiva que a cirurgia.

Essa redução mostrou induzir melhora do índice cardíaco, da taxa de filtração glomerular, e do débito urinário em pacientes cirróticos que foram submetidos à paracentese de alívio. Outro estudo revelou que a drenagem

percutânea foi suficiente para reduzir mortalidade em pacientes com coleções por pancreatite aguda quando comparada aos pacientes tratados de
forma conservadora.

Nutrição

Diante do hipercatabolismo esperado, a oferta nutricional deve ser pensada desde o início. Em casos mais leves ou naqueles em que a instituição
da terapia foi capaz de controlar os níveis de PIA, a nutrição enteral pode ser
avaliada, sendo o uso de vazões menores (10 mL/h) sugerido inicialmente
com objetivo de manter o trofismo das vilosidades intestinais, melhorar o
fluxo sanguíneo mesentérico, e reduzir a translocação bacteriana. Nos casos
em que a HIA progrediu para SCA, a dieta enteral deve ser suspensa até o
controle dos níveis pressóricos, sendo a nutrição parenteral uma possibilidade de manter a oferta necessária.

Aumento da complacência abdominal

Não é sempre que a terapia citada até aqui será suficiente para conter
o aumento da PIA. A pressão se traduz como resultado de uma relação con-
teúdo-continente, sendo aqui o conteúdo as estruturas intra-abdominais e o
continente, o próprio abdome. Uma vez que a redução do conteúdo não se
mostrar suficiente para o controle pressórico, pode-se lançar mão da tentativa de aumentar o continente por meio do aumento da complacência abdominal. A sedação e a analgesia adequada auxiliam na redução da dor e da
agitação, minimizando, assim, o uso da musculatura acessória e do tônus da
musculatura torácica e abdominal. Embora algumas fontes advoguem que a
adoção da posição de Tremdelemburg reversa poderia reduzir a PIA, um estudo que avaliou os componentes abdominais em diferentes posições mostrou que essa posição não foi eficaz na redução desses valores.

Em casos graves de HIA, um aumento adicional da complacência pode
ser essencial ao controle pressórico, sendo o bloqueio neuromuscular uma
ferramenta eficaz para esse fim. Em estudo que avaliou os impactos do bloqueio neuromuscular sobre a PIA, uma dose de cisatracúrio foi suficiente
para reduzir em 4 mmHg os valores aferidos de pressão intravesical durante
os 45 minutos de sua meia-vida, retornando aos valores prévios após o término de sua ação. Vale lembrar que assim como a maioria das estratégias
aqui descritas, o bloqueador não constitui cura da SCA, devendo-se priorizar,
nesse período, a busca pela resolução da etiologia principal.

Tratamento cirúrgico

A cirurgia representa a terapia final no tratamento da SCA (Figura 8.1), sendo por vezes a única opção ao controle definitivo da causa do aumento pressórico. O objetivo da abordagem é também reduzir os conteúdos abdominais (intra e extraluminais) e aumentar o continente através da abertura da cavidade peritoneal. Em casos em que não houver a possibilidade de redução do conteúdo intra-abdominal, essa abertura peritoneal pode ser utilizada como terapia também no pós-operatório (peritoneostomia). A peritoneostomia permitirá a resolução da HIA, conectando a cavidade abdominal à atmosfera. Usualmente, a peritoneostomia precisará ser revisada cirurgicamente em alguns dias, não sendo isenta de riscos como desidratação, vazamentos e formação de fístulas entéricas. Após a resolução da causa da hipertensão, a peritoneostomia é desfeita com a síntese cirúrgica das estruturas da parede abdominal. Em casos em que a desproporção entre conteúdo e continente se cronifica, técnicas de dilatação da parede abdominal e até mesmo a ressecção de parte das alças, como o cólon direito, podem ser necessárias para o fechamento.

Embora aqui sinalizada como a última opção terapêutica, em casos graves de SCA, a laparotomia descompressiva não deve ser adiada diante de disfunções graves. A resolução súbita do quadro após a abertura cirúrgica pode vir acompanhada de complicações, sendo a síndrome de reperfusão uma das mais temidas, em especial quando a PIA esteve elevada por longos períodos, reforçando o conceito de que a abordagem não deve ser adiada. Embora o *timing* de abordagem seja controverso, e existam na literatura sugestões de ponto de corte baseado na PIA (entre 20 e 25 mmHg), a indicação deverá ocorrer com base na avaliação individualizada que leve em consideração a gravidade das disfunções, os valores de PIA e a possibilidade de controle rápido em algumas etiologias por outras estratégias (paracentese, radiointervenção, colonoscopia e outras).

Atualmente a cirurgia ganha relevância não apenas na terapia da SCA, mas também para sua prevenção, devendo o cirurgião estar atento em abordagens de alto risco para HIA, como na correção de hérnias incisionais gigantes, no transplante de órgãos sólidos e nas cirurgias redutoras, como na abdominoplastia.

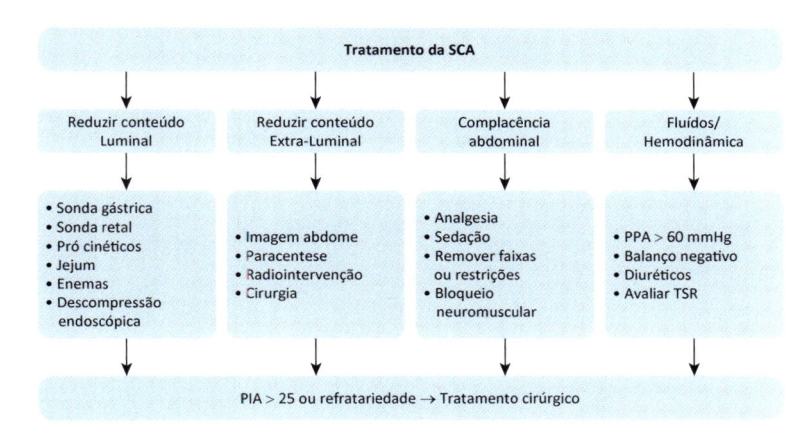

Figura 8.1 – Fluxograma para sugestão de abordagem da síndrome compartimental abdominal.

SCA, síndrome compartimental abdominal; PPA: pressão de perfusão abdominal; TSR: terapia substitutiva renal.

Fonte: Adaptada de Roberts et al., 2016.

BIBLIOGRAFIA

5. Malbrain ML, Cheatham ML, Kirkpatrick A, et al. Results from the International Conference of Experts on Intra-abdominal Hypertension and Abdominal Compartment Syndrome. I. Definitions. Intensive Care Med 2006; 32:1722.

6. Sanchez NC, Tenofsky PL, Dort JM, et al. What is normal intra-abdominal pressure? Am Surg 2001; 67:243.

7. Diebel LN, Dulchavsky SA, Wilson RF. Effect of increased intra-abdominal pressure on mesenteric arterial and intestinal mucosal blood flow. J Trauma 1992; 33:45.

8. Vivier E, Metton O, Piriou V, Lhuillier F, Cottet-Emard JM, Branche P, Duperret S, Viale JP. Effects of increased intra-abdominal pressure on central circulation. Br J Anaesth. 2006 Jun;96(6):701-7. doi: 10.1093/bja/ael071. Epub 2006 Apr 4. PMID: 16595615.

9. Cheatham ML, White MW, Sagraves SG, Johnson JL, Block EF. Abdominal perfusion pressure: a superior parameter in the assessment of intra-abdominal hypertension. J Trauma. 2000 Oct;49(4):621-6; discussion 626-7. doi: 10.1097/00005373-200010000-00008. PMID: 11038078.

10. Holodinsky JK, Roberts DJ, Ball CG, Blaser AR, Starkopf J, Zygun DA, Stelfox HT, Malbrain ML, Jaeschke RC, Kirkpatrick AW. Risk factors for intra-abdominal hypertension

and abdominal compartment syndrome among adult intensive care unit patients: a systematic review and meta-analysis. Crit Care. 2013 Oct 21;17(5):R249. doi: 10.1186/cc13075. PMID: 24144138; PMCID: PMC4057241.

11. Wilson A, Longhi J, Goldman C, McNatt S. Intra-abdominal pressure and the morbidly obese patients: the effect of body mass index. J Trauma 2010; 69:78.

12. Kirkpatrick AW, Brenneman FD, McLean RF, Rapanos T, Boulanger BR. Is clinical examination an accurate indicator of raised intra-abdominal pressure in critically injured patients? Can J Surg. 2000 Jun;43(3):207-11. PMID: 10851415; PMCID: PMC3695163.

13. Vidal MG, Ruiz Weisser J, Gonzalez F, et al. Incidence and clinical effects of intra-abdominal hypertension in critically ill patients. Crit Care Med 2008; 36:1823.

14. van Mook WN, Huslewe-Evers RP, Ramsay G. Abdominal compartment syndrome. Lancet 2002; 360:1502.

15. Roberts DJ, Ball CG, Kirkpatrick AW. Increased pressure within the abdominal compartment: intra-abdominal hypertension and the abdominal compartment syndrome. Curr Opin Crit Care. 2016 Apr;22(2):174-85. doi: 10.1097/MCC.0000000000000289. PMID: 26844989.

16. Mulier JP, Dillemans B, Van Cauwenberge S. Impact of the patient's body position on the intraabdominal workspace during laparoscopic surgery. Surg Endosc. 2010 Jun;24(6):1398-402. doi: 10.1007/s00464-009-0785-8. Epub 2010 Jan 7. PMID: 20054583; PMCID: PMC2869437.

17. De Laet I, Hoste E, Verholen E, De Waele JJ. The effect of neuromuscular blockers in patients with intra-abdominal hypertension. Intensive Care Med. 2007 Oct;33(10):1811-4. doi: 10.1007/s00134-007-0758-0. Epub 2007 Jun 27. PMID: 17594072.

18. Savino JA, Cerabona T, Agarwal N, Byrne D. Manipulation of ascitic fluid pressure in cirrhotics to optimize hemodynamic and renal function. Ann Surg. 1988 Oct;208(4):504-11. doi: 10.1097/00000658-198810000-00012. PMID: 3263091; PMCID: PMC1493732.

19. Cheatham ML, Safcsak K. Percutaneous catheter decompression in the treatment of elevated intraabdominal pressure. Chest. 2011 Dec;140(6):1428-1435. doi: 10.1378/chest.10-2789. Epub 2011 Sep 8. PMID: 21903735.

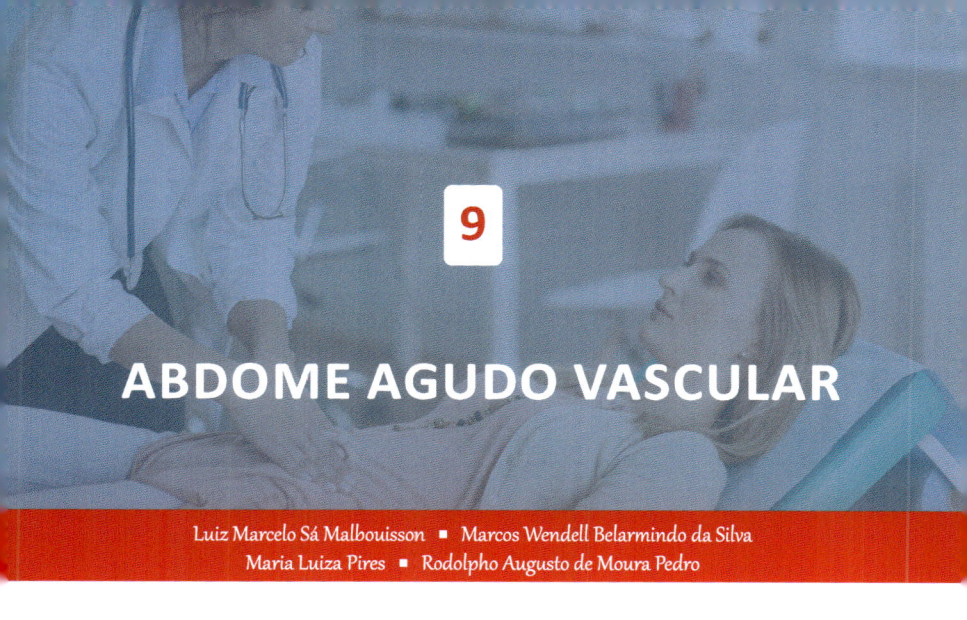

9

ABDOME AGUDO VASCULAR

Luiz Marcelo Sá Malbouisson ▪ Marcos Wendell Belarmindo da Silva
Maria Luiza Pires ▪ Rodolpho Augusto de Moura Pedro

→ Introdução

O abdome agudo vascular é uma patologia de diagnóstico difícil e de alta mortalidade. Embora essa entidade represente apenas cerca de 1% dos casos de abdome agudo, a sua incidência aumenta para 10% no subgrupo de pacientes com idade acima dos 70 anos. O abdome vascular é um quadro crítico que, se não diagnosticado prontamente, pode levar a uma hipoperfusão irreversível dos órgãos mesentéricos, à acidose refratária e à disfunção múltipla de órgãos em algumas horas, sendo, portanto, relacionada a altos índices de mortalidade. Os cuidados intensivos são fundamentais para a identificação precoce da isquemia e de sua etiologia, da estabilização do doente, da correção volêmica e do controle da resposta inflamatória sistêmica que acompanhará esses casos invariavelmente graves.

Para pacientes com sintomas agudos, o diagnóstico rápido é imperativo, pois as consequências clínicas da perpetuação da isquemia podem ser catastróficas, incluindo sepse, infarto intestinal e morte. Dessa forma, o tempo de demora para se fazer o diagnóstico apropriado é fator determinante, mesmo de forma isolada, no prognóstico. O diagnóstico e a intervenção precoce podem resultar em menor mortalidade, sendo descrita a associação entre um atraso de 24 horas após o início dos sintomas com uma mortalidade de 80% a 100% na internação.

A isquemia intestinal, que pode afetar o intestino delgado ou grosso, pode ser causada por qualquer processo que reduza o fluxo sanguíneo intestinal, como oclusão arterial, oclusão venosa ou hipoperfusão arterial. Vale lembrar que o intestino mais proximal (duodeno, jejuno, íleo, cólon ascendente e parte do transverso) é irrigado pela artéria mesentérica superior (AMS), enquanto o restante (cólon transverso distal até a junção retossigmoide) é irrigado pela artéria mesentérica inferior (AMI). A isquemia que afeta a porção irrigada pela AMS, em especial na sua porção de intestino delgado, é denominada "isquemia mesentérica", enquanto a que afeta o intestino grosso é geralmente denominada "isquemia colônica". Uma isquemia mais extensa que afeta também outros órgãos abdominais (fígado, baço ou rins) pode ser descrita como de isquemia esplâncnica ou visceral. Apesar disso, a literatura médica sobre o tema frequentemente utiliza o termo "isquemia mesentérica" para se referir às diversas etiologias, apresentações e localizações que serão descritas neste capítulo.

A insuficiência aguda do fluxo sanguíneo arterial mesentérico é responsável por 60% a 70% dos casos de isquemia intestinal, sendo o restante relacionado à isquemia crônica mesentérica e/ou colônica. A incidência de isquemia mesentérica aguda parece estar aumentando, não só por um aumento da suspeição diagnóstica, mas também pelo progressivo envelhecimento populacional que carrega consigo comorbidades cardiovasculares e/ou sistêmica graves, além da maior disponibilidade de métodos acurados de imagem e do maior número de ferramentas terapêuticas que proporcionem sobrevida prolongada a pacientes criticamente enfermos sob risco de eventos vasculares agudos.

➡ Fatores de risco

Os fatores de risco para isquemia intestinal incluem condições que reduzam a perfusão do intestino ou que predisponham à embolia arterial mesentérica, trombose arterial, trombose venosa ou vasoconstrição. A doença incide mais frequentemente em pacientes idosos, cardiopatas, tabagistas, dislipidêmicos e do sexo feminino. Em pacientes jovens e sem doença cardiovascular, a trombose venosa mesentérica é a principal causa de isquemia aguda do intestino delgado e pode estar relacionada a trombofilias diversas.

→ **Doença cardíaca:** a maioria dos êmbolos arteriais tem origem no coração. A embolia cardíaca pode estar relacionada com arritmia, doença valvular, aneurisma ventricular e insuficiência cardíaca. Além da embolia, a disfunção cardíaca pode resultar em hipoperfusão periférica ou, em casos mais graves, na necessidade de tratamento com drogas vasoconstritoras que podem levar à isquemia não oclusiva. Outro cenário ao qual se deve estar atento é a utilização de circulação extracorpórea, seja como ponte para recuperação/transplante, seja durante a cirurgia cardíaca. O uso desses dispositivos pode incorrer em má perfusão global, microembolias, produção de substâncias vasoativas e alterações na coagulação.

→ **Cirurgia ou instrumentação aórtica:** a ateroembolia pode complicar o cateterismo cardíaco, a aortografia ou a intervenção endovascular da aorta e seus ramos. Da mesma forma, a manipulação aórtica durante a cirurgia pode desalojar um trombo intraluminal ou detritos ateroscleróticos, que podem embolizar distalmente na circulação intestinal.

→ **Doença arterial periférica:** pacientes com doença oclusiva aterosclerótica periférica apresentam maior risco de isquemia intestinal, em especial pela associação dessa entidade à presença de doença aterosclerótica sistêmica e doença cardiovascular.

→ **Hemodiálise:** Pacientes dialíticos podem sofrer baixo fluxo para a circulação intestinal e, consequentemente, isquemia intestinal não oclusiva ou infarto intestinal. Vale lembrar que a terapia substitutiva renal representa, a cada sessão, um novo desafio hemodinâmico, sendo frequentemente indutora de hipotensão, arritmia e hipotermia, fatores estes que podem servir de otimizadores da isquemia.

→ **Medicamentos vasoconstritores:** drogas, lícitas ou ilícitas, que promovem a vasoconstrição têm sido implicadas no desenvolvimento de isquemia intestinal não oclusiva. No ambiente de terapia intensiva, os vasopressores de uso habitual (noradrenalina, adrenalina, terlipressina e vasopressina) podem promover isquemia mesentérica. Esse risco é maior quanto mais alta for a dose necessária, não só pela ação vasoconstritora da droga, mas por sinalizar gravidade e refratariedade do choque instalado.

→ **Condições trombóticas adquiridas e hereditárias:** estados de hipercoagulabilidade adquiridos ou hereditários contribuem para a patogênese da isquemia intestinal. Até 75% dos pacientes com trombose venosa mesentérica têm alguma trombofilia associada. O risco de trombose também é descrito em indivíduos com covid-19, condição sabidamente indutora de estado inflamatório intenso e associação com eventos trombóticos.

→ **Inflamação/infecção:** a inflamação que afeta o intestino delgado ou grosso pode levar à trombose venosa mesentérica em evento semelhante aos casos de trombose portal segmentar em pacientes com pancreatite crônica. Outras causas de inflamação vascular direta, como as vasculites imunes, podem predispor à isquemia intestinal, e casos de infecção arterial podem resultar na formação de aneurismas com posterior trombose.

→ **Hipovolemia/Hipotensão:** hipovolemia traduz o estado de redução do volume de sangue circulante frequentemente indutora de hipotensão. A queda dos níveis tensionais levará a uma ativação reflexa da resposta adrenérgica, com consequente vasoconstrição de órgãos menos nobres, como o intestino, para manter a perfusão cardíaca e neurológica.

→ **Isquemia segmentar:** a isquemia segmentar por estrangulamento intestinal pode ocorrer em casos de hérnias abdominais, volvo intestinal ou distensão excessiva do intestino (p. ex., megacólon, obstrução intestinal, síndrome da artéria mesentérica superior e outras). A isquemia também pode ser a etiologia da dor em pacientes com síndrome do ligamento arqueado mediano em que essa estrutura pode causar a compressão do tronco celíaco.

→ **Compressão vascular:** pacientes com fibrose retroperitoneal ou outros tumores também estão sujeitos a sintomas abdominais causados por compressão da artéria mesentérica ou de outros segmentos vasculares.

➡ Fisiopatologia

O principal mecanismo da isquemia no território vascular abdominal é a insuficiência de irrigação sanguínea pelas artérias mesentéricas, especialmente a superior. A artéria mesentérica superior é um vaso central único, em geral originado diretamente da aorta, que percorre grande área de intestino delgado, liberando ramos mesentéricos locais. Essa disposição anatômica extensa pode resultar em vulnerabilidade e fenômenos de oclusão por embolia.

Descreve-se que a isquemia irreversível da mucosa intestinal acontece em um período de 6 horas, com formação de radicais livres, infiltração leucocitária, quebra da barreira de mucosa, gangrena da parede intestinal e facilitação da translocação bacteriana.

A isquemia mesentérica crônica geralmente se desenvolve em pacientes com aterosclerose mesentérica causando hipoperfusão intestinal episódica relacionada ao aumento do consumo de oxigênio local (alimentação), ou a reduções adicionais nesse já comprometido fluxo (em cenários de choque ou esforço). Considerando os eventos até aqui mencionados, podemos classificar a isquemia intestinal quanto ao motivo do déficit perfusional em:

→ **Embolia arterial:** hipoperfusão do intestino delgado decorrente de êmbolos, sistêmicos ou locais, que interrompem o fluxo intestinal de forma súbita.

→ **Isquemia mesentérica não oclusiva (NOMI):** essa etiologia figura como uma importante causa de isquemia intestinal no ambiente de terapia intensiva, sendo ocasionada por condições que resultam em baixo débito como a insuficiência cardíaca e demais estados de baixo fluxo ou hipotensão. Pacientes pós-RCP, sépticos, choque cardiogênico, em uso de vasopressores, dialíticos crônicos com períodos de hipovolemia e vasoespasmo intestinal, assim como os pacientes submetidos à revascularização miocárdica e circulação extracorpórea podem evoluir com redução do fluxo sanguíneo esplâncnico e isquemia intestinal.

→ **Trombose arterial:** decorrente de processo aterosclerótico degenerativo, assim como nos casos de doença coronariana aguda.

→ **Trombose venosa do eixo mesentérico-portal:** pode ser resultado de trombofilias, traumas ou reações inflamatórias locais – incluindo pancreatite, diverticulite ou doença biliar. Outra possível causa é a extensão mesentérica de uma trombose inicialmente portal que pode ocorrer em pacientes cirróticos.

→ **Causas raras:** rotação de raiz mesentérica espontânea.

➡ Apresentação clínica

A dor abdominal é o sintoma mais comum em pacientes com isquemia intestinal, podendo ser intensa e desproporcional aos achados de um exame físico frustro. A oclusão arterial mesentérica crônica pode vir acompanhada de claudicação, com dor abdominal pós-prandial por 30 a 60 minutos associada a náuseas e vômitos. Essa apresentação dolorosa intermitente após cada refeição pode ser causa de redução da ingesta motivada por medo resultando em perda ponderal.

O antecedente de evento embólico prévio é frequente nos pacientes que desenvolvem trombose venosa mesentérica aguda, especialmente relatos de trombose venosa profunda ou embolia pulmonar, sendo o histórico positivo útil para suspeição clínica. A oclusão venosa pode resultar em clínica menos súbita que a arterial, por vezes provocando congestão venosa retrógrada, disfunção intestinal e ocasionais sangramentos digestivos pela ruptura de vênulas distais hipertensas.

Na oclusão arterial mesentérica aguda, quer embólica, quer trombótica, não existe sinal ou sintoma patognomônico, e a citada falta de achados ao exame físico pode resultar em atraso diagnóstico e até mesmo em desconfiança do médico, que realiza o atendimento, sobre a real intensidade da dor. Comumente, o paciente se queixa de dor abdominal intensa de início abrupto, em região epigástrica ou periumbilical, seguida de intervalo sem dor. Essa ausência de dor decorre da hipoperfusão prolongada levando ao dano dos receptores de dor intramurais nos casos avançados, assim como o relatado na dor relacionada a queimaduras cutâneas profundas.

Em pacientes com isquemia colônica, a dor abdominal pode ser localizada no lado esquerdo do abdome (cólon descendente) com quantidades variáveis de sangramento retal e diarreia associados à dor abdominal. Essa apresentação anatômica é classicamente descrita por sua associação com áreas críticas de pouca irrigação, como na transição vascular entre AMS e AMI (ponto de Griffiths) ou na transição da irrigação do sigmoide e reto superior (ponto de Sudeck).

Sintomas gerais de náuseas, vômitos, distensão abdominal e necessidade urgente de evacuação podem vir acompanhados de sudorese e taquicardia. O prolongamento do quadro pode resultar em redução de ruídos hidroaéreos, parada de eliminação de flatos e de fezes, com posterior evolução para perfuração intestinal, peritonite e choque séptico.

O exame clínico pode estar limitado em pacientes críticos pela possibilidade de sedação/intubação, mascarando a dor e os demais sintomas descritos. O exame físico pode ser normal inicialmente ou, ainda, inespecífico, com distensão leve e sem sinais de irritação peritoneal; porém à medida que a isquemia se agrava, a necrose intestinal resultará em apresentações mais floridas, infelizmente tardias, elevando a suspeição diagnóstica.

Como já descrito, pacientes com trombose em território venoso mesentérico são mais propensos a apresentações mais insidiosas de dor abdominal que pode flutuar de intensidade ou ocorrer de forma intermitente. A intensidade da dor abdominal que acompanha a isquemia mesentérica não oclusiva (NOMI) pode também ser variável, uma vez que dependerá de sua correlação com o hipofluxo sistêmico. Os sintomas podem ainda ser ofuscados por distúrbios precipitantes, incluindo hipotensão, insuficiência cardíaca, hipovolemia e arritmias cardíacas, exigindo, assim, a busca pró-ativa do diagnóstico, em especial nos idosos com fatores de risco para NOMI.

➡ Exames Laboratoriais

Não há um biomarcador validado especificamente para o diagnóstico da isquemia intestinal. Testes experimentais como medição da proteína de ligação de ácido graxo intestinal (I-FABP) sérica; alfaglutationa S-transferase (alfa-GST) e outras foram avaliadas como marcadores, mas seguem longe da prática clínica e raramente estão disponíveis.

Um dos desafios para a identificação de um marcador precoce e acurado é o de que a maioria das anormalidades surge somente após o insulto isquêmico ter progredido para necrose intestinal, mas alguns exames podem ser úteis em aumentar a suspeição clínica e estão descritos no Quadro 9.1. O leitor com experiência no manejo do doente crítico notará que o quadro laboratorial apresentado pode ser encontrado em uma ampla gama de patologias inflamatórias na unidade de terapia intensiva (UTI), carecendo de maior especificidade, mas é útil na avaliação complementar global, aumentado a probabilidade pré-teste dos métodos diagnósticos de imagem/cirúrgicos.

■ Quadro 9.1 – Exames laboratoriais úteis na isquemia intestinal.

Exame	Achado
Gasometria	Acidose metabólica
Lactato sérico	Hiperlactatemia (> 2 mmol/L ou 18 mg/dL)
Hemograma	Leucocitose neutrofílica
DHL, CPK, amilase e lipase	Aumento dos valores séricos
Procalcitonina	Se normal > valor preditivo negativo de 80%

Fonte: Desenvolvido pela autoria.

Por sua alta sensibilidade, o lactato sérico talvez seja o marcador laboratorial mais utilizado no *screening* diagnóstico como ferramenta de exclusão da isquemia intestinal; entretanto, o lactato pode se elevar de forma mais tardia, quando a isquemia já ocorreu, não sendo útil para excluir apresentações iniciais. Em análise publicada com 55 pacientes encaminhados à cirurgia por suspeita de necrose intestinal por isquemia mesentérica aguda, 83% dos pacientes cuja necrose foi confirmada no intraoperatório apresentavam lactato sérico > 18 mg/dL, dado que atingia 89% dos casos em que a necrose era considerada maciça, e apenas 5% entre os pacientes operados que não apresentavam necrose. Dessa forma, utilizar esse método como ferramenta de triagem é útil, mas pode ser tardio e não deve ser tratado como condição essencial ao diagnóstico, não sendo isoladamente definidor ou excludente. Em metanálise sobre o diagnóstico de isquemia mesentérica, a sensibilidade compilada do L-Lactato sérico foi de 86% e sua especificidade, 44%.

➡️ Métodos de Imagem

Considerando-se a dificuldade em confirmar o diagnóstico com base exclusivamente na história clínica, no exame físico e na análise laboratorial, surge como opção interessante a avaliação complementar com métodos de diagnóstico por imagem. As características relacionadas a cada exame serão descritas a seguir:

→ **Radiografia de abdome:** exame simples, não invasivo e que pode ser realizado à beira-leito, entretanto não é capaz de avaliar a anatomia vascular em busca de tromboses ou embolias. Apesar disso, seu uso pode auxiliar na identificação de alterações específicas que indiquem alguma etiologia ou complicação. Um dos achados possíveis é a presença de *pneumatosis intestinalis* (bolhas de ar na parede do intestino), considerados um possível indicador de sofrimento de alça em cenários de suspeição clínica, visto que podem existir em pacientes assintomáticos e de forma não patológica. Outros achados que podem elevar a suspeita diagnóstica de isquemia intestinal são a presença de íleo com alças intestinais distendidas e o espessamento da parede intestinal (especialmente, na trombose venosa mesentérica aguda) com ou sem pneumatose intestinal (em casos avançados). Alguns achados óbvios podem surgir, como ar intraperitoneal livre (pneumoperitônio), sendo altamente indicativos de abordagens mais imediatas e definitivas, como a exploração abdominal por cirurgia.

→ **Ultrassonografia:** esse exame também é de realização rápida, não invasiva e passível de ser realizado à beira-leito. Além do benefício em descartar outras patologias, ele pode identificar achados como o espessamento da parede intestinal e a presença de líquido livre em cavidade abdominal. A análise vascular por ultrassonografia com Doppler pode auxiliar na identificação de tromboses em vasos maiores e proximais; porém, interrupções mais distais ou isquemias não oclusivas podem passar despercebidas. A distensão gasosa das alças intestinais pode servir de barreira para sua realização, sendo um exame mais indicado quando há indisponibilidade de métodos tomográficos, ou impossibilidade de transporte do paciente.

→ **Angiotomografia:** trata-se do exame indicado como 1ª linha diante da alta suspeita clínica, isso porque, apesar de requerer transporte e um acesso venoso para injeção do contraste, pode delimitar precisamente a anatomia vascular intestinal, identificando tromboses ou embolias culpadas e carregando consigo sensibilidade e especificidade diagnósticas de 96% e 94% respectivamente. A realização do exame é rápida e permite a reconstrução multiplanar tridimensional do abdome na fase arterial e venosa. Além da análise vascular, pode identificar sinais de sofrimento da parede intestinal isquêmica como hiporrealce da parede intestinal, aumento da espessura da parede intestinal, dilatação intestinal, edema mesentérico, borramento de gordura perimesentérica, pneumatose, aeroportia e até mesmo pneumoperitônio. Embora alguns desses achados sejam mais específicos que outros (Quadro 9.2), não devem ser tratados como confirmatórios na ausência de clínica compatível, por exemplo, a presença de pneumatose intestinal isoladamente não deve ser traduzida como infarto transmural estabelecido, embora o infarto transmural seja mais provável em pacientes com pneumatose e/ou gás venoso portomesentérico (aeroportia). A oclusão tromboembólica, quando identificada, confirma o diagnóstico, ao passo que, sua ausência não é suficientemente sensível para descartar a isquemia mesentérica aguda.

→ **Angiografia:** considerada o método padrão-ouro, uma vez que pode permitir, além do diagnóstico, a terapia endovascular. Apesar disso, é comum que sua realização seja proposta após os achados da angiotomografia, isso porque se trata de um método invasivo, menos disponível e que pode requerer maior tempo para identificação do ponto de *stop* perfusional quando não guiado. Outra limitação se dá em cenários cujos vasos acometidos são de fino calibre, como nas vasculites, estenoses e/ou microaneurismas.

■ **Quadro 9.2** – Achados tomográficos da isquemia intestinal.

Achado Tomográfico	Etiologia	Interpretação
Hiporealce da parede intestinal	Hipoperfusão/oclusão vascular	Sensibilidade 62%, mas alta especificidade (96%)
Espessamento da parede intestinal	Edema/hemorragia submucosa	Inespecífico, mas presente em 96% dos casos
Distensão de alça	Redução da peristalse	Inespecífico, mas presente em 56%-91% dos casos
Edema mesentérico/ borramento	Congestão venosa mesentérica	Sensibilidade 58%, especificidade 79%
Pneumatose/aeroportia/ Pneumoperitônio	Infarto mesentérico com dissecção perimucosa por gás	Baixa sensibilidade (3%-23%), mas com especificidades de até 100% a depender da apresentação clínica

Fonte: Adaptado de Olson et al., 2019.

→ **Métodos endoscópicos:** em caso de colite isquêmica, a colonoscopia ou a sigmoidoscopia podem estabelecer o diagnóstico, sendo o mesmo método, por vezes associado à biópsia, útil na identificação de possíveis causas de isquemia, como as colites inflamatórias, infecciosas ou as vasculites.

→ **Laparoscopia/laparotomia:** em última instância, o diagnóstico por vezes será dado na abordagem cirúrgica, não só pela limitação dos métodos anteriores, mas também pela urgência terapêutica que se impõe em casos de apresentações mais agressivas.

➡ Tratamento Clínico

Independentemente da etiologia e seu respectivo tratamento específico, o manejo do paciente com isquemia intestinal deve incluir o suporte orgânico global, com especial atenção à descompressão gastrointestinal (sondagem), ressuscitação hemodinâmica guiada, correção de anormalidades eletrolíticas, controle da dor, antibioticoterapia individualizada e, na maioria das etiologias, anticoagulação plena. Agentes vasoconstritores e digitálicos devem ser evitados ou suspensos, pois podem exacerbar a hipoperfusão; e a acidose, quando refratária, pode ser indicadora de terapia substitutiva renal. Diante do intestino isquêmico, além da descompressão citada, deve-se interromper a oferta de dieta por via oral ou enteral, visto que, além do risco de ruptura, é esperada a disfunção intestinal com hipoperistaltismo e distensão de alças. O uso profilático de antibióticos de amplo espectro é advogado pela maioria dos *guidelines* de manejo da isquemia mesentérica aguda; e, embora seja simples se mencionar a plausibilidade biológica dessa recomendação, a evidência que a sustenta reside em estudos retrospectivos e unicêntricos ou em opiniões de especialistas. Nesse cenário particular, dadas as circunstâncias, a realização de estudos de intervenção é muito difícil em virtude de heterogeneidade dos casos e de limitações de ordem ética. Assim, é difícil avaliar o real impacto dessa medida nos casos embólicos agudos identificados e tratados precocemente, em especial naqueles sem associação com perfuração e outras complicações locais, em especial nos casos de NOMI. Apesar dessa controvérsia, realizar uma diferenciação entre a isquemia intestinal com ou sem sepse pode ser impossível, dada a possibilidade de acidose relevante e disfunção hemodinâmica aguda. Uma sugestão de prescrição inicial para o manejo global é apresentada no Quadro 9.3.

Na isquemia mesentérica não oclusiva, o tratamento concentra-se na remoção dos fatores desencadeantes (medicamentos vasoconstritores), tratamento das causas subjacentes (insuficiência cardíaca, sepse), suporte e monitoramento hemodinâmico. Além dessas medidas, é descrita a possibilidade de infusão intra-arterial de vasodilatadores, como a papaverina, com resultados conflitantes na literatura médica.

Quadro 9.3 – Terapia de suporte global ao paciente com isquemia intestinal aguda.

1.	Jejum e aporte nutricional parenteral
2.	Sondagem gástrica
3.	Analgesia
4.	Suporte hemodinâmico
5.	Anticoagulação endovenosa com heparina BIC
6.	Vasodilatadores no caso de isquemia mesentérica não oclusiva e trombose venosa intestinal
7.	Antibioticoterapia sistêmica → translocação bacteriana/perfuração

Fonte: Desenvolvido pela autoria.

➡ Tratamento Cirúrgico

O tratamento cirúrgico, seja por revascularização mesentérica aberta, seja por via endovascular, configura-se como a terapia emergencial nos casos de isquemia intestinal aguda oclusiva. A cateterização arterial e as técnicas endovasculares visando tanto diagnóstico como o tratamento têm ganhado variações e alcances significativos nos últimos anos, permitindo uma desobstrução rápida e frequentemente menos agressiva ao doente, entretanto carregam consigo a desvantagem de não permitir uma adequada avaliação da viabilidade do segmento intestinal acometido e de possíveis complicações locais. Dentro do escopo da técnica endovascular, estratégias diferentes podem ser utilizadas de forma individual ou somadas, como a embolectomia por radiointervenção com fibrinólise local, trombectomia e a angioplastia com colocação de *stent* mesentérico.

O tratamento cirúrgico convencional configura opção terapêutica interessante nos casos mais graves, em especial quando há sinais de peritonite, sofrimento de alças e/ou instabilidade hemodinâmica. Essa estratégia permite que uma reperfusão arterial antes da ressecção intestinal possibilite a reavaliação da viabilidade da alça isquêmica, facilitando a escolha por ressecções mais econômicas, além do controle do foco de contaminação peritoneal. A ressecção econômica deve figurar entre os objetivos do procedimento, visto que a etiologia isquêmica representa uma importante causa de síndrome do intestino curto, dependência de nutrição parenteral e, até mesmo, de transplante intestinal. Nos casos de isquemia mesentérica não oclusiva, a exploração cirúrgica deve ser limitada a pacientes com sinais de peritonite ou suspeita de perfuração, visto que o próprio ato cirúrgico/anestésico pode resultar em agravamento da hipotensão e hipoperfusão, além do possível requerimento de maiores doses de vasopressores.

Uma abordagem alternativa nos casos de embolia aguda, embora menos estabelecida, é a infusão local de um agente trombolítico. A trombólise pode ser opção na terapia de pacientes com comorbidades graves e que poderiam não tolerar abordagens mais agressivas. Nos casos de trombose arterial mesentérica, as opções incluem revascularização cirúrgica ou trombólise com angioplastia endovascular e implante de *stent*. Nos pacientes com trombose portal que evoluem com complicações relacionadas à hipertensão portal, a indicação de *shunt* portossistêmico intra-hepático transjugular (TIPS) pode ser avaliada para redução da pressão portal.

Nesses pacientes que foram submetidos à tratamento para reperfusão do fluxo sanguíneo, deve-se considerar a manutenção de anticoagulação sistêmica plena com o uso de heparina em infusão contínua assim que possível, para evitar reobstrução vascular.

➡ Prognóstico

A isquemia mesentérica aguda representa uma entidade grave, com taxas de mortalidade que podem atingir 60%, sendo usualmente piores nos casos de etiologias arteriais trombóticas. A necessidade de ressecções extensas em pacientes idosos e/ou com comorbidades relevantes, em especial nos casos em que as intervenções cirúrgicas acontecem tardiamente, está associada a um pior desfecho e deve ser avaliada quanto ao risco/benefício terapêutico e consequente consideração de manejo conservador associado a cuidados paliativos.

BIBLIOGRAFIA

20. Kuhn F, Schiergens TS, Klar E. Acute mesenteric ischemia. Visc Med 2020; 36:256-262.

21. Boucier S, et al. A multicentric porspective observational study of diagnosis and prognosis features in ICU mesenteric ischemia: the DIAGOMI study. Annals of Intensive Care 2022; 12:113.

22. Clair DG, Beach JM. Mesenteric ischemia. N Engl J Med. 2016 Mar 10;374(10):959-68. doi: 10.1056/NEJMra1503884. PMID: 26962730.

23. McKinsey JF, Gewertz BL. Acute mesenteric ischemia. Surg Clin North Am. 1997 Apr;77(2):307-18. doi: 10.1016/s0039-6109(05)70550-8. PMID: 9146714.

24. Brandt LJ, Boley SJ. Colonic ischemia. Surg Clin North Am. 1992 Feb;72(1):203-29. doi: 10.1016/s0039-6109(16)45635-5. PMID: 1731384.

25. Abboud B, Daher R, Boujaoude J. Acute mesenteric ischemia after cardio-pulmonary bypass surgery. World J Gastroenterol. 2008 Sep 21;14(35):5361-70. doi: 10.3748/wjg.14.5361. PMID: 18803347; PMCID: PMC2744158.

26. John AS, Tuerff SD, Kerstein MD. Nonocclusive mesenteric infarction in hemodialysis patients. J Am Coll Surg. 2000 Jan;190(1):84-8. doi: 10.1016/s1072-7515(99)00226-4. PMID: 10625237.

27. Acosta S, Alhadad A, Svensson P, Ekberg O. Epidemiology, risk and prognostic factors in mesenteric venous thrombosis. Br J Surg. 2008 Oct;95(10):1245-51. doi: 10.1002/bjs.6319. PMID: 18720461.

28. Cudnik MT, Darbha S, Jones J, Macedo J, Stockton SW, Hiestand BC. The diagnosis of acute mesenteric ischemia: A systematic review and meta-analysis. Acad Emerg Med. 2013 Nov;20(11):1087-100. doi: 10.1111/acem.12254. PMID: 24238311.

29. Derikx JP, Schellekens DH, Acosta S. Serological markers for human intestinal ischemia: A systematic review. Best Pract Res Clin Gastroenterol. 2017 Feb;31(1):69-74. doi: 10.1016/j.bpg.2017.01.004. Epub 2017 Feb 7. PMID: 28395790.

30. Canfora A, Ferronetti A, Marte G, Maio VD, Mauriello C, Maida P, Bottino V, Aprea G, Amato B. Predictive Factors of Intestinal Necrosis in Acute Mesenteric Ischemia. Open Med (Wars). 2019 Dec 17;14:883-889. doi: 10.1515/med-2019-0104. PMID: 31934635; PMCID: PMC6947755.

31. Cosse C, Sabbagh C, Kamel S, Galmiche A, Regimbeau JM. Procalcitonin and intestinal ischemia: a review of the literature. World J Gastroenterol. 2014 Dec 21;20(47):17773-8. doi: 10.3748/wjg.v20.i47.17773. PMID: 25548475; PMCID: PMC4273127.

32. Dhatt HS, Behr SC, Miracle A, Wang ZJ, Yeh BM. Radiological Evaluation of Bowel Ischemia. Radiol Clin North Am. 2015 Nov;53(6):1241-54. doi: 10.1016/j.rcl.2015.06.009. PMID: 26526436; PMCID: PMC4633709.

33. Olson MC, Fletcher JG, Nagpal P, Froemming AT, Khandelwal A. Mesenteric ischemia: what the radiologist needs to know. Cardiovasc Diagn Ther. 2019 Aug;9(Suppl 1):S74-S87. doi: 10.21037/cdt.2018.09.06. PMID: 31559155; PMCID: PMC6732105.

34. Bala M, Kashuk J, Moore EE, Kluger Y, Biffl W, Gomes CA, Ben-Ishay O, Rubinstein C, Balogh ZJ, Civil I, Coccolini F, Leppaniemi A, Peitzman A, Ansaloni L, Sugrue M, Sartelli M, Di Saverio S, Fraga GP, Catena F. Acute mesenteric ischemia: guidelines of the World Society of Emergency Surgery. World J Emerg Surg. 2017 Aug 7;12:38. doi: 10.1186/s13017-017-0150-5. PMID: 28794797; PMCID: PMC5545843.

35. Lim S, Halandras PM, Bechara C, Aulivola B, Crisostomo P. Contemporary management of acute mesenteric ischemia in the endovascular era. Vasc Endovascular Surg. 2019 Jan;53(1):42-50. doi: 10.1177/1538574418805228. Epub 2018 Oct 25. PMID: 30360689.

36. Tian Y, Dhara S, Barrett CD, Richman AP, Brahmbhatt TS. Antibiotic use in acute mesenteric ischemia: a review of the evidence and call to action. Thromb J. 2023 Apr 11;21(1):39. doi: 10.1186/s12959-023-00486-3. PMID: 37041639; PMCID: PMC10088293.

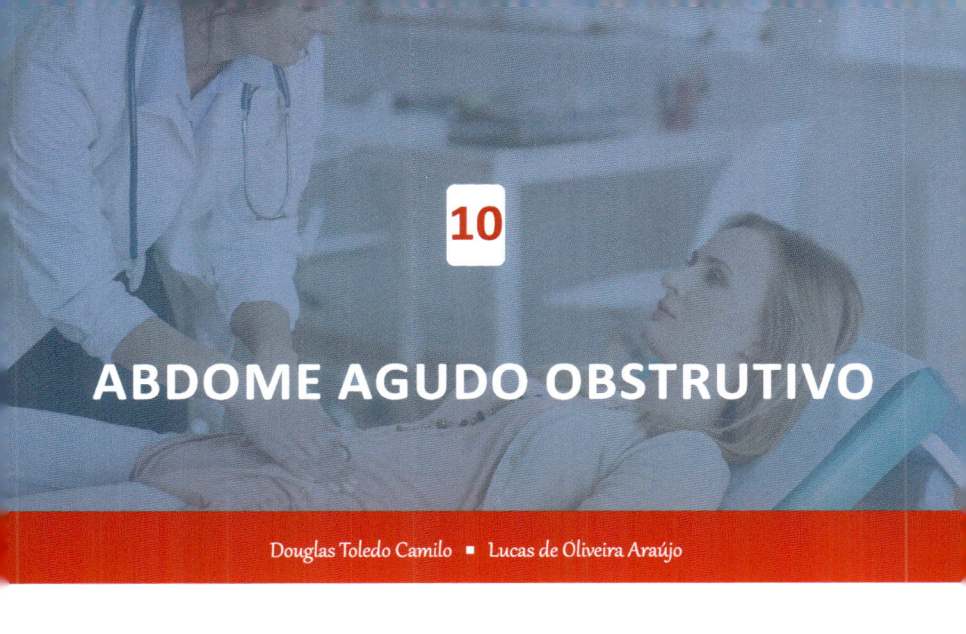

10

ABDOME AGUDO OBSTRUTIVO

Douglas Toledo Camilo ■ Lucas de Oliveira Araújo

→ Introdução e epidemiologia

Estima-se que a obstrução intestinal seja responsável por 15% a 20% das admissões hospitalares por dor abdominal. A maior parte desses casos é manejada de forma não cirúrgica com sucesso. Entretanto, nos casos com indicação de cirurgia imediata, o atraso no manejo pode levar a grande aumento de mortalidade, atingindo até 25% nos casos em que isquemia intestinal já está presente. Assim, ao médico assistente, são importantes tanto o reconhecimento do quadro clínico como a percepção de sinais de alarme e de complicações nos exames complementares.

A obstrução pode ser tanto funcional como mecânica, sendo que os quadros de obstrução funcional (íleo adinâmico e pseudo obstrução colônica) são mais frequentes em pacientes já hospitalizados por outras doenças, enquanto quadros de obstrução mecânica ocorrem frequentemente em pacientes não hospitalizados e pode acometer os intestinos delgado e grosso. Além disso, também podemos dividir o quadro de acordo com o sítio de obstrução, que as obstruções de intestino delgado são mais frequentes (cerca de 80% dos casos) do que as de intestino grosso.

O objetivo deste capítulo é discutir sobre as principais etiologias, quadro clínico, métodos diagnósticos e achados preocupantes de exames complementares, bem como o manejo geral e específico de acordo com a etiologia.

➡ Fisiopatologia e principais etiologias

A obstrução ocorre quando a luz do intestino é parcialmente ou completamente bloqueada. Isso previne o movimento normal do conteúdo digerido e das secreções produzidas e frequentemente causa dor abdominal, náuseas, vômitos, distensão abdominal e constipação.

Em geral, obstruções completas não permitem passagem de conteúdos sólidos, líquidos ou gases após o ponto de obstrução, enquanto uma obstrução parcial pode permitir passagem de fluidos ou gases além do sítio de obstrução. Com a distensão intestinal a montante da obstrução, ocorre elevação de pressão nas alças, o que, por sua vez, pode causar hipoperfusão local, com consequente isquemia e, em casos mais prolongados, perfuração, complicação mais temida do quadro.

As principais etiologias de obstrução intestinal variam de acordo com o local de obstrução (Tabela 10.1). Obstruções de intestino delgado têm como causa mais frequente as aderências, enquanto obstruções de intestino grosso têm como principal etiologia malignidade.

■ Tabela 10.1 – Principais etiologias.

Intestino delgado	Frequência de casos	Intestino grosso	Frequência de casos
Aderências	55%-75%	Malignidade	60%
Hérnias	15%-25%	Volvo	15%-20%
Malignidade	5%-10%	Doença diverticular	10%
Outros*	15%	Outros	10%

*Carcinomatose, endometriose, bezoar, cálculo biliar, estenose pós–radiação

Fonte: Adaptada de Miller et al., 2000.

Obstruções funcionais

As obstruções funcionais são classicamente divididas em íleo paralítico e pseudo-obstrução colônica (síndrome de Ogilvie).

O íleo paralítico é frequente após cirurgias abdominais, acometendo de 10% a 20% desses pacientes. Possivelmente é uma resposta fisiológica relacionada a um ou mais mecanismos (inflamação, reflexos neurais, peptídeos neuro-humorais). Entretanto, na maior parte dos casos, resolve-se em poucas horas a dias. Nos casos mais prolongados, deve-se considerar uma investigação para descartar obstruções mecânicas ou complicações.

A pseudo-obstrução colônica, por sua vez, é uma entidade mais rara que ocorre com mais frequência em pacientes hospitalizados em associação a doenças graves, como grandes cirurgias (não necessariamente abdominais), sepse ou doenças cardíacas. A fisiopatologia precisa desse quadro ainda não é totalmente explicada, mas se acredita envolver uma disfunção do sistema nervoso autônomo. Em geral, também são realizados exames de imagem para diagnóstico diferencial de obstruções mecânicas, assim como para avaliar a presença de complicações.

Clínica e diagnóstico

O quadro clínico de abdome agudo obstrutivo pode ser suspeitado com uma boa história clínica e exame físico. Em geral, a primeira suspeita surge quando o paciente se queixa de dor abdominal. Entretanto, esse sintoma é bastante inespecífico e pode ocorrer em diversas situações. Dados importantes que favorecem o diagnóstico devem ser pesquisados ativamente e incluem o histórico da última evacuação do paciente e se existe passagem de gás, presença de vômitos, antecedentes patológicos (incluindo histórico de cirurgia abdominal, doença diverticular, malignidade, perda de peso não explicada), uso de medicamentos que cursem com constipação (como opioides), presença de distensão abdominal e ruídos hidroaéreos aumentados; além disso, o toque retal pode fornecer dados da etiologia, como malignidade e fecaloma. Os principais achados de história clínica e exame físico serão listados no Quadro 10.1 em conjunto com seu valor diagnóstico.

Como pode ser visto, isoladamente, nenhum achado tem boa acurácia no diagnóstico de obstrução intestinal. Entretanto, em conjunto, é possível ter mais segurança para confirmar ou afastar a hipótese diagnóstica.

A diferenciação pelo quadro clínico entre obstruções de intestino delgado e de intestino grosso pode ser difícil, já que frequentemente há sintomas sobrepostos. Como possíveis diferenciações, com frequência, a dor em obstruções de intestino delgado é mais localizada, descrita como cólica e melhora com vômitos; em contraponto, obstruções de intestino grosso costumam ser relatadas com uma dor difusa e contínua. Além disso, o vômito nas obstruções altas tende a ser mais frequente, volumoso e de aspecto bilioso, enquanto nas obstruções colônicas tende a ser menos frequente e de aspecto fecaloide.

■ Quadro 10.1 – Sensibilidade e especificidade de dados do exame físico

História clínica e exame físico	Sensibilidade	Especificidade
Exame Físico		
Abdome distendido	62%	89%
Ruídos hidroaéreos aumentados	40%	88%
Peristalse visível	6%	99%
História clínica		
Dor abdominal difusa	23%	93%
Vômito	75%	65%
Alívio da dor após vômito	27%	94%
História de constipação	44%	95%
Cirurgia abdominal prévia	69%	74%
Idade maior que 50 anos	60%	73%

Fonte: Adaptado de Bohner et al., 1998.

Exames laboratoriais auxiliam pouco no diagnóstico, mas são importantes na avaliação de complicações nesses pacientes. A presença de distúrbios ácido-base e hidroeletrolíticos e de disfunção renal é frequente, em especial em decorrência dos quadros de vômito e desidratação. Além disso, leucocitose, elevação de marcadores inflamatórios e acidose lática são indícios de possíveis complicações. Dessa forma, hemograma, provas inflamatórias, exames de função renal, gasometria e eletrólitos devem ser solicitados para pacientes com alta suspeição de abdome agudo obstrutivo.

Um desafio no manejo desses quadros se dá pela falta de sensibilidade e de especificidade de dados da história clínica, exame físico e exames laboratoriais no diagnóstico de complicações (em especial, isquemia, estrangulamento e perfuração). Essa incerteza tornou o uso de exames de imagem frequente, não para diagnóstico, mas, em especial, para avaliar complicações (Figura 10.1).

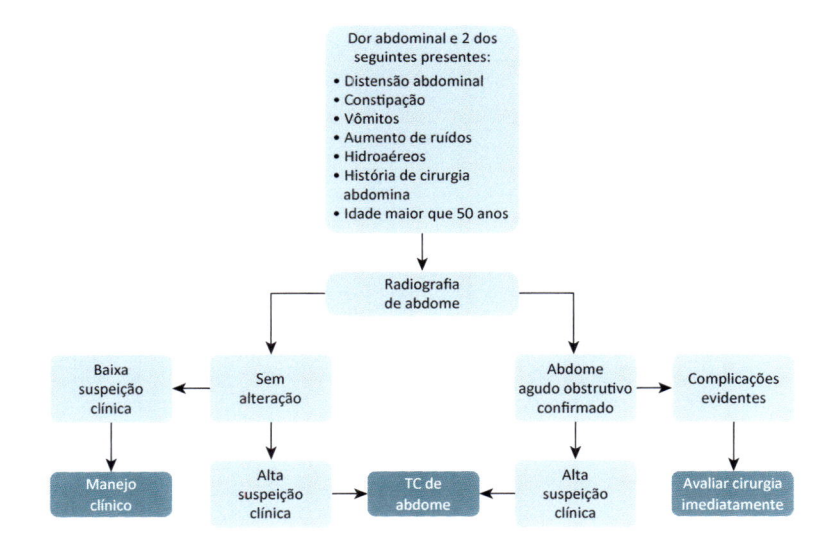

Figura 10.1 – Fluxograma e avaliação inicial na suspeita de abdome agudo obstrutivo.
Fonte: Desenvolvida pela autoria.

A seguir, listaremos os principais métodos de imagem complementares que podem auxiliar no diagnóstico.

Radiografia de abdome

A maior parte dos pacientes com suspeita de obstrução intestinal realiza, como primeiro exame, a radiografia de abdome, por sua acurácia, disponibilidade e baixo custo.

Classicamente, para obstruções de intestino delgado, o diagnóstico é dado na presença de dois ou mais níveis aéreos em alças dilatadas (medindo mais de 2,5 cm); entretanto, diversos sinais são descritos e serão ilustrados na tabela a seguir (Quadro 10.2).

Quadro 10.2– Achados da radiografia de abdome

Tipo de Radiografia	Achado
Supina ou prona	Dilatação gasosa ou por líquidos de intestino delgado medindo mais de 3 cm
	Estômago dilatado
	Intestino delgado dilatado de forma desproporcional ao cólon
	Sinal do empilhamento de moedas
	Ausência de gás no reto
Em ortostase ou decúbito lateral esquerdo	Múltiplos níveis hidroaéreos
	Níveis hidroaéreos maiores que 2,5 cm

Fonte: Adaptado de Paulson et al, 2015.

A radiografia de abdome demonstra acurácia conflitante em literatura, mas pode atingir sensibilidade e especificidade em torno de 80% caso seja avaliada por um médico experiente, configurando em um exame que pode ser valioso já que pode definir condutas de forma simples e rápida.

Como maiores desvantagens do método, não é possível acessar o diagnóstico etiológico e, nos casos de dúvidas quanto a diagnóstico ou complicações, outro exame mais acurado pode ser necessário; em geral, a tomografia computadorizada de abdome.

Ultrassonografia de abdome

A ultrassonografia de abdome pode ser uma ferramenta valiosa no diagnóstico dada sua disponibilidade e facilidade de uso.

Para o diagnóstico de obstruções de intestino delgado, é utilizado o probe curvilíneo de baixa frequência e o critério diagnóstico mais utilizado é a presença de alças medindo mais 2,5 cm próximas a alças colapsadas e com atividade peristáltica ausente ou reduzida. Uma metanálise publicada em 2013 mostra que esses achados têm sensibilidade de 90% e sensibilidade de 96% se o exame for realizado por examinadores treinados.

Para o diagnóstico de obstruções de intestino grosso, assim como no caso de obstruções de intestino delgado, deve-se buscar alças mais dilatadas (no caso do intestino grosso, o cólon esquerdo costuma ter até 4 cm de diâmetro, e o ceco pode atingir até 5 cm) e com grande quantidade de conteúdo ecogênico (gás e fezes).

Como desvantagens da ultrassonografia, está o fato de ser um exame examinador-dependente por natureza, a avaliação de complicações nem sempre é possível e frequentemente é necessária a realização de uma tomografia computadorizada de abdome para a avaliação etiológica.

Tomografia computadorizada de abdome

O uso da tomografia computadorizada de abdome em cortes finos faz parte atualmente da avaliação padrão de pacientes com forte suspeita de abdome agudo obstrutivo, uma vez que o exame é acurado em avaliar complicações e também pode auxiliar na investigação etiológica.

A tomografia de abdome é o exame mais estudado, com grande variação de resultados de acurácia entre as publicações, e as mais recentes mostram melhor sensibilidade e especificidade (superiores a 90%), possivelmente pelo desenvolvimento de aparelhos mais modernos, com cortes mais finos e melhor resolução.

O diagnóstico se dá na evidência de alças dilatadas proximais a alças colapsadas. O uso de contraste oral, retal ou venoso pode auxiliar o exame. Normalmente, para obstruções de intestino delgado, o uso de contraste oral pode não ser necessário, já que o próprio conteúdo a montante da obstrução pode servir como um agente de contraste. Além disso, deve-se ter cautela no uso de contraste oral, já que frequentemente esses pacientes têm náuseas e vômitos, de modo que seu uso pode aumentar o risco de broncoaspiração; caso seja necessário o uso de contraste oral, não se deve usar bário porque, em caso de perfuração intestinal, o bário, em contato com a cavidade peritoneal, pode causar uma peritonite química. O contraste retal, por sua vez, pode auxiliar em obstruções de intestino grosso quando persiste dúvida no primeiro exame. Por fim, o contraste venoso deve ser usado rotineiramente, exceto em caso de contraindicações, já que seu uso pode auxiliar no diagnóstico de isquemia e inflamação, que podem ser de difícil avaliação de outra forma.

A maior desvantagem do uso da tomografia de abdome está na necessidade de uso de altas doses de radiação; além disso, apesar de ser um bom exame para a avaliação etiológica, em determinados casos isso pode ser desafiador, demandando uma análise minuciosa por um médico experiente.

Ressonância nuclear magnética de abdome

Visando reduzir o uso de radiação em crianças e mulheres grávidas, a ressonância nuclear magnética é uma alternativa acurada se comparada à tomografia computadorizada de abdome, atingindo sensibilidade de 95% e especificidade de 100%. Por sua menor disponibilidade e maior custo, em geral, é reservada para o diagnóstico na suspeita clínica nessa população.

O Quadro 10.3 lista as principais ferramentas diagnósticas, bem como suas vantagens e desvantagens.

■ Quadro 10.3 – Vantagens e desvantagens dos exames de imagem.

Método diagnóstico	Vantagens e desvantagens
Radiografia de abdome	• **Vantagens:** disponível, barata e com boa acurácia • **Desvantagens:** não permite diagnóstico etiológico, em alguns casos é inconclusiva e demanda nova modalidade de investigação
Ultrassonografia de abdome	• **Vantagens:** sem radiação, disponível, barata e com boa acurácia • **Desvantagens:** examinador-dependente, normalmente não permite diagnóstico etiológico
Tomografia computadorizada de abdome	• **Vantagens:** exame mais acurado, permite avaliação etiológica. • **Desvantagens:** uso de radiação, requer uso de contraste para melhor avaliação
Ressonância magnética de abdome	• **Vantagens:** acurácia próxima à da tomografia, sem radiação • **Desvantagens:** menor disponibilidade, exame mais caro e mais demorado

Fonte: Desenvolvido pela autoria.

→ Tratamento-Padrão

O manejo inicial desses pacientes é o mesmo para pacientes graves em geral, devendo-se observar a sequência ABC, avaliando a via aérea, respiração e circulação.

O manejo das obstruções intestinais se apoia em alguns pilares, independentemente da indicação cirúrgica: deve-se descomprimir o trato gastrointestinal, manter o paciente euvolêmico, corrigir distúrbios hidroeletrolíticos e controlar sintomas (em especial, dor, náuseas e vômitos).

Em geral, para descompressão do trato gastrointestinal, é realizada a passagem de uma sonda nasogástrica, que é mantida aberta. Dessa forma, existe alívio da pressão proximal à obstrução, com consequente melhora da distensão abdominal e minimização do risco de isquemia e perfuração; além disso, a passagem de sonda nasogástrica pode aliviar náuseas e vômitos, minimizando o risco de aspiração.

Deve-se, também, estar atento à hidratação desses pacientes. Com frequência, quando existe obstrução intestinal, há redução da ingestão oral por algumas horas a dias, aumento de perdas pela sonda nasogástrica e o manejo inicial envolve jejum. Dessa forma, esses pacientes têm alto risco de desidratação, devendo-se estar atento à necessidade de hidratação parenteral com cristaloides. Normalmente, deve-se almejar balanço hídrico neutro a levemente positivo. Nos casos de pacientes submetidos à cirurgia, um grande ensaio clínico evidenciou que é possível ser mais liberal com o balanço hídrico nas primeiras 24 horas pós-operatórias com menor taxa de disfunção renal, sendo sugerido, nesse caso, almejar um balanço hídrico positivo de cerca de 3.000 mL, caso não haja sinais de sobrecarga volêmica.

A expansão volêmica não deve ser realizada de rotina, somente nos casos de pacientes instáveis hemodinamicamente ou sépticos com sinais de má perfusão, levando-se em consideração que sobrecarga volêmica pré-operatória pode piorar os desfechos. Estudos observacionais evidenciam que pacientes que serão submetidos à cirurgia abdominal de emergência com balanço hídrico pré-operatório mais positivo têm maior risco de complicações cardiopulmonares.

Distúrbios hidroeletrolíticos são frequentes, devendo ser pesquisados e corrigidos se necessário. Deve-se levar em consideração que distúrbios hidroeletrolíticos graves podem piorar a motilidade gastrointestinal, podendo contribuir para a deterioração do quadro clínico. Distúrbios frequentes são hipocalemia, hipomagnesemia, hipocalcemia, além de distúrbios do sódio (podendo ocorrer hipernatremia ou hiponatremia).

Controle de sintomas

O controle de sintomas nesses casos tem como principal objetivo alívio de dor, náuseas e vômitos. Deve-se estar atento ao manejo desses sintomas, já que opioides podem piorar a constipação e procinéticos, como a metoclopramida, podem piorar a dor em caso de obstrução completa. Além disso, mesmo nos casos em que o objetivo de cuidado do paciente for conforto (em especial nos cenários de obstrução intestinal maligna), deve ser considerada a passagem de sonda nasogástrica, já que o alívio sintomático pode compensar o desconforto da passagem e presença da sonda.

Como os pacientes com obstrução intestinal frequentemente têm vômitos e/ou estão em uso de sonda nasogástrica, como regra geral, o tratamento deve ser realizado de forma parenteral, podendo ser venoso ou subcutâneo.

Para alívio de dor, diversas opções podem ser utilizadas, inclusive de forma multimodal se necessário; podem ser utilizados analgésicos simples (como dipirona), anti-inflamatórios não esteroidais, medicações anticolinérgicas (como escopolamina) e opioides. Em geral, a associação de medicações com mecanismos de ação diferentes pode ser especialmente útil nesses casos, visando usar doses mais baixas de cada classe e evitar os efeitos colaterais, como a constipação no caso de opioides.

No caso de antieméticos, podem ser utilizados pró-cinéticos nos casos de obstrução parcial. Entretanto, nos casos de obstrução completa, os pro-cinéticos podem piorar a dor; além disso, nos casos de obstrução parcial com dor em cólica intensa, essa classe de medicamentos deve ser evitada por ter potencial piorar a dor. Uma medicação eficaz e segura nesses casos é o haloperidol, que pode ser realizado de forma subcutânea com bom resultado; além disso, medicações antissecretórias como corticosteroides (sendo o mais utilizado dexametasona) e análogos de somatostatina (como octreotide) podem promover o alívio de náuseas e vômitos.

As principais medicações e suas características para manejo sintomático serão listadas no Quadro 10.4.

■ Quadro 10.4 - principais classes e medicações para controle sintomático.

Categoria	Medicação	Características	Doses Habituais
Analgésicos	Analgésicos simples	▪ **Vantagens:** bom perfil de segurança ▪ **Desvantagens:** baixa potência analgésica	▪ Dipirona 1-2 g EV/SC a cada 6 h
	Anti-inflamatórios não esteroidais	▪ **Vantagens:** mais potentes do que analgésicos simples ▪ **Desvantagens:** maior potencial de efeitos colaterais (IRA, úlcera péptica, constipação em doses altas)	▪ AINE disponível no serviço – exemplos: ▪ Diclofenaco 50-75 mg EV/SC a cada 12 h ▪ Cetoprofeno 100 mg EV a cada 12 h
	Anticolinérgicos	▪ **Vantagens:** podem aliviar dor e náuseas ▪ **Desvantagens:** início de ação lento, podem causar constipação	▪ Escopolamina 40-240 mg/dia SC/EV, em bomba de infusão contínua ou dividido em 3 a 5 doses diárias
	Corticosteroides	▪ **Vantagens:** podem aliviar dor e náuseas ▪ **Desvantagens:** início de ação lento	▪ Dexametasona 6-20 mg SC/EV 1 vez/dia
	Opioides	▪ **Vantagens:** analgésicos potentes, início de ação rápido ▪ **Desvantagens:** podem causar constipação, *delirium* e possível piora de náuseas	▪ Utilizar doses mais baixas* inicialmente visando evitar efeitos colaterais. Sugestão: ▪ Morfina 2-5 mg SC/EV a cada 4 horas ▪ Metadona 2,5 – 5 mg SC/EV a cada 8 a 12 horas ▪ Fentanil 10-30 mcg/h transdérmico/SC/EV

(Continua)

■ Quadro 10.4 - principais classes e medicações para controle sintomático. (*Continuação*)

Categoria	Medicação	Características	Doses Habituais
Antieméticos	Pró-cinéticos	• **Vantagens:** úteis em obstruções parciais • **Desvantagens:** não utilizar em obstruções completas; podem piorar a dor em cólica	▪ Metoclopramida 10-20 mg SC/EV a cada 8 h
	Antagonistas de dopamina	• **Vantagens:** bom perfil de segurança, bom controle de náusea • **Desvantagens:** possíveis efeitos colaterais antidopaminérgicos	▪ Haloperidol 5-15 mg SC/EV/IM por dia divididos em 3 a 4 tomadas diárias
	Antagonistas de 5-HT3	• **Vantagens:** úteis em pacientes que receberam quimioterapia • **Desvantagens:** menor efeito em outras populações, podem causar constipação	▪ Ondansetrona 4-8 mg SC/EV a cada 8 h

*As doses podem ser maiores conforme necessário para controle de dor.

SC: (via) subcutânea; EV: (via) endovenosa; IM: (via) intramuscular; IRA: injúria renal aguda.

Fonte: Desenvolvido pela autoria.

➡ Tratamento específico

Aderências

O manejo conservador das obstruções intestinais por aderência é o pilar do manejo, com exceção dos casos com complicações presentes, em especial isquemia e perfuração. Para a maior parte dos casos, o jejum e a passagem de sonda nasogástrica para descompressão são suficientes para resolução espontânea.

O uso de contraste hidrossolúvel também é uma alternativa segura e que pode reduzir a necessidade de abordagens cirúrgicas e o tempo de internação hospitalar. Nos casos de manejo conservador, existe um risco de recorrência em torno de 20% em 5 anos.

O momento da abordagem cirúrgica é tema de discussão entre especialistas nos casos em que não há complicações evidentes. Em geral, uma observação por cerca de 72 horas é segura e apropriada.

Em caso de necessidade de abordagem cirúrgica, o objetivo básico do tratamento é a lise das aderências. Nos casos sem complicações, pode ser realizada laparotomia cirúrgica ou laparoscopia, decisão que deve ser individualizada. Em geral, quando existem complicações, o tratamento de escolha é a laparotomia de emergência.

Hérnias

Nos casos de hérnias, deve ser tentada inicialmente a redução manual; caso seja viável, pode-se programar uma abordagem eletiva de correção da hérnia. Em caso de insucesso ou presença de complicações, a abordagem cirúrgica emergencial está indicada.

Volvo cecal

O emprego de métodos endoscópicos tem alta recorrência e baixa eficácia na resolução, dessa forma a cirurgia é padrão-ouro no tratamento, ainda assim com taxas de mortalidade entre 12% e 33%, maiores quando da ocorrência de gangrena cecal.

Volvo de sigmoide

Para os casos de obstrução de intestino grosso por volvo de sigmoide, caso não haja complicações, a melhor terapêutica consiste em tentativa de distorção por via endoscópica, com programação cirúrgica eletiva que inclui sigmoidectomia e anastomose primária; pode ser considerado não realizar cirurgia nos casos de alto risco cirúrgico, mas as taxas de recorrência podem chegar a 71%. Caso exista necrose colônica, perfuração ou falha de distorção do volvo, abordagem cirúrgica emergencial é indicada.

Doença diverticular

A ressecção cirúrgica com alocação de colostomia temporária (procedimento de Hartmann) ou anastomose primária são tratamentos difundidos para estenose diverticular, com papel bem estabelecido da modalidade laparoscópica. Os *stents* apresentam potencial limitado para essa etiologia, com alta taxa de complicações.

Obstrução por malignidade

Obstruções de intestino delgado causadas por tumores de intestino delgado (adenocarcinoma, tumores neuroendócrinos, tumores estromais e linfomas) habitualmente são tratados com ressecção primária e anastomose, a depender da funcionalidade do paciente.

Obstruções de intestino grosso devem ter manejo individualizado; para os pacientes de baixo risco cirúrgico, pode ser considerada ressecção do tumor e anastomose primária; para os pacientes de alto risco cirúrgico ou perfurações, técnicas por estágio (como cirurgia de Hartmann) são bem indicadas, com reavaliação de abordagem definitiva em segundo momento, após compensação clínica. A anastomose primária pode ser considerada em pacientes estáveis e levando em consideração contaminação do procedimento, risco de deiscência de anastomose pela localização (direita ou esquerda), além de estado nutricional, uso de esteroides e imunossupressores e perda ponderal prévia, interferindo na cicatrização.

Obstruções funcionais

O tratamento-padrão das obstruções funcionais segue os mesmos pilares de obstruções mecânicas e inclui descompressão intestinal se necessário com sonda nasogástrica, manter o paciente euvolêmico, corrigir distúrbios hidroeletrolíticos e controlar sintomas. Para descrever o manejo das obstruções funcionais, discutiremos separadamente íleo paralítico e pseudo-obstrução colônica aguda.

Como dito anteriormente, o íleo paralítico é complicação frequente de cirurgias abdominais e, na maior parte das vezes, resolve-se em poucas horas a dias. O pilar do tratamento consiste, portanto, em suporte clínico, corrigir causas reversíveis, se presentes (como abscessos ou sangramentos pós-operatórios) e reavaliações abdominais seriadas.

No caso da pseudo-obstrução colônica aguda, o risco de perfuração ou isquemia é maior, de modo que a monitorização do paciente deve ser mais rigorosa, com exames abdominais mais frequentes (se possível, a cada 12 horas) e exames de imagem seriados. Em cerca de 70% a 90% dos casos, com exames seriados, suporte clínico e reversão da doença de base, há resolução do quadro. Entretanto, nos casos de dor severa, grande distensão colônica (classicamente, ceco com diâmetro maior que 12 cm) ou falha no manejo conservador após 48 a 72 horas, deve ser considerado o uso de neostigmina.

A neostigmina é um inibidor de acetilcolinesterase e, consequentemente, aumenta a motilidade colônica. A dose habitual é de 2 a 5 mg, com infusão lenta (5 minutos), com monitorização contínua de sinais vitais, já que efeitos colaterais frequentes são bradicardia e broncoconstrição. Idealmente, deve-se ter facilmente disponível atropina durante a infusão, já que bradicardia é uma complicação frequente. Alguns estudos mostram que o uso de neostigmina em bomba de infusão contínua em dose de 0,4 mg/hora pode ser mais eficaz do que a dose em bólus, mas com possível aumento de frequência dos casos de bradicardia, de modo que mais dados são necessários para avaliar essa estratégia.

Nos casos de falha no uso da neostigmina, deve ser realizada uma descompressão por colonoscopia, preferencialmente por um médico mais experiente.

Nos casos de complicações, como perfuração, isquemia ou peritonite, a abordagem cirúrgica está indicada.

➡ Tratamento paliativo

A obstrução intestinal maligna, seja por neoplasia primária de trato gastrointestinal, seja por carcinomatose peritoneal, é a etiologia mais frequente das obstruções colônicas. E, nesse cenário, o manejo cirúrgico ainda é tema de controvérsia, já que não há literatura com boa qualidade de evidência que embase o manejo da maior parte desses pacientes. Em geral, a definição sobre abordagem cirúrgica, procedimentos menos invasivos (como colocação de *stent*) ou manejo medicamentoso exclusivo é individualizada. Na tabela a seguir, serão listados fatores relacionados a pior prognóstico no manejo cirúrgico.

Em geral, para pacientes com fatores de pior prognóstico, a abordagem cirúrgica não prolonga sobrevida e gera complicações maiores, como sintomas mais intensos e internações mais prolongadas. Nesse cenário, opções menos invasivas podem ser consideradas.

■ Quadro 10.5 – Fatores prognósticos na obstrução intestinal maligna.

Fatores Relacionados a Pior Prognóstico de Manejo Cirúrgico de Obstrução Intestinal
Idade avançada
Baixa funcionalidade prévia (ECOG 3 ou 4)
Desnutrição
Doença disseminada
Múltiplos sítios de obstrução
Radioterapia abdominal ou pélvica prévia

Fonte: Adaptado de Tradousnky et al., 2012.

A abordagem cirúrgica pode ser benéfica em alguns pacientes selecionados, como os pacientes com boa funcionalidade prévia, câncer com progressão lenta e expectativa de vida maior que 6 meses.

O papel do *stent*

O *stent* pode ser uma forma útil de desobstrução nos pacientes que podem ter uma expectativa de vida maior e em que a cirurgia pode agregar alta morbimortalidade, tendo taxas de sucesso de 78% a 100%; além disso, em alguns casos, o *stent* pode ser uma ponte para uma cirurgia futura, como uma forma de gerar uma desobstrução temporária e ganhar tempo para, por exemplo, otimizar o estado nutricional do paciente. Entretanto, o uso desse dispositivo não é amplamente disponível e suas taxas de sucesso são piores em caso de estenoses mais longas (maiores que 4 cm) e mais estreitas.

A principal e mais temida complicação do *stent* é a perfuração intestinal; entretanto, essa complicação é infrequente nos casos em que não há tentativa prévia de dilatação (casos em que, normalmente, a colocação de *stent* é contraindicada).

➡ Tópicos-chave

Obstrução intestinal é causa frequente de dor abdominal, podendo ser de intestino delgado (80% dos casos) ou intestino grosso (20% dos casos), completa (obstrução total do lúmen, sem passagem de gás) ou parcial (obstrução parcial do lúmen).

A história clínica e o exame físico são fundamentais para o diagnóstico adequado, mas para diagnóstico de complicações exames complementares devem ser realizados, incluindo exames laboratoriais e de imagem.

A radiografia de abdome é acurada e disponível, sendo um exame inicial adequado; no entanto, para diagnóstico etiológico e nos casos de dúvida quanto a diagnóstico ou complicações, o exame padrão-ouro é a tomografia computadorizada de abdome com contraste venoso.

Os pilares do manejo clínico consistem em passagem de sonda nasogástrica, manter o paciente euvolêmico, corrigir distúrbios hidroeletrolíticos e controlar sintomas (em especial, dor, náuseas e vômitos).

As complicações mais temidas são isquemia e perfuração. Nesses casos, em geral, a cirurgia de emergência está indicada.

O manejo da obstrução intestinal maligna deve ser individualizado, devendo-se preferir manejo clínico e técnicas menos invasivas nos pacientes com baixa funcionalidade e prognósticos mais reservados, mas tendo em mente que alguns pacientes com boa sobrevida podem ser candidatos à cirurgia.

BIBLIOGRAFIA

1. Miller G, Boman J, Shrier I, Gordon PH. Etiology of small bowel obstruction. Am J Surg. 2000;180(1):33-36.

2. Bohner H, Yang Q, Franke C, Verreet PR, Ohmann C. Simple data from history and physical examination help to exclude bowel obstruction and to avoid radiographic studies in patients with acute abdominal pain. Eur J Surg. 1998;164:777-784.

3. Frago R, Ramirez E, Millan M, Kreisler E, del Valle E, Biondo S. Current management of acute malignant large bowel obstruction: a systematic review. Am J Surg. 2014;207(1):127-138.

4. Catena F, De Simone B, Coccolini F, Di Saverio S, Sartelli M, Ansaloni L. Bowel obstruction: a narrative review for all physicians. World J Emerg Surg. 2019 Apr 29;14:20.

5. Erik K. Paulson and William M. Thompson. Review of small-bowel obstruction: the diagnosis and when to worry. Radiology 2015 275:2, 332-342.

6. Roberta L. Muldoon. Malignant Large Bowel Obstruction. Clin Colon Rectal Surg 2021;34:251-261.

7. Rajan R, Clark D. Current management of large bowel obstruction: a narrative review. Ann Laparosc Endosc Surg 2022; 7:23.

8. Voldby AW, Aaen AA, Loprete R, et al. Perioperative fluid administration and complications in emergency gastrointestinal surgery – an observational study. Perioper Med 11, 9 (2022).

9. Myles PS, Bellomo R, Corcoran T, Forbes A, Peyton P, Story D, et al. Restrictive versus liberal fluid therapy for major abdominal surgery. N Engl J Med. 2018;378:2263-74.

10. Taylor MR, Lalani N. Adult small bowel obstruction. Acad Emerg Med. 2013;20:528-544.

11. Hollerweger A, Wüstner M, Dirks K. Bowel obstruction: sonographic evaluation. Ultraschall Med. 2015;36(3):216-235.

12. Beall DP, Fortman BJ, Lawler BC, Regan F. Imaging bowel obstruction: a comparison between fast magnetic resonance imaging and helical computed tomography. Clin Radiol. 2002;57(8):719-724.

13. Smedley LW, Foster DB, Barthol CA, Hall R, Gutierrez GC. Safety and efficacy of intermittent bolus and continuous infusion neostigmine for acute colonic pseudo-obstruction. Journal of Intensive Care Medicine. 2020;35(10):1039-1043.

14. Tradounsky G. Palliation of gastrointestinal obstruction. Can Fam Physician. 2012 Jun;58(6):648-52, e317-21.

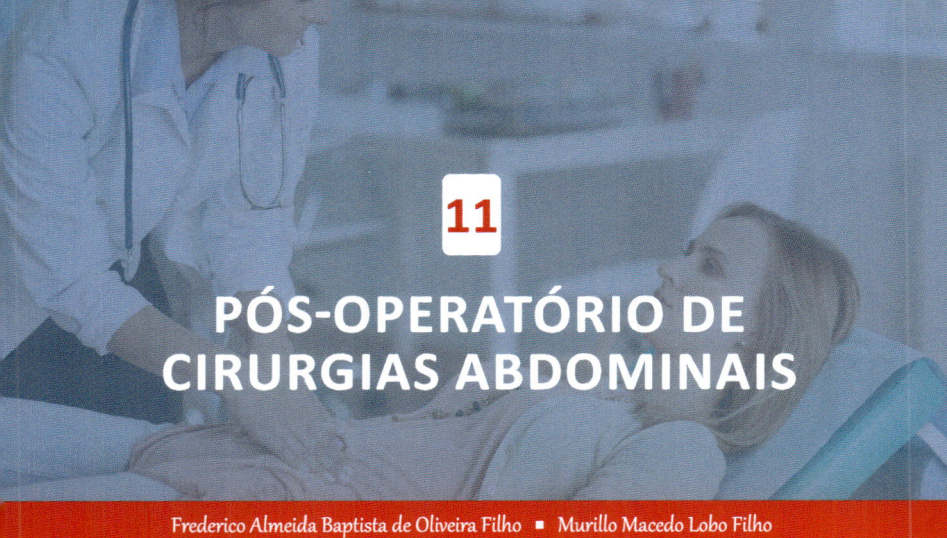

11
PÓS-OPERATÓRIO DE CIRURGIAS ABDOMINAIS

Frederico Almeida Baptista de Oliveira Filho ■ Murillo Macedo Lobo Filho
Rodolpho Augusto de Moura Pedro

→ Introdução

O pós-operatório (PO) de cirurgias abdominais é um frequente diagnóstico de admissão em terapia intensiva e entender as alterações fisiopatológicas envolvidas permite planejar melhor o manejo buscando otimizar a recuperação dos pacientes. Além disso, conhecer as principais complicações permite elevar a suspeição diagnóstica resultando no manejo precoce de possíveis intercorrências.

→ Epidemiologia

Estima-se que mais de 310 milhões de pacientes recebam tratamento cirúrgico anualmente, e esse número ainda está aumentando. As cirurgias do aparelho digestivo estão entre as principais realizadas (10% a 20%) e, com frequência, podem necessitar de cuidados intensivos no pós-operatório, principalmente em pacientes de alto risco.

Pacientes considerados de baixo risco ou demais pacientes submetidos a procedimentos superficiais podem ser conduzidos com segurança na enfermaria. Esse risco é definido pela somatória da agressividade da cirurgia realizada, características prévias do paciente e complicações intra ou pós-operatórias. A literatura sugere que a taxa de complicações gerais fica em torno de 15% a 20%, com uma mortalidade variável entre 1% e 4%, que, embora pareça incomum, quando aplicada ao enorme volume de cirurgias realizadas anualmente, pode representar uma das principais causas de óbitos hospitalares.

➡ Manejo geral

O cuidado do doente cirúrgico abdominal carrega consigo alguns princípios gerais descritos a seguir.

Balanço hídrico e fluídos

O uso de fluídos endovenosos é comum no pós-operatório para tratamento de hipotensão, choque e estados de hipovolemia; para realização de medicações e hidratação venosa contínua em doentes em jejum. No entanto, existe uma forte associação da sobrecarga volêmica com mortalidade no ambiente crítico, sendo necessária a avaliação individualizada e judiciosa do produto e da dose ofertada.

No contexto específico das cirurgias abdominais, o estudo RELIEF mostrou que a adoção de uma estratégia moderadamente liberal pode ser benéfica. Apesar de não demonstrar diferença de mortalidade em relação à estratégia restritiva, achados secundários sugerem que pacientes do grupo moderadamente liberal tiveram menor incidência de lesão renal aguda, incluindo necessidade de terapia substitutiva renal. Vale ressaltar que achados secundários são geradores de hipóteses, raramente servindo de evidência final, embora o grande número de indivíduos avaliados (3 mil pacientes) reforce tal hipótese. É importante ainda ressaltar que o termo "moderado" aqui utilizado traduz o grupo que recebeu em média 2.400 mL cristaloides no 1º dia de pós-operatório, sendo que, nessas primeiras 24 horas, o balanço hídrico (BH) médio positivo ficou em torno de 3.000 mL. Outro ponto muito importante foi que essa estratégia era usada por no máximo 48 horas, ou seja, focada no período de ressuscitação. A maior parte dos pacientes nesse trabalho tiveram alta da UTI antes do período das 48 horas, ou seja, quanto mais longe do PO imediato (POI), maior são as dúvidas do benefício de uma estratégia moderadamente liberal dada a possível associação previamente descrita entre BH positivo e morbimortalidade crítica.

Alvos pressóricos

Outro ponto de manejo geral discutido é o alvo pressórico a ser idealizado no pós-operatório. Há um conceito bem estabelecido que a hipotensão arterial no intra e pós-operatório está associada a pior desfecho clínico, com mais disfunções orgânicas, em especial a disfunção renal e cardíaca, e maior mortalidade. Dados retrospectivos revelam que quanto maiores o tempo e a intensidade em que a pressão arterial média (PAM) permanece abaixo do ponto de corte de 65 mmHg, pior é esse desfecho. O ponto de controvérsia, entretanto, reside na discussão se é possível modificar tais desfechos com níveis mais elevados de PAM visto que existe dúvida se essa hipotensão seria deletéria *per si* ou se apenas simboliza marcador de gravidade (doentes graves ou submetidos a cirurgias mais agressivas teriam mais hipotensão). Os trabalhos que objetivaram elevar a PAM perioperatória ou, até mesmo, evitar a hipotensão nesse período apresentaram resultados conflitantes, sendo os três mais recentes descritos a seguir:

→ O estudo IMPRESS foi um dos recentes *trials* que resultaram em melhora de desfecho clínico evitando hipotensão (desfecho: resposta inflamatória + 1 disfunção orgânica), sendo o objetivo do grupo intervenção a manutenção da pressão arterial sistólica (PAS) do paciente próxima de suas medidas ambulatoriais (desvio de até 10%).

→ Em outro estudo, Wu et al. avaliaram diferentes níveis de normotensão em pacientes idosos (65-80 anos), previamente hipertensos e submetidos a cirurgias abdominais eletivas. Entre os grupos de PAM (65-70, 80-95 e 96-110 mmHg), o subgrupo de PAM 80-95 mmHg desenvolveu menor incidência de disfunção renal em 7 dias após a cirurgia.

→ Por último, Wanner et al. avaliaram se uma PAM > 75 mmHg no intraoperatório seria suficiente para levar a uma redução de 30% de um desfecho combinado focado em disfunção renal e cardiovascular. Embora o subgrupo de PAM > 75 mmHg tenha experienciado menor tempo de hipotensão que o controle, os desfechos não atingiram significância estatística.

Apesar das controvérsias citadas, o consenso atual é que tanto os episódios como a dose de hipotensão (frequência + intensidade) devem ser evitados nos períodos de intra e pós-operatório.

A adoção de alvos hemodinâmicos guiados por metas, frequentemente embasados na busca de alvos supra fisiológicos, falhou em demonstrar benefício em diversos cenários críticos como na sepse e na população geral, mas também é controversa no contexto cirúrgico. O estudo OPTIMIZE mostrou resultados neutros dessa prática, mas sua análise após adição dos estudos prévios em metanálise de mesma publicação aponta para um possível benefício dessa prática. Em nosso serviço, na ausência de indicação específica, objetivamos PAM > 65 mmHg e valores fisiológicos de débito cardíaco, avaliando os pacientes com valores limítrofes de forma individualizada.

Sedoanalgesia

Em geral, a maioria dos pacientes cirúrgicos será extubada após o procedimento, ainda na recuperação pós-anestésica (RPA), sendo frequentemente admitida sob efeito de sedação residual, mas responsiva, e extubada na unidade de terapia intensiva (UTI). Os cuidados sugeridos para a sedação no pós-operatório envolvem a suspensão desta na ausência de contraindicações, permitindo a avaliação neurológica pós-operatória e o desmame ventilatório. Algumas dessas contraindicações para suspensão imediata dos sedativos incluem o choque relevante, sangramentos de grande monta, suspeita de hipertensão intra-abdominal, uso de bloqueador neuromuscular recente (ainda no período de meia-vida da droga), hipertensão intracraniana, disfunção respiratória grave ou alguma outra complicação que implique possível nova abordagem cirúrgica nas 24 horas seguintes.

Outra estratégia possível é a de retirada gradual da sedação objetivando-se um despertar calmo e progressivo; entretanto, essa estratégia mostrou elevar o tempo até a extubação quando comparada à suspensão imediata das drogas.

A estratégia de analgesia é tema central do pós-operatório e será descrita em capítulo específico.

Sonda Nasogástrica (SNG)

A sondagem gástrica permite o esvaziamento dessa cavidade, com redução dos eventos de êmese e possível menor tensão nessa localidade. Entretanto, alguns dados recentes implicam que o uso de sonda nasogástrica (SNG) possa retardar o adequado movimento peristáltico gástrico e aumentar o tempo de gastroparesia e íleo metabólico. O uso mais judicioso desse artifício está ainda relacionado a menor risco de complicações pulmonares (pneumonia e atelectasia), a menor tempo de internação e a início mais precoce de dieta oral, sendo atualmente recomendada sua utilização apenas de forma terapêutica e em casos selecionados.

Nutrição

Início da dieta no paciente crítico é motivo frequente de discordância entre equipes na UTI, e tema muito estudado atualmente. Considerando-se a relevância do tema nutricional nas patologias abdominais, consta, neste compêndio, um capítulo específico que destrincha particularidades de vias, doses e outras controvérsias. No contexto específico do paciente cirúrgico, a maior discussão usualmente reside no *timming* de introdução nutricional.

Quanto ao tempo de introdução, a nutrição deve ser iniciada tão precocemente quanto a condição clínica do paciente permita, mas respeitando-se a particularidade de cada procedimento. A evidência clínica focada em pacientes críticos, não necessariamente cirúrgicos, indica que a estratégia de *underfeeding* (introdução e evolução lenta nutricional, abaixo da meta objetivada) é segura na 1ª semana de internação na UTI, não impactando em mortalidade, funcionalidade, tempo de UTI, ventilação mecânica, ou outros desfechos clínicos quando comparados aos pacientes em que se objetivou atingir tal meta rapidamente, ainda na 1ªsemana. O conceito de *underfeeding* torna factível que, diante da gravidade clínica inicial, a estratégia de nutrição com aporte calórico mínimo ou, até mesmo, de jejum seja implementada. Apesar disso, não há razão para que, em pacientes de boa evolução, não possamos progredir de forma mais rápida na busca pela meta. Em pacientes cujo quadro clínico, condição nutricional ou particularidades cirúrgicas permitam uma previsão de impossibilidade para atingir a meta nesse período, outras estratégias, como a nutrição parenteral, podem ser avaliadas antes mesmo do término da 1ª semana.

Algo menos controverso na prática clínica é o fato de que, sempre que possível, a oferta nutricional deve ocorrer utilizando-se o trato gastrointestinal, seja por ingesta oral, seja pelo uso de sondas. A partir dessa informação, entender o melhor momento para a introdução de alimentos nesse trato deve levar em consideração também a particularidade envolvida em cada cirurgia abdominal.

De modo geral, cirurgias que não envolvam a ressecção ou manipulação relevante de alças gástricas ou intestinais, como as hepatectomias e as nefrectomias, implicam em menor tempo para essa introdução oral, sendo comum o início da dieta ainda nas primeiras 24 horas, respeitando-se, é claro sintomas clínicos como dor, distensão, náuseas, sangramentos e outros. Já nas cirurgias relacionadas ao trânsito gastrointestinal, costuma-se introduzir a via oral/enteral com tempo e consistência gradual, sendo mais precoce quanto mais distal for a ressecção devido ao menor risco implicado de deiscência. Para exemplificação, a introdução nas cirurgias de cólon pode ocorrer ainda nas primeiras 24 horas, enquanto nas abordagens proximais, como nas ressecções duodenais ou na esofagectomia, pode requerer dias. A passagem de uma sonda enteral com ponta distal após a região da cirurgia pode configurar uma estratégia válida para antecipar o uso do trato gastrointestinal neste cenário. Uma possível exceção a esse conceito são as cirurgias com anastomoses anais, que, apesar de distais, apresenta risco maior de deiscência, sendo usual o atraso da introdução do trato.

Por último, um ponto interessante a ser dito, dados recentes sinalizam que pode ser seguro realizar extubação de pacientes recebendo dieta enteral, sem a necessidade da pausa prévia, conceito que pode auxiliar a minimizar interrupções calóricas na UTI.

Drenos

Os drenos cirúrgicos abdominais são relevantes ferramentas no pós-operatório. O uso de dreno, entretanto, não é uma unanimidade entre cirurgiões, uma vez que os dados na literatura são heterogêneos quanto à melhora consistente de desfecho. A defesa em favor de seu uso vem da possibilidade de manter a região cirúrgica saneada, além de servir de vigia quanto ao fluxo e aspecto de conteúdos próximos à anastomose. Essa "janela" para a anastomose pode permitir a identificação precoce de complicações específicas (sangramentos, deiscências, fístulas e outras), mas também pode configurar porta de entrada para infecções, além da associação com dor e desconforto local. Nas cirurgias abdominais, diversos são os dispositivos que podem ser usados e em múltiplas localizações; quando presentes, cabe ao médico intensivista a monitorização seriada do conteúdo drenado em conjunto com a equipe cirúrgica e multiprofissional, sendo fundamental para isso saber o local, o tipo e a finalidade para a qual foi usado. No Quadro 11.1, estão descritos os principais drenos usados, sua composição, seu mecanismo e su a indicação.

■ Quadro 11.1 – Drenos em cirurgias abdominais.

Drenos	Característica	Utilidade
Blake	Silicone radiopaco com quatro lúmens com canais interiores e core sólido Ativo	Abdome, pescoço, tecidos moles ou mamas, exsudatos no tórax ou abdome
Jackson-Pratt (JP)	Silicone e PVC, perfurado e radiopaco. Pode ser arredondado, plano ou quatro canais Ativo	Abdome, pescoço, tecido mole, abdome e tórax
Penrose ou dreno gravitacional	Látex e plano Passivo	Promove drenagem de uma FO aberta Típico perianal ou de cabeça e pescoço
Tubo-T e tubos de colecistostomia	Passivo ou ativo	Tubo-T: dutos hepatobiliares ou colecistostomia (interior da vesícula)

FO = ferida operatória.

Fonte: Desenvolvido pela autoria.

Os drenos podem ser ativos ou passivos, como já aqui descrito. Os passivos fornecem uma "rota" de baixa resistência para o material que precisa ser removido do corpo, usualmente por capilaridade. Já os drenos ativos utilizam algum tipo de dispositivo criador de diferença de pressão (menor no exterior), para que esse gradiente pressórico permita a drenagem do material. Os drenos podem ser usados de forma terapêutica (remoção de pus ou de debris, evitar fechamento precoce de uma ferida operatória (FO) contaminada/infectada ou para evitar formação de bilioma em hepatectomia major), ou de forma profilática na vigilância de alguma anastomose de alto risco. O uso profilático desses dispositivos vem se reduzindo com o tempo, uma vez que, como citado, vários trabalhos questionam sua eficácia em prevenir complicações. Entretanto, em situações de alto risco, a drenagem de rotina continua sendo prática habitual, uma vez que o intuito inicialmente profilático pode se transformar em terapêutico, mantendo-se a cavidade livre de coleções e reduzindo-se a necessidade de reabordagens.

Controle do foco

A rápida abordagem do foco em quadros sépticos por abscessos, peritonite secundária ou focos infecciosos fechados é um importante determinante do prognóstico, sendo inclusive recomendação do *Sepsis Survival Campaign 2021*, que orienta identificar o foco anatômico e controla-lo assim que houver condição médica e logística para tal.

Apesar da ausência de estudo randomizado e controlado sobre o tema, é recorrente a associação de maior mortalidade e pior desfecho em estudos observacionais nos quais o controle do foco não foi atingido. Uma recente coorte do grupo AbSeS mostrou que os pacientes que não tinham obtido controle do foco em até 7 dias apresentaram maior mortalidade quando comparados ao grupo em que houve resolução do foco. A abordagem deve ser multidisciplinar e dependerá do tipo de infecção. Entre as opções, estão a drenagem de abscesso (aberta ou percutânea), desbridamento de tecido necrótico, remoção de obstruções por ostomias, até laparotomia exploradora. Importante lembrar que a escolha do método deve ser pelo procedimento menos invasivo capaz de garantir o controle rápido do foco, minimizando danos adicionais e a resposta inflamatória pós-operatória.

Antibiótico

A presença de complicações cirúrgicas infecciosas geralmente implica a necessidade de antibioticoterapia, sendo seu início sugerido conforme o produto da relação entre a gravidade e a certeza da origem infecciosa. O primeiro ponto a ser considerado é qual o espectro deve ser coberto. As coortes mais recentes mostram que os principais agentes pós-cirúrgicos abdominais são os Gram-negativos, destacando-se a *E. coli*, *Klebsiella pneumoniae* e *Pseudomonas aeruginosa*. No segundo grupo mais comum, estão as bactérias Gram-positivas, lideradas pelo *Enterococcus faecalis* seguido do *E. faecium*. Outros agentes relevantes são as bactérias anaeróbias intestinais e os fungos (ambos com incidência entre 10% e 15%).

O segundo ponto de discussão é o tempo total do tratamento. O estudo STOP-IT é frequentemente citado para responder a essa questão e avaliou um curso curto de antibioticoterapia (3 a 5 dias, com mediana de 4 dias) frente a um curso mais longo, frequentemente praticado até hoje (2 dias após resolução do quadro inflamatório, com mediana de 8 dias) no cenário específico de complicações infecciosas abdominais de etiologia cirúrgica. É de extrema importância frisar que a estratégia tinha como condição obrigatória o controle adequado do foco abdominal. Não houve diferença em mortalidade ou em recorrências infecciosas quando comparados os grupos, reforçando que a terapia mais curta é segura. Importante ainda ressaltar que o grupo de curto curso de tratamento identificou mais precocemente as infecções de sítio cirúrgico ou a recorrência da infecção inicial, o que levanta a hipótese de o antibiótico em curso mais longo ter mascarado sinais de complicação.

➡ Complicações gerais

Febre e Atelectasia pulmonar

A febre é uma complicação frequente no pós-operatório imediato e, apesar de poder estar associada a processos infecciosos, sua presença não deve ser traduzida dessa forma, visto que a maior parte dos casos parece estar relacionada à inflamação cirúrgica e nenhuma outra causa aparente é diagnosticada. Apesar da informação clássica de sua associação com atelectasia, o suporte científico por trás dessa afirmação é vago, e revisões sistemáticas falharam em comprovar tal associação.

O modelo atualmente aceito para explicação da presença de febre é o que correlaciona a ação dos DAMP (damage-associated molecular patterns), que podem ser produzidos pelo dano cirúrgico, com ou sem a presença de patógenos (que, nesse caso, podem ser denominados PAMP, do inglês *pathogen-associated molecular patterns*). A liberação de DAMP ativa, no sistema imune, a liberação de citocinas indutoras de hiperpirexia, como a interleucina (IL) 1 e IL-6, que induzem febre por ação no hipotálamo. Assim, a febre no pós-operatório seria parte de uma resposta fisiológica e, até certo ponto, esperada, do organismo ao dano sofrido, sendo, inclusive, descrito que a hipotermia no pós-operatório guarda maior mortalidade que a normo ou hipertermia.

Deiscência de anastomose (AD)

É uma das complicações mais temidas após ressecção de uma porção do trato intestinal, associada a aumento da morbimortalidade, tempo de internação e custos hospitalares. AD normalmente se manifesta com dor abdominal maior do que o habitual ou refratária para o momento do pós-operatório associada a outros sinais imprecisos como taquipneia, febre, taquicardia e hipotensão, que podem ser confundidas com o quadro de síndrome da resposta inflamatória sistêmica (SIRS) pós-operatória, quadros tromboembólicos e sepse.

Quando presentes, os drenos abdominais podem revelar mudança no aspecto do líquido peritoneal que pode se tornar bilioso/entérico, e a temporalidade pode sugerir a presença de AD. A deiscência nas primeiras 48 a 96 horas é incomum, usualmente relacionada a questões técnicas do intraoperatório (falha de sutura, lesão inadvertida de alças e outras). A deiscência clássica representa a grande maioria das AD e, em geral, ocorre após o 5º dia da cirurgia, sendo descrita, em casos raros, até mesmo após 30 dias do pós-operatório.

Assim, pacientes com quadros inflamatórios sistêmicos de surgimento tardio, passados os primeiros dias da cirurgia, devem ser investigados quanto à possibilidade de complicações cirúrgicas, em especial DA e infecção do sítio cirúrgico, visto que a inflamação "fisiológica" do pós-operatório não se encaixaria nessa temporalidade. A evolução bimodal de marcadores inflamatórios pode auxiliar, uma vez que após a ascensão e queda dos primeiros dias, uma nova piora relevante não seria esperada, como leucocitose e aumento de PCR e PCT. Para confirmação diagnóstica, a tomografia computadorizada (TC) de abdome com contraste endovenoso é o exame de escolha, permitindo a identificação de coleções em volta da anastomose, presença de ar ou extravasamento de conteúdo entérico.

A classificação da falha anastomótica pode ser feita de acordo com a métrica estimada em: defeito de continuidade < 1cm (ou < 1/3 da anastomose) ou defeito maior, com perda da continuidade > 1cm (ou > 1/3 da anastomose). Outra classificação muito usada, validada inicialmente para cirurgias no reto, porém extrapolada para outras vísceras, é descrita no Quadro 11.2.

■ Quadro 11.2 – Graduação da gravidade da deiscência da anastomose.

Graduação	Definição
A	Deiscência de anastomose que não necessita de intervenção
B	Deiscência que requer abordagem, porém não necessita de laparotomia.
C	Deiscência que necessita de laparotomia

Fonte: Adaptado de Chadi et al., 2016.

O tratamento da AD começa na sua prevenção, sendo algumas medidas descritas neste sentido, embora com tímida fundamentação científica:

→ Evitar anastomoses tensas, tração axial aumento risco de vazamento e isquemia local;

→ Preservar ao máximo a vascularização do segmento operado, evitar distensão e torção de alças.

→ Uso de sutura com grampeador pode ter benefício; no entanto, estudos mostram que, com cirurgiões experientes, os resultados entre a sutura manual e a mecânica não se traduzem em diferença estatística.

→ Evitar, quando temporalmente possível, a presença de fatores clínicos associados ao maior risco de AD: hiperglicemia, uso de corticosteroides, desnutrição, hipotensão e choque persistente, entre outros.

Após a identificação da falha anastomótica, além do tratamento de suporte às disfunções e a introdução de antibióticos, a terapia invasiva dependerá de dois principais fatores, a estabilidade clínica e a presença de coleções intra-abdominais não saneadas.

Embora seja comum ao intensivista o ímpeto de cobrança pela necessidade de reabordagem cirúrgica, é possível que o resultado de uma nova anastomose sob condição inflamatória aguda seja ainda pior e associado a um novo evento inflamatório sistêmico. Assim, defeitos pequenos, em pacientes estáveis e com coleção drenada são frequentemente manejados de forma conservadora, evitando a passagem de dieta pela região de falha, reduzindo o débito da fístula em formação, garantindo a permanente drenagem de seu conteúdo e tratando a infecção presente.

Em pacientes com essas mesmas características, mas sem a drenagem adequada da cavidade, pode-se avaliar drenagem percutânea, em especial para coleções maiores (> 3 cm) que menos comumente se resolveriam de forma espontânea. A drenagem percutânea possibilitaria sua resolução com menor dano e menor liberação de resposta inflamatória quando comparada à abordagem cirúrgica aberta, com alta taxa de sucesso (81%) e baixa mortalidade (3%). Em pacientes cuja estabilidade hemodinâmica ou drenagem de cavidade não pode ser garantida, a avaliação da equipe cirúrgica quanto à necessidade de reabordagem é imperiosa, visto que a ausência de controle do foco ou a demora para sua aquisição pode ser a causa da piora clínica bem como de sua perpetuação. Em casos de AD > ou = 2/3 da circunferência, a confecção de uma ostomia (fechamento de coto distal ou dois orifícios externalizados) parece ser uma boa estratégia, já que tentativas de anastomose primária podem acarretar maior risco de nova AD com a necessidade de reabordagem, podendo provocar, inclusive, a síndrome do intestino curto, dificultando uma posterior reconfecção do trânsito. Por último, a terapia endoscópica pode servir como ferramenta auxiliar nos casos endoscopicamente acessíveis, sejam altos, sejam baixos. O uso de terapias a vácuo ou de próteses serve de ponte sobre a falha e permite encurtamento no tempo necessário para sua cicatrização.

Fístulas

As fístulas são pertuitos/comunicações anômalas entre duas ou mais estruturas corporais que derivam majoritariamente de complicações pós-cirúrgicas, embora alguns casos possam ocorrer como resultado de algum processo inflamatório patológico. As fístulas podem ser acompanhadas de alta gravidade e incorrer em longos períodos de internação hospitalar. Podem surgir em qualquer parte do corpo, sendo no trato gastrointestinal mais frequentes em anastomoses pancreáticas, biliares, retais e esofágicas. No geral, após procedimentos cirúrgicos, sua incidência pode atingir até 20% de séries com doentes/procedimentos de alto risco, com mortalidade estimada entre 15% e 25%.

Alguns dos principais fatores de risco associados à cirurgia e ao paciente para o surgimento das fístulas digestivas são:

→ **Relacionado ao paciente:** estado nutricional (obesidade ou desnutrição), corticosteroide, tabagismo, alcoolismo, ASA *score* > 3, sexo masculino, idade avançada, irradiação prévia, doença primária gastrointestinal (doença de Crohn, diverticulite).

→ **Relacionado ao procedimento:** cirurgia de emergência, cirurgias longas, hemorragia intraoperatória, curativos com pressão negativa, uso de vasopressores, anastomoses proximais ou anal.

As fístulas podem ser classificadas conforme o fluxo em 24 horas, localização anatômica e etiologia, conforme o seguinte esquema:

→ **Débito em 24 horas:** alto (> 500 mL), moderado (200 a 500 mL) ou baixo (< 200 mL);

→ **Local anatômico:** externa (comunicação direta com a pele/atmosfera) ou interna (comunica com órgãos adjacentes);

→ **Etiologia:** tipo I (ocorre secundária à doença que afeta parede intestinal, exemplo doença de Crohn) ou tipo II (secundária a algum insulto no intestino previamente saudável, como manipulação cirúrgica);

Classificar, especialmente quanto ao débito, impacta diretamente o tipo de tratamento que será usado. As fístulas de alto débito ou que nas quais tenha ocorrido deiscência precoce de anastomose são, no geral, de resolução espontânea mais improvável, necessitando, em alguns casos, de correção cirúrgica. O procedimento visa desfazer lises e aderências, ressecar o segmento fistuloso e restabelecer a continuidade intestinal. No entanto, a cirurgia para correção da fístula raramente se configura uma urgência, sendo usual que se proceda, inicialmente, à terapia conservadora de aporte nutricional, à correção de fatores de risco e à redução do débito. Quando a terapia conservadora falha ou resulta em complicações maiores, a terapia cirúrgica é realizada, mas mesmo que o procedimento tenha sucesso, existe risco de recorrência, com múltiplas abordagens e, até mesm,o de intestino curto.

Importante destacar que as fístulas de alto débito costumam ser um desafio para o cuidado do paciente por resultar em morbidade crônica, com inflamação persistente, possibilidade de lesões cutâneas, distúrbios de eletrólitos e outras morbidades. Um exemplo são as fístulas duodenais, usualmente de alto débito com grande perda de bicarbonato de sódio (conteúdo pancreático), resultando em acidose metabólica severa.

O tratamento conservador inicial consiste em suporte às disfunções, controle de foco com drenagem de coleções, antibioticoterapia de curto período quando houver sinais de infecção local ou sistêmica, reposição hidroeletrolítica, suporte nutricional e outros. A terapia com análogos da somatostatina pode ser avaliada na busca pela redução do débito de fístulas gastrointestinais, em conjunto com a possibilidade de ofertar dieta enteral após o ponto de fístula em casos selecionados e, até mesmo, do uso de terapias endoscópicas. Os análogos mais estudados são o octreotide e a somatostatina, ambos apontados, em estudos pequenos, na redução do débito fistuloso, encurtamento do tempo de fechamento, mas duvidoso aumento da taxa de fechamento, sendo ainda possível uma heterogeneidade de resposta a depender do paciente e da fístula.

➡️ Complicações em cirurgias específicas

Além das intercorrências gerais clássicas aqui já descritas, cada cirurgia carrega particularidades específicas, devendo o médico intensivista conhecer os fatores relacionados ao paciente e ao ato operatório, permitindo, assim, uma avaliação mais precoce de possíveis complicações.

Hepatectomia

Hepatectomia parcial pode ser indicada para diversas patologias hepáticas: ressecção de tumores benignos ou malignos; abcessos; remoção de cálculos intra-hepáticos. Um dos esclarecimentos iniciais a serem feitas é sobre o antecedente do paciente, sendo comum a descrição de cirrose prévia e de malignidades. Além de intercorrências operatórias, da localização e extensão do ato, outro fator que deve ser questionado é o tempo de manobra de *pringle* (pinçamento das estruturas do hilo hepático), que pode ser responsável por hepatite isquêmica e disfunção do remanescente hepático. A taxa de morbidade segue elevada (4% a 47%), bem como mortalidade (0,2% a 9,7%).

A hemorragia é uma das principais complicações (4% a 10%) e pode ser multifatorial. O sangramento pode decorrer de discrasia sanguínea prévia ou resultar de disfunção hepática aguda, ou pode configurar sangramento cirúrgico de superfície cruenta, por lesão de ramo arterial, congestão venosa hepática ou hemostasia incompleta. No geral, é uma complicação precoce < 48 hpras e uma forma de monitorizar é via débito dos drenos, controle hematimétrico e exames tradicionais (TP, TTpA, fibrinogênio, plaquetas e métodos viscoelásticos – TEG/ROTEM). O sangramento persistente e/ou elevado deve ser reavaliado de forma seriada, sendo a presença de alteração hemodinâmica (taquicardia e/ou hipotensão) um dos *triggers* usuais de avaliação para reabordagem cirúrgica. O derrame pleural reacional pode ocorrer, com frequência à direita do tórax, mas virtualmente asséptico na totalidade dos casos. No geral, a resolução é espontânea e nenhuma medida específica precisa ser adotada, punção e drenagem não devem ser performadas rotineiramente a não ser que tenha repercussão clínica ventilatória para o paciente.

Outra complicação comum é o surgimento de fístula biliar (4% a 17%), sendo no cenário específico da hepatectomia parcial, sem manejo de via biliar, majoritariamente relacionada à babação de área cruenta do fígado residual. O aspecto bilioso dos drenos ou da FO sugere o diagnóstico que pode ser redobrado por exames de imagem ou dosagem de bilirrubina do dreno, mas na ausência de sinais de irritação peritoneal (coleperitôneo) ou novas disfunções, seguirá tratamento conservador. Fístulas biliares em procedimentos com abordagem de via biliar podem ocorrer por outros motivos, como por deiscência de anastomoses, da ligadura, e até por lesão inadvertida. Nesses casos, a colangiopancreatografia endoscópica retrógrada (CPRE) com papilotomia endoscópica e a drenagem da via biliar com prótese podem ser utilizadas para descompressão quando não há peritonite; no entanto, para os casos instáveis ou que desenvolvam peritonite, a cirurgia para resolução do foco, drenagem externa e correção do defeito ductal é urgente.

A complicação mais temida é a insuficiência hepática aguda pós-operatória, com incidência variável (0,7% a 33%) e elevada mortalidade. Apesar do dogma segundo o qual é seguro remover até 70% da superfície hepática de um paciente, fatores como volumetria pré-operatória imprecisa, disfunção prévia (cirrose), choque intraoperatório, hemorragias e tempo de *pringle* influenciam na função residual. Pela possibilidade de parte da disfunção ser momentânea pela hepatite isquêmica operatória, divide-se na literatura essa complicação em transitória (< 5-6 dias) ou permanente (> 5-6 dias). O diagnóstico usualmente se dá pela presença de sintomas de insuficiência hepática como *flapping*, ascite e piora laboratorial hepática que pode ser progressiva. O tratamento inicial é de suporte, evitando agravos isquêmicos adicionais ao enxerto e mantendo a euvolemia. Dados extrapolados de pequenas coortes no cenário de transplante hepático sugere uma possível ação da terlipressina em readequar o fluxo portal ao fígado agora pequeno. A disfunção permanente indica prognóstico ruim, usualmente acompanhada de acidose lática severa e indicativa de transplante hepático, que, em muitos casos, encontrará contraindicação na doença de base.

Via biliar

Diversas são as cirurgias para resolução de patologias nas vias biliares, sejam elas benignas (cálculos, estenoses, inflamação ou infecção), sejam por compressão neoplásica. É preciso atenção para as complicações no pós-operatório entre as principais, encontram-se lesão inadvertida das vias biliares, fístulas e colangite. A tríade clássica com dor abdominal, febre e icterícia pode estar camuflada no pós-operatório e a disfunção hemodinâmica pode representar a resposta ao estresse cirúrgico. A vasoplegia desproporcional ao insulto cirúrgico pode indicar colangite transoperatória e o tratamento, além da desobstrução urgente da via biliar, consiste em suporte hemodinâmico e antibioticoterapia. A icterícia obstrutiva pós-cirúrgica costuma ser tardia e o seu tratamento se baseia na desobstrução via colangiopancreatografia endoscópica retrógrada (CPRE) ou com reabordagem cirúrgica. A presença de líquido enegrecido no conteúdo do dreno deve chamar atenção para possível fístula biliar, e a presença de bilirrubina elevada no líquido confirma esse diagnóstico. O tratamento conservador é a escolha para os pacientes estáveis e sem repercussões clínicas; porém, nos casos com peritonite ou com suspeita de deiscência majoritária de anastomose, está indicada a cirurgia.

Cirurgia bariátrica

Com aproximadamente um terço da população acometida pela obesidade, a cirurgia bariátrica está entre os procedimentos cirúrgicos mais realizados no mundo, sendo boa opção para perda de peso em obesos mórbidos e para controle de comorbidades. As complicações operatórias precoces são infrequentes, mas podem resultar em elevada morbidade. As técnicas cirúrgicas geralmente envolvem desabsorção, restrição ou uma combinação destas. O *bypass* gástrico em Y-de-Roux é a técnica mais usada, seguido pela gastrectomia vertical (*sleeve* gástrico) e a colocação de banda gástrica (via laparoscópica), aqui listadas em ordem decrescente de perda ponderal, complexidade cirúrgica e de complicações precoces no pós-operatório.

A maioria dos pacientes submetidos a esse procedimento estará apta a realizar o pós-operatório em ambiente de enfermaria, mas em pacientes de alto risco cardiovascular, obesidade grave ou outras comorbidades severas, a vigilância nas primeiras 24 horas dentro da UTI pode ser útil, em especial para observação de sangramentos, síndrome da hipoventilação da obesidade e eventos cardiovasculares agudos. A deiscência anastomótica é a principal complicação precoce, geralmente ocorrendo após 5-7 dias da cirurgia. A clínica abdominal clássica de peritonite pode estar ausente ou nebulosa no obeso mórbido, sendo um desafio ao diagnóstico dessa complicação, devendo-se, portanto, pesquisar deiscência em todo paciente que apresentar os sintomas persistentes de taquicardia (> 120 bpm) e taquidispneia, com ou sem febre. A presença dos dois primeiros sintomas é quase universal, mas dor abdominal e febre podem estar ausentes em até um terço dos pacientes.

É comum que, no paciente obeso, acamado em pós-operatório, com taquicardia e taquipneia, levante-se a hipótese de tromboembolismo pulmonar (TEP), que, embora seja um diferencial importante, usualmente surge mais tardiamente nesses doentes, com mediana de 24 dias após a cirurgia. Para os pacientes estáveis, cujo peso e diâmetro da circunferência abdominal permitirem, a TC de abdome com endovenoso pode auxiliar no diagnóstico, podendo ou não ser acrescentada a fase de angiotomografia pulmonar para pesquisa de TEP. Outras complicações relevantes são infarto agudo do miocárdio, sangramento ou abdômen agudo obstrutivo por bridas, aderências ou torções intestinais.

Esofagectomia

Cirurgia grande e complexa, que chega a ter taxas de mortalidade de até 13% em 90 dias, não só pela agressividade cirúrgica, mas também por suas complicações e fatores prévios do doente (desnutrição e neoplasias). Além do tratamento de doenças malignas, algumas indicações benignas também são comuns (p. ex., estenose cáustica, chagas, acalasia). Atualmente, pode ser realizada técnica aberta ou minimamente invasiva e envolver abdome, região cervical e, até mesmo, o tórax em alguns casos (esofagectomia de três campos).

A substituição do esôfago pode ser realizada com estômago (mais usado, necessita de apenas 1 anastomose – parte negativa recai sobre o refluxo crônico, e pode ter a cicatrização prejudicada se o paciente tiver recebido terapia neoadjuvante com RT) ou cólon (longo, bom suprimento sanguíneo e resistência ao ácido, porém precisa do preparo pré-operatório, maior tempo cirúrgico, mais anastomoses) ou jejuno (mantém peristaltismo, baixa taxa de vazamento, porém a realização das anastomoses microvasculares com parte superior do tórax ou pescoço é tecnicamente mais difícil). Não existe superioridade clara entre elas, das revisões realizadas, uma sinalização para menos sintomas e melhor qualidade de vida com tubo gástrico.

O primeiro ponto de atenção para o intensivista deve ser o momento da extubação, visto que a cirurgia carrega o risco de lesão do nervo laríngeo recorrente, que pode ser unilateral (causando rouquidão, disfagia e broncoaspiração), ou bilateral (falha imediata por paralisia da musculatura glótica induzindo laringoespasmo). Diante da suspeita, pode-se avaliar curso curto de corticosteroide ou tratamento conservador, seguido de nova tentativa de extubação guiada por broncoscopia/nasofibroscopia para tentar diferenciar a lesão neural irreversível da apraxia (potencialmente reversível), restando aos casos irreversíveis a necessidade de traqueostomia.

A grande razão para alta morbimortalidade descrita nessa cirurgia é o alto risco de sua principal complicação, a deiscência de anastomose, com incidência variando entre 5% e 40%, em especial na sua porção cervical, e mortalidade que chega a 12% em algumas casuísticas. A deiscência clássica (não técnica), costuma ocorrer após o 5º dia, sendo os sintomas desde a clássica febre e taquicardia, até os mais chamativos como arritmias supraventriculares, presença de secreção purulenta pelos drenos e FO e evolução para mediastinite e choque. O diagnóstico pode ser feito com auxílio do azul de metileno (aplicação oral com vazamento pela FO ou dos drenos) ou por tomografia com contraste venoso e/ou oral. A endoscopia em mãos experientes não é contraindicada em absoluto e pode fornecer opção terapêutica com colocação de vácuo ou prótese. A abordagem segue o mesmo princípio do que foi descrito no tópico acima de deiscência, com consideração especial para o crescimento do uso da terapia endoscópica a vácuo, desde que se garanta a drenagem adequada do conteúdo cavitário, evitando-se o surgimento ou piora da mediastinite/sepse.

Precisamos ainda nos atentar para a possibilidade de outras complicações graves como a isquemia do segmento interposto, a herniação com ou sem isquemia de conteúdo abdominal ao tórax, inclusive com chance de tamponamento cardíaco. O manejo da dor é essencial no pós-operatório, sendo associado à possibilidade de prevenir atelectasias pulmonares. O uso de ventilação não invasiva se mostrou seguro nas cirurgias gástricas e intestinais, mas ainda é controverso na esofagectomia, sendo sua segurança ancorada em uma pequena série de casos e sua indicação calculada individualmente.

Gastroduodenopancreatectomia (GDP)

Considerada a maior abordagem cirúrgica do TGI, pode evoluir com uma série de possíveis complicações relacionadas às anastomoses intestinais, biliares, pancreática e gástrica. Considerando-se a discussão prévia, este capítulo tratará da fístula pancreática. A GDP tem mortalidade em 90 dias estimada em 5%, mas com morbidade que pode atingir 50% dos pacientes, especialmente relacionadas ao surgimento da fístula pancreática (30%-50% das GDP). Embora o valor de amilase do líquido abdominal (usualmente coletado via dreno) possa indicar alto risco do desenvolvimento dessa fístula quando > 5.000 U/L no primeiro pós-operatório, o diagnóstico só ocorre com o valor > 3 vezes o limite superior normalidade (LSN) sérico no 3º dia do pós-operatório.

Em pacientes de baixo risco, amilase < 600 U/L no 1º dia e < 3 vezes LSN no 3º dia, mantendo baixo débito, é possível prosseguir com a remoção precoce do dreno em torno do 7º dia de pós-operatório. Nos demais casos, a vigilância ativa do dreno é sugerida, tanto para avaliação do débito, como para saneamento da cavidade e diagnóstico de sangramentos. A suspeição clínica e a investigação complementar devem ser precoces diante de sinais inflamatórios, sendo, inclusive, associadas a melhores desfechos quando assim realizadas. O manejo da fístula também segue os princípios clássicos já descritos, cursando com resolução espontânea na maioria dos casos, sendo a retirada do dreno possível quando débito for < 20-50 mL/dia. O tratamento cirúrgico configura exceção e está associado a grande processo inflamatório e mortalidade, devendo usualmente ser precedido por manejo via radiointervenção quando possível. Além da possibilidade de infecção intra-abdominal, deve-se estar atento ao sangramento nesse cenário, visto a possibilidade de hemorragias fatais por corrosão de artérias locais (gastroduodenal, hepática, esplênica e outras) além da formação e da ruptura de pseudoaneurismas nesses mesmos vasos. O sangramento nas primeiras 24 a 48 horas pode ser de origem cirúrgica, mas sangramentos após esse período (tardios) se associam com 30% a 50% de mortalidade. Cerca de 30% dos sangramentos graves são precedidos por um sangramento de menor relevância (sangramento sentinela), motivo pelo qual sua ocorrência tardia ou a queda oculta da hemoglobina nunca deve ser minimizada. A terapia envolve a embolia por rádio intervenção, mas a reoperação pode ser necessária em casos de falhas ou instabilidade.

Alças intestinais (cirurgias de estômago, delgado e cólon)

As cirurgias de alças intestinais compõem um grande e heterogêneo grupo de procedimentos pelos mais diversos motivos, desde a apendicectomia até quadros de trauma, isquemia mesentérica, obstrução maligna e outros. Apesar disso, os princípios do cuidado pós-operatório são similares, sendo necessária suspeição permanente para a possibilidade de sangramentos, deiscências, fístulas, infecções e de complicações cardiovasculares. O trabalho do intensivista consiste em prover o suporte vital adequado, manejar as complicações e saber prever quadros que apresentem indicação de abordagens emergenciais. A cooperação com a equipe cirúrgica é vital nessas situações, sendo o intensivista um elo entre o paciente e os demais profissionais e familiares envolvidos no cuidado. As principais complicações estão listadas no Quadro 11.3.

Nas cirurgias jejunoileais extensas, há ainda o risco da síndrome do intestino curto e desabsorção. A irrigação da região é feita pela artéria mesentérica superior, e seja por manipulação ou por trombose, pode resultar em isquemia extensa. A colectomia pode ser total ou parcial, sendo ainda possível a necessidade de colostomia/ileostomia de proteção em casos agudos ou com contaminação local que "contraindiquem" a reconstrução primária imediata. É preciso também atenção com anastomoses em áreas mais vulneráveis à isquemia, como na flexura cólica esquerda (ponto de Griffiths) e a transição entre o sigmoide e reto (ponto de Sudeck).

■ Quadro 11.3 – Principais complicações das cirurgias envolvendo alças abdominais.

Topografia da complicação	Principais complicações
Ferida Operatória	Infecção de ferida operatória
	Infecção tecido mole necrosante
	Deiscência de fáscia ou evisceração
Complicações do trato gastrointestinal (TGI)	Íleo paralítico
	Obstrução mecânica
	Fístula enterocutânea
	Sangramento TGI
	Perfuração ou deiscência anastomótica
	Isquemia mesentérica
	Colite relacionada ao uso de ATB
Complicações na cavidade peritoneal	Abcesso
	Peritonite recorrente
	Hemorragia
	Síndrome compartimental abdominal
Miscelânea	Pancreatite pós-operatória
	Sepse
	Colicistite acalculosa
	Extra-abdominal

Fonte: Desenvolvido pela autoria.

As ostomias devem ser inspecionadas seriadamente quanto à coloração (irrigação local), bordas (tensão e desabamento) e conteúdo formado. Quanto mais proximal a ostomia, mais líquido e volumoso tende a ser o débito, podendo ocorrer distúrbios hidroeletrolíticos e disfunção renal aguda por desidratação. O uso de medicação constipante está indicado nesse cenário, os agentes mais usados são a loperamida e o carbonato de cálcio.

A vigilância de sangramento deve ser realizada, com atenção aos drenos e ao seu laboratório. Caso o hematócrito do dreno fique próximo ao do paciente (> 50%), a suspeita de hemorragia relevante aumenta. Embora o corte seja controverso, débitos > 100-150 mL/hora sustentados por 6 a 8 horas ou que resultem em piora hemodinâmica (surgimento de taquicardia e hipotensão) podem sugerir a necessidade de abordagem invasiva, seja por arteriografia, seja por reabordagem cirúrgica.

A abordagem das complicações descritas no Quadro 11.3 e o manejo específico de tópicos como dor, náuseas, vômitos, introdução alimentar e outros estão distribuídos nos demais capítulos deste livro, sendo recomendados como leitura complementar.

BIBLIOGRAFIA

1. International Surgical Outcomes Study group. Global patient outcomes after elective surgery: prospective cohort study in 27 low-, middle- and high-income countries. Br J Anaesth. 2017 Sep 1;119(3):553.

2. De Pascale G, Antonelli M, Deschepper M, et al.; Abdominal Sepsis Study (AbSeS) group and the trials group of the European Society of Intensive Care Medicine. Poor timing and failure of source control are risk factors for mortality in critically ill patients with secondary peritonitis. Intensive Care Med. 2022 Nov;48(11):1593-1606.

3. Sawyer RG, Claridge JA, Nathens AB, et al.; STOP-IT Trial Investigators. Trial of short--course antimicrobial therapy for intraabdominal infection. N Engl J Med. 2015 May 21;372(21):1996-2005.

4. Zhang J, Crichton S, Dixon A, Seylanova N, Peng ZY, Ostermann M. Cumulative fluid accumulation is associated with the development of acute kidney injury and non-recovery of renal function: a retrospective analysis. Crit Care. 2019 Dec 3;23(1):392.

5. Myles PS, Bellomo R, Corcoran T, et al.; Australian and New Zealand College of Anaesthetists Clinical Trials Network and the Australian and New Zealand Intensive Care Society Clinical Trials Group. Restrictive versus Liberal Fluid Therapy for Major Abdominal Surgery. N Engl J Med. 2018 Jun 14;378(24):2263-2274.

6. Nelson R, Edwards S, Tse B. Prophylactic nasogastric decompression after abdominal surgery. Cochrane Database Syst Rev. 2007 Jul 18;2007(3):CD004929.

7. Arabi YM, Aldawood AS, Haddad SH, Al-Dorzi HM, Tamim HM, Jones G, Mehta S, McIntyre L, Solaiman O, Sakkijha MH, Sadat M, Afesh L; PermiT Trial Group. Permissive Underfeeding or Standard Enteral Feeding in Critically Ill Adults. N Engl J Med. 2015 Jun 18;372(25):2398-408.

8. Compher C, Bingham AL, McCall M, Patel J, Rice TW, Braunschweig C, McKeever L. Guidelines for the provision of nutrition support therapy in the adult critically ill patient: The American Society for Parenteral and Enteral Nutrition. JPEN J Parenter Enteral Nutr. 2022 Jan;46(1):12-41.

9. Landais M, Nay MA, Auchabie J, et al.; REVA network and CRICS-TriggerSEP F-CRIN research network. Continued enteral nutrition until extubation compared with fasting before extubation in patients in the intensive care unit: an open-label, cluster-randomised, parallel-group, non-inferiority trial. Lancet Respir Med. 2023 Jan 20:S2213-2600(22)00413-1.

10. Mavros MN, Velmahos GC, Falagas ME. Atelectasis as a cause of postoperative fever: where is the clinical evidence? Chest. 2011 Aug;140(2):418-424.

11. Chadi SA, Fingerhut A, Berho M, DeMeester SR, Fleshman JW, Hyman NH, Margolin DA, Martz JE, McLemore EC, Molena D, Newman MI, Rafferty JF, Safar B, Senagore AJ, Zmora O, Wexner SD. Emerging trends in the etiology, prevention, and treatment of gastrointestinal anastomotic leakage. J Gastrointest Surg. 2016 Dec;20(12):2035-2051. doi: 10.1007/s11605-016-3255-3. Epub 2016 Sep 16. PMID: 27638764.

12. Heimroth J, Chen E, Sutton E. Management Approaches for Enterocutaneous Fistulas. Am Surg. 2018 Mar 1;84(3):326-333.

13. Futier E, Lefrant JY, Guinot PG, et al.; INPRESS Study Group. Effect of individualized vs standard blood pressure management strategies on postoperative organ dysfunction among high-risk patients undergoing major surgery: a randomized clinical trial. JAMA. 2017 Oct 10;318(14):1346-1357.

14. Meng L, Yu W, Wang T, Zhang L, Heerdt PM, Gelb AW. Blood Pressure Targets in Perioperative Care. Hypertension. 2018 Oct;72(4):806-817.

15. Chanques G, Conseil M, Roger C, Constantin JM, Prades A, Carr J, Muller L, Jung B, Belafia F, Cissé M, Delay JM, de Jong A, Lefrant JY, Futier E, Mercier G, Molinari N, Jaber S; SOS-Ventilation study investigators. Immediate interruption of sedation compared with usual sedation care in critically ill postoperative patients (SOS-Ventilation): a randomised, parallel-group clinical trial. Lancet Respir Med. 2017 Oct;5(10):795-805. doi: 10.1016/S2213-2600(17)30304-1. Epub 2017 Sep 18. PMID: 28935558.

16. Jin S, Fu Q, Wuyun G, Wuyun T. Management of post-hepatectomy complications. World J Gastroenterol. 2013 Nov 28;19(44):7983-91.

17. Ma IT, Madura JA 2nd. Gastrointestinal Complications After Bariatric Surgery. Gastroenterol Hepatol (N Y). 2015 Aug;11(8):526-35. PMID: 27118949; PMCID: PMC4843041.

18. Malgras B, Dokmak S, Aussilhou B, Pocard M, Sauvanet A. Management of postoperative pancreatic fistula after pancreaticoduodenectomy. J Visc Surg. 2023 Feb;160(1):39-51. doi: 10.1016/j.jviscsurg.2023.01.002. Epub 2023 Jan 24. PMID: 36702720.

19. Machado NO. Biliary complications postlaparoscopic cholecystectomy: mechanism, preventive measures, and approach to management: a review. Diagn Ther Endosc. 2011;2011:967017.

20. Low DE, Allum W, De Manzoni G, Ferri L, Immanuel A, Kuppusamy M, Law S, Lindblad M, Maynard N, Neal J, Pramesh CS, Scott M, Mark Smithers B, Addor V, Ljungqvist O. Guidelines for Perioperative Care in Esophagectomy: Enhanced Recovery After Surgery (ERAS®) Society Recommendations. World J Surg. 2019 Feb;43(2):299-330.

21. Michelet P, D'Journo XB, Seinaye F, Forel JM, Papazian L, Thomas P. Non-invasive ventilation for treatment of postoperative respiratory failure after oesophagectomy. Br J Surg. 2009 Jan;96(1):54-60.

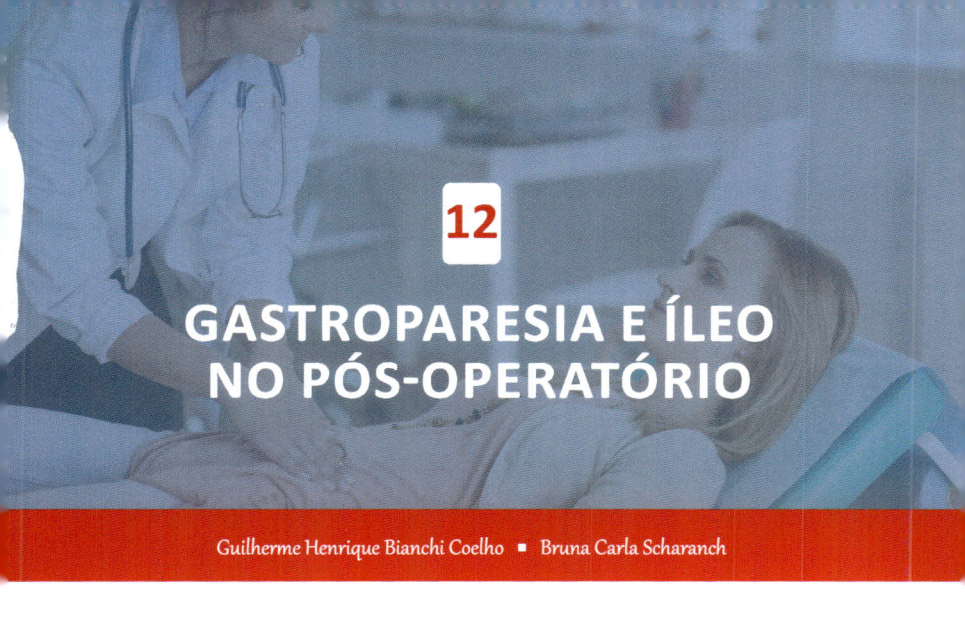

12

GASTROPARESIA E ÍLEO NO PÓS-OPERATÓRIO

Guilherme Henrique Bianchi Coelho ■ Bruna Carla Scharanch

→ Gastroparesia

Gastroparesia por definição é o esvaziamento gástrico retardado na ausência de obstrução mecânica na região antropiloroduodenal. A gastroparesia conceitualmente se trata de uma condição crônica, pouco frequente, que tem boa resolutividade com medidas dieteticonutricionais e drogas pró-cinéticas. Contudo, a atonia gástrica, uma condição aguda, eminentemente reversível, como a que ocorre em estados pós-operatórios, distúrbios hidroeletrolíticos e superdosagem de drogas com efeito anticolinérgico, tem sido tratada e incluída no diagnóstico das gastroparesias. O retardo do esvaziamento gástrico característico das gastroparesias pode estar dissociado da ocorrência de sintomas sugestivos de estase gástrica, sendo particularmente assintomáticos do ponto de vista de queixas digestivas altas, como se pode observar na gastroparesia diabética. O contrário se observa na dispesia funcional, que apresenta sintomas sugestivos de retardo do esvaziamento gástrico, todavia sem evidências de comprometimento orgânico do estômago ou do duodeno.

→ Fisiopatologia

Consiste na incapacidade do estômago em prover adequado esvaziamento gástrico, englobando diferentes segmentos anatômicos do estômago e do intestino delgado (Figura 12.1); dessa forma, podemos dividir em estômago proximal, composto por fundo gástrico e pelo terço superior do corpo gástrico, cuja principal finalidade é de reservatório ou acomodação gástrica, tem sua atividade tônica reduzida em resposta a estímulos como a deglutição e a distensão das paredes gástricas, a recuperação do tônus basal promove a transferência de seu conteúdo para seguimentos mais distais; a região do antro gástrico em associação com o piloro e a porção proximal do duodeno é responsável pelo esvaziamento gástrico, há uma atividade contrátil fásica e peristáltica na região do antro que se inicia na transição corpo-antro e que migra até a transição gastroduodenal, denominada "atividade mioelétrica autóctone", originada em um marca-passo situado na grande curvatura do estômago e responsável pela trituração, mistura com as secreções gástricas e propulsão em direção ao duodeno; o piloro e as porções proximais do duodeno também participam da atividade de trituração e da mistura do alimento, opondo-se à transferência do conteúdo gástrico para o duodeno e controlando o esvaziamento gástrico. Existem ainda quimiorreceptores sensíveis à ação de ácidos, da osmolaridade, de aminoácidos e do teor de gordura do efluente gástrico no intestino delgado, que desencadeiam estímulos nervosos e humorais que interferem na atividade motora do estômago e duodeno, resultando numa inibição controlada do esvaziamento gástrico (Figura 12.2).

O controle do esvaziamento gástrico alterado pode ocasionar estase gástrica e estar relacionado a gastroparesias, por meio de distintos mecanismos: 1) redução anormal do tônus do estômago proximal ou dificuldade de sua recuperação após relaxamento apropriado; 2) hipocontratilidade antral; 3) aumento das contrações do piloro; 4) incoordenação antropiloroduodenal; 5) aumento da atividade contrátil do duodeno e do intestino delgado proximal.

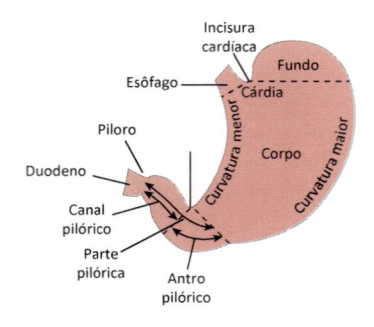

■ Figura 12.1. Anatomia do estômago.
Fonte: Desenvolvida pela autoria.

Quatro condições clínicas parecem ser mais frequentemente relacionadas à incidência de gastroparesias: a) as de causa desconhecida, sem substrato orgânico demonstrável como a dispepsia funcional e a gastroparesia idiopática; b) a gastroparesia diabética; c) os estados pós-operatórios; d) doenças que levam a distúrbios motores generalizados como esclerose sistêmica progressiva, anorexia nervosa, uremia, miopatias e neuropatias.

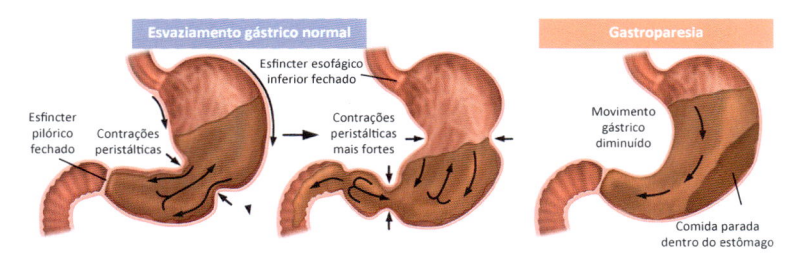

Processo infecciosos mais comumente relacionados a gastroparesias são: rotavírus; vírus de Epstein-Bar; citomegalovirus; e mycoplasma. As afecções do sistema nervoso central (SNC) que podem ocasionar disritmias gástricas e quadros de vômitos persistentes devido à modulação anormal do sistema nervoso entérico, gerando o retardo do esvaziamento gástrico. As cirurgias do trato digestivo, principalmente as que lesam o nervo vago como fundoplicatura e bariátrica, cirurgias pulmonares e transplante cardíaco, neste último a associação dos efeitos das drogas imunossupressoras, infecções virais oportunistas e dano ao nervo vago são o principal desencadeante da gastroparesia, no caso das gastroparesias pós-operatórias. Usualmente há uma regressão dos sintomas com o tempo, ou por reinervação vagal ou pela habilidade do sistema nervoso entérico de suprir o nervo vago.

Para o diabetes *mellitus* que, entre 30% e 50%, apresenta neuropatia visceral autonômica, o melhor controle glicêmico em pacientes diabéticos com vômitos recorrentes ajuda na melhora dos sintomas, a hiperglicemia aguda inibe os esvaziamento gástrico, com a melhora do controle glicêmico gera melhora no esvaziamento gástrico e reduz os sintomas. As drogas como anticolinérgicos, opioides, tricíclicos, difenidramina, antagonistas H2, levodopa, agonistas beta-2, adrenérgicos, bloqueadores de canal de cálcio, interferon alfa (IFN-α), antiácidos, sucralfato e octreotide, podem contribuir no surgimento e manutenção da gastroparesia. Outras causas são os acidentes cáusticos, a fibrose cística do pâncreas, a pseudo-obstrução intestinal crônica, a distrofia muscular, as doenças autoimunes como a esclerodermia e a de Crohn.

→ Tratamento

As complicações da gastroparesia envolvem distúrbios metabólicos, cardiovasculares e neuromusculares em detrimento de distúrbios eletrolíticos; carências nutricionais; absorção errática de medicamentos; dificuldades de controle metabólico em diabéticos; formação de bezoares em casos mais graves. O manejo terapêutico das gastroparesias depende do grau de sintomas apresentados; nos casos mais graves com evidências de grande estase gástrica, há necessidade de jejum oral, aspiração contínua do conteúdo gástrico, hidratação e nutrição via parenteral e administração venosa de drogas pró-cinéticas (Quadro 12.1), se as náuseas e os vômitos tiverem frequência ou intensidade relevantes, a droga de escolha é a metoclopramida em razão dos efeitos antieméticos centrais; em casos menos intensos, a escolha pode ser a cisaprida. Havendo melhora, a dieta oral deve ser instituída, inicialmente líquida e, posteriormente, pastosa, assemelhando-se à abordagem inicial dos casos de menor gravidade, mantendo a associação com drogas pró-cinéticos, atentando para que o volume da refeição administrada deva ser pequeno, com a frequência aumentada de refeições/dia, evitando o uso de fibras vegetais indigeríveis e alimentos ricos em gorduras, que levam à inibição fisiológica do esvaziamento gástrico . A boa aceitação da dieta pode significar a suspensão da nutrição parenteral e a transição dos fármacos antieméticos endovenosos para via oral. Outro quadro comum de gastroparesia ocorre nas recidivas ou nas refratariedades da terapia; nesses casos, recomenda-se a suspensão da dieta oral e o retorno dos pró-cinéticos endovenosos, com possível aumento de dose ou associação de outro agente como a domperidona, ou a substituição da cisaprida pela eritromicina. Nesses casos, há a indicação de se iniciar dieta enteral com sonda posicionada no duodeno ou no jejuno proximal. Havendo boa aceitação da dieta e o paciente não apresentando distúrbios motores generalizados que comprometam porções mais proximais do intestino delgado, essa dieta pode ser mantida até a melhora do retardo do esvaziamento gástrico.

🔳 Quadro 12.1. Sugestões de Drogas Pró-cinéticas.

- ▪ Metoclopramida
- ▪ Domperidona
- ▪ Bromoprida
- ▪ Cisaprida
- ▪ Eritromicina

Fonte: Desenvolvido pela autoria.

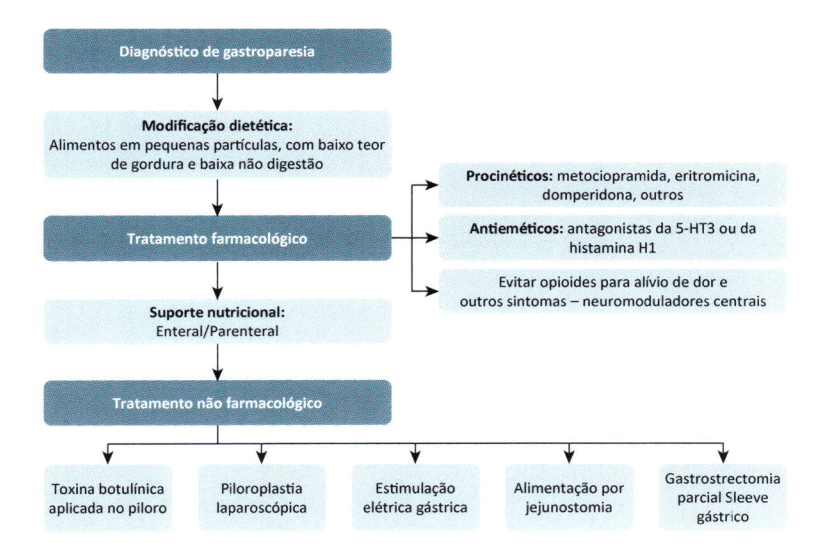

Figura 12.3 – Algoritmo de manuseio e tratamento de gastroparesia.
Fonte: Adaptada de *Guideline* de gastroparesia da American College of Gastroenterology.

A cisaprida é um derivado benzamídico que estimula a liberação de acetilcolina pelos neurônios do plexo mioentérico responsáveis pela regulação da motilidade gastrointestinal, com o efeito de aumentar a pressão basal do esfíncter inferior do esôfago e aumento da contratilidade antral; com o resultado final, obtém-se a aceleração do ritmo de esvaziamento gástrico. Associado a esse efeito, há o aumento da atividade propulsiva do intestino delgado e dos cólons. Essa ação amplia sua indicação clínica para a esofagite de refluxo, as gastroparesias, as dispepsias funcionais, os estados caracterizados por constipação intestinal como a síndrome do cólon irritável. A dissociação encontrada em alguns estudos entre a melhora do esvaziamento gástrico em relação à melhora dos sintomas tem sido motivo de muita discussão, além de apresentar a perda do efeito terapêutico ao longo do tempo de uso, isso tem promovido o desenvolvimento de novas drogas como novos derivados benzamídicos similares à cisaprida, substâncias análogas à somatostatina, agonistas dos receptores da motilina similares à eritromicina, antagonistas a opioides e antagonistas de receptores de serotonina. A clonidina teve boa eficácia no tratamento das gastroparesias diabéticas associadas à neuropatia autonômica.

A clonidina é um agonista alfa-adrenérgico com uso como anti-hipertensivo, o que resulta em inibição da motilidade gastrointestinal e retarda o esvaziamento gástrico. Contudo, na neuropatia diabética, o efeito na motilidade intestinal é paradoxalmente oposto, isso pode ser explicado pela provável lesão de vias adrenérgicas e pelo fato de as vias colinérgicas serem contribuintes para o defeito do esvaziamento gástrico; assim o uso da clonidina, nesses casos, tem efeito benéfico.

➡ Íleo pós-operatório

Uma complicação clínica comumente encontrada em cirurgias abdominais e de grande porte vêm a ser os distúrbios de motilidade gastrointestinais, como a gastroparesia já abordada, o íleo pós-operatório e os vômitos. A importância desses distúrbios está no aumento do tempo de internação, do custo do tratamento intra-hospitalar e da morbimortalidade dos doentes. Estudos têm demonstrado que o número de reinternações em 30 dias de pós-operatório é significativamente maior nos pacientes acometidos por esses distúrbios; desse modo, o entendimento e o aprimoramento da abordagem preventiva e terapêutica se fazem necessários. Tendo em vista seu caráter multifatorial, a abordagem vem sendo aprimorada a partir de uma única estratégia de manejo de múltiplas estratégias que abrangem vários momentos do paciente: pré-operatório; intraoperatório; e principalmente pós-operatório.

Em 1906, Cannon e Murphy descrevem pela primeira vez o íleo paralítico; Paul Trendelenburg, em 1917, descreve o sistema nervoso entérico e seu funcionamento independente dos sistemas nervosos central (SNC) e periférico (SNP). O sistema nervoso entérico se responsabiliza pela interface dos sistemas nervosos e o intestino através dos plexos mioentéricos (Auerbach) e submucoso (Meissner), que se interligam por numerosas fibras nervosas com o objetivo de controlar a motilidade intestinal, a secreção exócrina e endócrina intestinal e a microcirculação do tubo digestivo também são responsáveis pela regulação dos processos imunológicos e inflamatórios no intestino.

A atividade intestinal pode estar prejudicada após cirurgias abdominais e extra-abdominais, o intestino delgado retorna ao normal em algumas horas; o estômago, em 24 a 48 horas; e o cólon, em 3 a 5 dias. Essa atividade intestinal diminuída também é conhecida como "íleo adinâmico" ou "íleo paralítico". O íleo pós-operatório está relacionado ao trauma cirúrgico, ao uso de opiáceos na anestesia e a medidas de cuidados no pós-operatório que podem prolongar ou minimizar o tempo de adinamia do íleo.

➡ Fisiopatologia

A fisiopatologia do íleo pós-operatório ainda não é completamente compreendida, tem sua grande contribuição associada à disfunção do sistema nervoso autônomo. Durante o evento cirúrgico, o sistema nervoso simpático se torna hiperativo e tem ação inibitória do trato gastrointestinal, enquanto o sistema nervoso parassimpático, que se encontra inibido, é o responsável pela liberação de acetilcolina no plexo mioentérico, estimulando a motilidade quando está ativado. Em associação ao sistema nervoso autônomo, o óxido nítrico, o peptídeo intestinal vasoativo e a substância P contribuem para o íleo pós-operatório, porém o mecanismo de ação ainda não está bem estabelecido. A alteração da motilidade intestinal após a cirurgia e sua manutenção ao longo do pós-operatório podem ocorrer em virtude dos mecanismos neuroimunes, dos fatores farmacológicos e das alterações eletrolíticas.

➡ Mecanismos Neuroimunes

Compreendem duas fases distintas: uma fase neurogênica que dá início à cascata de eventos; e uma fase inflamatória que promove sua persistência e torna o evento difuso e menos localizado.

O início da cirurgia com incisão de pele e abertura da parede abdominal gera um estímulo nociceptivo com ativação do sistema simpático e liberação de noradrenalina, levando à inibição da motilidade intestinal.

A manipulação do intestino ativa nociceptores e mecanorreceptores que acentuam a inibição adrenérgica intestinal. A via não adrenérgica mediada pelo nervo vago acentua o desenvolvimento do íleo. Estudos têm mostrado que a influência do nervo vago no desenvolvimento da dismotilidade intestinal é irrelevante, cabendo aos nervos espinhais a principal responsabilidade nesse desenvolvimento. O final dos estímulos nos nociceptores ao término da cirurgia deveria induzir uma melhora da adinamia, mas sua perpetuação da inibição da motilidade do íleo se deve à existência de uma fase inflamatória.

Os mastócitos localizados na serosa junto aos vasos da parede intestinal são ativados durante a manipulação e liberam histamina e proteases na cavidade abdominal; isso provoca o aumento da permeabilidade da mucosa intestinal, permitindo que bactérias e produtos bacterianos penetrem a parede intestinal para serem posteriormente fagocitados pelos macrófagos. Os macrófagos são ativados por *damage-associated molecular patterns* (DAMP) liberados pela lesão desencadeada pela manipulação intestinal e liberam citocinas e quimiocinas pró-inflamatórias que aumentam os leucócitos no intestino. A união entre os macrófagos residentes e os leucócitos recrutados no intestino produz grande quantidade de oxido nítrico (NO) e prostaglandinas (PG) que impedem a contração das fibras musculares lisas da parede intestinal, essa paralisia não atinge apenas a zona manipulada, mas se estende a todo o intestino. As PG potencializam a ativação das vias adrenérgicas inibitórias, levando à diminuição da motilidade intestinal em áreas distantes. Contribuem para esse efeito de hipomotilidade generalizada, a presença de quimiocinas e os produtos bacterianos circulantes no sangue que ativam macrófagos residentes em áreas não manipuladas.

➡️ Fatores Farmacológicos

Os opioides, quando em doses adequadas para analgesia, agem aumentando a amplitude das contrações intestinais, mas atenuam a propulsão cólica, resultando na diminuição da motilidade gastrointestinal.

A ação desses fármacos no sistema nervoso central e entérico se dá por intermédio de três receptores: μ; ò; e K. Os receptores μ **tem** subtipos 1 e 2, sendo o μ1 mais concentrado no SNC e é responsável pela analgesia; e o subtipo μ2 encontra-se na medula espinhal e no tubo digestivo e é responsável pela depressão respiratória e pela disfunção intestinal. Por meio do subtipo μ2, os opioides agem no sistema gastrointestinal inibindo a atividade nervosa entérica, a atividade motora propulsiva e a atividade secretora e altera a função imune das células.

➡ Alterações Eletrolíticas

A deficiência de magnésio e de potássio contribui para prolongar o íleo, está diretamente ligada ao tempo operatório e à perda hemorrágica durante a cirurgia que, por sua vez, são fatores de risco independentes para desenvolvimento de íleo pós-operatório.

➡ Prevenção e Tratamento

O impacto financeiro e na recuperação da saúde do paciente, quando da ocorrência e persistência do íleo pós-operatório, motivou vários estudos de medidas preventivas e terapêuticas. Existe hoje um consenso segundo o qual não há medidas isoladas que possam contribuir para a resolução do problema, mas sim um conjunto de medidas visando atenuar o mecanismo multifatorial que leva à instalação e à perpetuação do íleo pós-operatório.

A duração do íleo pós-operatório por 3 a 6 dias pode representar uma diminuição severa na qualidade de vida do paciente (Quadro 12.2); além disso, o íleo pós-operatório não tratado pode representar um aumento de tempo de hospitalização, aumento de custos e de utilização de recursos (Quadro 12.3).

■ Quadro 12.2 – Impacto no paciente do íleo pós-operatório.

Aumento da dor pós-operatório
Aumento de náuseas e vômitos
Aumento do risco de broncoaspiração
Necessidade de sondagem nasogástrica
Tempo prolongado de jejum oral
Retardo na cicatrização de feridas
Aumento do risco de má nutrição e de catabolismo
Demora na mobilização
Aumento de complicações pulmonares
Aumento do tempo de hospitalização
Aumento do custo de saúde

Fonte: Desenvolvido pela autoria.

■ Quadro 12.3 – Custos adicionais associados ao íleo pós-operatório.

Sondagem nasogástrica
Hidratação endovenosa
Cuidados adicionais de enfermagem
Exames laboratoriais e de imagem
Aumento dos dias de internação

Fonte: Desenvolvido pela autoria.

Algumas medidas empregadas na correção e na prevenção do íleo pós-operatório são descritas como benéficas com boa comprovação científica e há outras sem comprovação, porém com impacto global positivo para a recuperação do paciente, e são implementadas em três momentos da cirurgia: pré-operatório; intra-operatório; pós-operatório (Figura 12.4).

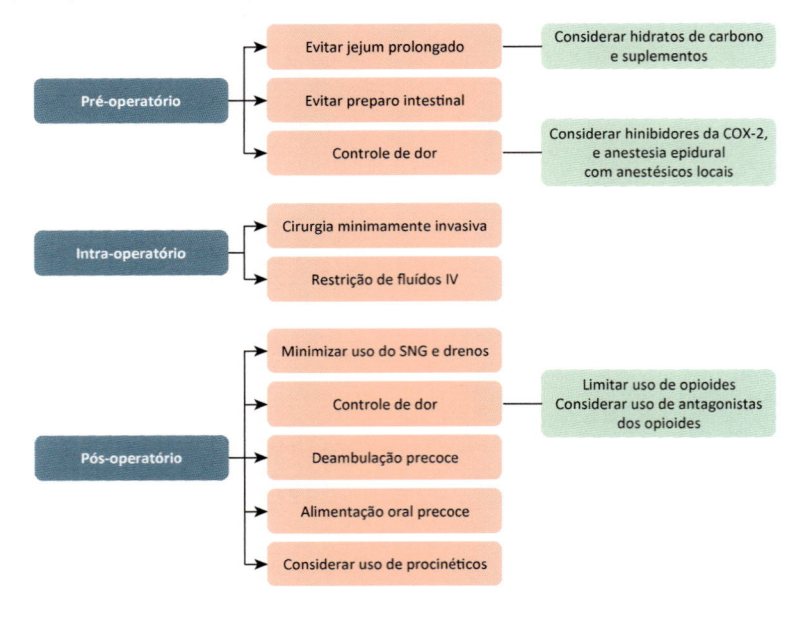

■ Figura 12.4 – Medidas para prevenção e tratamento do íleo pós-operatório.
Fonte: Desenvolvida pela autoria.

Medidas Pré-operatórias

O preparo cirúrgico utilizando a preparação mecânica do cólon tem sido um ponto de discussão, alguns estudos têm sido contundentes em mostrar que essa preparação não diminui risco de infecção da cirurgia do cólon, mas são responsáveis pelo aumento do íleo pós-operatório. O jejum prolongado também contribui para o íleo pós-operatório, estudos em que hidratos de carbono ou suplementos são administrados via oral uma hora antes do procedimento cirúrgico têm se mostrado benéficos na diminuição da incidência de íleo pós-operatório; além disso, estudos têm mostrado melhora na satisfação psicossomática (sede, fome, ansiedade e dor), menor resistência à insulina, melhor desempenho cardíaco e menor volume gástrico residual, sem o aumento do risco cirúrgico.

Os anti-inflamatórios não esteroides, mais especificamente os inibidores da COX-2, têm um papel muito importante em barrar os mecanismos inflamatórios diretamente ligados ao íleo pós-operatório, além de serem responsáveis pela diminuição da necessidade de opioides, podem ser usados na fase pré-operatório com o objetivo de diminuir a repercussão inflamatória causada pela cirurgia e por seu emprego no pós-operatório que será discutido adiante.

Medidas Intraoperatórias

Como já discutido anteriormente, a via neuroimune tem um grande papel no íleo pós-operatório, as vias neuronais simpáticas tornam-se hiperativadas e têm o efeito inibitório sobre o trato gastrointestinal associado ao fato de os opioides em doses elevadas agirem nos receptores $\mu2$ encontrados no tubo digestivo e que promovem a disfunção intestinal. O emprego de anestésicos intravenosos (propofol), anestésicos inalatórios (sevoflurano e desflurano) e opioides (remifentanil) auxiliam na redução do efeito gastrointestinal; associada a esses fármacos, deve ser seguida a estratégia de analgesia epidural com anestésicos locais que inibem a despolarização da membrana interferindo nos canais de sódio das fibras neuronais de forma dose dependente não seletiva, iniciando-se pela inibição da fibras C (nociceptivas e autônomas), objetivo desejado do bloqueio, e progredindo para fibras motoras e sensoriais (efeito a ser evitado), em associação aos opioides com o objetivo de evitar doses excessivas destes, diminuindo efeitos dose-dependentes indesejados dos anestésicos locais.

Ainda como estratégia cirúrgica, há o emprego de técnicas minimamente invasivas que diminuem o estímulo mecânico sobre os receptores nociceptores por menor lesão tecidual e consequente menor resposta imune com menor necessidade de analgesia.

A hidratação excessiva pode causar alterações das funções cardíaca e pulmonar, também age no intestino com edema promovendo a manutenção e a piora do íleo pós-operatório; assim, recomenda-se a administração limitada de fluidos intravenosos com melhor resultado operatório.

➡ Medidas pós-operatórias

O uso de anti-inflamatórios não esteroides (AINE) no pré-operatório já foi discutido, mas é no pós-operatório que sua utilização tem sido mais estudada e gera seus impactos mais positivos. O emprego de inibidores seletivos da COX-2 para controle álgico no pós-operatório pode representar uma redução em até 30% da necessidade de opiáceos, contribuindo, assim, para a diminuição do íleo pós-operatório, os AINE podem representar aumento do sangramento pós-operatório, porém a utilização de inibidores seletivos da COX-2 diminui o risco de sangramentos, melhora o controle de dor e permite a deambulação precoce. O estudo prospectivo e randomizado de Sim e colaboradores (2007) associou o valdecoxib *versus* placebo ao esquema analgésico de doentes submetidos à cirurgia colorretal, e os autores concluíram que o valdecoxib reduz o tempo do íleo pós-operatório em razão de três fatores: diminuição do uso de opioides; possibilidade de deambulação precoce; e redução da resposta inflamatória.

A realimentação precoce após a cirurgia também é uma medida de impacto na melhora do íleo pós-operatório, sua definição temporal ainda não está bem delimitada, podendo ser em menos de 24 horas ou até 48 horas do procedimento cirúrgico; porém todos os estudos concordam que a alimentação deve ser iniciada antes da presença de ruídos hidroaéreos ou antes de o doente referir trânsito de gases e/ou fezes. Essa medida tem se mostrado eficaz na diminuição do tempo de internação, na melhoria nas anastomoses entéricas e na ausência de aumento em complicações, mas seu impacto direto no íleo pós-operatório não está totalmente comprovado.

A deambulação precoce, da mesma forma que a realimentação precoce, parece ter impacto na melhora do doente, evitando a incidência de tromboembolismo venoso nos membros inferiores e de complicações pulmonares como pneumonias e atelectasias, contudo não há evidências diretas na melhora do íleo pós-operatório.

O uso de procinéticos ainda não tem tido efeitos benéficos comprovados, por agirem predominantemente no tubo digestivo alto e com pouca eficácia no íleo; a neostigmina, o cisapride, o ceruletide e os laxantes parecem ter efeito mais promissores, e alguns estudos apontam para o emprego da lidocaína intravenosa com boas possibilidades na diminuição do tempo de recuperação intestinal pós-cirúrgica.

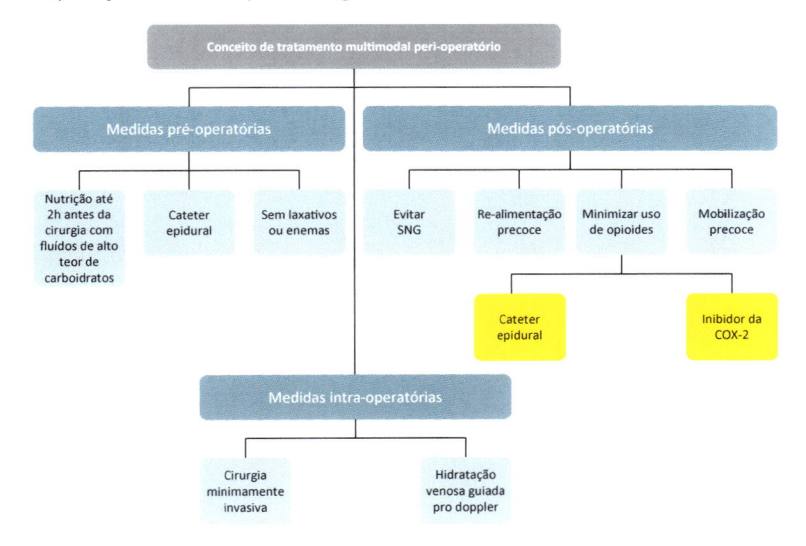

■ Figura 12.5 – Tratamento multimodal perioperatório.
Fonte: Desenvolvida pela autoria.

Contudo, a abordagem com medidas isoladas no tratamento do íleo pós-operatório tem se mostrado inferior se comparadas a uma abordagem multimodal *fast-track* envolvendo vários algoritmos de tratamento que associam diversas medidas perioperatórias, aqui descritas anteriormente, com o empenho de vários profissionais de saúde, nomeadamente cirurgiões, anestesistas, enfermeiros, fisioterapeutas, nutrologistas, fonoaudiólogos e técnicos de enfermagem. Kehlet e Wilmore (2008), em uma revisão bibliográfica, mostraram que a combinação de várias medidas em abordagens multimodais pode melhorar a recuperação pós-operatória, diminuindo significativamente a disfunção orgânica pós-operatória e o tempo de internação (Tabela 12.1), também diminui o risco de complicações médicas e a quantidade de cuidados por paciente. As abordagens multimodais incluem a utilização de técnicas cirúrgicas minimamente invasivas, anestesia e analgesia regional ou epidural, controle de dor e reabilitação pós-operatória intensiva com deambulação e alimentação oral precoces.

■ Tabela 12.1 – Resultados de programas cirúrgicos *fast-track* selecionados.

Procedimento	Tempo de internação
Tratamento cirúrgico hérnia inguinal	1,5 a 6 horas
Colecistectomia	> 80% de altas no mesmo dia
Cirurgia bariátrica	80% de altas com menos de 23 horas
Ressecção de cólon	2 a 4 dias
Cirurgias colorretais complexos	3 a 5 dias
Pancreatectomias	7 dias
Cirurgias de refluxo	7 a 8 dias

Fonte: Adaptada de Kehlet, 2008.

O íleo pós-operatória resumidamente resulta de uma interação de fatores neuronais, imunes, farmacológicos e eletrolíticos que podem ser modificados ou evitados. Diversas medidas têm sido estudadas com o intuito de prevenir e tratar essa complicação. As medidas mais eficazes passam pelo controle rigoroso da dor pós-operatória com o emprego mínimo de opioides, as abordagens cirúrgicas minimamente invasivas, o abandono do uso de sondas nasogástricas e a preparação mecânica intestinal de rotina. Contribuem na redução do íleo pós-operatório outras medidas como a administração oral 2 horas antes da cirurgia de soluções ricas em hidratos de carbono, o uso de inibidores da COX-2, a restrição perioperatória de fluidos intravenosos, o uso de fármacos prócineticos e de probióticos. A combinação dos efeitos benéficos dessas medidas promove o desenvolvimento de protocolos multimodais que apresentam resultados promissores na diminuição do íleo pós-operatória e tempo de internação (Figura 12.5).

BIBLIOGRAFIA

1. Barletta J, Asgeirsson T, Senagore AJ. Influence of intravenous opioid dose on postoperative ileus. Ann Pharmacother. 2011;45(7-8):916-923.

2. Goettsch WG, Sukel MPP, van der Peet DL, van Riemsdijk MM, Herings RM. Inhospital use of opioids increases rate of coded postoperative paralytic ileus. Pharmacoepidemiol Drug Saf. 2007;16(6):668-7-674.

3. Lyer S, Saunders WB, Stemkowski S. Economic burden of postoperative ileus associated with colectomy in the United States. J Manag Care Pharm. 2009;15(6):485-494.

4. Gan TJ, Robinson SB, Oderda GM, Scranton R, Pepin J, Ramamoorthy S. Impact of post-surgical opioid use and ileus on economic in gatrointestinal surferies. Curr Med Res Opin. 2015;31(4):677-686.

5. Carter S. The surgical team and outcomes management: focus on postoperative ileus. J Perianesthesia Nursing. 2006;21(4):S2-S6.

6. Kehlet H, Wilmore DW. Evidenc-based surgical care and the evolution of fast-track surgery. Ann Surg. 2008;248(2):189-198.

7. Kehlet H. Multimodal approach to postoperative recovery. Curr Opin Crit Care. 2009;15(4):355-358.

8. Slim K, Vicaut E, Launay-Savary MV, Contant C, Chipponi J. Updated systematic review and meta-analysis of randomized clinical trials on the role of mechanical bowel preparation before colorectal surgery. Ann Surg. 2009;249(2):203-209.

9. Vather R, Bissett I. Management of prolonged post-operative ileus: evidence-based recommendations. Anz J Surg. 2013;83(1):319-324.

10. Goulart A, Martins S. Íleo paralítico pós-operatório: fisiopatologia, prevenção e tratamento. Rev Port Coloproct. 2010;7(2):60-67.

11. Chamie K, Golla V, Lenis AT, Lec PM, Rahman S, Viscusi ER. Peripherally acting μopioid receptor antagonists in the management of postoperative ileus: a clinical review. J Gatrointest Surg. 2021;25(5):293-302.

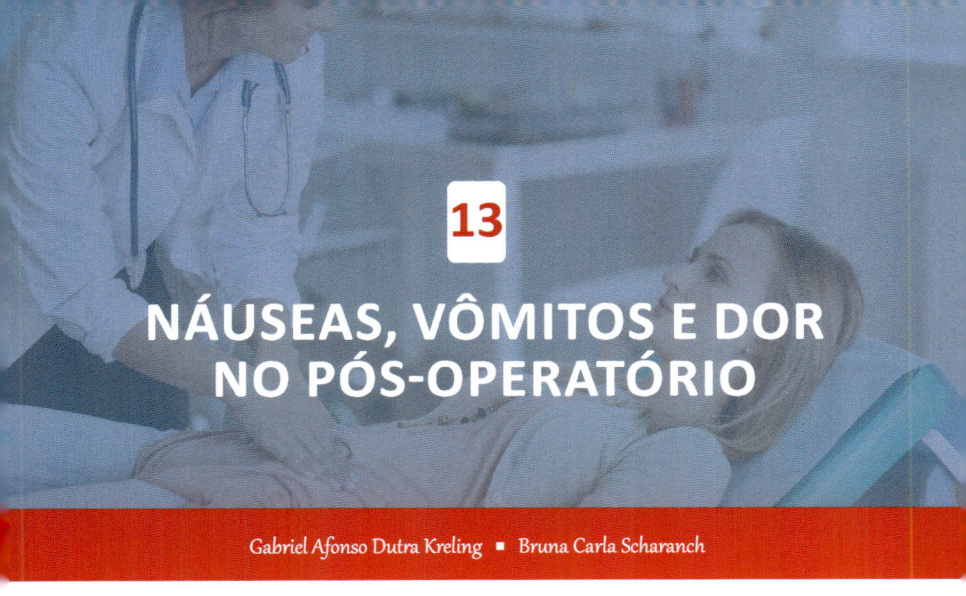

13

NÁUSEAS, VÔMITOS E DOR NO PÓS-OPERATÓRIO

Gabriel Afonso Dutra Kreling ■ *Bruna Carla Scharanch*

→ Náuseas e vômitos no pós-operatório

São complicações com consequências importantes para os pacientes, até mesmo, em alguns casos, referidas como piores que a dor pós-operatória. Em casos para os quais não há profilaxia, podem ocorrer em até 30% dos pós-operatórios, chegando a 80% em pacientes de alto risco.

De maneira geral, a ocorrência de náuseas e vômitos no pós-operatório é tempo-limitado. Porém, pode prolongar a internação e retardar a recuperação pós-cirúrgica. Pode estar relacionada a complicações como aspiração, desidratação, ruptura esofágica e de ferida operatória.

Alguns termos utilizados na literatura podem diferenciar o tempo em relação ao procedimento cirúrgico: o termo "náuseas e vômitos no pós-operatório" refere-se ao tempo na sala de recuperação anestésica ou nas primeiras 24 horas de pós-operatório; "náuseas e vômitos pós-alta" refere-se aos sintomas surgidos após a alta do paciente.

Fisiopatologia

A fisiopatologia da náusea e de vômitos pós-operatórios é complexa e multifatorial e envolve mecanismos periféricos e centrais.

Existem cinco principais receptores que participam das náuseas e vômitos, que também são alvos das terapias utilizadas: acetilcolina (M1); histamina (H1); dopamina (D2); serotonina (5-HT3); e substância P (NK1).

As vias aferentes primárias relacionadas na estimulação do vômito são: quimiorreceptores da zona de gatilho; a via vagal mucosa do sistema gastrointestinal; as vias neuronais do sistema vestibular; as vias reflexas aferentes do córtex cerebral; e as vias aferentes do mesencéfalo.

Os mecanismos envolvidos no desencadeamento da náusea e do vômito são divididos em mecanismos centrais e periféricos, e desencadeados por drogas e toxinas.

Os mecanismos centrais de desencadeamento da náusea e do vômito são estímulos originados em centros corticais que se comunicam com o centro do vômito localizado no tronco cerebral. Alguns estímulos associados ao desencadeamento central são: ansiedade; dor; medo. Além disso, a estimulação pelo sistema vestibular pode ser um mecanismo presente, particularmente no pós-operatório de cirurgias otológicas e após trauma cranioencefálico.

Os mecanismos periféricos de desencadeamento da náusea e do vômito são aqueles que estimulam diretamente o trato gastrointestinal, particularmente o estômago: por lesões diretas – trauma, tumores, úlceras; por sangue ou toxinas que provocam a liberação de substância P e serotonina pelas células enterocromafins que ativam, via receptores 5-HT, os nervos esplâncnicos e vagais até o núcleo do trato solitário e a área postrema (zona gatilho).

Algumas drogas e toxinas podem causar náuseas e vômitos. Os mecanismos envolvidos são específicos de cada classe, são multifatoriais e pouco compreendidos.

Fisiopatologia das náuseas e vômitos

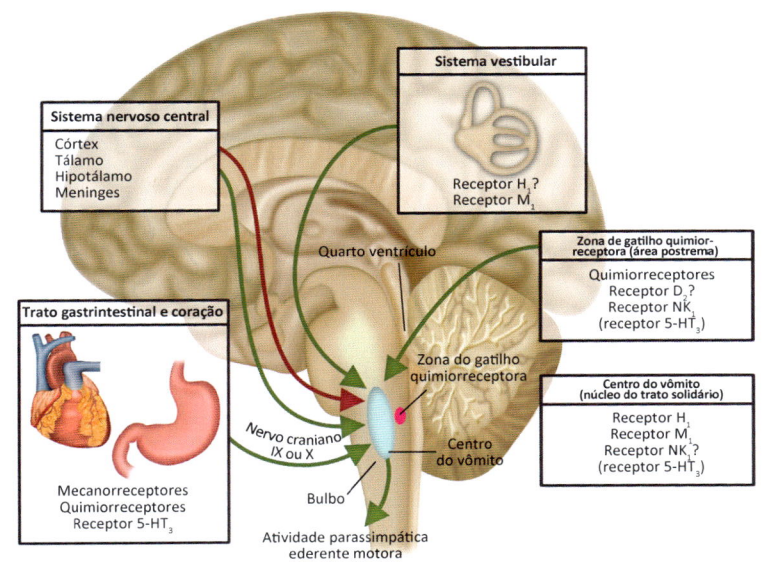

Fonte: Desenvolvida pela autoria.

→ Fatores de risco

A incidência de náuseas e vômitos no pós-operatório (PONV, do inglês *postopperative nausea and vomiting*) depende de inúmeros fatores como as características intrínsecas ao paciente, os anestésicos utilizados e o tipo de cirurgia (Figura 13.1).

Fatores de risco					
Paciente			**Anestésico**		**Tipo de cirurgia**
Gênero feminino	História de PONV	Historia de cinetose	Anestesia geral	Anestésicos voláteis	Colecistectomia e laparoscopia
Menores idades	História de náuseas e vômitos por QT	Não tabagista	Duração da anestesia	Uso de opioides	Procedimentos ginecológicos

▣ Figura 13.1 – Fatores de risco para náuseas e vômitos no pós-operatório (PONV).

PONV: *postopperative nausea and vomiting*; QT: quimioterapia.

Fonte: Desenvolvida pela autoria.

Existem alguns escores utilizados para predizer o risco de desenvolver PONV. O escore de risco simplificado é fácil de ser utilizado em pacientes adultos (Figura 13.2).

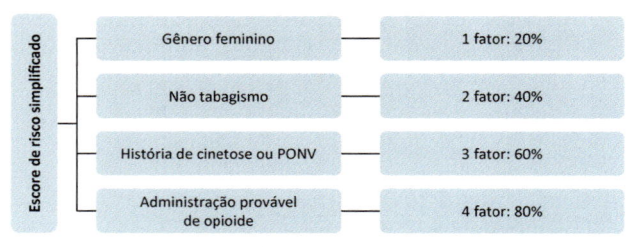

■ Figura 13.2 – Escore de risco simplificado. Na primeira coluna, estão os fatores de risco; na segunda coluna, está o risco de PONV em relação à quantidade de fatores de risco presentes.

Fonte: Adaptada de Gan et al., 2014.

Prevenção

A condução das náuseas e dos vômitos no perioperatório deve ser realizada por meio de uma estratégia que envolva a avaliação do risco da sua ocorrência, as medidas preventivas multimodais baseadas nessa avaliação e o tratamento dirigido caso essas complicações ocorram.

A prevenção inicia-se no planejamento anestésico, sendo uma das principais ferramentas a utilização de uma estratégia analgésica multimodal com redução do uso de opioides com controle adequado da dor, uma vez que a redução da dor está associada à diminuição de náuseas e de vômitos pós--operatórios. Além disso, sugere-se evitar o uso de anestésicos voláteis e considerar anestesia regional sempre que possível.

Devem-se realizar medidas preventivas com a administração de antieméticos profilaticamente quando houver um risco aumentado de PONV baseado no escore de risco simplificado, além de considerar as possíveis consequências das náuseas e dos vômitos em relação à condição de base do paciente (risco de elevação da pressão intracraniana, risco de aumento da pressão intra-abdominal) ou à condição pós-operatória (risco de deiscência de suturas, risco de evisceração, risco de rotura esofágica).

As estratégias preventivas de PONV são: profilaxia multimodal (antieméticos de diferentes classes); e alteração do plano anestésico, se possível.

Algumas referências sugerem que a quantidade de medicações profiláticas a ser utilizada seja proporcional ao número de fatores de risco: se um ou dois fatores de risco – utilizar duas classes de antieméticos; se mais de dois fatores de risco – utilizar quatro classes de antieméticos.

Pode-se utilizar acupuntura como um dos componentes da estratégia multimodal de profilaxia de PONV.

Na Tabela 13.1, encontram-se algumas medicações, suas classes e doses recomendadas na prevenção de PONV.

◼ Tabela 13.1 – Antieméticos utilizados na estratégia de prevenção de PONV.

Antieméticos	Classe	Dose Profilática	Momento sugerido de administração	Dose de manutenção
Ondasetrona	Antagonista do receptor 5HT3	4 a 8 mg	Pré-indução	4 a 8 mg/dose
Dexametasona	Corticosteroide	5 a 10 mg	Pré-indução	Não indicada
Metoclopramida	Antidopaminérgico	10 mg	Pré-indução	10 mg/dose
Propofol	Anestésico geral hipnótico	20 mg	Ano final da cirurgia	Não indicada
Dimenidrato	Anti-histamínico	1 mg/kg	Não há	50 mg/dose
Escopolamina	Anticolinérgico	*patch*	Noite anterior ou 2 horas antes	Não indicada

Fonte: Desenvolvida pela autoria.

Manejo farmacológico

O benefício do uso de terapia farmacológica depende do risco do paciente em desenvolver PONV. Pacientes com risco mais alto aparentemente têm maior benefício com a farmacoterapia do que pacientes com baixo risco.

A maioria dos antieméticos mais utilizados reduz o risco de PONV em aproximadamente 25%.

Idealmente, a terapia de resgate deve ser feita com uma classe de droga que não foi utilizada como profilática, exceto se o efeito da droga já tenha passado respeitada a meia-vida do medicamento.

A Tabela 13.2 apresenta as principais opções antieméticas para manutenção, as classes e alguns efeitos adversos que devem ser monitorizados.

■ Tabela 13.2 – Principais opções antieméticas farmacológicas.

Classe	Medicações	Dose	Efeitos adversos
Antagonista do receptor de serotonina (5HT3)	Ondansetrona	4 a 8 mg/dose (EV ou VO)	Pode prolongar o intervalo QT, redução do trânsito intestinal
Antidopaminérgico central	Haloperidol	1 mg/dose (EV, IM ou VO)	Pode prolongar o intervalo QT, parkinsonismo, acatisia, sonolência
Antidopaminérgico	Metoclopramida	10 mg/dose (EV ou VO)	Pode prolongar o intervalo QT, acatisia
Anticolinérgico	Escopolamina	1,5 mg (patch transdérmico – até 24 h do pós-operatório)	Xerostomia, constipação
Anti-histamínico	Dimenidrato	50 mg/dose (EV ou VO)	Sonolência
Anti-hsitamínico	Difenidramina	50 mg/dose (EV ou IM)	Sonolência

Fonte: Desenvolvida pela autoria.

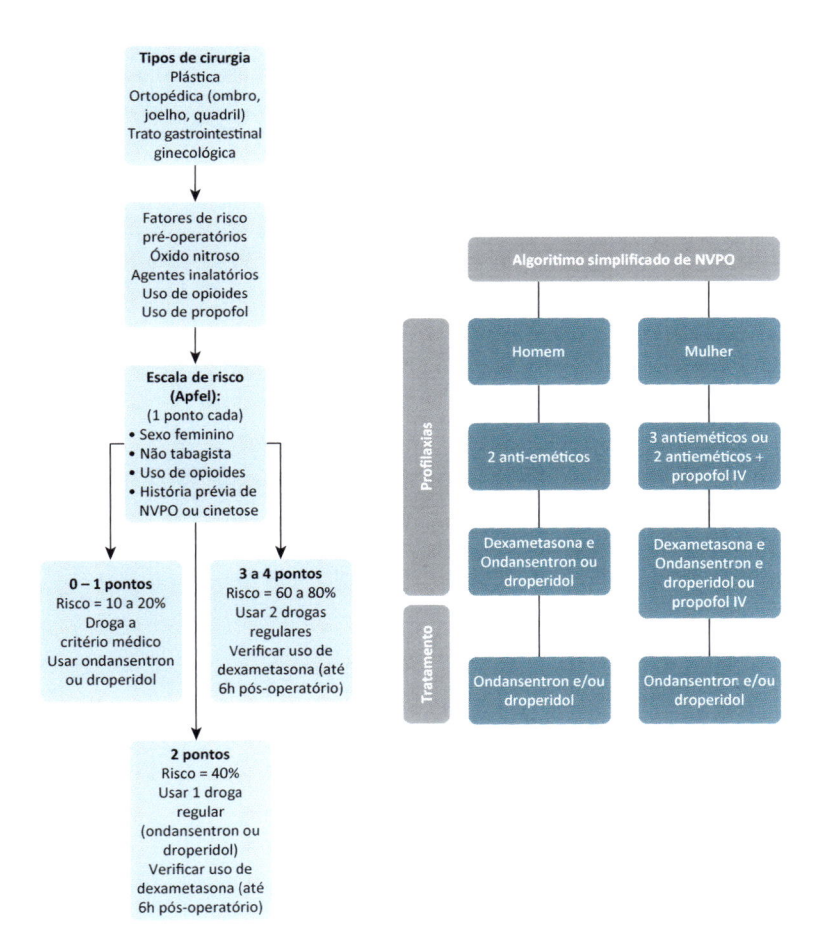

▣ Figura 13.3 – Algoritmos simplificados de manejo de NVPO

Fonte: Desenvolvida pela autoria.

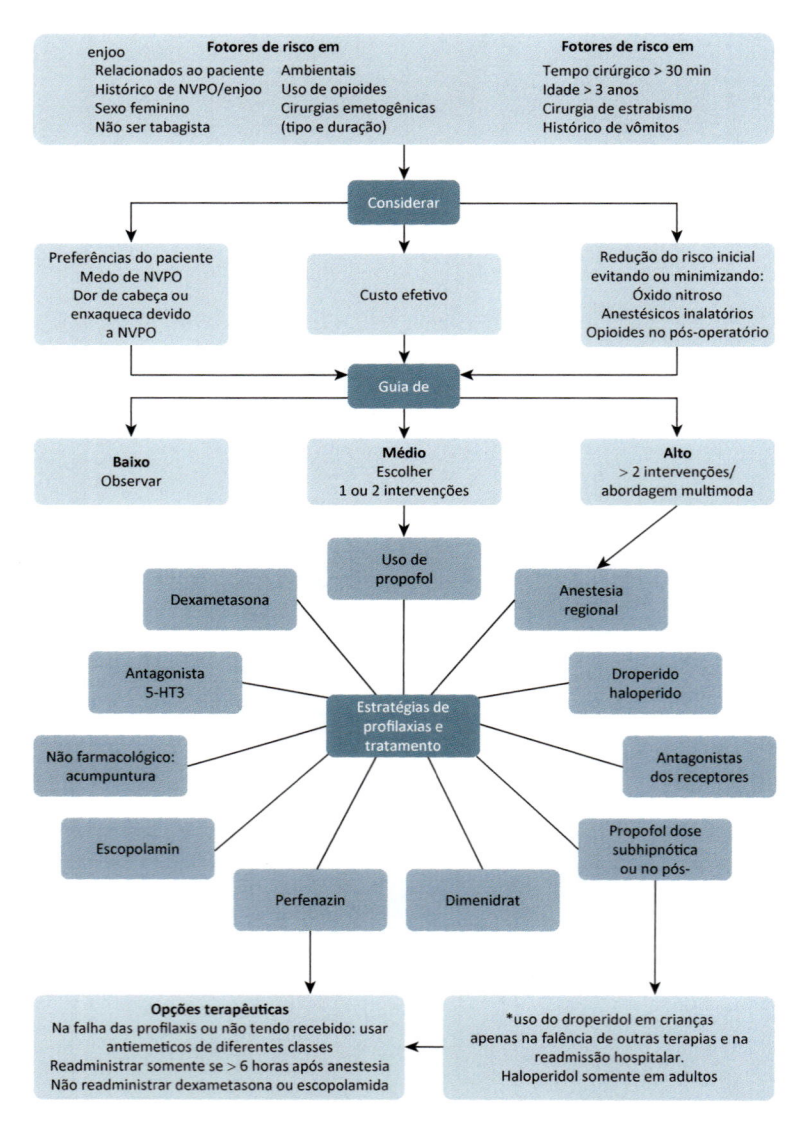

■ Figura 13.4 – Algoritmo de manejo de náuseas e vômitos pós-operatório (NVPO).
Fonte: Desenvolvida pela autoria.

Lembrar: Estratégias para reduzir risco de NVPO
▪ Evitar anestesia geral com uso de bloqueio regional
▪ Uso de propofol na indução e manutenção da anestesia
▪ Evitar oxido nitroso
▪ Evitar anestésicos inalatórios
▪ Diminuir uso de opióides no intra e pós-operatório
▪ Hidratação venosa cuidadosa

➡ Dor no pós operatório

Define-se dor como uma experiência sensorial e emocional associada a um dano tecidual atual ou potencial.

A intensidade da dor e o tempo de duração da dor no pós-operatório dependem tanto das características individuais do paciente como do tipo de cirurgia. De maneira geral, a duração de maior intensidade se dá entre os dias 1 e 3 do pós-operatório até cerca de 7dias.

A dor pós-operatória deve ser reconhecida, avaliada e tratada da melhor forma possível, individualizada e o mais precocemente possível. O objetivo do manejo da dor é o melhor controle do sintoma com menos efeitos colaterais do tratamento analgésico.

O adequado manejo da dor no pós-operatório é um dos grandes objetivos para se permitirem a mobilização precoce dos pacientes e a redução do tempo de internação. Estabelecer o correto controle álgico permite a melhora mais rápida da funcionalidade e da recuperação, redução do sofrimento e maior satisfação do paciente.

Deve-se avaliar a dor considerando algumas das características encontradas: tipo de cirurgia; doença de base; uso prévio de analgésicos; sexo; idade; grau de ansiedade e medo; aspectos clínicos; e psicológicos associados.

Atualmente, a abordagem da dor no perioperatório deve ser pautada por uma avaliação global do paciente (avaliação de fatores físicos e psicológicos) associada à intervenção multimodal individualizada (uso de medicações com diferentes mecanismos de ação, terapias não farmacológicas, terapias intervencionistas) e baseada nas expectativas, nas preferências e nas respostas de cada paciente.

Mecanismos fisiopatológicos

Os mecanismos fisiopatológicos da dor no pós-operatório são múltiplos. Particularmente, a dor, nesse cenário, é de característica aguda, podendo estar acompanhada ou não por uma patologia prévia como causa de dor crônica. Os antecedentes de sensibilização dos pacientes aos analgésicos (opioides e não opioides), o uso de terapia analgésica moduladora, as consequências psicológicas prévias da dor crônica devem ser considerados ao avaliar os pacientes e ao raciocinar sobre os mecanismos fisiopatológicos envolvidos.

As principais características envolvidas na dor, nessas situações, estão associados às lesões teciduais diretas (pelo ato cirúrgico, pelo trauma – queimaduras, fraturas, perdas de tecido – ou pela doença), pela inflamação local e sistêmica e por lesão neural direta decorrente de secção, compressão ou estiramento. Dessa maneira, o tipo de dor nestes pacientes é uma combinação, principalmente, de dor nociceptiva e neuropática.

As vias nociceptivas envolvem processos que são alvos da terapia analgésica: transdução; transmissão; modulação; e percepção.

A transdução e a transmissão da dor podem ter características diferentes a depender da origem da dor e a contribuição de cada via na dor do paciente varia em cada procedimento cirúrgico. Divide-se em dor somática (derivada dos nociceptores periféricos, sensibilizados por inflamação local, transmitidas por neurônios aferentes com vias rápidas – fibras A – e vias lentas – fibras C – para o gânglio da raiz dorsal e, então, para a porção dorsal da medula espinhal), que caracteristicamente tem localização precisa; e dor visceral (derivada de regiões menos periféricas, tipicamente de órgãos, são transmitidos via gânglios parassimpáticos para os gânglios paravertebrais e, então, para a medula espinhal), que caracteristicamente tem localização menos precisa.

Os processos de modulação e percepção são complexos, ocorrem no SNC (medula espinhal e encéfalo) e são importantes alvos analgésicos.

A analgesia multimodal visa interferir em mais de um desses processos, a fim de se obter maior controle da dor, reduzir a dependência a um único agente, potencializar o efeito analgésico das medicações e reduzir a necessidade global de opioides. O Quadro 13.1 apresenta as diferentes estratégias de analgesia em cada processo.

◼ Quadro 13.1 – Estratégias de analgesia nos diferentes níveis da via da dor.

	Dor Somática	**Dor Visceral**
Transdução	Anestesia local, agentes anti-inflamatórios (corticosteroides e não esteroidais), alfa-2-agonistas, gabapentinoides	Agentes anti-inflamatórios (corticosteroides e não esteroidais), alfa-2-agonistas, gabapentinoides
Transmissão	Analgesia epidural, bloqueio fascial, alfa-2-agonistas, opioides	Analgesia epidural, bloqueio de gânglios parassimpáticos, alfa-2-agonistas, opioides
Modulação	Gabapentinoides, antidepressivos tricíclicos, cetamina, alfa-2-agonistas, inibidores seletivos de recaptação de serotonina, inibidores de recaptação de serotonina e norepinefrina	
Percepção	Opioides, cetamina, alfa-2-agonistas, antidepressivos tricíclicos, inibidores seletivos de recaptação de serotonina, inibidores de recaptação de serotonina e norepinefrina	

Fonte: Desenvolvido pela autoria.

Princípios norteadores para o controle da dor aguda no perioperatório

Em 2022, um consórcio de sociedades médicas publicou um consenso sugerindo alguns princípios norteadores para o controle da dor aguda no perioperatório:

→ Realizar um plano de manejo perioperatório da dor por meio de uma avaliação pré-operatória de antecedentes clínicos e psicológicos, medicações de uso contínuo (analgésicas e não analgésicas), história de dor crônica, história de adição ou de abuso de substâncias, antecedentes cirúrgicos prévios e as respectivas respostas aos tratamentos analgésicos;

→ Usar ferramentas de avaliação da dor para avaliar a resposta aos tratamentos realizados e para ajustar as estratégias utilizadas;

→ Ofertar analgesia multimodal – combinar uma variedade de fármacos analgésicos e técnicas não farmacológicas;

→ Ofertar educação em saúde centrada no paciente e na família por meio de explicações dos mecanismos da dor, das opções de tratamento, de quais são os planos propostos e os objetivos a serem alcançados;

→ Ofertar educação em saúde aos pacientes e aos cuidadores sobre o plano analgésico pós-alta hospitalar;

→ Adequar o manejo analgésico conforme o controle da dor e a presença de efeitos adversos;

→ Considerar o auxílio de profissionais especialistas no manejo de dor para os pacientes com dor de difícil controle ou nos pacientes com alto risco de controle inadequado de dor pós-operatória (usuários prévios de opioide, história de abuso de substâncias).

Avaliação

Conforme um dos princípios norteadores para o controle da dor, a avaliação de aspectos biológicos e psicológicos é de extrema importância para o planejamento do manejo da dor pós-operatória.

Alguns critérios podem sugerir dificuldade no manejo: usuários crônicos de opioide; dor crônica; alto nível de ansiedade relacionada à dor; história de abuso de substância; história prévia de dificuldade de controle álgico; alergia a múltiplos fármacos analgésicos.

A Figura 13.5 resume as características importantes da dor a serem avaliadas para auxiliar na identificação do tipo de dor, da provável etiologia e para planejar o melhor cuidado, de maneira individualizada, para se obterem os melhores resultados.

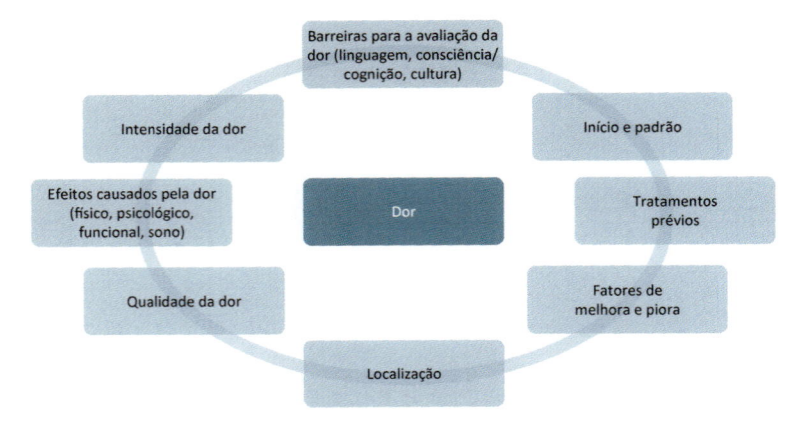

■ Figura 13.5 – Elementos da dor a serem caracterizados.
Fonte: Desenvolvida pela autoria.

As ferramentas mais utilizadas para graduar a intensidade da dor são as escalas numéricas: a escala visual analógica; e a escala de classificação numérica que graduam a dor em uma escala de 0 (não ter dor) a 10 (a pior dor imaginável). Essas escalas são validadas, apresentam alto nível de concordância e devem ser utilizadas por todos os profissionais que acompanham o paciente e os valores devem ser registrados em prontuário para a adequada monitorização.

A avaliação da dor e da intensidade da dor deve ser realizada periodicamente, tanto para o reconhecimento precoce como para avaliar as respostas ao tratamento e para identificar a recorrência da dor.

Manejo inicial

O manejo da dor no paciente cirúrgico encontra-se resumido na Figura 13.6. A via preferencial para administração de fármacos para o controle álgico é a oral (VO) quando possível. Deve-se evitar a via intramuscular (IM).

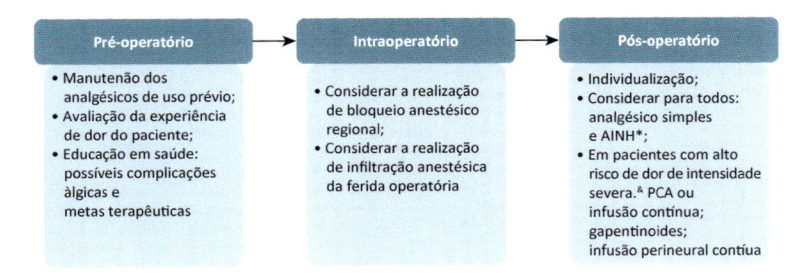

Pré-operatório
- Manutenão dos analgésicos de uso prévio;
- Avaliação da experiência de dor do paciente;
- Educação em saúde: possíveis complicações àlgicas e metas terapêuticas

Intraoperatório
- Considerar a realização de bloqueio anestésico regional;
- Considerar a realização de infiltração anestésica da ferida operatória

Pós-operatório
- Individualização;
- Considerar para todos: analgésico simples e AINH*;
- Em pacientes com alto risco de dor de intensidade severa.[&] PCA ou infusão contínua; gapentinoides; infusão perineural contíua

🔲 Figura 13.6 – Manejo inicial da dor nos diferentes tempos do perioperatório.

AINH: anti-inflamatório não hormonal; PCA: *patient-controlled analgesia*.

*Caso não haja contraindicações; & Cirurgias com maior probabilidade de dor de intensidade alta: cirurgias abertas, cirurgias de coluna, pacientes politraumatizados.

Fonte: Desenvolvida pela autoria.

A prescrição de bomba de PCA (*patient-controlled analgesia*) ou em bomba de infusão contínua permite diversas possibilidades de combinação farmacológica (analgésicos opioides, cetamina, lidocaína, clonidina, dexmedetomidina), seja em administração de forma contínua, seja de forma intermitente (bólus) a depender das drogas escolhidas.

▣ Quadro 13.2 – Principais analgésicos não opioides.

Fármaco	Dose inicial	Dose máxima	Potenciais efeitos adversos
Analgésicos simples			
Dipirona	1 g a cada 6 horas (EV ou VO)	5 g em 24 horas	Reações alérgicas ou anafilactoides, anafilaxia, agranulocitose
Paracetamol	750 mg a 1 g a cada 6 horas (VO)	4 g em 24 horas	Hepatotoxicidade
Anti-inflamatórios não hormonais			
Cetoprofeno	50 a 150 mg a cada 12 horas (EV ou VO)	300 mg em 24 horas	Evitar o uso em pacientes com alto risco cardiovascular, alto risco de úlcera péptica, alto risco de sangramento e alto risco de injúria renal.
Diclofenaco	50 mg a cada 12 horas (VO)	150 mg em 24 horas	
Ibuprofeno	600 mg a cada 8 horas (VO)	3.200 mg em 24 horas	
Naproxeno	500 mg a cada 12 horas (VO)	1.000 mg em 24 horas	
Celocoxibe	200 mg a cada 12 horas (VO)	400 mg em 24 horas	
Cetorolaco	10 mg a cada 8 horas (EV ou VO)	120 mg em 24 horas	
Meloxicam	15 mg a 30 mg a cada 24 horas (EV ou VO)	30 mg em 24 horas	

EV: (via) endovenosa; VO: via oral.

Fonte: Desenvolvido pela autoria.

Fármacos não opioides

Os fármacos não opioides dividem-se em analgésicos não opioides e fármacos adjuvantes. Os analgésicos não opioides são os analgésicos simples e os anti-inflamatórios não hormonais (AINH). Já os fármacos adjuvantes são medicamentos de outras classes que apresentam mecanismos de ação que atuam em receptores de dor, auxiliam na modulação da dor ou têm ação no SNC, alterando a percepção da dor. O uso dessas medicações é altamente recomendado para a redução das necessidades de opioides e melhorar o controle analgésico.

Analgésicos não opioides

Os analgésicos não opioides são a base do tratamento álgico e geralmente são a 1ª linha para dores de fraca intensidade. Auxiliam no tratamento das dores de moderada a alta intensidade fazendo parte dos protocolos de analgesia multimodal, mas, de maneira geral, não são utilizados isoladamente nessas situações.

Considerando-se a fisiopatologia nociceptiva da dor pós-operatória, em geral, os pacientes se beneficiarão do uso de anti-inflamatórios não hormonais (AINH). Porém, devem-se considerar as contraindicações e os riscos associados à classe (risco de lesão renal aguda, elevação do risco cardiovascular, elevação do risco de sangramento do trato gastrointestinal).

O Quadro 13.2 apresenta os principais analgésicos não opioides.

Fármacos adjuvantes

Gabapentinoides

Os gabapentinoides são fármacos da classe dos anticonvulsivantes e elementos da analgesia multimodal. Atuam diminuindo a transmissão excitatória do glutamato. Auxiliam no manejo da dor mediante ação na transdução e na modulação da dor. São amplamente utilizados nas dores neuropáticas. A evidência atual do uso de gabapentinoides no contexto pós-operatório ainda é controversa.

Glicocorticoides

Os corticsteroides são utilizados principalmente para evitar a náusea no pós-operatório, mas por terem ação anti-inflamatória podem auxiliar no manejo da dor, atuando principalmente na transdução. Algumas situações específicas podem indicar seu uso: determinadas cirurgias de medula; alguns casos de tumores cerebrais com efeito de massa e edema associado à cefaleia.

Antidepressivos

Os antidepressivos, principalmente das classes dos tricíclicos e dos inibidores da recaptação da norepinefrina e da serotonina, são utilizados como terapia adjuvante atuando na modulação e na percepção da dor. São amplamente utilizados no tratamento de dor crônica e de dores neuropáticas. O seu papel no manejo da dor perioperatória é incerto.

Agonistas do receptor alfa-2

Os agonistas do receptor alfa-2 podem atuar em todos os níveis da via da dor, reduzindo a liberação de norepinefrina na fenda sináptica. Não devem ser utilizados de maneira isolada, mas como terapia adjuvante na analgesia multimodal. O seu papel no manejo da dor perioperatória é incerto.

Cetamina

A cetamina é uma medicação da classe dos anestésicos dissociativos com ação analgésica, podendo atuar em diversos receptores (opioides, muscarínicos, monoaminérgicos, GABAérgicos). Utilizada como poupadora de opioide e para reduzir hiperalgesia pós-operatória. Tem grande benefício em pacientes com dor crônica que apresentam alto risco de dor intensa no pós-operatório e naqueles submetidos à anestesia geral sem bloqueios regionais associados.

Lidocaína

A lidocaína é uma droga anestésica e antiarrítmica que atua bloqueando canais de sódio, estabilizando a membrana celular e reduzindo a formação e a propagação do impulso nervoso. Pode ser utilizada como bloqueio local ou pode ser utilizada por via endovenosa em infusão contínua como adjuvante no controle da dor. Utilizada principalmente quando não foram realizados bloqueios periféricos.

A Tabela 13.3 apresenta os principais fármacos adjuvantes.

Tabela 13.3 – Principais fármacos adjuvantes.

Fármaco	Dose inicial	Dose máxima	Potenciais efeitos adversos
Gabapentinoides			
Gabapentina	300 mg a cada 8 horas (VO)	3.600 mg a cada 24 horas	Ataxia e sonolência. Reduzir a dose em cada de disfunção renal
Pregabalina	75 mg a cada 12 horas	600 mg a cada 24 horas	
Glicocorticoides			
Dexametasona	4 a 8 mg a cada 6 a 8 horas (EV ou VO)	16 mg a cada 24 horas	Hiperglicemia e hipertensão
Antidepressivos tricíclicos			
Amitriptilina	25 mg ao deitar (VO)	150 mg a cada 24 horas	Constipação, xerostomia, palpitação, taquicardia, retenção urinária, aumento do risco de quedas em idosos. Pode causar anormalidades na condução cardíaca
Nortriptilina	10 a 25 mg ao deitar (VO)	100 mg a cada 24 horas	
Antidepressivos inibidores da recaptação da norepinefrina e da serotonina			
Venlafaxina	37,5 a 75 mg pela manhã (VO)	225 mg a cada 24 horas	Hipertensão, taquicardia, hepatotoxicidade, SIADH, síndrome serotoninérgica.
Duloxetina	30 mg pela manhã (VO)	60 mg a cada 24 horas	

(Continua)

Tabela 13.3 – Principais fármacos adjuvantes. (*Continuação*)

Fármaco	Dose inicial	Dose máxima	Potenciais efeitos adversos
Agonistas do receptor alfa-2			
Clonidina	0,1 a 0,2 mg a cada 6 a 8 horas (VO) 0,3 mcg/ kg após a indução em dose única ou manutenção de até 0,3 mcg/kg/hora (IV)	0,8 a 1,2 mg em 24 horas	Sedação, hipotensão
Dexmedetomidina	0,3 a 0,7 mcg/ kg/h (IV)	0,8 mcg/kg/h	Sedação, hipotensão, bradicardia
Outros			
Cetamina	Bólus: 0,25 a 0,50 mg/kg (IV ou SC) Manutenção: 0,05 a 0,25 mg/kg/hora (IV ou SC) 0,5 mg/kg/dia em 3 a 4 doses (VO) 1 mg/kg/dose (intranasal)	Bólus: 30 mg Manutenção 1 mg/kg/ hora Oral: 800 mg em 24 h	Dissociação, sedação, taquicardia, hipertensão, ansiedade
Lidocaína	Bólus: 1 mg/ kg (IV) Manutenção: 1 a 2 mg/kg/h	Não ultrapassar dose total de 150 mg/h	Sedação, alterações na condução cardíaca. Benefício maior nas primeiras 24 horas

SIADH: síndrome da secreção inapropriada do hormônio antidiurético ; EV: (via) endovenosa; VO: via oral; IV: intravenosa; SC: (via) subcutânea.

Fonte: Desenvolvida pela autoria.

Fármacos opioides

Os opioides são fármacos naturais ou sintéticos que atuam em receptores específicos (mu, delta e kappa). São classificados como fracos (codeína e tramadol) ou fortes (morfina, oxicodona, metadona, fentanil, remifentanil). De maneira geral, os opioides fracos são usados para dores moderadas e os fortes, para dores moderadas a severa. Alguns centros têm optado por utilizar opioides fortes em doses menores para dor moderada em substituição aos opioides fracos objetivando maior tolerância aos efeitos colaterais.

Os opioides têm ação na transmissão e na percepção da dor. Existem opioides que podem ser administrados por VO, EV, IM ou subcutânea (SC). No contexto de pós-operatório as vias preferíveis são a oral e a endovenosa.

A prescrição de opioide geralmente é necessária nos primeiros 2 ou 3 dias, que, em alguns casos, esse período pode se estender. Inicialmente, deve ser fornecido "de horário", com intervalos que respeitem a meia-vida do fármaco, com doses de resgate já prescritas (nos casos de opioides prescritos em dose intermitente, geralmente a dose de resgate equivale a um sexto da dose total diária do opioide prescrito). Em pacientes com características clínicas ou cirúrgicas que elevam o risco de dor pós-operatória, podem-se administrar opioides por meio de PCA (evitar essa via em pacientes que nunca utilizaram opioides e que apresentam pouca probabilidade de dor de difícil controle).

Os principais efeitos adversos dessa classe são: sonolência; redução do drive respiratório; retenção urinária; redução da motilidade gástrica e intestinal; náuseas; e vômitos. Esses efeitos adversos devem ser constantemente analisados e, alguns deles, como náuseas, vômitos e redução da motilidade intestinal, podem ser evitados com a prescrição de procinéticos e laxativos preemptivamente. A tríade clássica de intoxicação de opioides é: rebaixamento do nível de consciência, bradipneia e miose.

A Tabela 13.4 apresenta os principais fármacos opioides. A dose equianalgésica depende de inúmeros fatores (uso prévio de opioide, idade, sexo, peso) e deve ser utilizada apenas como um guia na avaliação do uso de opioide. A via transdérmica não é uma boa opção para o tratamento da dor aguda por ter difícil titulação.

▣ Tabela 13.4 – Principais fármacos opiodes.

Fármaco	Dose inicial	Dose máxima	Dose equianalgésica (em relação a 1 mg de morfina VO)
Opioides fracos			
Codeína	15 a 30 mg a cada 4 a 6 horas (VO)	360 mg a cada 24 horas	0,1 a 0,17 mg
Tramadol	50 mg a cada 4 a 6 horas (VO) 50 a 100 mg a cada 6 a 8 horas (EV)	400 mg a cada 24 horas	0,1 a 0,25 mg (VO) 0,3 mg (EV)
Opioides fortes			
Morfina	1 a 4 mg a cada 1 a 4 horas (EV ou SC – em infusão contínua ou intermitente) 5 a 10 mg a cada 4 horas (VO)	30 mg em 4 horas – atenção para sinais de intoxicação	1 (VO) 2 (SC) 3 (EV)
Oxicodona	5 mg a 10 mg a cada 4 a 6 horas (VO)	100 mg a cada 24 horas	1,5 a 2 mg
Hidromorfona	1 a 2 mg a cada 4 a 6 horas (VO) 0,2 a 0,5 mg a cada 2 a 4 horas (EV)	12 mg a cada 24 horas	5 mg
Metadona	2,5 a 10 mg a cada 8 a 12 horas (VO) 2,5 a 5 mg a cada 8 a 12 horas	30 mg a cada 24 horas. Aumentar dose total apenas a cada 3 dias devido à meia-vida	10 mg (VO) 20 mg (EV) Variável a depender da dose utilizada
Fentanil	Ataque: 25 a 50 mcg a cada 2 a 5 minutos (EV) Manutenção: 0,5 a 5 mcg/kg/h (EV)	300 mcg em 4 horas	300 mcg

EV: (via) endovenosa; SC: (via) subcutânea; VO: via oral.
Fonte: Desenvolvida pela autoria.

Bloqueios regionais

Para o controle de dor pós-operatório, recomenda-se, sempre que possível, a realização de técnicas regionais de anestesia, por exemplo: anestesia local (bloqueio da parede abdominal, bloqueio do transverso abdominal, bloqueio do reto abdominal, infusão da ferida operatória); analgesia neuroaxial; bloqueio de nervos periféricos. Algumas vezes, essas estratégias são suficientes e não necessitam de medidas adicionais para a analgesia.

Muitas vezes, pode,-se utilizar cateteres de infusão contínua nos locais infiltrados.

Manejo não farmacológico

É parte fundamental da analgesia multimodal. A educação do paciente pode ser considerada uma forma de terapia psicológica, uma vez que pode reduzir a ansiedade sobre a dor pós-operatória.

Outras terapias podem ser empregadas como compressão, microagulhamento, crioterapia, acupuntura, estimulação elétrica transcutânea e músicas.

Analgesia multimodal

A definição de analgesia multimodal é o uso de pelo menos dois agentes que atuam em diferentes mecanismos para o controle da dor. Envolve o uso de técnicas não farmacológicas, técnicas anestésicas regionais, analgésicos não opioides e opioides, conforme apropriado para o tipo de cirurgia, para as características do paciente e para os objetivos e metas de controle da dor. A analgesia multimodal é frequentemente incorporada em protocolos ERAS (*Enhanced Recovery After Surgery*). Recomenda-se utilizar estratégias multimodais individualizadas para todos os pacientes em pós-operatório.

Dor total

Em algumas situações, a cirurgia é parte do tratamento de alguma condição clínica inesperada, que abriga grande carga emocional, como cirurgias oncológicas (eletivas ou de urgências), amputações (traumáticas ou não), grandes queimados. Nessas situações, pode ser um grande desafio o controle da dor.

O conceito de dor total foi introduzido por Cicely Saunders na década de 1960. Segundo ela, componentes das dimensões humanas (física, psicológica, espiritual e social) se inter-relacionam e podem interferir na percepção, na sensibilidade e no impacto causado pela dor. Além disso, o desequilíbrio ou a não resolução de algum sofrimento em outra dimensão pode afetar o controle do sintoma. Nesses pacientes, é imprescindível a atuação de uma equipe multidisciplinar com experiência no tratamento da dor e no reconhecimento e na intervenção das dimensões envolvidas na dor total para obter o controle da dor.

BIBLIOGRAFIA

1. Sim R, Cheong DM, Wong KS, Lee BMK, Liew QY. Prospective randomized, Doubleblind, placebo-controlled study of pre and postoperative administration of a COX-2 specific inhibitor as opioid-sparing analgesia in major colorectal surgery. Colorectal Disease. 2005;9(1):52-60.

2. Schmidt A, Bagatini A. Náuseas e vômito pós-operatório: fisiopatologia, profilaxia e tratamento. Rev Brás Anestesiol. 1997;47(4):326-334.

3. Kovac AL. Updates in the management of postoperative náusea and vomiting. Advances in Anesthesia. 2018;36(4):81-97.

4. Brookes CD, Turvey TA, Philips C, Kopp V, Anderson JA. Postidischarge náusea and vomiting remains frequent after Le Fort I osteotomy despit implementation of a multimodal antiemetic protocol effective in reducing postoperative náusea and vomiting. J Oral Maxillofac Surg. 2015;73(1):1259-2015.

5. Gondim CRN, Japiassu AM, Filho PEP, Almeida GF, Kalichsztein M, Nobre GF. Prevenção e tratamento de náuseas e vômitos no período pós-operatório. Rev Bras Ter Intensiva. 2009;21(1):89-95.

6. Santos LPA, Melo MRS, Pereira CU. Incidência de náuseas e vômitos no pós-operatório imediato dos pacientes neurocirúrgicos. Scientia Plena. 2012;8(3):1-6.

7. Carvalho WA, Vianna PTG, Braz JRC. Náuseas e vômitos em anestesia: fisiopatologia e tratamento. Rev Bras Anestesiol. 1999;49(1):65-79.

8. Cao Xu, White PF, Ma H. An update on the management of postoperative nausea and vomiting. J Anesth. 2017;31(4):617-626.

9. Freitas ACT, Coelho JCU. Uso da mirtazapina no tratamento da náusea e vômito refratários a terapia habitual após derivação gástrica em Y de roux. Arq Bras Cir Dig. 2008;21(1)41-43.

10. Gan TJ, Diemunsch P, Hbib AS, Kovac A, Kranke P, et al. Consensus guidelines for the management of postoperative nausea and vomiting. Anesthesia-analgesia. 2014;118(1):85-104.

11. Melton MS, Klein SM, Gan TJ. Management of postdischarge nausea and vomiting after ambulatory surgery. Curr Opin Anesthesiol. 2011;24:612-619.

12. Dewinter G, Staelens W, Veef E, Teukens A, Van de Velde M, Rex S. Simplified algorithm for the prevention of postoperative nausea and vomiting: a vefore-and-after study. BJA. 2018;120(1):156-163.

13. Muragami C, Kakuta N, Satomi S, Nakamura R, Miyoshi H, Morio A, et al. Antagonistas do receptor da neurocinina-1 no tratamento de náuseas e vômitos no pós-operatório: revisão sistemática e meta-análise. Rev Bras Anestesiol. 2020;70(5):508-519.

14. Choy R, Pereira K, Silva SG, Thomas N, Tola DH. Use of Apfel simplified risk score to guide postoperative náusea and vomiting prophylaxis in adult patients undergoing sameday surgery. Journal of PeriAnesthesia Nursing . 2022; 37: 445-451.

15. Apfel CC, Laara E, Koivuranta M, Greim CA, Rower N. A simplified risk score for predicting postoperative náusea and vomiting: conclusions from cross-validations between two centers. Anesthesiology. 1999; 91(9):693-711.

16. Benevides ML, Oliveira SS, Nascimento JEA. A associação de haloperidol, dexametasona e ondansetrona reduz a intensidade de náusea, dor e consume de morfina após gastrectomia vertical laparoscópica. Rev Bras Anestesiol. 2013;63(5):404-409.

17. Carvalho WA, Vianna PTG, Braz JRC. Náuseas e vômitos em anestesia: fisiopatologia e tratamento. Rev Bras Anestesiol. 1999;49(1):65-79.

18. Feinleib J, Kwan LH, Yamani, A. Postoperative Nausea and Vomiting. In: UpToDate, Holt NF, Davidson A (Eds), UpToDate, Waltham, MA, 2023.

19. Gan TJ, Belani KG, Bergese S, Chung F, Diemunsch P, Habib AS, Jin Z, Kovac AL, Meyer TA, Urman RD, Apfel CC, Ayad S, Beagley L, Candiotti K, Englesakis M, Hedrick TL, Kranke P, Lee S, Lipman D, Minkowitz HS, Morton J, Philip BK. Fourth Consensus Guidelines for the Management of Postoperative Nausea and Vomiting. Anesth Analg. 2020 Aug;131(2):411-448.

20. Sébastien Pierre, MD, Rachel Whelan. Nausea and vomiting after surgery. Continuing Education in Anaesthesia Critical Care & Pain. Volume 13, Issue 1, February 2013, 28-32.

21. Shaikh SI, Nagarekha D, Hegade G, Marutheesh M. Postoperative nausea and vomiting: a simple yet complex problem. Anesth Essays Res. 2016 Sep-Dec;10(3):388-396.

22. Teshome D, Fenta E, Hailu S. (2020). Preoperative prevention and postoperative management of nausea and vomiting in resource limited setting: a systematic review and guideline. International Journal of Surgery Open, 27, 10-17.

23. Blichfeldt-Eckhardt MR. From acute to chronic postsurgical pain: the significance of the acute pain response. Dan Med J. 2018 Mar;65(3):B5326.

24. Chou R, Gordon DB, de Leon-Casasola OA, Rosenberg JM, Bickler S, Brennan T, Carter T, Cassidy CL, Chittenden EH, Degenhardt E, Griffith S, Manworren R, McCarberg B, Montgomery R, Murphy J, Perkal MF, Suresh S, Sluka K, Strassels S, Thirlby R, Viscusi E, Walco GA, Warner L, Weisman SJ, Wu CL. Management of postoperative pain: a clinical

practice guideline from the American Pain Society, the American Society of Regional Anesthesia and Pain Medicine, and the American Society of Anesthesiologists Committee on Regional Anesthesia, Executive Committee, and Administrative Council. J Pain. 2016 Feb;17(2):131-57. doi: 10.1016/j.jpain.2015.12.008.

25. Coccolini F, Corradi F, Sartelli M, Coimbra R, Kryvoruchko IA, Leppaniemi A, Doklestic K, Bignami E, Biancofiore G, Bala M, Marco C, Damaskos D, Biffl WL, Fugazzola P, Santonastaso D, Agnoletti V, Sbarbaro C, Nacoti M, Hardcastle TC, Mariani D, De Simone B, Tolonen M, Ball C, Podda M, Di Carlo I, Di Saverio S, Navsaria P, Bonavina L, Abu-Zidan F, Soreide K, Fraga GP, Carvalho VH, Batista SF, Hecker A, Cucchetti A, Ercolani G, Tartaglia D, Galante JM, Wani I, Kurihara H, Tan E, Litvin A, Melotti RM, Sganga G, Zoro T, Isirdi A, De'Angelis N, Weber DG, Hodonou AM, tenBroek R, Parini D, Khan J, Sbrana G, Coniglio C, Giarratano A, Gratarola A, Zaghi C, Romeo O, Kelly M, Forfori F, Chiarugi M, Moore EE, Catena F, Malbrain MLNG. Postoperative pain management in non-traumatic emergency general surgery: WSES-GAIS-SIAARTI-AAST guidelines. World J Emerg Surg. 2022 Sep 21;17(1):50.

26. Horn R, Kramer J. Postoperative Pain Control. 2022 Sep 19. In: StatPearls [Internet]. Treasure Island (FL): StatPearls Publishing; 2023 Jan.

27. Mariano ER, Dickerson DM, Szokol JW, Harned M, Mueller JT, Philip BK, Baratta JL, Gulur P, Robles J, Schroeder KM, Wyatt KEK, Schwalb JM, Schwenk ES, Wardhan R, Kim TS, Higdon KK, Krishnan DG, Shilling AM, Schwartz G, Wiechmann L, Doan LV, Elkassabany NM, Yang SC, Muse IO, Eloy JD, Mehta V, Shah S, Johnson RL, Englesbe MJ, Kallen A, Mukkamala SB, Walton A, Buvanendran A. A multisociety organizational consensus process to define guiding principles for acute perioperative pain management. Reg Anesth Pain Med. 2022 Feb;47(2):118-127.

28. Mariano, ER. Approach to the management of acute pain in adults. In: UpToDate, Maniker, R (Ed), UpToDate, Waltham, MA, 2023.

29. Wu CL, Raja SN. Treatment of acute postoperative pain. Lancet. 2011 Jun 25;377(9784): 2215-25.

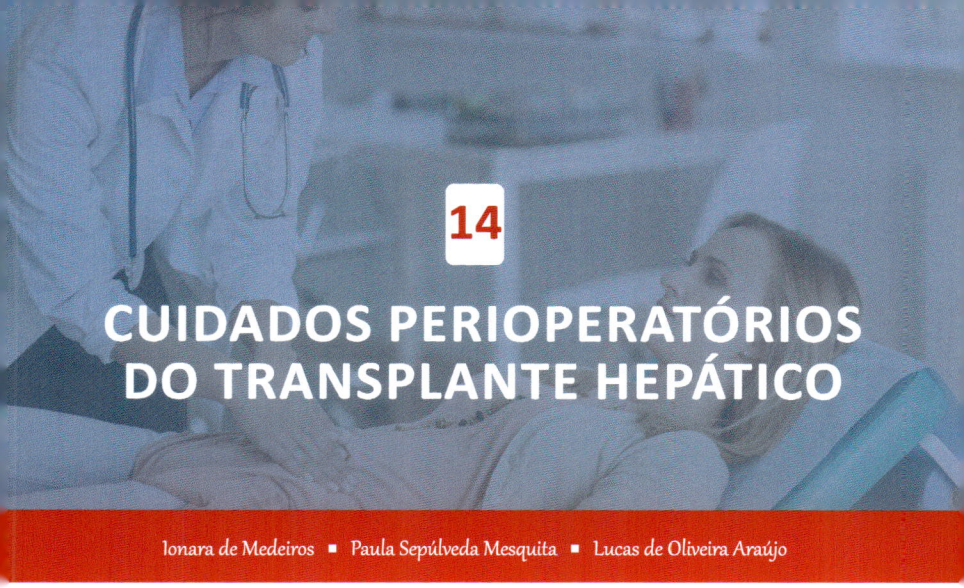

14

CUIDADOS PERIOPERATÓRIOS DO TRANSPLANTE HEPÁTICO

Ionara de Medeiros ■ Paula Sepúlveda Mesquita ■ Lucas de Oliveira Araújo

→ Introdução

As doenças hepáticas apresentam alta morbidade e mortalidade em indivíduos em idade reprodutiva e representam a oitava causa de morte no país. O transplante ortotópico de fígado continua sendo o único tratamento curativo para pacientes com insuficiência hepática terminal, além de ser também a única modalidade de tratamento curativo para quadros de insuficiência hepática aguda fulminante. Como as etiologias da falência hepática variam, o suporte intensivo deve ser individualizado para as peculiaridades de cada uma. De antemão, vale lembrar que o cuidado dos pacientes transplantados hepáticos engloba cuidados peculiares e diferentes de qualquer outra cirurgia abdominal.

Dados da literatura mundial demonstram a importância de uma boa retaguarda de terapia intensiva em pacientes no perioperatório de transplante hepático já que, aproximadamente, 47% dos doentes precisam de suporte intensivo no pós-operatório imediato.

Sabe-se que o paciente com insuficiência hepática terminal ou com insuficiência hepática aguda, muitas vezes, são priorizados para transplante em fases de descompensação da doença de base ou em vigência de disfunção de múltiplos órgãos; portanto, o pós-operatório desses doentes, na grande maioria das vezes, é realizado em ambiente de terapia intensiva. Muitas vezes os pacientes já estão na unidade de terapia intensiva (UTI), mesmo antes do transplante.

O pós-operatório do transplante hepático em UTI também é prática comum nos hospitais especializados para tal cirurgia. Em geral, o manejo do paciente no pós-operatório imediato engloba o suporte de disfunções orgânicas e a monitorização constante da função primária do enxerto e complicações vasculares, manejo da imunossupressão, assim como controle de dor e *screening* para possíveis infecções secundárias.

A duração da estadia na UTI depende de fatores como características e comorbidades prévias do paciente, do enxerto recebido ou de complicações cirúrgicas e do pós-operatório.

➡ Epidemiologia

O último levantamento da Conitec que abrange o período de 2000 a 2015 caracterizou a maioria dos pacientes como sendo do sexo masculino (65,4%), e submetidos ao transplante hepático (TxH) na região Sudeste do Brasil (57%). A maioria dos enxertos foi proveniente de doadores cadáveres (90%) e cerca de 60% dos receptores tinham idade acima dos 46 anos.

Em relação às principais etiologias que levam adultos a um transplante hepático no Brasil, estão as hepatites virais, principalmente a hepatite C e a cirrose alcoólica; seguidas por esteatose hepática não alcóolica e carcinoma hepatocelular. Condições menos comuns são polineuropatia amiloide familiar e esquistossomose hepatoesplênica com sangramento refratário recorrente por hipertensão portal.

Após o transplante, a sobrevida do enxerto apresentou taxas gerais em 1, 5, 10 e 15 anos de 72,6%; 63,3%; 52,8% e 45,3%, respectivamente. No período de 15 anos avaliado pela Conitec, ocorreram 4.308 eventos adversos. Desses, 3.533 óbitos (82%) e 775 retransplantes (18%). Sem dados específicos sobre o pós-operatório imediato.

➡ Intraoperatório

O período intraoperatório é crucial para prever a evolução do paciente. Deve-se lembrar que a cirurgia do transplante é composta de três fases: a da hepatectomia; a anepática; e a de reperfusão. Essa última é a mais crítica devido ao aumento súbito das pressões do coração direito, assim como da pressão intracraniana (PIC), acarretando complicações imediatas e perpetuação da resposta inflamatória sistêmica.

➡ Admissão na unidade de terapia intensiva

Os eventos observados nas primeiras horas após o transplante são condicionados pela instabilidade hemodinâmica da cirurgia, pelas características clínicas do receptor e pelas características do enxerto.

À admissão na UTI, além de informações anestésicas usuais como necessidade de droga vasoativas, volume recebido, sangramento estimado, hemocomponentes e balanço hídrico, detalhes como tempo de isquemia do órgão e ocorrência da síndrome de reperfusão são informações de grande valia para o cuidado subsequente do paciente.

Além disso, na chegada à UTI, é necessária avaliação clínica minuciosa com atenção para invasões do paciente (tubo orotraqueal, acessos venosos, drenos) e exame físico geral. Faz-se necessária também a coleta de exames laboratoriais relacionados à função primária do fígado na chegada e a cada 6 a 12 horas, durante o pós-operatório imediato.

O Quadro 14.1 sugere uma lista de exames a serem solicitados e monitorizados.

■ Quadro 14.1 – Exames laboratoriais para o pós-operatório imediato

Avaliação hepática – lesão e função	AST, ALT, bilirrubinas, amilase, lipase, fosfatase alcalina, gama-GT, amônia arterial
Sangramento/coagulação	Hemograma completo com plaquetas, coagulograma completo, fibrinogênio, hematócrito do dreno
Gerais – avaliar disfunções orgânicas	Creatinina, ureia, gasometria arterial com lactato, eletrólitos

Fonte: Desenvolvido pela autoria.

Após admitir o paciente no leito da UTI, deve-se manejá-lo com foco nas diversas disfunções orgânicas do paciente crítico no pós-operatório de uma grande cirurgia abdominal com todas as peculiaridades descritas previamente.

➡ Disfunção neurológica

O manejo da encefalopatia hepática é uma complicação frequente da progressão da cirrose e, portanto, presente na grande maioria dos pacientes durante o período perioperatório. De modo geral, a encefalopatia do paciente com insuficiência hepática crônica não tende a desenvolver PIC elevada, em parte devido à degeneração relacionada ao álcool (que deixa uma grande quantidade de espaço liquórico desocupado) e em parte devido ao processo crônico de adaptação. Esse cenário, por si só, não requer manejo específico para além daquele realizado em cenários não críticos, como uso de lactulose, rifaximina, correção de desidratação, investigação e tratamento de fatores mantenedores como infecções e sangramentos.

No entanto, é no contexto da insuficiência hepática aguda, principalmente na hepatite fulminante, que a apresentação da disfunção neurológica é acompanhada por hipertensão intracraniana (HIC) e aumento da mortalidade. A fisiopatologia da encefalopatia hepática no contexto agudo é de muita complexidade, mas majoritariamente está relacionada ao aumento da amônia por ausência de metabolização hepática da mesma. De maneira simplória, a amônia aumenta a osmolaridade celular no sistema nervoso central (SNC) e consequentemente edema cerebral. Em estudos observacionais, níveis de amônia acima de 150 mg/dL são relacionados a piores desfechos neurológicos, inclusive herniação cerebral. O manejo se baseia nas medidas habituais para HIC e monitorização neurológica em ambiente de UTI. Alguns centros realizam monitorização invasiva com cateter de PIC, mas não é uma prática bem estabelecida.

Nesse cenário, medidas gerais para o tratamento de HIC são válidas para o paciente hepatopata. Deve-se evitar hipertermia, manter níveis de glicose dentro da normalidade, tanto para prevenir efeitos cerebrais da hipoglicemia como evitar hiperglicemia, que por si só piora o edema cerebral. Atentar para hiponatremia, ela é um sinal de mau prognóstico em pacientes hepatopatas, em geral não requer condutas específicas para o sódio, mas, no cenário de manejo de HIC, o uso de salina hipertônica está indicado. A hipercapnia deve ser evitada, pois induz a hiperemia cerebral e aumenta a PIC.

Como a hiperamonemia é considerada responsável pelo edema cerebral citotóxico, parece lógico tentar reduzir a amônia em pacientes com falência hepática. Nesse sentido, não há estudo randomizado sobre os efeitos da lactulose na hepatite fulminante; em um estudo retrospectivo, a administração de lactulose não alterou o resultado dos pacientes tratados, e o uso rotineiro de lactulose não é recomendado.

Muitos grupos de pesquisa tentaram utilizar dispositivos de assistência que auxiliassem nesse manejo, assim, plasmaferese, hemodiálise, hemofiltração, foram todas tentadas sem nenhum benefício para a sobrevida do paciente. No entanto, na expectativa de ser usada como terapia ponte para o transplante, a terapia substitutiva renal contínua com doses elevadas vem sendo estudada como proposta para auxílio no *clearance* da amônia e tentativa de reduzir a HIC.

MARS (Molecular Adsorbent Recirculating System), que se baseia na remoção seletiva de toxinas ligadas à albumina do sangue, está disponível comercialmente. Em um pequeno estudo randomizado, MARS demonstrou melhorar a sobrevida, mas faltam dados clínicos controlados para o uso de MARS em pacientes com hepatite fulminante, especialmente seu efeito na PIC.

Apesar de melhorias consideráveis na compreensão da fisiopatologia do edema cerebral durante a insuficiência hepática, as manobras terapêuticas atualmente disponíveis para o tratamento dessa doença são limitadas. O transplante ortotópico de fígado é atualmente a única estratégia terapêutica definitiva que melhora os resultados em pacientes com hepatite fulminante. No entanto, muitos pacientes morrem antes da disponibilidade de órgãos doadores, muitas vezes por causa de herniação cerebral.

➡ Disfunção hemodinâmica

Na imensa maioria das vezes, os pacientes chegam à UTI com doses altas de droga vasoativa, sendo este um dos principais motivos da necessidade do suporte intensivo. A depressão cardiovascular é de origem multifatorial e, muitas vezes, é reflexo tardio da síndrome de reperfusão que ocorre no intraoperatório ou da súbita melhora da vasodilatação sistêmica, que gera aumento da pós-carga e estresse do miocárdio. Além disso, deve-se lembrar o componente hipovolêmico secundário a sangramentos, as perdas para o terceiro espaço e o estado vasoplégico secundário à inflamação do trauma cirúrgico.

O conhecimento de variáveis macro e micro-hemodinâmicos facilita o manejo, assim como a estimativa da volemia. Existem diversos meios de monitorização hemodinâmica no manejo inicial. Os pacientes são encaminhados para a UTI com cateter venoso central e com monitorização invasiva da pressão arterial, ferramentas que podem fornecer algumas informações como saturação venosa central, pressão venosa central e lactato. Além disso, muitas vezes os pacientes estão monitorizados com cateter de artéria pulmonar, que também pode ser usado para avaliar as pressões de enchimento do coração, estimar o *status* volêmico e estimar componentes distributivos do choque. Ferramentas modernas e menos invasivas também podem ser úteis, como avaliação do débito cardíaco mediante a análise do contorno do pulso arterial ou mesmo a ecocardiografia à beira do leito. Apesar de toda a tecnologia disposta, a avaliação hemodinâmica continua sendo desafiadora e sujeita a vieses. Apesar de técnicas de monitorização baseadas no contorno de pulso da curva de pressão arterial não terem sido validadas para esse contexto e apresentarem várias restrições de uso, elas nos permitem avaliar a variação de volume sistólico (VVS) e a variação da pressão de pulso (VPP), que são ferramentas melhores do que a pressão venosa central (PVC) para predizer fluidorresponsividade.

O alvo do tratamento deve ser guiado por manter uma pressão arterial média acima de 70 mmHg, garantindo uma boa perfusão renal e do enxerto hepático. O manejo geral, portanto, acaba por consistir em restauração volêmica e na titulação de aminas vasoativas habituais, sendo a noradrenalina a droga de escolha.

A expansão volêmica deve ser realizada com cristaloides e em pacientes que permanecem com ascite de grande volume pode ser considerado a infusão de albumina 5% como extrapolação da indicação no paciente hepatopata.

Vale lembrar que é necessária a reavaliação constante de sinais de congestão pulmonar caso seja necessária infusão de altos volumes de alíquotas. Deve-se também manter hemoglobina acima de 7g/dL e/ou hematócrito entre 25% a 30%, a fim de manter uma adequada oferta de oxigênio aos tecidos. Transfusões excessivas devem ser evitadas já que não são isentas de complicações, e inclusive o excesso de hemocomponentes transfundidos no perioperatório parece estar relacionada a maiores taxas de readmissão na UTI.

➡ Disfunção respiratória

Do ponto de vista pulmonar existem algumas complicações clássicas da cirrose, que não desaparecem imediatamente após o transplante, sendo necessários o conhecimento e o manejo das suas complicações no pós-operatório. Ressaltamos aqui a síndrome hepatopulmonar e a hipertensão portopulmonar.

A síndrome hepatopulmonar é caracterizada por uma tríade de pacientes com gradientes alvéolo arterial aumentado, dilatação da vasculatura pulmonar e hepatopatia avançada com hipertensão portal. O transplante hepático é sabidamente a única cura para essa complicação da cirrose. Após o transplante, 80% a 85% dos pacientes melhora da hipoxemia e reduzem os *shunts* pulmonares. Entretanto, esse processo pode levar algum tempo de dependência de oxigênio suplementar em fluxos elevados e alguns raros pacientes podem evoluir com hipoxemia grave no pós-operatório, definido por falência em manter $SatO_2$ maior ou igual a 85% a despeito de O_2 a 100%. As alterações hemodinâmicas do POi podem exacerbar os distúrbios de ventilação perfusão desses pacientes e acarretar hipoxemia grave e refratária. O manejo desses doentes é basicamente voltado para o suporte respiratório adequado, extrapolado de outras etiologias de hipoxemia. Sendo o principal a ventilação mecânica protetora, evitando danos secundários. Quanto a tratamento específico, existem descrições na literatura do uso de vasodilatadores inalatórios (p. ex., óxido nítrico), a fim de otimizar áreas de ventilação preservada e azul de metileno endovenoso, potente vasoconstritor, a fim de minimizar os vasos dilatados que perpetuam o *shunt*. Ainda, sugere-se manter a cabeceira mais baixa nas primeiras horas do pós-operatório. Não existem estudos randomizados e recomendações oficiais para essas terapêuticas.

A hipertensão portopulmonar é um quadro de hipertensão pulmonar relacionada à hipertensão pulmonar (HP). A sua fisiopatologia é pouco conhecida, mas as alterações patológicas na árvore brônquica parecem muito relacionadas àquelas encontradas na HP idiopática. Pacientes com essa complicação recebem medicações como vasodilatadores e diuréticos, com objetivo de estarem, no momento do transplante, com a pressão arterial pulmonar média menor que 35 mmHg, limite de valor que parece ter relação com maior mortalidade no pós-operatório. No pós-operatório, o manejo é voltado para otimizar o trabalho do ventrículo direito e minimizar suas pressões de enchimento, seja com diuréticos ou diálise precoce, seja com vasodilatadores pulmonares e inotrópicos. Pacientes submetidos ao transplante hepático bem-sucedido evoluem com melhora da HP ao longo do tempo.

Apesar das duas complicações supracitadas, na maioria dos pacientes a extubação é factível no pós-operatório imediato. Alguns estudos sugerem que a extubação muito precoce (imediatamente no centro cirúrgico ou em até 3 horas do pós-operatório) está relacionada à troca gasosa mais satisfatória quando comparada a extubações mais tardias, sem aumentar taxa de reintubação.

Na nossa realidade, muitas vezes os pacientes são encaminhados às UTI ainda entubados e com sedação residual para um desmame ventilatório mais seguro após garantir a estabilidade hemodinâmica. É sabido que a extubação precoce (< 24 horas) em pacientes no pós-operatório de transplante hepático está relacionado a aumento de sobrevida. De maneira geral, ao se receber o paciente na UTI, revisar a radiografia de tórax e a gasometria arterial, deve-se avaliar o desmame da sedação e ventilatório, individualizando o melhor momento da extubação para cada paciente.

Em relação aos parâmetros da ventilação mecânica até o início do desmame, vale ressaltar a dúvida na literatura quanto à influência das pressões pulmonares, principalmente PEEP mais altas (> 10 mmHg), na hemodinâmica hepática. Alguns estudos mostraram que PEEP mais baixas implicam menor regurgitação hepática e, portanto, menos congestão do órgão. Outros estudos, entretanto, não confirmaram esse achado.

Caso o paciente evolua com hipoxemia ou dificuldade no desmame da ventilação, seja pelas complicações da cirrose supracitadas, seja por outras complicações, o manejo da insuficiência respiratória aguda se baseia em suporte ventilatório com oxigenoterapia sob demanda, podendo variar desde cateter nasal com O_2 a baixo fluxo e, até mesmo, necessidade de ventilação mecânica prolongada. Sabe-se que a ventilação não invasiva (VNI) tem um papel importante no pós-operatório de transplante, com trabalhos demonstrando menor taxa de pneumonia e sepse quando comparado a suporte de O_2 convencional.

➡ Dieta/drenos e ferida operatória

O paciente vem encaminhado à UTI com sonda nasogástrica (SNG), que é mantida aberta nas primeiras horas principalmente naqueles com alto risco de evolução para hipertensão intra-abdominal (HIA). O aporte calórico inicial é realizado com solução de glicose a 50% parenteral e o controle glicêmico é feito com protocolos de insulina em bomba de infusão, principalmente nas primeiras 12 a 24 horas. Esses pacientes recebem doses altas de corticosteroide como imunossupressão e podem ficar muito disglicêmicos.

Após o paciente bem acordado, já extubado e sem sinais de HIA, pode-se retirar a sonda nasogástrica e liberar dieta líquida como água, chá e gelatina, ainda no 1º dia.

Além da SNG, o paciente é encaminhado com um dreno abdominal Jackson Pratt, que faz a vigilância das anastomoses intra-abdominais. Deve-se ficar atento quanto ao aspecto e ao débito da secreção drenada. Geralmente, solicitamos o hematócrito do dreno a fim de vigiar sangramentos intraperitoneais. Pacientes com ascite prévia provavelmente manterão um débito alto de líquido ascítico pelo dreno, que deverá ser quantificado no balanço hídrico do paciente que, muitas vezes, necessita de doses extras de cristaloides (com ou sem albumina) para repor tais perdas.

A ferida operatória deve ser avaliada diariamente, com foco em aspectos flogísticos, drenagem de secreção ou sangramentos.

➡ Fígado/função do enxerto

O bom funcionamento do enxerto no pós-operatório reflete a interação entre fatores do doador, do receptor e o procedimento cirúrgico em si.

Antes de citar os cuidados perioperatórios específicos para o bom funcionamento do enxerto, é importante lembrar que o manejo adequado das variáveis hemodinâmicas e prevenção de estase venosa são essenciais para um bom funcionamento do novo órgão. Alterações grosseiras de volemia podem acarretar perfusão inadequada do enxerto com consequente disfunção, assim como alterações metabólicas, hipotermia e distúrbios eletrolíticos podem afetar o órgão novo.

Acessar a função do enxerto é medida obrigatória na chegada do paciente à UTI. Tal avaliação inclui medidas clínicas, laboratoriais e radiográficas.

Clinicamente, a função adequada do enxerto se dá pela estabilização hemodinâmica do paciente, seja de maneira rápida ou insidiosa, com desmame de drogas vasoativas em aproximadamente 24 horas. Uma inesperada falha no desmame ou ascensão de aminas pode indicar disfunção do órgão.

De aspecto laboratorial, deve-se acompanhar o *clearance* de lactato com gasometrias seriadas, sendo esperada uma melhora da acidose metabólica e melhora da coagulopatia com normalização gradual do tempo de protrombina. As transaminases têm o papel de avaliar o dano hepatocelular e são de caráter bifásico, atingindo o pico nas primeiras 24 a 48 horas do pós-operatório antes de se reduzirem a níveis normais. Sendo assim, a persistência de níveis elevados das enzimas sugere injúria tecidual e, portanto, investigação adicional. O nível sérico de bilirrubinas, fosfatase alcalina e de gamaglutamiltransferase (GGT) pode permanecer em níveis baixos até o 5º dia com o pico entre o 7° e 14° dias, secundário à injúria de reperfusão. A função de síntese proteica pode ser facilmente acessada com a monitorização do fator V (meia-vida de 4 horas) e fator VII (meia-vida de 5 horas). Todos esses testes expressam a habilidade do fígado em metabolizar ou eliminar certas substâncias, portanto, ferramentas importantes na monitorização da função primária do enxerto.

A entidade conhecida como "disfunção primária do enxerto" é uma complicação rara e grave. Na maioria das vezes, é reconhecida imediatamente por suas características catastróficas. Clinicamente, dá-se como instabilidade hemodinâmica, acidose metabólica grave e refratária, hipoglicemia e coagulopatias. A disfunção primária é definida classicamente como uma disfunção irreversível do enxerto com necessidade de novo transplante em até 7 dias. As disfunções, após esse tempo, recebem o diagnóstico de disfunção tardia e podem melhorar com otimização do tratamento clínico.

Complicações vasculares como trombose de artéria hepática, trombose de porta ou obstruções biliares são causas importantes de perda do enxerto e, portanto, devem ser monitorizadas por meio da ultrassonografia com Doppler, que deve ser realizada no 1º dia pós-transplante e repetida em caso de suspeita clínica.

A trombose da artéria hepática, quando de ocorrência aguda, é uma complicação com potencial risco de perda de enxerto e tem incidência de aproximadamente 9% de adultos transplantados. Fatores que contribuem para essa entidade estão relacionados a estados de hipercoagulabilidade, hemoconcentração e estenose da anastomose. O tratamento é meramente cirúrgico com trombectomia e revisão da anastomose. Se ausência de melhora permanecer por 48 horas, deve-se considerar o retransplante. Se ocorrer tardiamente, a trombose leva a complicações biliares como bilomas e estenose biliar sem comprometimento de função hepática, com necessidade de conduta direcionada às consequências, geralmente de caráter conservador.

Já a trombose de veia porta é ainda mais rara, com incidência de aproximadamente 2% de adultos transplantados e deve ser suspeitada por novos picos de transaminases, ascite e sangramentos varicosos. O tratamento recomendado também é cirúrgico.

➡ Complicações biliares

Estenoses perfazem até 50% das complicações biliares, geralmente de regiões anastomóticas, com maior incidência em receptores de transplante intervivos do que de doadores falecidos, especialmente no 1º ano e, em média, no 2º mês. Decorrem de cicatrização fibrosa da região e fatores individuais como incompatibilidade ABO, alto tempo de isquemia fria e infecção por citomegalovírus (CMV). Normalmente, são tratadas com colangiografia endoscópica retrógrada ou métodos percutâneos (em casos de alteração anatômica).

Fístulas biliares ocorrem em função de deiscência secundária a processos isquêmicos ou falhas técnicas da anastomose, têm incidência variável até 25% em literatura. O pilar do tratamento consiste em endoscopia intervencionista, acesso percutâneo ou revisão cirúrgica.

➡ Complicações relacionadas ao tamanho do enxerto

Desde que se iniciou o transplante intervivos, o tamanho do enxerto é de extrema relevância para segurança tanto do receptor como do próprio doador. No pré-operatório, é primordial o conhecimento da proporção de peso do enxerto que será doado com o peso do receptor. Caso a relação seja baixa, (menor 0,8), existe o risco da síndrome conhecida como *small for size*, ou "pequeno para o tamanho", um quadro de insuficiência hepática caracterizada por colestase, coagulopatia e ascite prolongada, apesar de transaminases normais e ausência de complicações vasculares do pós-operatório. O mecanismo da disfunção está relacionado à insuficiência dos hepatócitos perante um influxo portal excessivo, com ativação endotelial e vasoconstrição.

De maneira oposta, um enxerto grande para o paciente, geralmente caracterizado por uma relação dos pesos (enxerto e receptor) maior que 2, o paciente fica sujeito à complicação denominada *large for size*, ou "grande para o tamanho". A discrepância no tamanho do órgão acarreta maior risco de síndrome compartimental abdominal, circulação portal insuficiente, oferta inadequada de oxigênio ao tecido hepático e até obstrução do fluxo venoso do enxerto. Tal condição está relacionada a piores desfechos e ao aumento de mortalidade, apesar de tratamentos como peritoneostomia ou redução do enxerto via hepatectomia parcial.

➡ Imunossupressão

A recomendação atual da imunossupressão no pós-operatório são os inibidores de calcineurina (CNI) e corticosteroides. Pacientes com alto risco de lesão renal no pós-operatório recebem uma dose de agentes antiproliferativos (basiliximab), com o objetivo de evitar a introdução precoce dos CNI, drogas nefrotóxicas.

Os detalhes sobre a imunossupressão fogem do escopo do capítulo. Deve-se lembrar, entretanto, que a monitorização dos níveis séricos das drogas utilizadas, o ajuste da dosagem e seus eventos adversos são atribuições essenciais do cuidado no pós-operatório. Portanto, são de responsabilidade da equipe da UTI a prescrição e a vigilância dessas medicações.

➡ Infecções

Inicialmente, vale ressaltar que sepse é a principal causa de morbimortalidade em pacientes transplantados hepáticos.

Os pacientes transplantados carregam alto risco infeccioso secundário a fatores como baixo *status* nutricional no pré-operatório, presença de múltiplos dispositivos invasivos, internações prolongadas e imunossupressores. São englobadas desde infecções imediatas de sítio cirúrgico, infecções gastrintestinais por Clostridium, infecções respiratórias relacionadas à ventilação mecânica, até colangite como consequência de estenose das vias biliares. Ainda, uma variedade de agentes oportunistas pode causar infecções a médio e longo prazo que levam os pacientes a retornarem às UTI

Uma infinidade de diferentes bactérias, assim como infecções virais e fúngicas afeta esses doentes, e é sabido que pacientes com insuficiência hepática aguda, múltiplas abordagens e complicações da anastomose biliar têm um risco aumentado para tais condições. O tratamento geralmente consiste em redução parcimoniosa da imunossupressão, identificação do agente causal e tratamento direcionado.

O tratamento profilático para possíveis infecções no pós-operatório variam conforme os centros. A profilaxia de infecção de sítio cirúrgico é realizada pelo anestesista no centro cirúrgico antes da incisão da pele, com espectro de cobertura voltado para germes Gram-positivos e Gram-negativos a serem cobertos no perioperatório. A infecção por cândida é a predominante entre os fungos no pós-operatório. A maioria dos centros utiliza fluconazol ou anfotericina lipossomal para pacientes com alto risco, como pacientes transplantados por insuficiência hepática aguda e pacientes que necessitam de terapia substitutiva renal, entre outros, como MELD pré-operatorio elevado (acima de 20 com outros fatores de risco ou acima de 30), necessidade de reabordagem por fístula biliar ou sangramento, ou na indicação de pulsoterapia para rejeição aguda. Em nosso serviço, no Hospital das Clínicas da Faculdade de Medicina da Universidade de São Paulo (HC-FMUSP), além do fluconazol, realizamos a antibioticoprofilaxia com cefotaxima nos casos de hepatite fulminante.

Reativação de infecções pelo herpesvírus e pelo citomegalovírus são infecções oportunistas precoces dos pacientes transplantados. A profilaxia não é realizada de rotina e deve ser individualizada. O tratamento com ganciclovir e valganciclovir é o pilar da terapia antiviral. Recorrência de cirrose do enxerto é alta em portadores de infecção crônica por vírus B; dessa forma, o uso de associação de imunoglobulina contra hepatite B (HBIG) em conjunto com antivirais (lamivudina, entecavir, tenofovir) aumenta a sobrevida em 5 anos.

A presença de infecção no pós-operatório agrava o quadro geral do paciente já que potencialmente agrega novas disfunções orgânicas e requer maior tempo de internação em UTI e de internação hospitalar. Pode ser difícil a identificação de uma infecção no pós-operatório imediato, já que o paciente apresenta diversos sinais de resposta inflamatória como taquicardia, hipotensão, leucocitose, secundário ao próprio insulto cirúrgico e do novo órgão. A dosagem sérica de procalcitonina (PCT) pode auxiliar nesse sentido. Foi demonstrado que a PCT pode estar aumentada nas primeiras 24 horas pós-transplante, com descenso rápido caso não haja infecção associada. Se seus níveis se mantiveram elevados e houver suspeita clínica de infecção, deve-se realizar coleta seriada de culturas e, eventualmente, introdução precoce de antimicrobianos. Não se deve coletar de rotina PCT sem suspeita clínica, já que seu nível sérico pode gerar interpretação conflituosa em algumas circunstâncias, já que alguns imunossupressores podem influenciar significantemente os níveis desse biomarcador.

Fica evidente, portanto, a necessidade de estabelecer protocolos de tratamento realizados por especialistas voltados para esse perfil de paciente.

Sangramentos e coagulação

Distúrbios de coagulação são comuns nos pacientes no pós-operatório do transplante. Podem ser previstos pelos relatos do intraoperatório, assim como pelos exames laboratoriais. Devem-se evitar situações como hipotermia, hipocalcemia e acidose a fim de minimizar tais discrasias.

O diagnóstico do sangramento é clínico e laboratorial. Sinais clínicos, como taquicardia, hipotensão e sangramento no dreno corroboram com a hipótese e são confirmados pela queda de hemoglobina e hematócrito. O conceito de sangramento precoce de pós-operatório é definido como qualquer sangramento que requer pelo menos 3 unidades de hemácias em até 12 horas, ou aquele que requer reabordagem cirúrgica.

Frente a um paciente com sangramento no pós-operatório, é importante a diferenciação entre sangramento de vasos por hemostasia inadequada no intraoperatório ou coagulopatia em si. As discrasias hematológicas são manejadas clinicamente e os demais são tratados cirurgicamente. O exame clínico e a monitorização dos drenos são de grande relevância nessa situação. A Tabela 14.1 mostra algumas maneiras de diferenciar estas etiologias.

■ Tabela 14.1 – Sangramento por coagulopatia *versus* sangramento por complicações vasculares.

	Coagulopatia	Vascular
Tempo após o Tx	Precoce	Até 24 horas
Evolução	Lenta, em horas	Rápida, em minutos
Ht do sangue do dreno	< 50% Ht do paciente	> 50% do Ht do paciente
Pressão Arterial	Hipotensão gradual	Hipotensão rápida

Tx: transplante; Ht: hemócrito.

Fonte: Desenvolvida pela autoria.

Para monitorização da coagulopatia, alguns centros utilizam os exames habituais do coágulo, como TP, TTPA, TT, D-dímero e fator V e outros dispõem de medidas mais modernas como o tromboelastograma (TEG), que permitem abordagem dos distúrbios à beira do leito com diagnóstico pontual da deficiência de fatores específicos ou de estados de hiperfibrinólise. Entretanto, as evidências são conflituosas quanto ao real benefício do TEG.

O nível de hemoglobina esperado no pós-operatório é de aproximadamente 7 a 9 mg/dL, dependendo das condições clínicas do paciente. Em relação às plaquetas, o nível mínimo tolerado é de 20 mil, com exceção aos pacientes com sangramento ativo que devem receber transfusão se a plaqueta estiver abaixo de 50 mil. Não há necessidade da infusão de plasma fresco congelado para correção de alterações moderadas de INR (< 1,8), a não ser na presença de sangramentos ou pré-operatórios. Nessas situações, os níveis de fibrinogênio também devem ser monitorizados e mantidos entre 150 e 200 mg/dL. Pode-se realizar a infusão de concentrado de fibrinogênio ou de crioprecipitados.

Na maioria dos casos, a administração de hemocomponentes e hemoderivados é suficiente para controle do sangramento. Em raros casos que o paciente se apresente com sangramentos maciços e refratários às medidas supracitadas, é recomendada a infusão de fator VII ativado. Seu uso profilático não é recomendado por aumentar o risco de trombose de artéria hepática.

Apesar da alta incidência de sangramentos no pós-operatório, é notório que os pacientes transplantados têm uma delicada e complexa discrasia hematológica que varia de polos hemorrágicos e trombóticos. Sendo assim, o tratamento deve ser constantemente reavaliado e individualizado.

➡ Disfunção renal

A incidência de lesão renal nos transplantados hepáticos varia muito na literatura (5% a 50%) em virtude dos diferentes critérios diagnósticos e classificações.

A monitorização da função renal no pós-operatório compreende na quantificação de débito urinário, balanço hídrico e dosagem de escórias periodicamente. Oligúria é um sinal precoce e valioso de piora da função renal e quando presente é mandatório rever o *status* volêmico do paciente, assim como a necessidade de alíquotas de volume, de diuréticos ou mesmo de condutas expectantes.

Algumas medicações utilizadas no pós-operatório são nefrotóxicas, como os imunossupressores e os antibióticos, devendo ser monitorizadas com nível sérico e ajuste de dose baseado no *clearance* do paciente.

Pacientes refratários às medidas clínicas acabam por necessitar de terapia de substituição renal, com preferência para os métodos contínuos em doentes instáveis.

➡ Conclusão

O transplante hepático é considerado um tratamento valioso para pacientes em diversas condições crônicas e terminais, como cirrose avançada, carcinoma hepatocelular e insuficiência hepática aguda. Entretanto, a morbidade do pós-operatório associada a variáveis não previsíveis do intraoperatório, da recuperação hemodinâmica e da função primária do enxerto são substânciais na recuperação.

O entendimento adequado da fisiopatologia e das possíveis complicações é essencial no manejo do pós-operatório imediato. A prevenção, o reconhecimento e o tratamento imediato de condições ameaçadoras à vida são os pilares do cuidado.

Vale ressaltar a importância da equipe multidisciplinar com enfermeiros especializados, fisioterapeutas, nutricionistas e psicólogos no sucesso do transplante hepático.

BIBLIOGRAFIA

1. Nader LA. Impacto das doenças hepáticas nas internações hospitalares e na mortalidade do Sistema Único de Saúde do Brasil no período de 2001 a 2010. [s.l.] Universidade Federal De Ciências Da Saúde De Porto Alegre – Ufcspa, 2012.

2. CONITEC, Monitoramento da Incorporação de Tecnologias em Saúde Monitoramento do transplante hepático no Brasil: 2000 a 2015, MINISTÉRIO DA SAÚDE 2021, Secretaria de Ciência, Tecnologia, Inovação e Insumos Estratégicos em Saúde Departamento de Gestão e Incorporação de Tecnologias e Inovação em Saúde Esplanada dos Ministérios, Bloco G, Edifício Sede, 8º andar.

3. Bittencourt PL, Farias AQ, Couto CA. Liver transplantation in Brazil. Liver Transplant. 2016; 22(9):1254-8.

4. Detry O, De Roover A, Honore P, Meurisse M. Brain edema and intracranial hypertension in fulminant hepatic failure: pathophysiology and management. World J Gastroenterol. 2006 Dec 14;12(46):7405-12. doi: 10.3748/wjg.v12.i46.7405. PMID: 17167826; PMCID: PMC4087583.

5. Amaral B, Vicente M, Pereira CSM, Araújo T, Ribeiro A, Pereira R, Perdigoto R, Marcelino P. Approach to the liver transplant early postoperative period: an institutional standpoint. Rev Bras Ter Intensiva. 2019 Oct-Dec;31(4):561-570. doi: 10.5935/0103-507X.20190076. PMID: 31967233; PMCID: PMC7009000.

6. Fernandez TMA, Gardiner PJ. Critical care of the liver transplant recipient. Curr Anesthesiol Rep. 2015;5(4):419-428. doi: 10.1007/s40140-015-0133-6. Epub 2015 Dec 1. PMID: 32288651; PMCID: PMC7101679.

7. Sakpal SV, Agarwal SK, Saucedo-Crespo H, Auvenshine C, Santella RN, Donahue S, Steers J. Transplant Critical Care: Is there a Need for Sub specialized Units?- A Perspective. J Crit Care Med (Targu Mures). 2018 Jul 1;4(3):83-89. doi: 10.2478/jccm-2018-0014. PMID: 30582000; PMCID: PMC6294987.

8. Taner CB, Willingham DL, Bulatao IG, Shine TS, Peiris P, Torp KD, Canabal J, Nguyen JH,

Kramer DJ. Is a mandatory intensive care unit stay needed after liver transplantation? Feasibility of fast-tracking to the surgical ward after liver transplantation. Liver Transpl. 2012 Mar;18(3):361-9. doi: 10.1002/lt.22459. PMID: 22140001.

9. Feltracco P, Barbieri S, Galligioni H, Michieletto E, Carollo C, Ori C. Intensive care management of liver transplanted patients. World J Hepatol. 2011 Mar 27;3(3):61-71. doi: 10.4254/wjh.v3.i3.61. PMID: 21487537; PMCID: PMC3074087.

10. Cohen J, Shapiro M, Grozovski E, Mor E, Shaharabani E, Shapira Z, Singer P. Should hypoalbuminemia after liver transplantation be corrected? Transplant Proc. 2001 Sep;33(6):2916-7. doi: 10.1016/s0041-1345(01)02249-7. PMID: 11543788.

11. Della Rocca G, Costa MG. Volumetric monitoring: principles of application. Minerva Anestesiol 2005; 71: 303-306.

12. Boldt J, Priebe HJ. Intravascular volume replacement therapy with syntetic colloids: is there an influence on renal function? Anesth Analg 2003; 96: 376-382.

13. Al-Hamoudi WK, Alqahtani S, Tandon P, Ma M, Lee SS. Hemodynamics in the immediate post-transplantation period in alcoholic and viral cirrhosis. World J Gastroenterol. 2010;16(5):608-612. doi:10.3748/wjg.v16.i5.608

14. Paramesh AS, Roayaie S, Doan Y, Schwartz ME, Emre S, Fishbein T, Florman S, Gondolesi GE, Krieger N, Ames S, Bromberg JS, Akalin E. Post-liver transplant acute renal failure: factors predicting development of end-stage renal disease. Clin Transplant. 2004 Feb;18(1):94-9. doi: 10.1046/j.1399-0012.2003.00132.x. PMID: 15108777.

15. Moreno R, Berenguer M. Post-liver transplantation medical complications. Ann Hepatol. 2006 Apr-Jun;5(2):77-85. PMID: 16807513.

16. Bansal, Kamna, et al. Hepatopulmonary Syndrome. StatPearls. StatPearls Publishing, 6 December 2022.

17. Nayyar D, et al. Defining and characterizing severe hypoxemia after liver transplantation in hepatopulmonary syndrome. Liver transplantation : official publication of the American Association for the Study of Liver Diseases and the International Liver Transplantation Society vol. 20,2 (2014): 182-90. doi:10.1002/lt.23776.

18. Saleemi S. Portopulmonary hypertension. Annals of Thoracic Medicine, vol. 5,1 (2010): 5-9. doi:10.4103/1817-1737.5895.

19. Luo, Xian-Rong, et al. Zhongguo wei zhong bing ji jiu yi xue = Chinese critical care medicine = Zhongguo weizhongbing jijiuyixue vol. 19,7 (2007): 404-7.

20. Saner, Fuat H et al. Does PEEP impair the hepatic outflow in patients following liver transplantation?. Intensive Care Medicine, vol. 32,10 (2006): 1584-90. doi:10.1007/s00134-006-0357-5.

21. Saner FH, et al. The edge of unknown: postoperative critical care in liver transplantation. Journal of Clinical Medicine. 2022 Jul 12.

22. Boeva I, Karagyozov PI, Tishkov I. Post-liver transplant biliary complications: Current knowledge and therapeutic advances. World J Hepatol. 2021 Jan 27.

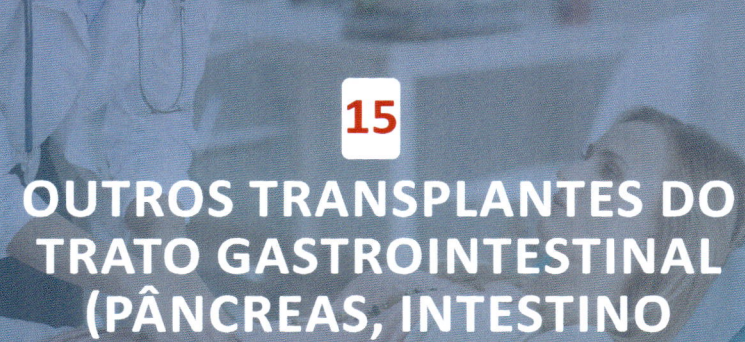

15

OUTROS TRANSPLANTES DO TRATO GASTROINTESTINAL (PÂNCREAS, INTESTINO E MULTIVISCERAL)

Rodolpho Augusto de Moura Pedro ▪ Luiz Marcelo Sá Malbouisson ▪ Luiz Augusto Carneiro D'Albuquerque

➡ Introdução

A disfunção de órgãos do trato gastrointestinal é frequentemente manejada com terapias medicamentosas ou cirúrgicas; entretanto, a falência completa de algumas dessas unidades funcionais pode requerer uma total substituição. Além do transplante hepático, tema de capítulo específico deste livro, os transplante de pâncreas, de intestino e o t multivisceral são ferramentas disponíveis como alternativa, por vezes, final, em casos específicos. O manejo inicial desses pacientes em unidade de terapia intensiva (UTI), bem como de suas principais complicações será discutido aqui.

Vale ressaltar que esses transplantes são atualmente realizados em menor frequência e que, portanto, são raros os ensaios clínicos randomizados sobre o tema. Considerando-se a fragilidade desse arcabouço científico, algumas das condutas aqui citadas são frutos de séries de casos e opinião de especialistas. Por questões didáticas, dividiremos aqui o capítulo em três partes, conforme os três procedimentos supracitados.

➡ Transplante de Pâncreas

Sempre que se estuda o pós-operatório de cirurgias específicas no ambiente de UTI, uma questão inicial deve ser lembrada: o motivo e o cenário que conduziram esse paciente até a realização desse procedimento. Quando se aborda o transplante pancreático, essa dúvida é de bastante relevância uma vez que o pâncreas não é um órgão completamente insubstituível como no caso do transplante hepático e cardíaco visto que suas funções endócrinas e exócrinas podem ser simuladas com o uso da insulinoterapia e de enzimas pancreáticas, respectivamente. Diante do exposto, quais seriam as condições em que essa cirurgia seria superior ao cuidado usual, considerando-se que o transplante carrega consigo não apenas a morbidade cirúrgica, mas também a necessidade de imunossupressão?

O paciente candidato ao transplante de pâncreas é, portanto, aquele cuja morbidade do transplante agora citada é inferior ao impacto do diabetes no curto ou médio prazo. Essa população usualmente, mas não exclusivamente, consiste em pacientes com diagnóstico de diabetes *mellitus* tipo 1 (DM1), com difícil ou ineficaz controle glicêmico por insulinoterapia, em risco ou instalação de manifestações em órgão-alvo (preferencialmente em estágios iniciais ou, ainda, tidos como passíveis de reversibilidade), em especial naqueles em que a doença renal já progrediu para necessidade de terapia substitutiva crônica em que o transplante renal está sendo considerado. Sendo assim, o paciente que será admitido na unidade de terapia intensiva (UTI) provavelmente carrega consigo alguns estigmas que devem ser lembrados, como a possibilidade de falha ou de escassez de acesso vascular, retinopatia, neuropatia periférica, neuropatia gastrointestinal e disfunção renal e outras condições que podem constituir desafio ao pós-operatório e que serão abordadas aqui posteriormente.

Epidemiologia

Em 2019, foram realizados 2.519 transplantes de pâncreas no mundo, sendo 40% destes nos Estados Unidos. Nos últimos anos, o número de procedimentos e serviços que reportam essa técnica tem se mantido estáveis ou em leve queda quando se avalia o total de órgão transplantados, entretanto essa queda parece estar restrita às modalidades de transplante de pâncreas isolado ou após um transplante renal, enquando a modalidade principal (transplante simultâneo pâncreas-rim (TSPR)), segue estável ou em ascenção em determinados países. Dados de 2018 indicam que a maioria dos doentes transplantados tinham entre 35 e 49 anos de idade e 85,6% destes tinham como diagnóstico de base o DM1. No Brasil, dados do registro internacional apontam para cerca de 80 transplantes anuais no ano de 2019, com uma queda de quase 75% do volume no ano seguinte, possivelmente relacionada à falta de doadores durante a pandemia da covid-19.

Modalidades e indicações

Apesar da heterogeneidade dos critérios de seleção nos diferentes países e serviços, o transplante de pâncreas é mais frequentemente indicado em pacientes com DM1, relativamente jovens (18 a 55 anos), que, apesar do difícil controle glicêmico, com ou sem disfunção renal, ainda não apresentam complicações sistêmicas generalizadas e/ou avançadas devido à hiperglicemia crônica. Além desses critérios, requisitos usuais de outros cenários de transplante são citados (ausência de doença coronariana ou cardíaca descompensada, contraindicação para imunossupressão, suporte emocional e familiar, ausência de malignidade e outros).

Como citado anteriormente, existem três principais modalidades de transplante de pâncreas, divididas conforme sua relação com a necessidade de transplante renal em :

→ **TSPR:** modalidade indicada em pacientes com disfunção renal crônica;

→ **Transplante pâncreas após transplante renal (TPAR):** pacientes que já foram submetidos a transplante renal cujo enxerto é considerado funcionante;

→ **Transplante de pâncreas isolado (TPI):** pacientes sem disfunção renal.

O TSPR é modalidade mais comum, usualmente relacionada a melhores desfechos renais quando comparados ao TPAR, uma vez que neste o descontrole glicêmico persiste, mantendo-se como motor de novas lesões em órgão-alvo. O transplante de pâncreas isolado é raramente realizado sendo associado a maiores níveis de complicações técnicas e de rejeição do enxerto pancreático.

O procedimento

Embora fuja do escopo central deste capítulo, a minuciosa descrição cirúrgica, o intensivista deve estar atento a detalhes básicos do ato cirúrgico para melhor compreender as possíveis complicações.

O transplante de pâncreas é realizado com a captação do órgão doado em uma peça que soma o pâncreas e sua estrutura periampular (segmento de duodeno contendo a ampola e sua conexão com o órgão). Assim, serão realizadas as anastomoses vasculares (artérias e veias mesentérica superior e esplênicas) responsáveis pelo escoamento da função endócrina do órgão (insulina e glucagon) e a anastomose entérica do duodeno doado ao sistema entérico do receptor, possibilitando algum grau de reaproveitamento da função exócrina (suco pancreático). Essa simplificação permite inferir que complicações vasculares, como a trombose arterial do enxerto, além de isquemia, resultará em hiperglicemia, uma vez que a função exócrina perderá sua via de transporte. A anastomose entérica representa uma evolução natural da técnica que anteriormente exercia essa função exócrina por meio de uma anastomose do duodeno doado à bexiga, mas resultava em excreção urinária de grande quantidade de água e bicarbonato do suco pancreático, usualmente levando à acidose e desidratação. A evolução da técnica para a anastomose enteroentérica permitiu, ao mesmo tempo, evitar essa complicação e possibilitar algum grau de uso da produção exócrina de forma funcional, entretanto deve-se estar atento ao ganho de uma anastomose de víscera oca que implicará a possibilidade de íleo pós-operatório por manipulação e deiscência da anastomose.

Manejo

Ao admitir um paciente na UTI em cenário de pós-operatório imediato de transplante de pâncreas, o intensivista deve estar atento aos fatores do doador, do receptor e do intraoperatório que podem justificar possíveis complicações iniciais.

Entre os principais fatores relevantes relacionados ao doador que podem se correlacionar com pior prognóstico do enxerto, citam-se: idade (> 50 anos), índice de massa corporal (IMC) > 30 kg/m^2, hiperglicemia ou hiperamilasemia prévia, *status* de doador pós-parada cardiorrespiratória (PCR), choque refratário e/ou prolongado, além de características macroscópicas relacionadas ao pâncreas enxertado, consideradas por muitos autores um dos principais fatores para tomada de decisão, sugerindo-se que sejam evitados órgãos com sinais de pancreatite aguda ou crônica, cistos, infiltração gordurosa extensa, calcificações ou fibrose.

Considerando o intraoperatório, o tempo de isquemia fria configura-se como um dos principais fatores de sucesso para o transplante pancreático, embora alguns relatos descrevam segurança com uso do órgão em até 30 horas de isquemia fria, sabe-se que quanto maior o tempo de isquemia fria, maior o número de complicações relacionados com anastomose, disfunção, pancreatite e outras. As recomendações atuais são de que esse tempo não exceda 12 horas, reduzindo-se ainda para 8 horas em casos de doador após PCR. Outros fatores do intraoperatório relevantes para o manejo são as informações sobre a ocorrência de choque hemorrágico, PCR, distúrbios hidroeletrolíticos graves (em especial nos pacientes dialíticos), manejo volêmico, antibioticoterapia, drogas nefrotóxicas, imunossupressores e complicações técnicas.

Os fatores relacionados ao receptor que podem impactar no pós operatório imediato (POI) são especialmente a idade avançada, as comorbidades e as medicações de uso crônico.

De posse das informações aqui citadas, após a chegada do doente à UTI, procederemos ao manejo inicial, descrito a seguir de forma compartimentalizada por sistemas:

→ **Neurológico:** após admissão, caso o paciente ainda se apresente sedado e entubado, na ausência de gravidades ou de possíveis motivos que indiquem reabordagens cirúrgicas precoces, deve-se proceder à retirada dos sedativos venosos. Essa prática permite não apenas a avaliação do nível neurológico pós-operatório, mas também uma mensuração mais direta da dor, além de auxiliar no início do desmame dos parâmetros ventilatórios. Posteriormente, deve-se atentar à possibilidade de eventos neurológicos com uso dos imunossupressores, em especial o tacrolimus, devendo-se, além da vigilância clínica, atentar para a vigilância do nível sérico da droga que pode desencadear convulsões, encefalopatia e síndrome da encefalopatia reversível posterior (PRES).

→ **Hemodinâmico:** diferentemente do transplante hepático, a instabilidade hemodinâmica não costuma representar uma complicação frequente no pós-operatório do transplante de pâncreas. Além do menor sangramento e menor massa submetida à isquemia reperfusão, há uma menor manipulação do retorno venoso no intraoperatório. Entretanto, a população aqui representada pode carregar consigo riscos cardiovasculares associados à hiperglicemia crônica, hipertensão e doença renal crônica. O foco, nesse momento, deve estar em evitar períodos de hipotensão, não só pela possível associação com melhores desfechos operatórios globais, mas também como estratégia de manter uma adequada perfusão ao pâncreas e ao rim transplantados (em casos de transplante simultâneo).

→ **Respiratório:** casos admitidos ainda sob ventilação mecânica devem ser avaliados para desmame ventilatório e extubação assim que o nível neurológico for adequado e nenhuma complicação relevante sugerir reabordagem precoce. Ao exame físico, deve-se observar possíveis sinais de congestão, em especial nos dialíticos, e alterações à ausculta que possam indicar pneumotórax, visto que usualmente serão submetidos à passagem de cateter venoso central pré-operatório.

→ **Abdome:** a gastroparesia e o íleo metabólico são frequentes nessa população, não só pela manipulação cirúrgica e anastomose entérica citada, mas também pela possibilidade de neuropatia diabética associada. Dessa forma, é comum que o início da dieta seja postergado até melhora dos sintomas, sendo a nutrição enteral pós-pilórica ou a nutrição parenteral exclusiva opções a serem avaliadas. O intensivista deve estar atento à ocorrência de possíveis distúrbios hidroeletrolíticos, em especial a desidratação (perdas por sondas gástricas e drenos), acidose (disfunção renal) e os distúrbios do potássio (tanto hipocalemia por ação da insulina agora existente, como hipercalemia por disfunção renal).

→ **Renal:** considerando-se que a maioria dos pacientes submetidos ao transplante de pâncreas será, de forma simultânea, também receptora de enxerto renal, a avaliação da disfunção renal é uma das prioridades no pós-operatório desse procedimento. Precocemente, deve-se excluir critérios de urgência para instituição de terapia substitutiva renal (em especial a hipervolemia, hipercalemia ou acidose refratárias). Quando não há urgências, mas há disfunção do enxerto, o manejo com suporte hemodinâmico evitando hipotensão e hipovolemia, além de evitar o uso de drogas nefrotóxicas, constitui pedra fundamental da terapia inicial. Enxertos funcionantes, em especial com ritmo de diurese elevado, exigem uma maior atenção aos distúrbios hídricos, uma vez que a hipovolemia deve ser prevenida. Em pacientes com diurese reduzida, porém presente, o uso de diuréticos pode ser lançado em busca de controle da hipervolemia. Diante de sinais de congestão refratária, é prudente repensar a extubação até seu controle. Embora incomum, a presença de fístula urinária pode resultar em aumento do volume do dreno abdominal e azotemia que pode simular uma disfunção renal aguda oligúrica que pode se intensificar com uso de diuréticos, sendo útil no diagnóstico a coleta de potássio, ureia e creatinina do dreno.

→ **Hematológico:** entre as principais complicações do POI está o sangramento pós-operatório, não só pelo ato cirúrgico em si, mas também pelo uso frequente e precoce de antiagregantes ou anticoagulantes profiláticos e até terapêuticos em alguns serviços, visto que a complicação mais temida e também frequente é a trombose do enxerto. Além da propedêutica inicial complementada com exames laboratoriais de hemoglobina sérica, plaquetas, e coagulograma, o intensivista deve voltar sua atenção ao aspecto e volume dos drenos abdominais. Usualmente estão presentes um dreno em fossa ilíaca direita (geralmente vigiando o enxerto pancreático) e outro dreno em fossa ilíaca esquerda (usualmente vigiando o enxerto renal). Volumes mais intensos (> 150 mL/hora), em especial nos casos de aspecto hemático franco e de hematócritos altos (> 50% do sérico), devem funcionar como sinal de alerta para sangramentos maiores, colocando de prontidão a equipe cirúrgica. Mesmo nos casos de sangramentos francamente hemáticos, em especial naqueles de baixo volume, o sangramento pode ser manejado inicialmente de forma conservadora e distúrbios de coagulação devem ser buscados e corrigidos, bem como a presença de hipocalcemia, acidose e hipotermia. Sangramentos volumosos, em especial quando há repercussão hemodinâmica (aumento da frequência cardíaca, hipotensão e sinais de baixo débito) são indicativos de sangramentos que usualmente demandam intervenção por cirurgia ou radiointervenção. Após as primeiras 6 a 12 horas da cirurgia, na ausência de sangramentos relevantes, a profilaxia de tromboembolismo venoso deve ser iniciada, evitando-se postergá-la pelo risco de trombose do enxerto que resulte em pancreatite, isquemia e necessidade de explante.

→ **Infeccioso:** o risco de infecção seguido ao transplante de órgão sólidos é frequentemente dividido em dois grupos, sendo o primeiro o das infecções precoces (das primeiras 3 a 4 semanas) em que a suspeita deve recair sobre infecções usuais do ambiente hospitalar (infecção de sítio cirúrgico, infecção de urina associada a dispositivos, infecção de corrente sanguínea associada a cateter e pneumonias hospitalares associadas ou não à ventilação) usualmente por germes da flora hospitalar local. Já o segundo grupo, usualmente mais tardio, se refere às infecções associadas aos imunossuprimidos, usualmente por germes menos comuns e localizações que podem ser mais atípicas. Uma exceção no contexto de transplante pancreático está na alta incidência de infecções por reativação de CMV que em algumas séries chega a ser de, em média, 25% dos casos e que pode ocorrer ainda na fase dita precoce. Parte dos fatores que explicam a maior incidência de infecção nessa população é a hiperglicemia e a frequente necessidade de reabordagens abdominais por complicações locais. O uso de antibióticos profiláticos, classicamente realizados no contexto de intraoperatório, é sugerido por muitos serviços também no período de pós-operatório, com regimes e durações variáveis, mas usualmente com drogas que permitam a cobertura de Gram-negativos e fungos, além de profilaxias de reativação para CMV conforme risco sorológico.

→ **Imunossupressão:** o esquema de imunossupressão para o transplante de pâncreas-rim segue os preceitos da imunossupressão ao enxerto renal, mais imunogênico. Embora o esquema imunossupressor também apresente variações frequentes de drogas e doses a depender do serviço, é usual o uso de um indutor inicial, usualmente antitimoglobulina (ATG), que permite o bloqueio linfocitário inicialmente até que o ajuste dos demais imunossupressores seja alcançado de forma segura e com menor nefrotoxicidade possível. O ATG é sugerido na dose total de 6 mg/kg, dividida em doses diárias menores (4 a 6 dias) que ocorrerão sempre que a contagem de linfócitos for superior a 100 células/mm^3. Além do indutor, o uso da combinação de corticosteroide, inibidor de calcineurina (tacrolimus para nível entre 6 e 10 ng/mL) e micofenolato (sódico ou mofetila) também é prescrito em esquemas e doses variadas. Entre os principais efeitos colaterais, além da imunossupressão, citam-se a nefro e a neurotoxicidade do tacrolimus, hiperglicemia do corticosteroide, sintomas gastrointestinais do micofenolato e efeitos hematológicos e hepáticos da ATG.

Complicações

Entre as principais complicações do pós-operatório imediato que o intensivista deve estar atento, citamos:

→ **Hipoglicemia:** essa talvez seja a complicação mais comum nesse pós-operatório, uma vez que a insulina agora produzida por um pâncreas novo não encontrará resistência insulínica relevante na maioria dos receptores, visto que o transplante é usualmente realizado em pacientes com diabetes tipo 1. É comum que o paciente seja admitido em UTI já em uso de solução com glicose 50% em volumes superiores ao usualmente necessário em outras populações, chegando, em alguns casos, a vazões de 40 a 60 mL/hora para manter a glicemia em valores de normalidade. O controle glicêmico deve ser realizado a cada hora, permitindo o ajuste rápido e o desmame gradual da glicose. O desmame deve ser acompanhado de perto para o reconhecimento de sinais de hipoglicemia.

→ **Hiperglicemia:** deve ser sempre avaliada de forma minuciosa, visto que, apesar do uso de corticosteroide e de solução com glicose, é inesperada. A manutenção de hiperglicemia, mesmo com o desmame progressivo da glicose endovenosa, deve levar à pronta avaliação da equipe cirúrgica quanto à possibilidade de trombose do enxerto, uma vez que, na ausência de resistência insulínica, a hiperglicemia usualmente reflete uma interrupção do escoamento da função endócrina do enxerto pela via vascular. Hiperglicemias leves e isoladas geralmente levam ao acompanhamento seriado mais próximo para descartar que sejam apenas associadas ao corticosteroide ou nutrição parenteral, mas a ocorrência de dois ou mais episódios seguidos, em especial quando associados a alguma piora clínica, sugerem a exclusão rápida por imagem de trombose do enxerto.

→ **Pancreatite:** a isquemia reperfusão que ocorre em qualquer transplante de órgão sólido resultará em algum grau de inflamação do órgão implantado, não sendo diferente com o pâncreas. Algum grau local de pancreatite é frequente, mas usualmente insuficiente para resultar na síndrome da resposta inflamatória sistêmica (SIRS) exacerbada ou piora clínica. A ocorrência de febre, taquicardia, hipotensão e outros achados precoces podem indicar uma inflamação mais intensa que pode ser resultante apenas da manipulação e isquemia reperfusão, mas também podem ocorrer pela trombose do enxerto, essa última acompanhada de hiperglicemia pela perda do escoamento da função endócrina. Diferentemente da pancreatite clássica, aqui o órgão se situa na fossa ilíaca e está desnervado, não sendo esperada a clássica clínica de dor abdominal em faixa com vômitos, e a amilase sérica pode ser enganosa visto que agora o paciente tem o pâncreas novo e o nativo.

→ **Trombose:** a trombose do enxerto é usualmente acompanhada de hiperglicemia, como previamente explanado, e de sinais de pancreatite e resposta inflamatória. Sua suspeita deve ser considerada emergência porque a rápida identificação em alguns casos pode permitir a trombectomia com possível recuperação do enxerto.

→ **Sangramento:** usualmente ocorre nas primeiras 24 horas e pode ser relacionado ao uso de antiagregantes e anticoagulantes presentes em alguns protocolos de prevenção da trombose do enxerto. O manejo usual do sangramento no pós-operatório foi descrito na seção Manejo.

→ **Deiscência da anastomose entérica:** a transição do escoamento exócrino da bexiga para o sistema digestivo permitiu evitar algumas complicações citadas, mas incorre em risco de deiscência da anastomose, usualmente se comportando com piora inflamatória/infecciosa e peritonite. Pacientes estáveis podem ser avaliados para manejo conservador com drenagem percutânea de coleções, mas a piora clínica ou a impossibilidade de garantir a drenagem podem indicar manejo cirúrgico.

Prognóstico

O transplante de pâncreas simultâneo com transplante renal está associado ao aumento de sobrevida em doentes com diabetes e doença renal crônica quando comparados aos indivíduos que realizam apenas o transplante renal. Embora exista controvérsia sobre esse achado, a justificativa para tal correlação provavelmente reside no fato que, nesteúltimo grupo, a manutenção do diabetes poderá resultar em novos danos ao novo enxerto, com complicações relacionadas à hiperglicemia crônica, além de uma possibilidade de atuar na redução do risco cardiovascular por meio da resolução do diabetes. Dados americanos indicam sobrevida após o transplante simultâneo em 1 e 5 anos de 95% e 88% respectivamente, com sobrevida do enxerto na mesma temporalidade estimada em 84% e 60%. A decisão sobre o benefício em impor ao paciente tal procedimento e suas consequências, em especial no transplante de pâncreas isolado, deve ser avaliada caso a caso, levando-se em consideração o potencial benefício na melhora das lesões em órgão-alvo, da qualidade de vida e do cenário psicossocial.

➡ Transplante de Intestino/Multivisceral

Assim como iniciamos o tema anterior, o cuidado com o pós-operatório de transplante de intestino se inicia no entendimento de quem é o paciente a ser submetido a esse procedimento. Majoritariamente, entre os adultos, destaca-se a população de adultos jovens que, entretanto, carregam consigo um histórico de múltiplas abordagens cirúrgicas abdominais, uso crônico de nutrição parenteral total (NPT) com antecedente de diversos acessos vasculares e infecções de corrente sanguínea, sendo, por vezes, comum o uso prévio de antibióticos de largo espectro e tromboses vasculares.

Além disso, o uso crônico de NPT pode incorrer em dano hepático, por vezes avançado o suficiente para indicar um transplante duplo (intestino-fígado). Aliás, o termo "transplante de intestino" é usualmente utilizado para se referir ao implante do segmento composto por jejuno e íleo, sendo mais recentemente associado o uso de componentes do cólon, já o termo "transplante multivisceral" contempla definições conflitantes na literatura, mas pode ser traduzido como o implante que, além do intestino descrito, passa a contar com segmentos do estômago e duodeno, além de outros órgãos possíveis como fígado e pâncreas.

Nesse cenário, a indicação do transplante nasce não somente com o intuito de aumento de sobrevida nos casos de disfunção gastrointestinal múltipla, mas também em promover melhoria na qualidade de vida de doentes que, por vezes, requerem cuidado profissional contínuo para manutenção do aporte calórico vital por via venosa e estão impossibilitados de ingerir alimentos por via oral/enteral. Entre as indicações, podemos ainda destacar a incapacidade em manter a NPT por múltiplos eventos de infecções de corrente sanguínea relacionadas a cateter, ou a presença de tromboses vasculares complexas do sistema mesentérico. As principais indutoras de disfunção gastrointestinal e implicadas na indicação desse procedimento estão descritas na Tabela 15.1.

Epidemiologia

O transplante de intestino no paciente adulto vem passando por um processo semelhante ao que aconteceu nas últimas décadas com outros transplantes de órgãos sólidos, com um aumento do número de procedimentos e melhora do desfecho associado. Entre 2011 e 2014, foram realizados 222 transplantes de intestino e/ou multivisceral na Europa e 634 procedimentos nos Estados Unidos. Apesar disso, o transplante de intestino/multivisceral continua sendo o transplante de órgão sólido menos realizado comparativamente, além de frequentemente se dividir de forma bastante diluída entre diferentes serviços cadastrados.

◼ Tabela 15.1 – Etiologias relacionadas à realização do transplante Intestinal em adultos.

Etiologia	Distribuição (%) – N 733
Subgrupo Intestino Curto	
Isquemia	25
Crohn	12
Atresia Intestinal	8
Trauma	8
Volvo	7
Gastrosquise / Enterocolite necrotizante	2
Outros subgrupos	
Tumores	15
Pseudo-Obstrução	9
Retransplante	7
Outras	7

Fonte: Adaptada de Fishbein, et al., 2009.

Modalidades e indicações

O transplante de intestino pode ser realizado de forma isolada ou associado ao implante de outros órgãos e sistemas. A indicação sobre a extensão e os segmentos adicionais a serem inseridos será individualizada conforme a etiologia, as disfunções persistentes e os antecedentes cirúrgicos do paciente. Por exemplo, em pacientes com síndrome do intestino curto por etiologias vasculares ou tumorais em que houver perda do componente irrigado pela artéria mesentérica superior (intestino médio), a interposição das alças de jejuno e íleo, com ou sem cólon, pode ser suficiente. Já em casos em que houver antecedente de gastrectomias prévias, a interposição do estômago pode aumentar a complexidade, mas resultar em trânsito mais fisiológico. Em pacientes com perda do sistema periampular e pancreático, o implante de duodeno e/ou pâncreas pode ser utilizado. Nos casos em que o uso crônico de NPP resultar em cirrotização, o transplante duplo de intestino e fígado é uma opção. Dessa forma, diferentes combinações são possíveis e serão construídas pela equipe transplantadora com base no estudo do trânsito intestinal restante.

Vale, entretanto, mencionar que a simples presença do intestino curto, ou da dismotilidade em si não significa em necessidade imediata de transplante, sendo usualmente uma opção a ser considerada em casos mais graves, crônicos ou com efeitos colaterais da terapia nutricional alternativa. Embora essas indicações sejam variáveis entre os diferentes serviços transplantadores, e exista a possibilidade de individualizar a indicação em alguns cenários, há certa convergência sobre o fato de que, no atual momento em que ainda se busca uma melhoria nos desfechos e processos desse procedimento, as indicações sejam mais restritas aos doentes com falha da oferta nutricional, alguns dos critérios mais utilizados para definir essa falha são apresentados no Quadro 15.2.

Quadro 15.2 – Critérios de falha da terapia de nutrição parenteral total (NPT).

- Disfunção hepática relacionada à NPT
- Trombose de duas ou mais veias centrais
- Dois ou mais episódios/ano de sepse relacionada a cateter venoso
- Um episódio de choque séptico, fungemia ou síndrome da angústia respiratória do adulto (SARA)
- Episódios recorrentes de desidratação ou distúrbios eletrolíticos
- Trombose extensa do sistema mesentérico

Fonte: Adaptado de Fishbein, et al., 2009.

O procedimento

O transplante isolado de intestino usualmente realiza o implante das alças jejunoileais, com irrigação simples pela artéria mesentérica superior e drenagem pela veia mesentérica superior. A técnica pode ser adaptada para interpor um segmento que prolongue a anastomose e diminua sua chance de tracionamento, usualmente com artéria e veia ilíaca do doador, outra adaptação possível é quanto ao destino da drenagem da veia mesentérica, que poderá ser direcionada à veia porta ou diretamente à cava. Após reperfusão da alça, realiza-se a fixação do bloco para prevenir a rotação inadvertida do enxerto. Nas últimas décadas, a ampliação do implante jejunoileal com a adição do cólon permitiu resultados mais fisiológicos, com melhora da qualidade de vida e aumento da sobrevida do enxerto em 6% ao fim de 3 anos. Para isso, utiliza-se a parte do cólon que também é irrigada pela artéria mesentérica superior (cólon ascendente e parte do transverso), evitando a necessidade de novas anastomoses vasculares que aumentariam a complexidade e o tempo cirúrgico.

Já no transplante multivisceral, considerando-se que a indicação mais comum é a trombose mesentérica complexa, classicamente realiza-se a retirada completa das vísceras a serem transplantadas (estômago, duodeno, jejuno, íleo, cólon, pâncreas, fígado e baço) com implante do sistema doado em bloco.

Manejo

Por se tratar de um procedimento pouco usual, é comum que a chegada à UTI desse doente em pós-operatório imediato implique a apreensão e até mesmo receio da realização de medidas corriqueiras como a extubação ou o ajuste volêmico. Vale lembrar que inicialmente o paciente submetido ao transplante de intestino deve ser avaliado como um pós-operatório de cirurgia abdominal, sendo as particularidades descritas a seguir:

→ **Neurológico:** após admissão do doente, na ausência de instabilidade severa, sangramentos profusos ou complicações que impliquem possível reabordagem cirúrgica precoce, deve-se iniciar a retirada dos sedativos para avaliação neurológica e início do desmame ventilatório. O ponto de maior atenção nesse sistema talvez seja o controle álgico, visto que, diferentemente do transplante hepático, a dor pode ser um dos grandes desafios iniciais desse procedimento. Embora as vísceras enxertadas sejam denervadas, a pexia dessas estruturas junto à cavidade, bem como o restante do trauma cirúrgico, resultará em dor pós-operatória com frequente necessidade de escalonamento para analgésicos potentes. Vale reforçar que, embora possa ser necessário, o uso de opioides deve ser minimizado sempre que possível consequentemente à sua associação com gastroparesia, náuseas, vômitos e íleo pós-operatório. O uso precoce de analgésicos simples associados a analgésicos potentes não opioides, como a cetamina, pode servir de estratégia inicial, sendo comum a necessidade de associação de múltiplas drogas e sistemas de autoacionamento.

→ **Hemodinâmica:** o médico deverá buscar a parcimônia entre a necessidade de se evitar a hipotensão e a demanda por minimizar o uso de vasopressores e fluidos além do necessário. A hipotensão pode ocasionar isquemia intestinal visto que a pressão de perfusão abdominal (PPA) é o resultado da diferença entre a pressão arterial média (PAM) e a pressão intra-abdominal (PIA). Por sua vez, o uso de vasopressores em excesso está ligado a eventos de isquemia intestinal e a congestão excessiva por fluidos pode resultar em falha da anastomose e deiscência. Assim, diante da hipotensão busca-se a euvolemia, com expansão guiada por provas de responsividade e monitorização de débito cardíaco; nos casos em que não houver resposta, a associação de vasopressores deve ser precoce, evitando que o processo de hipotensão se prolongue. Diante de um débito cardíaco reduzido, além das causas específicas e clássicas, deve-se aferir a PIA para descartar síndrome compartimental abdominal (SCA) porque a cavidade previamente com intestino curto pode perder cronicamente a complacência que seria necessária para receber o novo enxerto.

→ **Respiratório:** após o paciente despertar, na ausência das contraindicações já citadas, deve-se iniciar o desmame dos parâmetros ventilatórios objetivando-se a extubação assim que possível. Níveis elevados de pressão de pico ou valores reduzidos de complacência pulmonar também indicam a necessidade de avaliação da PIA, uma vez que a cefalização do conteúdo abdominal nos casos de SCA também levará à redução da expansibilidade pulmonar. Importante lembrar que os pacientes portadores de doença de Crohn são classicamente associados a um alto risco de eventos trombóticos durante a internação, sendo o tromboembolismo pulmonar uma possibilidade diante de casos de hipoxemia no pós-operatório. Os eventos de inflamação sistêmica que podem advir pela síndrome de isquemia-reperfusão, ou mesmo nos dias subsequentes por rejeição, podem resultar em inflamação pulmonar e síndrome da angústia respiratória do adulto (SARA), sendo seu manejo similar ao da população geral.

→ **Abdominal:** além da suspeição e dos cuidados já descritos para avaliação da pressão intra-abdominal, o cuidado do trato gastrointestinal domina os primeiros dias de pós-operatório do transplante intestinal. As queixas mais comuns estarão relacionadas à gastroparesia e ao íleo pós-operatório, sendo base do tratamento a minimização do uso de opioides, o controle glicêmico, o uso de procinéticos e a deambulação, quando possível. Essa última ainda carece de suporte científico robusto quanto ao impacto na mobilidade intestinal, mas carrega consigo outros benefícios já comprovados, permitindo ainda a reabilitação motora e pulmonar, além da prevenção de trombose venosa. É comum que esses pacientes recebam em conjunto com o transplante uma estomia alta com sonda de terminação dupla (gástrica e jejunal), sendo usualmente utilizada a via gástrica para descompressão e a via jejunal para infusão de medicamentos ou dieta. A introdução de dieta deve ocorrer tão precoce quanto o quadro clínico permitir, mantendo a nutrição dos enterócitos e sendo possivelmente associada a menor translocação bacteriana em estudos voltados à população crítica. A estabilidade hemodinâmica e a melhora dos sintomas associados ao íleo pós-operatório servem de sinal para o início da nutrição enteral, mas a manutenção da nutrição parenteral pode ser necessária nos primeiros dias, com média de 18 dias para sua completa interrupção em uma coorte americana. Outra estomia realizada na técnica clássica é a ileostomia, que permitirá não só a avaliação macroscópica à beira do leito da vitalidade e a perfusão do enxerto, mas também serve de atalho para realização de ileoscopias e biópsias (inicialmente semanais), em busca de achados compatíveis com rejeição ou complicações. A presença de sangramento ou de diarreia pode servir de indicativo para antecipação dessa investigação, sendo usual manter a ileostomia de proteção nas primeiras semanas. Os cuidados específicos com o enxerto hepático e pancreático nos casos de multivisceral seguem o manejo geral descrito nos tópicos específicos.

→ **Renal:** a disfunção renal é uma das principais preocupações no pós-operatório de transplante intestinal e multivisceral, isso porque, entre todos os transplantes de órgão sólidos, é no transplante intestinal que encontraremos as maiores taxas de disfunção renal crônica avançada (*clearance* < 30 mg/kg/24 horas) nos anos subsequentes, atingindo até 22% dos pacientes transplantados em 5 anos. A explicação para esse fenômeno reside no fato de que o intestino e sua raiz mesentérica são sede de aproximadamente 80% de nossas células imunes, resultando em alta imunogenicidade e necessidade de níveis elevados de imunossupressores para profilaxia de rejeição do enxerto. A oligúria no primeiro pós-operatório pode ser resultante da resposta endócrina e metabólica ao trauma (liberação de ADH) e não deve ser combatida ferozmente com fluidos na ausência de sinais de hipovolemia.

→ **Hematológico:** o sangramento é uma complicação possível nas primeiras 24 a 48 horas do pós-operatório, devendo o médico estar atento à ferida operatória, drenos (quando presentes), além das estomias, uma vez que ocasionalmente podem surgir hemorragias derivadas das linhas de anastomoses. Sangramentos intraluminais podem ser manejados com métodos endoscópicos na maioria dos casos, mas o sangramento peritoneal deve ser avaliado precocemente pelo cirurgião quanto à necessidade de reabordagem, em especial nos casos em que houver repercussão hemodinâmica, quedas hematimétricas importantes e/ou volumes expressivos. Além disso, a profilaxia e tratamento clínico do sangramento deve incluir a normalização do cálcio, pH e temperatura, além da exclusão de coagulopatias e a transfusão de hemocomponentes. No outro polo dessa discussão, deparamo-nos com o risco de trombose, que pode ser elevado em especial nos pacientes submetidos ao procedimento por tromboses vasculares complexas e/ou doença de Crohn. Dessa forma, passadas 12 a 24 horas iniciais da cirurgia, na ausência de contraindicações, deve-se iniciar a profilaxia química para tromboembolismo venoso (TEV).

→ **Imunológico/Infeccioso:** como mencionado, o transplante intestinal carrega alta imunogenicidade, sendo usual a busca por níveis séricos elevados de tacrolimus (15-20 ng/mL), além de sua associação com corticosteroide, outros imunossupressores (p. ex., micofenolato) e até mesmo o uso de indutores antilinfócitos (p. ex., anti-imunoglobulina). A presença de disfunção do enxerto ou de complicações como diarreia e sangramento intestinal deve levantar a possibilidade de rejeição. Usualmente, realiza-se a ileoscopia armada com biópsia semanalmente até o ajuste completo dos imunossupressores, sendo possíveis ainda apresentações subclínicas em casos de rejeição leve. Na ausência de rejeição, as complicações citadas podem decorrer de infecções, locais ou sistêmicas. Além das clássicas infecções do ambiente de terapia intensiva (infecção de corrente sanguínea associada a cateter, pneumonia hospitalar e infecção do trato urinário), o paciente pode apresentar reativação de CMV e maior risco de infecção fúngica invasiva e microrganismos associados à infecção em imunodeprimidos. A antibioticoprofilaxia no período de pós-operatório, embora controversa, é sugerida e, em nosso serviço, constituída por cobertura para Gram-positivo, Gram-negativo e fungos. O tempo ideal para essa profilaxia também não encontra base literária, sendo usualmente mantida entre 24 horas e 1 semana a depender do serviço.

Complicações

As principais complicações descritas no pós-operatório de transplante intestinal/multivisceral podem ser divididas em vasculares ou imunoinfecciosas. Nas vasculares, há a dualidade entre sangramento e trombose; já nas imunoinfecciosas, citamos a reativação do CMV, outras infecções intestinais e sistêmicas, além dos principais efeitos colaterais da imunossupressão, sendo o tacrolimus frequentemente associado a nefropatia e alterações neurológicas, em especial nos níveis mais elevados que aqui buscaremos, o micofenolato associado a sintomas gastrointestinais que podem se confundir no cenário possível de disfunção do enxerto, o corticosteroide associado a suas complicações clássicas de hiperglicemia e infeção, e a antitimoglobulina vigiada por sua capacidade mielossupressora. A disfunção do enxerto pode se cronificar além do íleo pós-operatório já esperado, lentificando o processo de oferta nutricional por via enteral, configurando como potencial desafio ao sucesso do procedimento. Em casos de complicações múltiplas e/ou refratárias, a cirurgia de explante intestinal pode ser necessária, sendo a possibilidade de retransplante avaliada caso a caso. Nos transplantes multiviscerais, o manejo das complicações associadas ao enxerto hepático e pancreático segue os cuidados clássicos descritos nesse livro.

Prognóstico

Para efeitos comparativos, em pacientes que são dependentes de NPT cronicamente não submetidos ao transplante, é descrita uma sobrevida de 90% em 1 ano, mas que decresce ao longo do tempo para 70% e 63% após 3 e 5 anos respectivamente. A sobrevida média do paciente após 1 ano do transplante intestinal é descrita de forma variável na literatura (83%-90%) e 72% em 3 anos, mas com melhora gradual nos relatórios mais recentes, sendo inclusive descrita sobrevida livre de nutrição parenteral de 81% em 3 anos. A sobrevida do enxerto após 3 anos do procedimento também passa por um processo de melhoria, saindo de 28,6% para 72,7% ao longo das últimas décadas.

BIBLIOGRAFIA

1. Tran-Duy A, Knight J, Clarke PM, et al. Development of a life expectancy table for individuals with type 1 diabetes. Diabetologia 64, 2228-2236 (2021). https://doi.org/10.1007/s00125-021-05503-6.

2. Muñoz-Bellvís L, López-Sánchez J. Donor risk factors in pancreas transplantation. World J Transplant. 2020 Dec 28;10(12):372-380. doi: 10.5500/wjt.v10.i12.372. PMID: 33437670; PMCID: PMC7769731.

3. Gruessner AC, Gruessner RWG. The 2022 international pancreas transplant registry report – a review. Transplantation Proceedings.

4. Volume 54, Issue 7, 2022, Pages 1918-1943, ISSN 0041-1345, https://doi.org/10.1016/j.transproceed.2022.03.059.

5. Lauro A, Panaro F, Iyer KR. An overview of EU and USA intestinal transplant current activity. J Visc Surg. 2017 Apr;154(2):105-114. doi: 10.1016/j.jviscsurg.2017.01.007. Epub 2017 Apr 21. PMID: 28434656.

6. Matsumoto CS, Subramanian S, Fishbein TM. Adult Intestinal Transplantation. Gastroenterol Clin North Am. 2018 Jun;47(2):341-354. doi: 10.1016/j.gtc.2018.01.011. Epub 2018 Apr 4. PMID: 29735028; PMCID: PMC6433128.

7. Fishbein T, Kaufman S, Florman S, Gondolesi G, Schiano T, Kim-Schluger L, Magid M, Harpaz N, Tschernia A, Leibowitz A, LeLeiko N. Isolated intestinal transplantation: proof of clinical efficacy. Transplantation 76(4):p 636-640, August 27, 2003. | DOI: 10.1097/01.TP.0000083042.03188.6C.

8. Fishbein TM. Intestinal transplantation. N Engl J Med. 2009 Sep 3;361(10):998-1008. doi: 10.1056/NEJMra0804605. Erratum in: N Engl J Med. 2009 Oct 1;361(14):1416. PMID: 19726774.

9. Farmer DG, McDiarmid SV, Yersiz H, et al. Outcome after intestinal transplantation: results from one center's 9-year experience. Arch Surg 2001; 136: 1027.

10. Scolapio JS, Fleming CR, Kelly DG, et al. Survival of home parenteral nutrition-treated patients: 20 years of experience at the Mayo Clinic. Mayo Clin Proc 1999; 74: 217.

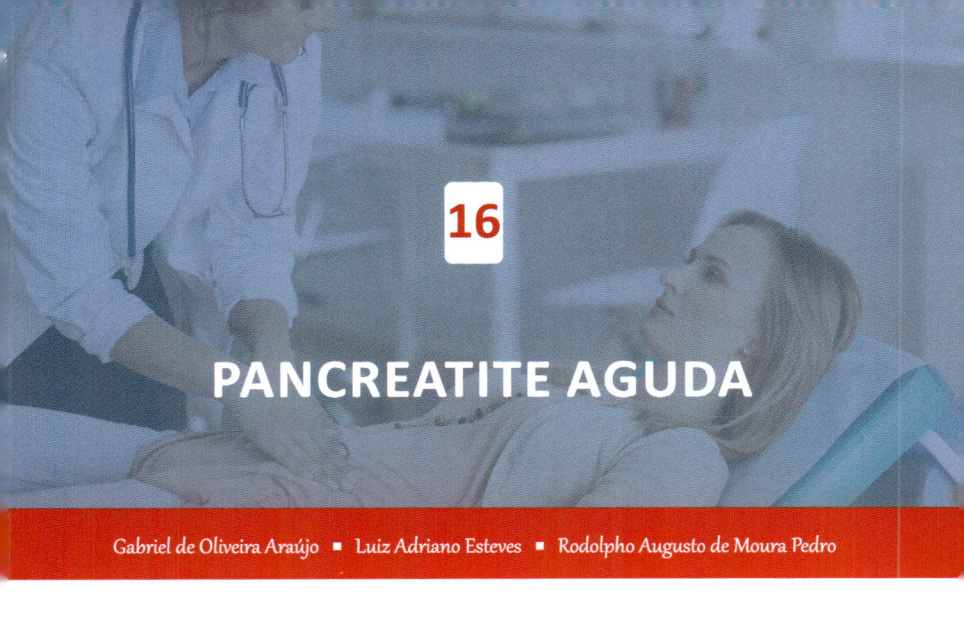

16

PANCREATITE AGUDA

Gabriel de Oliveira Araújo ▪ Luiz Adriano Esteves ▪ Rodolpho Augusto de Moura Pedro

→ Introdução

A pancreatite aguda (PA) representa uma das principais causas gastrointestinais para a admissão em unidade de terapia intensiva (UTI). Embora a maioria dos casos (80%) seja representada por apresentações leves a moderadas, a evolução dessa condição pode ser associada à resposta inflamatória intensa e à disfunção orgânica múltipla, sendo frequentemente apontada como um dos principais exemplos de síndrome da resposta inflamatória sistêmica (SIRS) e carregando consigo uma mortalidade associada de 20%. Cerca de 20% 30% dos pacientes com PA apresentam ataques recorrentes de pancreatite e, destes, 10% evoluem com pancreatite crônica.

No Brasil, em 2022, foram descritas 37.588 internações e 1.688 óbitos por "doenças do pâncreas". Dados epidemiológicos internacionais apontam uma possível correlação com a idade (maior risco em idosos) e raça (duas a três vezes mais comum em afrodescendentes). Além disso, o gênero pode predominar em algumas etiologias, sendo a biliar mais frequente em mulheres, e a alcoólica mais vista em homens.

Entender a apresentação, a evolução e o manejo dessa doença, bem como o cuidado mais específico das principais etiologias no ambiente de terapia intensiva, é o objetivo deste capítulo.

→ Considerações anatômicas e fisiológicas

O pâncreas mede entre 15 e 25 cm, sendo dividido em cabeça, apófise unciforme, colo/pescoço, corpo e cauda. Com exceção da cauda, que é intra-peritoneal, o restante do órgão é retroperitoneal, guardando como principais relações anatômicas o estômago, epíplons, vasos mesentéricos superiores, baço e vasos esplênicos, veia porta e duodeno. Essa rica relação com outras estruturas é fundamental para entender algumas complicações e planejar possíveis abordagens.

O pâncreas é uma glândula mista do sistema digestivo com relevante função exócrina e endócrina. A função endócrina, de maneira simplificada, reside na produção de insulina, amilina e glucagon para a fina regulação do controle glicêmico, além da somatostatina responsável pelo *feedback* enzimático do pâncreas e estômago. Sua atuação exócrina se dá pela excreção do suco pancreático, rico em enzimas digestivas e bicarbonato, que participará na quebra de carboidratos, proteínas, gorduras e ácidos, além de possibilitar a neutralização do pH duodenal frente ao recém-chegado suco gástrico. Para que sua produção exócrina atinja o duodeno, o pâncreas depende da perviedade do duto pancreático principal (Wirsung), que atravessa todo o parênquima pancreático até a junção com duto biliar, na cabeça do pâncreas, formando o duto hepatopancreático que verterá sua produção através da papila duodenal, sendo ainda descrita a possibilidade de excreção via ducto acessório (Santorini), ramo do principal que se dirige diretamente ao duodeno.

→ Etiologia

Embora a pancreatite frequentemente evolua como uma síndrome de achados similares, inúmeras são as situações etiológicas possíveis de induzir o insulto inicial responsável pela sua ocorrência. A causa mais comum de PA em nosso meio é a colelitíase, respondendo por cerca de 35% a 40% dos casos, sendo o sexo feminino e a obesidade fatores associados. A segunda causa é o consumo excessivo de álcool, sendo a ingesta de etanol > 25 g/dia por 5 anos implicada no aumento do risco de PA e até mesmo de lesão pancreática crônica. Outras causas menos frequentes podem levar à pancreatite como as obstruções mecânicas por tumores, muco e parasitas, a hipercalcemia, hipertrigliceridemia, infecções como coxsackievírus e HIV, distúrbios autoimunes, doenças genéticas, variações anatômicas, traumas penetrantes ou decorrentes de procedimentos médicos (instrumentação por biópsia pancreática ou colangiopancreatografia endoscópica retrógrada). Entretanto, o diagnóstico de causas menos comuns nem sempre é simples e cerca de 10% a 15% dos casos permanecem com etiologia desconhecida.

Mais de 300 drogas estão associadas à PA, sendo algumas clássicas como a azatioprina, sulfassalazina, estrógenos, furosemida, ácido valproico, sulfonamidas e tetraciclinas. Apesar de a associação entre álcool e pancreatite ser evidente, nem sempre será suficiente, sendo o álcool um sensibilizante do pâncreas para cofatores, como dieta, agentes infecciosos e outros. Esse achado também é descrito em outras etiologias, cerca de 15% a 20% das hipertrigliceridemias graves (> 1000 mg/dL) e 10% dos pacientes após colangiopancreatografia retrógrada endoscópica (CPRE) desenvolverão algum grau de PA.

➡ Fisiopatologia

Apesar das diferentes possíveis causas descritas, o dano em si parece ser causado por vias comuns que servem de indutores ao início do caos pancreático. Entre estas, está a sobrecarga de íons de cálcio (CA^{++}), cujo influxo estimula, por um complexo sistema de retroalimentação, a liberação de proteases nas células acinares. O resultado é um aumento da produção, liberação e ativação precoce de enzimas ainda dentro do pâncreas, causando a clássica autofagia do órgão acompanhada de intensa sinalização inflamatória (NF-kB; MAPK; STAT3; PI3K), inicialmente localizada, mas de evolução sistêmica.

➡ Manifestações clínicas e diagnóstico

A pancreatite aguda (PA) se apresenta classicamente com um quadro de dor epigástrica ou no quadrante superior abdominal esquerdo que pode estar associada com irradiação em faixa para a região dorsal em cerca de 50% dos pacientes. A dor geralmente é descrita como constante e de forte intensidade com piora na posição supina. Entre os sintomas inespecíficos associados, os mais frequentes são náuseas e vômitos, febre, sudorese, aumento de pressão arterial e queda de estado geral. O diagnóstico de pancreatite deve ser elaborado a partir de uma história clínica compatível, associada a alterações em exames de imagem e/ou laboratoriais. De acordo com o consenso internacional que revisou e publicou a atual classificação e definições de Atlanta de pancreatite aguda, recomenda-se que o diagnóstico da PA seja estabelecido a partir da presença de dois dos três critérios a seguir:

→ Dor abdominal típica.

→ Elevação > 3 vezes o valor basal de concentração da lipase ou amilase sérica.

→ Achados característicos em exames de imagem (tomografia computadorizada (TC) com contraste, ressonância magnética nuclear (RMN) ou ultrassonografia (USG) abdominal).

A dosagem do nível de amilase sérica isoladamente apresenta limitações e pode permanecer normal em até 20% dos casos. Seus valores se mostram elevados dentro de algumas horas após o início dos sintomas, mas retorna aos valores normais dentro de 3 a 5 dias. A concentração sérica de amilase pode ser normal na PA induzida pelo álcool e na hipertrigliceridemia e pode se apresentar elevada na ausência de PA, em situações como a macroamilasemia (síndrome caracterizada pela formação de grandes complexos moleculares entre amilase e imunoglobulinas anormais), em pacientes com diminuição da taxa de filtração glomerular, em doenças das glândulas salivares e em doenças abdominais inflamatórias extrapancreáticas, incluindo apendicite. A lipase sérica é mais específica e permanece elevada por mais tempo do que a amilase após a apresentação da doença. No entanto, a lipase também pode estar elevada em uma variedade de condições, como macrolipasemia, doença renal, apendicite e colecistite. Tentativas de utilização da dosagem de outras enzimas pancreáticas foram avaliados durante os últimos anos, mas nenhum parece oferecer melhor valor diagnóstico do que os da amilase sérica e lipase.

→ Exames de imagem

Os exames de imagem só devem ser solicitados na admissão nos casos em que a confirmação não pode ser feita pela história clínica nem pela dosagem de lipase/amilase. Essa recomendação parte do princípio de que inicialmente pode não haver alterações relevantes na topografia pancreática, sendo algumas delas de aparecimento mais tardio, como no caso das coleções peripancreáticas e da necrose. Assim, a imagem obtida ainda no início do quadro provavelmente não será necessária para a conduta e nem suficiente para a exclusão de complicações, mostrando-se incapaz de excluir a necessidade de repeti-la posteriormente (após 2 a 5 dias), submetendo o doente à radiação adicional.

A TC e a ressonância magnética (RM) são equivalentes na avaliação inicial da PA. A maior disponibilidade, o menor custo e o menor tempo para realização do exame tornam a tomografia abdominal com contraste o exame de escolha para o diagnóstico. São achados típicos o alargamento focal ou difuso do parênquima, mudanças na densidade pancreática, indiferenciação das bordas devido ao edema, alterações na gordura retroperitoneal circundante, além da possibilidade de visualização de áreas de necrose liquefativa e sinais de hemorragia. A RM, empregando colangiopancreatografia por ressonância magnética (MRCP), tem a vantagem de detectar coledocolitíase menores e a possibilidade de ruptura do duto pancreático ao mesmo tempo em que também fornece imagens de alta qualidade para fins de diagnóstico e/ou previsão de gravidade. A radiografia de abdome e tórax é inespecífica para a PA, podendo revelar alças intestinais dilatadas, áreas de tecido de pulmonar colapsado ou acúmulo de líquido na cavidade pleural e raramente cálculos biliares.

A USG pode revelar a presença de cálculos na vesícula biliar ou no duto biliar comum e até mesmo o edema do parênquima pancreático. Embora operador–dependente, é um exame de simples execução, não invasivo, barato, inócuo e frequentemente disponível, podendo auxiliar na identificação da causa da PA. O exame sugestivo de PA geralmente mostra aumento do volume do pâncreas, diminuição da ecogenicidade e irregularidade da superfície; além disso, pode ser útil ainda para identificar complicações vasculares (tromboses) e áreas de necrose.

→ Classificação e Gravidade

A PA pode ser classificada de acordo com os critérios de Atlanta (revisados em 2012) em duas apresentações – a pancreatite edematosa e a pancreatite necrotizante. No primeiro tipo, a TC mostra um aumento localizado ou difuso do pâncreas com impregnação homogênea pelo contraste, podendo ou não revelar infiltração da gordura peripancreática e formação de coleções peripancreáticas. Já na PA necrotsante, a TC com contraste evidencia uma ou mais áreas do parênquima que não captam contraste, sendo ainda possível a presença de gás dentro da área necrosada, sugerindo infecção da necrose. O processo de necrose é contínuo, por isso recomenda-se novamente que o exame seja realizado de 3 a 7 dias após o início dos sintomas, e não em sua apresentação inicial.

A presença de coleção peripancreática na PA edematosa recebe esse mesmo nome (coleção fluida peripancreática aguda) quando sua presença é inferior a 4 semanas; contudo, ao perdurar além desse período, passa a ser denominada "pseudocisto", uma coleção encapsulada por uma parede inflamatória extrapancreática. De forma similar, a presença de coleção associada à necrose por menos de 4 semanas é denominada coleção necrótica, e além de 4 semanas *walled-Off necrosis* (necrose pancreática delimitada). Esse período de 4 semanas é utilizado como marcador por estar associado ao tempo necessário para maturação e organização das citadas complicações crônicas. A presença dessas complicações terá impacto na classificação, tratamento e prognóstico da PA.

A utilização de escores para predizer desfecho em pancreatite é frequentemente citada em literatura, os critérios mais antigos (Ranson e APACHE II) são usualmente mais complexos e exigem a avaliação de um maior número de variáveis; sendo, no caso do primeiro, necessária ainda a complementação evolutiva do escore após 48 horas. Recentemente, o critério BISAP (índice de gravidade da pancreatite aguda à beira-leito) vem ganhando destaque pela facilidade de aplicação, sendo composto por apenas cinco variáveis (alteração do nível de consciência, idade > 60 anos, derrame pleural, > 2 critérios de síndrome da resposta inflamatória sistêmica e ureia > 53,5). Um BISAP maior ou igual a 3 está associado ao desenvolvimento de disfunção orgânica (odds ratio [OR] 7,4 [95%CI, 2,8-19,5]), persistência da disfunção (OR, 12,7 [95%CI, 4,7-33,9]), e necrose pancreática (OR, 3,8 [95%CI, 1,8-8,5]), enquanto o escore mínimo indica mortalidade < 1%. A simplicidade do BISAP, entretanto, pode significar menor acurácia em alguns cenários quando comparada à do APACHEII.

Já a classificação da gravidade instalada é realizada com base na presença de disfunções ou complicações, conforme a citada classificação de Atlanta revisada (Quadro 16.1), e utiliza como base o escore modificado de marshall para disfunção orgânica (Tabela 16.1). A importância em classificar a gravidade instalada se dá justamente para definir em qual cenário esse doente será tratado e qual possível prognóstico associado.

■ Quadro 16.1 – Classificação de gravidade da pancreatite aguda – Atlanta revisada.

Leve	Sem disfunção orgânica e sem complicação local ou sistêmica*
Moderada	Disfunção orgânica transitória (< 48 h) e/ou complicação local ou sistêmica*
Grave	Disfunção orgânica persistente (> 48 h)

*Complicações locais incluem as coleções fluidas peripancreáticas e coleções necróticas peripancreáticas, enquanto complicações sistêmicas se referem à possível descompensação de uma comorbidade pela pancreatite aguda.

Fonte: Adaptado de Banks, et al., 2012.

■ Tabela 16.1 – Escore modificado de disfunção orgânica de Marshall

	Score				
Disfunção Orgânica	0	1	2	3	4
Respiratory (PaO_2/FiO_2)	> 400	301-400	201-300	101-200	< 101
Renal - Creatinina sérica (mg/dl)	< 1,4	1,4-1,8	1,9-3,6	3,7-4,9	> 4,9
Cardiovascular (pressão arterial sistólica, mmHg)	> 90	< 90, fluidorres-ponsivo	< 90, não fluidorres-ponsivo	< 90, pH < 7,3	< 90, pH < 7,2

Fonte: Adaptada de Banks, et al., 2012.

→ Tratamento

O manejo inicial da PA se baseia em três grandes frentes, a hidratação, o controle álgico e o manejo nutricional. Além desses clássicos tópicos, a PA pode requerer suporte avançado às disfunções, tratamentos específicos da causa base e posterior manejo das complicações locais peripancreáticas.

Manejo Volêmico

O manejo volêmico é uma parte importante do tratamento da pancreatite e vem passando por mudança nos últimos anos após a publicação de novos estudos. O clássico estado de possível hipovolemia induzida por sequestro de fluidos ao 3º espaço, êmese e ingesta oral reduzida serviu de base para a construção e indicação de protocolos agressivos de hidratação venosa nas últimas décadas. A necessidade de hidratação é pouco debatida, mas a agressividade dessa terapia vem sendo confrontada por trabalhos mais recentes. O estudo *Waterfall* comparou uma abordagem agressiva (20 mL/kg por 2 horas seguido de 3 mL/kg/h) com uma abordagem de hidratação moderada (10 mL/kg seguido de 1,5 mL/kg/h), produzindo uma redução do total de cristaloides infundidos em 48 horas de 7,8 L no grupo agressivo para 5,5 L no grupo moderado. A estratégia liberal citada induziu maior risco de hipervolemia com acometimento pulmonar sem resultar em melhor evolução da PA ou menor inflamação clínica. Uma metanálise posterior ao

Waterfall reforçou direção semelhante, com possível maior risco de congestão e morte em pacientes com PA submetidos à hidratação agressiva. Ao traduzir o protocolo **moderado** do estudo citado, um paciente de 70 kg receberia um bólus de 700 mL de cristaloides seguidos de uma manutenção de 100 mL/h (2.400 mL em 24 h), volume este possivelmente adequado para a maioria dos doentes. Vale ressaltar que o protocolo desse trabalho que, corroborando o que os autores deste capítulo acreditam, reforça a necessidade de reavaliações clínicas seriadas a cada 4 a 6 horas para definir se a hidratação deve ser suspensa, reduzida, mantida ou elevada nas primeiras 72 horas, sendo os sinais de hipervolemia indicativos da suspensão, enquanto achados do polo volêmico contrário sugestivos inclusive de novos bólus volêmico na presença de sinais de fluidorresponsividade. Vale lembrar que alguns parâmetros clínicos como diurese, pressão arterial e frequência cardíaca, frequentemente levados em consideração para essa discussão, podem ser francamente afetados pela resposta inflamatória sistêmica da PA, sendo desaconselhada sua perseguição obstinada.

Outro importante questionamento que surge é sobre o tipo de solução a ser utilizada. Embora não existam dados claros na literatura, o uso de cristaloides é aconselhado como base da hidratação, existindo ainda dúvida entre estes sobre qual subproduto seria superior. O possível melhor desfecho renal com uso das soluções balanceadas em detrimento do soro fisiológico 0,9% ainda não encontrou ampla comprovação científica, como demonstrado pelo estudo SALT. Entretanto, embora neutro, esse mesmo estudo apontou um maior risco de disfunção renal aguda com o uso do soro fisiológico quando avaliados apenas os pacientes que receberam maiores alíquotas de cristaloide, sugerindo um efeito dose-dependente a ser considerado no manejo da PA.

Analgesia

A dor é o sintoma mais frequente na pancreatite aguda, devendo seu alívio configurar prioridade terapêutica. Este dado é por vezes interpretado como reflexo do processo inflamatório, não sendo incomum que sua intensidade interfira no planejamento terapêutico e início de dieta oral/enteral. A intensidade da dor, embora variável, pode ser elevada, frequentemente requerindo a associação de analgésicos comuns com estratégias mais agressivas; entre elas, o uso de opioides. O uso de opioides pode induzir aumento do tônus aferido no esfíncter de Oddi, com clássica recomendação de evitar alguns de seus representantes como a meperidina. Entretanto, além do fato de esse opioide específico ser de rara prescrição, não há evidência clínica que o aumento de tônus seja suficiente para piorar o quadro ou sua evolução, não devendo esse fato configurar contraindicação para o controle álgico com opioides quando seu uso for necessário.

A associação de analgésicos comuns com anti-inflamatórios pode ser pensada como estratégia alternativa em pacientes sem disfunção renal, em especial naqueles com quadros de dor leve e sem predição de piora pelos escores previamente citados. Em casos de dor intensa e/ou náuseas persistentes, sugere-se o uso de analgesia endovenosa (EV), frequentemente baseado na associação com opioides. A escolha específica deverá ser individualizada conforme a apresentação, o risco ou presença de disfunções e a disponibilidade de vias e drogas.

Nutrição

Antigamente, pensava-se que todos os pacientes com pancreatite deveriam ficar em jejum por pelo menos 72 horas. Contudo, em pacientes com pancreatite leve, a introdução de dieta oral/enteral precoce (ainda nas primeiras 24 horas) é segura. Essa conduta se associou a um menor tempo de internação. Em pacientes com PA moderada e grave também é seguro iniciar dieta oral de forma mais precoce (24 a 72 h), mas a intolerância pode ser um limitante; nesses casos, a reavaliação clínica seriada buscando como alvo o início da dieta em 72 a 96 horas do início dos sintomas parece factível, se não por via oral, possivelmente por sonda enteral. Outro dogma que vem sendo questionado é a necessidade de esperar a resolução completa da dor para o início da dieta, visto que, caso haja aceitação por parte do paciente, o início de dieta em pacientes com dor leve pode ser bem tolerado, não se recomendando mais a resolução álgica para a oferta nutricional. Quando a dieta oral não é possível, a via preconizada é a enteral, visto que, quando comparada à via parenteral, também mostrou superioridade, com alguns dados sugerindo menor mortalidade. Postula-se como justificativa que a mucosa gastrointestinal tem participação na modulação da resposta inflamatória. Uma mucosa intestinal atrofiada absorve toxinas e outros produtos bacterianos, o que estimula a produção de citocinas endógenas. A dieta enteral manteria a mucosa íntegra e funcionante, protegendo contra o aumento da permeabilidade intestinal e consequente translocação bacteriana.

O posicionamento da sonda (gástrica ou jejunal) não mostrou influenciar a ocorrência de complicações como retorno da dor ou óbito, mas sua disposição mais distal pode ser necessária em pacientes com gastroparesia importante. A dieta deve ser iniciada de forma lenta, com reavaliações seriadas, e progressão parcimoniosa em busca da meta calórica no período de 7 dias. Em último caso, na impossibilidade da via enteral, a dieta parenteral é indicada, podendo, inclusive, ser iniciada precocemente em casos nos quais não se imagina ser possível atingir tais alvos calóricos até o final da 1ª semana por via enteral.

Complicações locais

A necrose pancreática é uma complicação que ocorre em 20% dos pacientes, grupo este cuja mortalidade é descrita entre 8% e 39%, guardando associação com maior gravidade e possibilidade de infecção. A presença de uma coleção necrótica, seja aguda ou crônica (WON), não é indicadora de cirurgia imediata, pelo contrário, sugere-se que a abordagem local dessas coleções ocorra apenas diante de complicações clínicas sistêmicas ou infecção relacionada e que sejam realizadas de acordo com a estratégia *step up*. A estratégia *step up* consiste no escalonamento de procedimentos, partindo dos menos invasivos para os mais invasivos conforme refratariedade. Esses procedimentos seriam a drenagem percutânea ou transgástrica via endoscópica, a necrosectomia retroperitoneal videolaparoscópica e, em último caso, a necrosectomia aberta. A drenagem percutânea ou transgástrica pode ser repetida conforme necessidade, entretanto sugere-se adiar a abordagem de coleções por pelo menos 4 semanas da apresentação para permitir uma melhor delimitação do foco, janela de tempo esta que nem sempre será possível. Pacientes submetidos inicialmente à necrosectomia aberta em vez de iniciarem pela abordagem *step up* tiveram pior desfecho (composto por mortalidade ou novas disfunções orgânicas), mais hérnias incisionais (24% *versus* 7%), maior incidência de diabetes *mellitus* (38% *versus* 16%), maior necessidade de uso de enzimas pancreáticas (33% *versus* 7%) e maior necessidade de nova internação em UTI (16% *versus* 40%). Na época desse estudo (*Panther*), os custos médicos diretos e indiretos foram reduzidos de 132.979 dólares, no grupo necrosectomia aberta, para 116.016 dólares no grupo *step up* (12%).

A necrose pancreática infectada pode ser definida pela visualização de gás em seu interior vista em exame de imagem complementar. Sepse persistente ou deterioração clínica apesar de suporte intensivo podem levantar suspeitas dessa condição, mas o diagnóstico clínico nem sempre é simples ou definitivo, visto que a própria evolução inflamatória da PA simula sepse.

A presença de cultura positiva por aspiração por agulha fina revelando um agente infeccioso confirma o diagnóstico, mas também não é simples de ser realizada. Além da antibioticoterapia, o tratamento dessa complicação também é baseado na abordagem *step up*, mas aqui a estratégia de aguardar 4 ou mais semanas para a melhor organização da coleção não será possível. Na falha de controle do foco com as abordagens minimamente invasivas, a necrosectomia pode ser necessária, mas deve-se buscar o controle do foco infeccioso em vez da remoção completa da necrose. O resumo das principais complicações locais e do manejo destas entidades está disponível na Figura 16.1.

Antibioticoterapia

A mortalidade nos casos de pancreatite aguda é descrita em torno de 1%, visto que a maioria dos casos (80%) será de apresentação leve. A presença de necrose está associada a uma mortalidade de 13%, podendo atingir até 15% a 35% caso ocorra sua infecção. A patogênese dessa infecção ainda é discutida uma vez que o material necrótico não é irrigado ou perfundido, mas acredita-se que a infecção ocorre por contaminação local de patógenos oriundos de via hematogênica, biliar, duodenal (duto pancreático principal) ou por translocação do cólon. A maior parte dos patógenos é de bactérias Gram-negativas do intestino (*E. coli,* Pseudomonas, Proteus, Klebsiella). Contudo, há relatos de infecções por bactérias Gram-positivas (*Staphylococcus aureus,* enterococos), anaeróbios e, ocasionalmente, fungos. Um dos grandes problemas do quadro é que a infecção começa no tecido necrótico, cuja penetração do antibiótico é dificultada porque não há suprimento sanguíneo adequado (necrose), tornando essa condição de difícil tratamento. Carbapenêmicos são classicamente sugeridos pela propriedade bactericida e factibilidade em atingir níveis terapêuticos adequados no pâncreas, particularidades que podem ser obtidas ainda com algumas drogas (clindamicina, piperacilina, fluoroquinolonas e metronidazol), mas não com outras (cefalosporinas de 1ª geração, aminoglicosídeos e tetraciclinas).

Considerando-se o risco de infecção da necrose e suas consequências, muito se discute a implementação de antibioticoterapia profilática, em especial nos casos de necrose extensa (> 30%). Embora conduta comum no passado, dados oriundos de metanálise evidenciam a ausência de benefício dessa estratégia na redução de mortalidade. Assim, a recomendação para o uso de antibióticos recai sobre os casos de suspeita ou confirmação de necrose infectada.

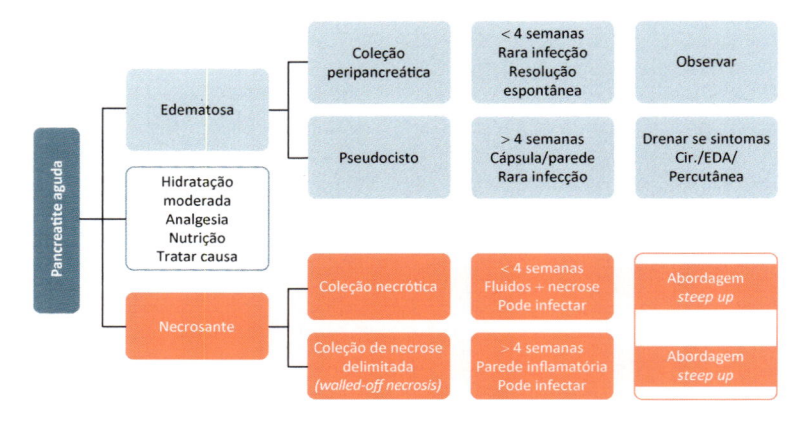

📷 Figura 16.1 – Classificação e manejo das complicações locais da pancreatite aguda.

Cir.: cirurgia; EDA: endoscopia digestiva alta.

Fonte: Adaptada de Mederos et al., 2021.

→ Tratamento de causas específicas

Em casos de pancreatite leve por litíase biliar, a colecistectomia na mesma internação é indicada. No trial *Poncho*, 2% dos pacientes que fizeram a intervenção na mesma internação tiveram recorrência de pancreatite em comparação com 9% dos pacientes que fizeram o procedimento em outra internação. A incidência de cólica biliar também é maior nos indivíduos que fizeram o procedimento tardiamente (51%) em relação aos do grupo mais precoce (3%). A chance de recorrência da litíase é de 8% em 40 dias e pode atingir 60% a 80% em alguns meses. O *timing* para realização durante a internação é discutível, sendo mais tardio nos casos de pancreatite moderada e severa pelo risco de complicações pós-operatórias. A realização precoce de CPRE nas pancreatites biliares pode ser necessária nos casos de colangite ou com colestase progressiva, sendo evitado nos demais pelo risco do próprio procedimento de induzir/exacerbar a PA.

Em pacientes com PA de etiologia alcoólica, há um risco até 2,7 vezes maior de recorrência em 8 meses que as demais etiologias, sendo indicada a abstenção após a alta também pelo risco de cronificação. Em casos de pancreatite por hipertrigliceridemia, além do tratamento usual, é descrito o uso de terapias adicionais para a redução sérica dos triglicérides (plasmaférese, insulina, infusão de heparina e até mesmo técnicas de hemofiltração), mas não existem dados concretos que comprovem que a redução rápida desse lipídio por essas terapias resulte em menor mortalidade. A hipercalcemia pode justificar a ocorrência de PA, sendo o diagnóstico clínico e laboratorial, bem como seu manejo específico, semelhante aos descritos na população geral. O uso de medicamentos implicados na possibilidade de PA também deve ser pesquisado e, sempre que possível, interrompido. Outras causas menos frequentes são usualmente de difícil diagnóstico (autoimune, infecciosas etc.) e podem justificar refratariedade em casos de etiologia desconhecida.

BIBLIOGRAFIA

1. Navarro S. Breve historia de la anatomía y fisiología de una recóndita y enigmática glándula llamada páncreas. Gastroenterología Y Hepatología, vol. 37, no. 9, Nov. 2014, p. 527-534.

2. DATASUS. Disponível em: http://tabnet.datasus.gov.br/cgi/tabcgi.exe?sih/cnv/niuf.def. Acesso em: 13 maio 2023.

3. Mederos MA, Reber HA, Girgis MD. Acute pancreatitis: a review. JAMA. 2021 Jan 26;325(4):382-390. doi: 10.1001/jama.2020.20317. Erratum in: JAMA. 2021 Jun 15;325(23):2405. PMID: 33496779.

4. Tenner S, et al. American College of Gastroenterology Guideline: Management of Acute Pancreatitis. American Journal of Gastroenterology, vol. 108, no. 9, Sept. 2013, pp. 1400-1415.

5. Banks PA, Bollen TL, Dervenis C, Gooszen HG, Johnson CD, Sarr MG, Tsiotos GG, Vege SS; Acute Pancreatitis Classification Working Group. Classification of acute pancreatitis 2012: revision of the Atlanta classification and definitions by international consensus. Gut. 2013 Jan;62(1):102-11. doi: 10.1136/gutjnl-2012-302779. Epub 2012 Oct 25. PMID: 23100216.

6. Lippi G, et al. Laboratory diagnosis of acute pancreatitis: in search of the holy grail. Critical Reviews in Clinical Laboratory Sciences, vol. 49, no. 1, 1 Jan. 2012, p. 18-31.

7. Zaheer A, et al. The revised atlanta classification for acute pancreatitis: updates in imaging terminology and guidelines. Abdominal Imaging, vol. 38, no. 1, 15 May 2012, p. 125-136.

8. Eckerwall GE, et al. immediate oral feeding in patients with mild acute pancreatitis is safe and may accelerate recovery – a randomized clinical study. Clinical Nutrition, vol. 26, no. 6, Dec. 2007, p. 758-63.

9. Bakker OJ, et al. Early versus on-demand nasoenteric tube feeding in acute pancreatitis. New England Journal of Medicine, vol. 371, no. 21, Nov. 2014, p. 1983-93.

10. Song J, et al. Enteral nutrition provided within 48 hours after admission in severe acute pancreatitis: a systematic review and meta-analysis. Medicine, vol. 97, no. 34, Aug. 2018, p. e11871.

11. Kumar A, et al. early enteral nutrition in severe acute pancreatitis: a prospective randomized controlled trial comparing nasojejunal and nasogastric routes. Journal of Clinical Gastroenterology, vol. 40, no. 5, May 2006, p. 431-34.

12. Al-Omran M, et al. Enteral versus parenteral nutrition for acute pancreatitis. Cochrane Database of Systematic Reviews, no. 1, Jan. 2010.

13. de-Madaria E, et al. Aggressive or moderate fluid resuscitation in acute pancreatitis. New England Journal of Medicine, vol. 387, no. 11, Sept. 2022, p. 989-1000.

14. Li XW, Wang CH, Dai JW, Tsao SH, Wang PH, Tai CC, Chien RN, Shao SC, Lai EC. Comparison of clinical outcomes between aggressive and non-aggressive intravenous hydration for acute pancreatitis: a systematic review and meta-analysis. Crit Care. 2023 Mar 22;27(1):122. doi: 10.1186/s13054-023-04401-0. PMID: 36949459; PMCID: PMC10035244.

15. Semler MW, et al. Balanced crystalloids versus saline in the intensive care unit. The SALT randomized trial. American Journal of Respiratory and Critical Care Medicine, vol. 195, no. 10, May 2017, p. 1362-72.

16. van Santvoort HC, et al. A step-up approach or open necrosectomy for necrotizing pancreatitis. New England Journal of Medicine, vol. 362, no. 16, Apr. 2010, p. 1491-502.

17. Bakker OJ, et al. Endoscopic transgastric versus surgical necrosectomy for infected necrotizing pancreatitis. JAMA, vol. 307, no. 10, Mar. 2012, p. 1053.

18. Villatoro E, et al. Antibiotic therapy for prophylaxis against infection of pancreatic necrosis in acute pancreatitis. Cochrane Database of Systematic Reviews, no. 5, May 2010.

19. da Costa DW, et al. Same-admission versus interval cholecystectomy for mild gallstone pancreatitis (PONCHO): a multicentre randomised controlled trial. The Lancet, vol. 386, no. 10000, Sept. 2015, p. 1261-68.

20. Schepers NJ, et al. Urgent endoscopic retrograde cholangiopancreatography with sphincterotomy versus conservative treatment in predicted severe acute gallstone pancreatitis (APEC): a multicentre randomised controlled trial. Lancet (London, England), vol. 396, no. 10245, July 2020, p. 167-76.

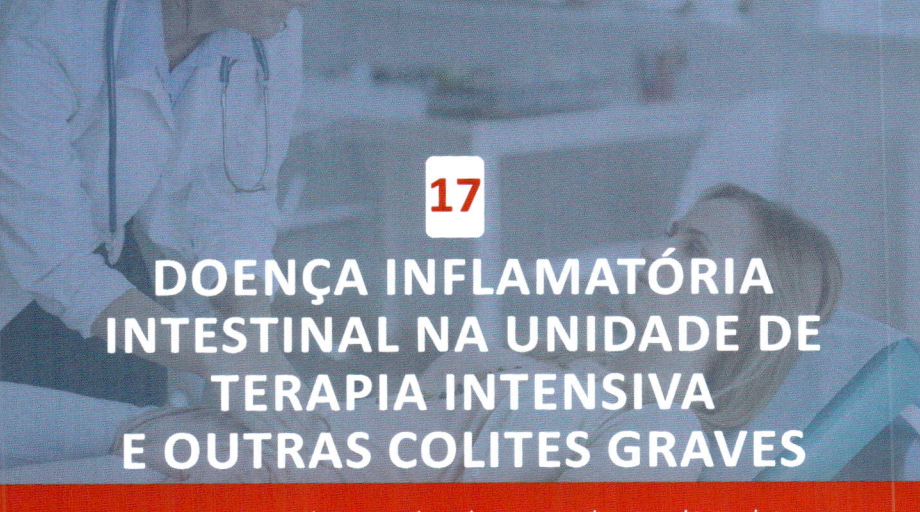

17

DOENÇA INFLAMATÓRIA INTESTINAL NA UNIDADE DE TERAPIA INTENSIVA E OUTRAS COLITES GRAVES

Bruna Damásio Moutinho ▪ Ana Elisa Rabe Caon ▪ Débora Raquel B. Terrabuio

→ Introdução

"Colite" é um termo genérico e abrangente utilizado para indicar inflamação no intestino grosso e pode variar em gravidade, temporalidade e etiologia. A gravidade dependerá da causa subjacente e da extensão da inflamação do intestino. Algumas vezes, o acometimento clínico/laboratorial é tão grave que o paciente necessita de internação e suporte em ambiente de terapia intensiva. A temporalidade varia entre acometimento agudo ou crônico. A etiologia é variável, incluindo causas infecciosas, isquêmicas, induzidas por medicamentos e imunomediadas, como é o caso das doenças inflamatórias intestinais (DII).

O objetivo deste capítulo é discutir o manejo das DII e de outras colites no ambiente da unidade de terapia intensiva.

→ Doenças Inflamatórias Intestinais

As doenças inflamatórias intestinais são representadas pela retocolite ulcerativa (RCU) e pela doença de Crohn (DC) e caracterizam-se por serem doenças crônicas, de patogênese complexa e multifatorial, resultando da interação de fatores genéticos e ambientais, alteração da microbiota intestinal (disbiose) e aumento de permeabilidade intestinal, gerando uma resposta imunológica inapropriada na mucosa.

Para o diagnóstico das DII, fazem-se necessárias a avaliação clínica e uma combinação de investigações baseada em exames laboratoriais, endoscópicos, radiológicos e histopatológicos. O tratamento inclui terapia medicamentosa e cirurgia, tendo como objetivos remissão clínica, cicatrização de mucosa e o restabelecimento da qualidade de vida.

Visão geral do tratamento

Para a escolha apropriada da melhor abordagem terapêutica, é necessário considerar o grau de atividade clínica e endoscópica da doença, a localização, extensão, o comportamento, a eficácia da droga e seus potenciais efeitos colaterais, resposta prévia a algum tipo de tratamento, presença de manifestações extraintestinais ou complicações relacionadas à doença.

A DC e a RCU são doenças heterogêneas, com grande variação nas suas formas de apresentação; sendo que alguns pacientes apresenta um curso leve, enquanto outros, uma doença grave e incapacitante desde o diagnóstico. Desse modo, é importante identificar aqueles pacientes que apresentem fatores "preditivos" de um curso mais grave desde seu diagnóstico. Atualmente, os objetivos do tratamento não são apenas o controle dos sintomas, mas, principalmente, o controle sustentado da inflamação, por meio da cicatrização da mucosa e da prevenção de lesões estruturais irreversíveis e complicações (p. ex., fístulas, abscessos, estenoses, displasia, neoplasia) que, por sua vez, levam à hospitalização e à cirurgia.

O tratamento clínico é o tratamento inicial de escolha para a maioria dos pacientes, exceto diante de uma condição cirúrgica emergencial. As medicações disponíveis para o tratamento das DII, seus respectivos efeitos colaterais e o melhor manejo dessas medicações no pré e pós-operatório estão mencionados no Quadro 17.1. Nas últimas décadas, com o surgimento da terapia imunobiológica, foi observado melhor controle clínico da doença e consequentemente, uma redução na necessidade de cirurgias. No entanto, a indicação cirúrgica não deve ser postergada quando necessária.

O tratamento cirúrgico está indicado na refratariedade do tratamento clínico e em situações de emergência, como em casos de sangramento persistente com instabilidade hemodinâmica, colite aguda grave refratária, megacólon tóxico, perfuração. A insistência em manter um tratamento clínico ineficaz pode complicar ainda mais a doença e aumentar o risco de morbidades cirúrgicas graves, afetando a sobrevida do paciente. O acompanhamento multidisciplinar envolvendo o gastroenterologista e o coloproctologista é essencial para otimizar o manejo da doença.

◼ Quadro 17.1 – Efeitos adversos e manejo no pré e pós-operatório das medicações utilizadas no tratamento das DII.

Classe	Efeitos adversos	Uso pré e pós-operatório
Corticosteroides	DM, HAS, osteoporose, psicose, miopatia, catarata, infecções, acne, ganho ponderal etc.	O uso pré-operatório aumenta o risco de complicações no pós-operatório. Se possível, fazer desmame para < 20 mg antes de cirurgias
Aminossalicilatos Mesalazina Sulfassalazina	Dor abdominal, náusea, vômitos, anorexia, cefaleia. Mesalazina tem menos efeitos colaterais	Podem ser utilizados no pré e pós-operatório
Imunossupressores Tiopurinas	Mielo e hepatotoxicidade, pancreatite, náuseas, vômitos, dor abdominal, mialgia, artralgia, rash cutâneo	Uso no pré-operatório não tem efeito adverso no resultado pós-operatório
Anti-TNF Infliximabe Adalimumabe Certolizumabe Golimumabe	Infecções de maneira geral, reativação de tuberculose, cefaleia, náusea, dor abdominal, dor torácica, artralgia, anemia hemolítica, hepatite medicamentosa, disfunção cardíaca, lúpus induzido por drogas, risco aumentado de linfoma	Estudos atuais demonstram que não é necessário suspender biológicos no pré-operatório. Quando indicado, podem ser reiniciados 4 semanas após cirurgia
Anti-integrina Vedolizumabe	Nasofaringite, cefaleia, artralgia são os mais comuns	
Anti interleucina IL12/23 Ustequinumabe	Nasofaringite, cefaleia (mais comuns), tontura, vômito	
Inibidor de Jak quinase Tofacitinibe	Pneumonia, celulite, herpes-zóster, infecção do trato urinário, trombose etc.	Necessidade de mais estudos sobre o uso nos pré e pós-operatórios

DM: diabetes *mellitus*; HAS: hipertensão arterial sistêmica; TNF: fator de necrose tumoral.

Fonte: Desenvolvido pela autoria.

Profilaxia para tromboembolismo venoso em pacientes com doenças inflamatórias intestinais

RCU e DC são marcadas por períodos de surto e remissão, com potencial inflamatório de intensidade variável e diretamente proporcional à extensão de comprometimento da mucosa intestinal. O aumento de citocinas circulantes no contexto de inflamação exuberante pode influenciar as fases da via da coagulação, aumentando o risco de trombose desses pacientes.

Em geral, pacientes com DII apresentam um risco em torno de duas a três vezes maior de trombose quando comparados à população geral, sem a doença. Esse risco aumenta em até seis vezes em pacientes com DII em atividade e necessidade de hospitalização. Os sítios mais comuns de trombose são os membros inferiores e pulmão, no entanto podem ocorrer também trombose portal, mesentérica, de sistema nervoso central, entre outras.

A tromboprofilaxia farmacológica com anticoagulantes não acrescenta risco adicional de sangramento em pacientes com sangramento leve a moderado e a profilaxia para tromboembolismo venoso (TEV) é recomendada para os internados com doença em atividade moderada a grave. Em caso de sangramento grave, é preferível inicialmente a profilaxia com métodos mecânicos e, após controle do sangramento, a profilaxia farmacológica pode ser introduzida. Pacientes com DII internados por outro motivo, que não seja atividade de doença, também devem receber tromboprofilaxia, visto que apresentam maior risco de TEV. A escolha do tipo de heparina deve ser feita conforme indicações e contraindicações já conhecidas para pacientes em geral. O Quadro 17.2 resume a relação entre TEV e paciente com DII.

■ Quadro 17.2 – Tromboembolismo venoso nas doenças inflamatórias intestinais.

Pacientes com DII têm um risco aumentado em 3 vezes de TEV em comparação com a população em geral.
O risco de TEV durante uma exacerbação de DII que necessita de hospitalização é até 6 vezes maior do que durante uma exacerbação não hospitalizada.
DII em atividade moderada a grave é um fator de risco independente para aumento de TEV.
Pacientes com DII hospitalizados por atividade de doença moderada a grave, sem sangramento grave, devem receber tromboprofilaxia anticoagulante com heparina de baixo peso molecular, heparina não fracionada ou fondaparinux.

(Continua)

■ Quadro 17.2 – Tromboembolismo venoso nas doenças inflamatórias intestinais. (*Continuação*)

Sugere-se tromboprofilaxia mecânica para pacientes hospitalizados com DII que apresentam sangramento gastrointestinal grave.
Pacientes com DII hospitalizados por outros motivos não relacionados à DII, mesmo que em remissão clínica, devem receber tromboprofilaxia farmacológica.

Fonte: Desenvolvido pela autoria.

Colite Aguda Grave

A colite aguda grave corresponde a cerca de 20% de todos os casos de RCU e é definida pela classificação de Truelove e Witts como seis ou mais evacuações com sangue por dia, associadas a pelo menos uma das seguintes manifestações: taquicardia (> 90 bpm); febre (T > 37,8° C); anemia (Hb < 10,5 g/dL); velocidade de hemossedimentação (VHS) > 30 mm 1ª hora ou proteína C-Reativa (PCR) > 30 mg/L (Quadro 17.2). A chamada colite "fulminante" é denominada quando há mais de dez evacuações/dia, sangramento contínuo (enterorragia), toxicidade sistêmica (febre, taquicardia, anemia, leucocitose), VHS e PCR elevadas e necessidade de transfusão de sangue.

O manejo dos pacientes com colite aguda grave deve ser feito em ambiente hospitalar e idealmente em UTI, se sinais de toxemia. As medidas gerais são fundamentais no tratamento e têm o potencial de prevenir complicações (Quadro 17.3).

Os corticosteroides por via intravenosa são a primeira opção de tratamento na colite aguda grave. Hidrocortisona, 100 mg a cada 6 ou 8 horas ou metilprednisolona, 60 mg/dia, são os mais utilizados. A não resposta ao tratamento com corticosteroide após 3 a 5 dias indica necessidade de terapia de resgate com ciclosporina ou infliximabe e, eventualmente, cirurgia. Entende-se como não resposta aos corticosteroides a manutenção de alta frequência evacuatória, presença de dilatação colônica, hipoalbuminemia e manutenção de níveis elevados de PCR. O Quadro 17.4 mostra fatores associados a risco de colectomia na RCU.

A ciclosporina está indicada em dose inicial de 2 mg/kg/dia, sob infusão intravenosa contínua e a dose deve ser aumentada de acordo com os níveis séricos com objetivo de atingir níveis entre 150 a 250 ng/mL. Usuários prévios de azatioprina apresentam menor grau de resposta à ciclosporina.

■ Quadro 17.3 – Medidas gerais no tratamento inicial da colite aguda grave em ambiente hospitalar

Reposição hidroeletrolítica, com atenção especial para reposição de potássio e magnésio
Afastar diagnósticos diferenciais
Coproculturas e pesquisa de toxinas A e B do *Clostridium difficile*
Exame radiológico periódico – atenção para megacólon tóxico
Retossigmoidoscopia: sem preparo, sem insuflação → para coleta de biópsias e pesquisa de inclusões virais (citomegalovírus)
Profilaxia para tromboembolismo venoso profundo
Suporte nutricional (preferencialmente por via enteral)
Transfusão de sangue se hemoglobina < 8 g/dL
Evitar uso de anticolinérgicos, antidiarreicos, opioides, narcóticos e anti-inflamatórios não esteroidais
O uso de antibióticos deve ser reservado em casos de infecções confirmadas ou suspeitas

Fonte: Desenvolvido pela autoria.

■ Quadro 17.4 – Fatores associados a risco de colectomia na RCU.

Idade menor que 40 anos ao diagnóstico
Infecção por *Clostridium difficile* ou citomegalovírus
Hospitalização relacionada à doença
Uso de corticosteroides
PCR / VHS elevadas
Colite extensa
Albumina sérica baixa
Acometimento grave de mucosa (subescore endoscópico de Mayo 3)

RCU: retocolite ulcerativa; PCR: proteína C-reativa.

Fonte: Adaptado de Spinelli et al., 2022.

O uso de infliximabe (anti-TNF) na colite aguda grave na dose de 5 mg/Kg, nas semanas 0, 2 e 6 (como dose de indução), gerou resultados em curto prazo semelhantes àqueles obtidos com a ciclosporina.

Estudo prospectivo, randomizado, comparando infliximabe com ciclosporina, revelou que ambas as drogas são igualmente eficazes na colite aguda grave, com resposta clínica no 7º dia, taxa de colectomia em 3 meses e frequência de efeitos colaterais semelhantes.

Megacólon tóxico

O megacólon tóxico pode ocorrer em até 5% dos pacientes internados e caracteriza-se por dilatação colônica não obstrutiva maior ou igual a 5,5 cm (geralmente cólon transverso) associada à toxicidade sistêmica. São fatores de risco para megacólon tóxico a redução do nível sérico de potássio e de magnésio, o consumo de antidiarreicos, anticolinérgicos e narcóticos. O tratamento cirúrgico deve ser indicado em caso de falha terapêutica em até 72 horas de evolução, perfuração ou hemorragia. Perfuração é a complicação mais temida com mortalidade próxima de 50%.

➡ Colite por *Clostridium difficile*

Clostridioides difficile é um bacilo Gram-positivo anaeróbio formador de esporos e produtor de toxinas. É uma das principais bactérias envolvidas na diarreia associada ao uso de antibióticos, como resultado do desequilíbrio no microbioma do trato digestivo. A infecção por *C. difficile* (ICD) tornou-se um problema de saúde com distribuição mundial, impactando os sistemas de saúde devido a custos financeiros, morbidade e mortalidade. Na Europa, mais de 123 mil casos de ICD são atendidos todos os anos em hospitais de urgência e emergência. Nos Estados Unidos, o *C. difficile* é o patógeno nosocomial mais comum, responsável por aproximadamente 15% de todas as infecções associadas aos cuidados de saúde. A ICD é causa de colite fulminante, hospitalização prolongada e morbimortalidade significativas em UTI. As taxas de mortalidade da ICD variam nos diferentes estudos, com média de 5% em casos endêmicos e pode atingir 17% em surtos. Entre pacientes internados em UTI, os que apresentam ICD têm o dobro de mortalidade comparados àqueles sem ICD.

A colonização por *C. difficile* é definida como a detecção do organismo na ausência de sintomas. Acomete 4% a 15% dos adultos saudáveis, até 21% dos adultos hospitalizados e 15% a 30% dos residentes de instituições de longa permanência. A colonização no momento da admissão hospitalar aumenta o risco de desenvolver ICD em seis vezes. A barreira da microbiota fecal impede a colonização pelo C. difficile e o enfraquecimento dessa resistência pelo uso de antibióticos é o principal fator de risco para a ICD. Idade avançada (acima de 65 anos), tempo prolongado de internação, quimioterapia, cirurgia, uso de inibidores de bomba de prótons, doença subjacente grave, transplante de órgãos, doença cardíaca/renal crônicas e doença inflamatória intestinal também são fatores de risco.

As manifestações clínicas geralmente ocorrem entre os dias 4 e 9 do tratamento com antibióticos, mas podem ocorrer até 8 semanas após a sua suspensão. Os antibóticos mais comumente associados à ICD são clindamicina, ampicilina, amoxicilina, cefalosporina e fluoroquinolonas. Os sintomas mais comuns são diarreia, dor abdominal e febre. A gravidade da ICD pode variar de diarreia leve isolada até colite fulminante, principalmente em idosos. O exame físico pode ser inespecífico, com pouca ou nenhuma dor abdominal, ou apresentar sinais de abdome agudo. Instabilidade hemodinâmica e dor abdominal intensa sugerem colite fulminante. A ausência de diarreia é incomum, mas pode estar relacionada a megacólon tóxico ou íleo adinâmico. A ICD pode levar em raros casos à enteropatia perdedora de proteínas.

As diretrizes da Infectious Diseases Society of America (IDSA) e da Society for Healthcare Epidemiology of America (SHEA) e da American College of Gastroenterology (ACG) recomendam investigar pacientes com três ou mais evacuações com fezes malformadas em 24 horas, sem outra explicação evidente. Os exames padrão-ouro para detecção da infecção são a cultura toxigênica e o ensaio de citotoxicidade em cultura celular com neutralização, mas são pouco práticos para uso fora do contexto de pesquisa. Os imunoensaios enzimáticos que detectam toxinas A e B nas fezes fornecem resultados rápidos com alta especificidade, porém sua sensibilidade pode ser impactada pelo manuseio das amostras. Já os testes de amplificação de ácido nucleico (NAAT), como PCR nas fezes, detectam a presença do gene que codifica a toxina e são muito sensíveis, mas podem estar positivos tanto no indivíduo colonizado como no indivíduo infectado. O teste de detecção da glutamato desidrogenase (GDH) se baseia na identificação dessa enzima produzida por cepas toxigênicas e não toxigênicas de *C. difficile* e é extremamente sensível e útil como ferramenta de *screening* de ICD. Como nenhum desses exames isolados tem acurácia suficiente para firmar o diagnóstico, recomenda-se usar a combinação de testes, conforme demonstrado no algoritmo a seguir (Figura 17.1). É importante ressaltar que todos os exames utilizados para o diagnóstico de ICD são válidos apenas para testar fezes malformadas. A exceção é o teste de PCR realizado por *swab* retal, que tem utilidade para diagnóstico em pacientes com íleo adinâmico.

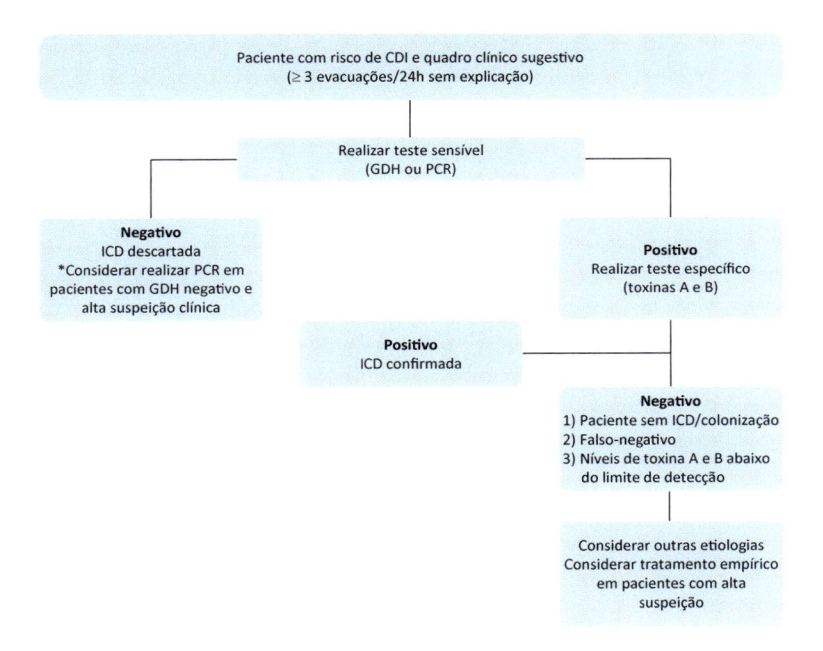

Figura 17.1 – Algoritmo para combinação de testes com fins diagnósticos de ICD.
Fonte: Adaptada de Kelly, Fischer, Allegretti, LaPlante, et al., 2021.

Alguns exames complementares permitem avaliar possíveis critérios de mau prognóstico, por exemplo, a contagem de leucócitos superior a 30 mil a 50 mil/mm³, associado com maior risco de evolução para colite fulminante. Outros critérios de mau prognóstico são a presença de disfunção renal, eosinopenia, calprotectina acima de 2.000 µg/g e hipoalbuminemia.

A colonoscopia é indicada na falha de tratamento, para diagnóstico diferencial com outras etiologias de diarreia em pacientes com pesquisa de toxinas negativa. Deve ser evitada na colite fulminante pelo risco de perfuração. O achado endoscópico típico da ICD é a presença de pseudomembranas.

A tomografia computadorizada (TC) de abdome é indicada em pacientes com doença grave ou deterioração clínica (distensão abdominal, piora da dor, ausência de ruídos hidroaéreos). A avaliação radiológica é útil para o diagnóstico de complicações da ICD, como megacólon tóxico (definida com dilatação colônica > 7 cm de diâmetro) e perfuração intestinal. A ultrassonografia *point-of-care* pode ser uma alternativa útil para o diagnóstico em pacientes muito instáveis para transporte. Os achados ultrassonográficos de colite pseudomembranosa em casos graves são parede colônica espessada com ecogenicidade heterogênea e estreitamento do lúmen colônico. Pseudomembranas também podem ser visualizadas como linhas hiperecoicas cobrindo a mucosa.

Frente à suspeita ou à confirmação de ICD, devem ser tomadas precauções para prevenção da transmissão de esporos. O CDC recomenda o uso de luvas, aventais descartáveis e lavagem das mãos com água e sabão, em vez de desinfetantes à base de álcool. Os pacientes devem ser colocados em quartos privativos e/ou agrupados separadamente e as precauções devem ser mantidas até que a diarreia desapareça. As diretrizes atuais não recomendam precauções de contato em portadores assintomáticos.

Ao diagnóstico, podemos estratificar a gravidade da doença em:

→ **ICD grave:** leucócitos ≥ 15 mil células/mm^3 ou creatinina sérica > 1,5 mg/dL.

→ **Colite fulminante por *C. difficile*:** critérios de infecção grave por *C. difficile* e presença de hipotensão ou choque ou íleo adinâmico ou megacólon tóxico.

Essa definição é importante porque permite individualizer alguns pontos do tratamento. A colite fulminante pode resultar em falência de múltiplos órgãos, peritonite, síndrome compartimental abdominal e sepse e os pacientes devem ser manejados por uma equipe médica multidisciplinar, incluindo intensivista, gastroenterologista e infectologista, com envolvimento precoce do cirurgião no monitoramento e cuidado desses pacientes. São importantes as medidas de suporte, como ressuscitação volêmica, vigilância da função renal e do débito urinário, além do início precoce da antibioticoterapia.

O primeiro passo do tratamento é a suspensão ou substituição dos antibióticos desencadeantes da ICD, já que a manutenção se associa com aumento da duração da diarreia, da chance de falha do tratamento e da recorrência da ICD. A interrupção do uso de inibidores de bomba de prótons não é necessária.

Pode-se iniciar o tratamento de forma empírica em casos altamente sugestivos, quando há expectativa de demora para os resultados dos exames, em especial nas formas graves da infecção. A escolha do agente depende da gravidade da doença, do perfil do paciente e da disponibilidade da medicação. Os esquemas mais utilizados incluem vancomicina, metronidazol e fidaxomicina (indisponível no Brasil) via oral (VO). A vancomicina intravenosa não tem ação considerável no cólon, portanto é ineficaz para o tratamento da ICD. Segundo o consenso de 2021 da ACG, tanto a vancomicina oral como o metronidazol têm papel apenas no tratamento de pacientes sem critérios de gravidade. As taxas de recorrência são mais baixas após o uso de fidaxomicina, motivo pelo qual é a opção de escolha de acordo com a IDSA e a SHEA.

Para pacientes com menor risco (ambulatoriais, jovens, sem/com comorbidades leves), o uso de metronidazol VO por 10 dias é uma alternativa apropriada. Para os casos de ICD grave, o metronidazol não deve ser usado, pois é inferior à vancomicina.

■ Tabela 17.1 – Tratamento medicamentoso de ICD.

Classificação ICD	Clínica	Recomendação de tratamento
Episódio inicial sem critérios de gravidade	Leucocitose ≤15 mil cels/mL e creatinina sérica < 1,5 mg/dL	• Vancomicina 125 mg VO 4x/dia por 10 dias ou • Fidaxomicina 200 mg VO 2x/dia por 10 dias* • *Pacientes com baixo risco de complicação:* metronidazol 500 mg VO 3x/dia por 10 dias
Episódio inicial grave	Leucocitose ≥15.000 cels/mL e creatinina sérica > 1,5 mg/dL	• Vancomicina 125 mg VO 4x/dia por no mínimo 10 dias ou • Fidaxomicina 200 mg VO 2x/dia por no mínimo 10 dias*
Episódio inicial com colite fulminante	Hipotensão ou choque ou íleo adinâmico ou megacólon tóxico	• Vancomicina 500 mg VO 4x/dia por 48-72 h, então vancomicina 125 mg VO 4x/dia por no mínimo 10 dias + Metronidazol 500 mg IV a cada 8 h • *Pacientes com íleo adinâmico:* adicionar enema de vancomicina (500 mg a cada 6 horas) • Solicitar avaliação precoce da equipe de cirurgia • Considerar transplante de microbiota fecal em casos refratários e não candidatos à cirurgia

(Continua)

■ Tabela 17.1 – Tratamento medicamentoso de ICD. (*Continuação*)

Classificação ICD	Clínica	Recomendação de tratamento

Primeira recorrência de ICD	Recidiva da diarreia e positividade de PCR ou toxinas A e B até 8 semanas após o término do tratamento	*Para pacientes que usaram vancomicina ou metronidazol no primeiro episódio de ICD:*
		• Fidaxomicina 200 mg VO 2x/dia por 10 dias*
		
		Para pacientes que usaram vancomicina ou fidaxomicina ou netronidazol no primeiro episódio de ICD:
		• Vancomicina com redução gradual da dose
		  • Vancomicina 125 mg 4x/dia por 10 a 14 dias, então
		  • 2x/dia durante 1 semana, então
		  • 1x/dia durante 1 semana, então
		  • a cada 2 ou 3 dias por 2 a 8 semanas
		• Bezlotoxumabe em dose única (10 mg/kg IV em 1 h) em pacientes com alto risco de recorrência*

Segunda ou múltiplas recorrências de ICD		• Fidaxomicina 200 mg VO 2x/dia por 10 dias*
		ou
		• Vancomicina com redução gradual da dose
		  • Vancomicina 125 mg 4x/dia por 10 a 14 dias, então
		  • 2x/dia durante 1 semana, então
		  • 1x/dia durante 1 semana, então
		  • a cada 2 ou 3 dias por 2 a 8 semanas
		ou
		• Vancomicina 125 mg VO 4x/dia por 10 dias seguida por rifaximina 400 mg VO 3x/dia por 20 dias
		• Transplante de microbiota fecal a partir da segunda recorrência de ICD

*Indisponível no Brasil.

VO: via oral; ICD: infecção por *C. difficile*.

Fonte: Adaptada de Kelly et al., 2021.

A duração do tratamento deve ser individualizada nos casos graves, dependendo da resposta inicial, mas não deve ser menor que 10 dias. Embora apenas 1% a 3% dos casos de ICD progridam para colite fulminante, 36% destes são submetidos à cirurgia, com mortalidade perioperatória entre 19% e 80%. Em pacientes refratários à antibioticoterapia e não candidatos à cirurgia, o transplante de microbiota fecal é uma alternativa terapêutica viável.

Pacientes imunocomprometidos devem ser tratados com vancomicina ou fidaxomicina. Em pacientes com doença inflamatória intestinal subjacente, a ACG recomenda o tratamento com vancomicina 125 mg VO quatro vezes/dia por 14 dias e a suspensão da imunossupressão durante esse período. A vancomicina também é a primeira escolha em gestantes e lactantes.

Os probióticos ainda não têm benefício comprovado no tratamento e na prevenção de recorrência da CDI, não sendo recomendados nesse contexto.

Um sistema de pontuação de risco para a prática clínica diária foi desenvolvido no intuito de se estimar a chance de resposta ao tratamento:

→ Idade superior a 70 anos: 2 pontos

→ Contagem de leucócitos maior que 20.000/μL ou menor que 2.000/μL: 1 ponto

→ Insuficiência cardiorrespiratória: 7 pontos

→ Dor abdominal difusa: 6 pontos

Pacientes com escore até 6 pontos foram considerados de baixo risco de falha terapêutica, enquanto pacientes com pontuação maior ou igual a 6 foram considerados de alto risco. Infelizmente, nenhum achado clínico ou laboratorial pode prever qual paciente não responderá à terapia medicamentosa e eventualmente necessitará de intervenção cirúrgica.

A recorrência pós-tratamento pode ocorrer em 5% a 50% dos casos, sendo definida como recidiva da diarreia e positividade de PCR ou das toxinas em até 8 semanas após o término do tratamento. Cerca de 25% dos pacientes tratados com vancomicina apresentarão pelo menos um episódio de recorrência. Alguns pacientes evoluem com vários episódios de recorrência, necessitando de múltiplos cursos de antibioticoterapia. A ACG recomenda vancomicina em esquema de redução gradual da dose e fidaxomicina como opções de tratamento na primeira recorrência de ICD, evitando-se a repetição de fidaxomicina naqueles pacientes que trataram o primeiro episódio com essa medicação.

Segundo a IDSA, em pacientes com episódios de ICD recorrentes, a fidaxomicina é o antibiótico recomendado e a vancomicina oral é uma alternativa aceitável para a primeira recorrência. Para pacientes com múltiplas recorrências, a IDSA reforça a preferência do uso de fidaxomicina regime padrão ou estendido, em vez de um curso padrão de vancomicina. No entanto, vancomicina em regime de pulso com redução gradual da dose, vancomicina esquema-padrão seguida de um curso de rifaximina e transplante de microbiota fecal são opções válidas, segundo a última atualização da diretriz. Para os pacientes com duas ou mais recorrências, recomenda-se a realização de transplante de microbiota fecal (TMF) para evitar outras recorrências. Para aqueles que não são candidatos ao TMF, que apresentaram recidiva após esse procedimento ou que exigem cursos contínuos ou frequentes de antibióticos, pode ser prescrita a profilaxia com vancomicina oral 125 mg/dia por pelo menos 8 semanas. Essa profilaxia também pode ser considerada durante o uso de antibióticos sistêmicos para outras infecções em pacientes com histórico de ICD com alto risco de recorrência.

→ Colite Isquêmica

A colite isquêmica (CI) é uma condição que resulta da redução do fluxo sanguíneo para o cólon a um nível insuficiente para manter a função metabólica celular. O resultado é necrose isquêmica de intensidade variável, desde envolvimento superficial da mucosa até necrose transmural. Os danos locais podem ser reversíveis ou irreversíveis. Danos reversíveis incluem edema subepitelial, sangramento e úlceras e podem persistir por dias ou até meses dependendo do grau do acometimento. Já os danos irreversíveis incluem gangrena, colite fulminante, formação de estenoses e colite isquêmica crônica. A sepse recorrente por translocação bacteriana é uma manifestação rara no contexto de danos irreversíveis.

O diagnóstico de CI geralmente é feito diante da presença de dor abdominal súbita em cólica, urgência evacuatória, diarreia com ou sem sangramento associadas a alterações compatíveis em exame de imagem. Geralmente a TC de abdome é o primeiro exame e o diagnóstico é sugerido pelos achados de espessamento e edema de parede intestinal, sinal da impressão digital colônica, dilatação de alças intestinais e pneumatose. A TC de abdome também ajuda a avaliar a distribuição do acometimento e a fase da colite. Em pacientes com alta suspeita, a colonoscopia precoce (nas primeiras 48 horas) com mínima insuflação deve ser realizada para confirmar o diagnóstico. Em casos de extensão mais distal da doença, a colonoscopia deve ser interrompida; e, em pacientes com sinais de peritonite aguda ou evidência de dano isquêmico irreversível como gangrena ou pneumatose, a colonoscopia não deve ser realizada.

São fatores de risco para colite isquêmica doenças cardiovasculares, diabetes *mellitus*, doença renal crônica, trombofilias, procedimentos cirúrgicos nos quais a artéria mesentérica inferior foi acometida, uso de medicamentos especialmente constipantes e imunomoduladores e drogas ilícitas como anfetamina e cocaína.

O tratamento vai depender da gravidade da doença. Pacientes com doença leve (colite segmentar, mas não isolada em cólon direito e sem nenhum fator de risco) necessitam apenas de suporte clínico e observação. Pacientes com doença moderada – com até três fatores de risco a seguir: sexo masculino, pressão arterial sistólica (PAS) < 90 mmHg, FC > 100 bpm, ureia > 20 mg/dL, Hb < 12 g/dL, LDH > 350 U/L, Na < 136 mEq/L, leucócitos > 15 mil, dor abdominal, ulceração de mucosa colônica vista pela colonoscopia – sugere-se avaliar antibióticos, reposição de volume, correção de distúrbios hidroeletrolíticos e avaliação cirúrgica. Pacientes com mais de três fatores de risco dos mencionados acima ou com a presença de peritonite ou de pneumatose (ou gás venoso portal em exames de imagem) ou gangrena vista pela colonoscopia, acometimento pancolônico ou isquemia isolada de cólon direito são considerados com doença grave e o tratamento provavelmente será a cirurgia de urgência. Nesses casos, deve ser feita avaliação imediata pela equipe cirúrgica e iniciarem-se a antibioticoterapia e o suporte intensivo às disfunções.

➡ Colite Neutropênica

A enterocolite neutropênica (ECN) é uma complicação grave que acomete pacientes com neutropenia severa. Classicamente, foi descrita em pacientes pediátricos após quimioterapia intensiva para leucemia, mas também pode se apresentar em pacientes adultos recebendo alta doses de quimioterapia para neoplasias hematológicas e tumores sólidos, assim como em pacientes com anemia aplástica, mieloma múltiplo, HIV e neutropenia cíclica.

Sua patogênese não é totalmente entendida e acredita-se ser multifatorial, ocorrendo lesão da mucosa intestinal como resultado da citotoxicidade de medicamentos, neutropenia profunda, diminuição das defesas do hospedeiro e alterações na microbiota. Os medicamentos citotóxicos mais associados ao desenvolvimento da ECN são citarabina (ARA-C), vincristina, doxorrubicina e idarrubicina. Outros fatores de risco incluem duração prolongada da neutropenia, episódios anteriores de ECN e doença diverticular dos cólons.

Embora o ceco e o íleo terminal estejam mais comumente envolvidos, qualquer parte do cólon e do intestino delgado também pode ser afetada. A ECN se manifesta com a tríade de febre, dor abdominal e diarreia. Os sintomas ocorrem no intervalo de 30 dias após o início da quimioterapia e coincidem com o nadir da neutropenia (aproximadamente 2 semanas de tratamento). Em casos graves, a presença de peritonismo, de taquicardia e de taquipneia pode indicar perfuração intestinal. A sepse é relatada em até 73% dos casos e esta pode ser a única forma de apresentação da ECN, mesmo sem nenhum sintoma gastrointestinal associado.

Para diagnóstico de ECN, são necessários os achados de neutropenia < 500 células/mm³, temperatura > 38,3 °C, dor abdominal e TC com aumento da espessura da parede intestinal (> 4 mm) por uma extensão superior a 3 cm do intestino. Entre os diagnósticos diferenciais, destacam-se os efeitos tóxicos da quimioterapia (incluindo imunoterapia), infecção por *C. difficile*, colite isquêmica, outras colites infecciosas, apendicite aguda ou doença do enxerto contra o hospedeiro (GVHD) no pós-transplante de células-tronco alogênicas.

A avaliação laboratorial inicial deve incluir eletrólitos, lactato, hemograma, hemoculturas, PCR para *C. difficile* e painel molecular para diarreia infecciosa. Se houver suspeita de colite por citomegalovírus (CMV), o PCR para CMV no plasma é um método diagnóstico apropriado visto que a colonoscopia está contraindicada pelo risco de perfuração intestinal e sangramento.

A TC auxilia no diagnóstico diferencial, define a extensão e a gravidade do envolvimento gastrointestinal, fornecendo dados para avaliação prognóstica. As características radiológicas da ECN são espessamento da parede do intestino > 4 mm, pneumatose intestinal, dilatação de alças e borramento do mesentério. O grau de espessamento da parede intestinal se correlaciona significativamente com os desfechos da ECN, quando superior a 10 mm se associa a maior incidência de complicações e mortalidade.

Em pacientes com ECN sem complicações, o tratamento é conservador e compreende repouso intestinal, expansão volêmica, nutrição parenteral, hemotransfusões e cobertura com antibióticos de amplo espectro guiada por protocolos institucionais. A introdução de antifúngicos com cobertura para

Candida e Aspergillus é sugerida em casos de febre persistente após 4 a 7 dias de antibioticoterapia e naqueles pacientes cuja duração da neutropenia for superior a 7 dias. No paciente que estiver afebril por 48 horas e apresentar > 500 neutrófilos/mm³, a antibioticoterapia pode ser descalonada para um esquema oral. O tempo total de antibioticoterapia deve ser guiado por reavaliação clínica/radiológica. O uso de opioides e de agentes antiperistálticos deve ser evitado, pois pode comprometer a avaliação de complicações.

O fator estimulador de colônias de granulócitos (G-CSF) pode ser avaliado em pacientes graves, mas não há evidência para seu uso rotineiro na ECN. Já em pacientes com complicações (perfuração intestinal, sangramento gastrointestinal persistente, abscesso, necrose), a intervenção cirúrgica é indicada, geralmente com alta mortalidade quando associada às citopenias graves.

BIBLIOGRAFIA

1. Brandt LJ, Feuerstadt P, Longstreth GF, Boley SJ; American College of Gastroenterology. ACG clinical guideline: epidemiology, risk factors, patterns of presentation, diagnosis, and management of colon ischemia (CI). Am J Gastroenterol. 2015 Jan;110(1):18-44; quiz 45. doi: 10.1038/ajg.2014.395. Epub 2014 Dec 23. PMID: 25559486.

2. Raine T, Bonovas S, Burisch J, Kucharzik T, Adamina M, Annese V, Bachmann O. ECCO guidelines on therapeutics in ulcerative colitis: medical treatment. J Crohns Colitis. 2022 Jan 28;16(1):2-17. doi: 10.1093/ecco-jcc/jjab178. PMID: 34635919.

3. Imbrizi M, Baima JP, Azevedo MFC, Andrade AR, Queiroz NSF, Chebli JMF et al. Second brazilian consensus on the management of Crohn's disease in adults: a consensus of the brazilian organization for crohn's disease and colitis (GEDIIB). Arq Gastroenterol. 2023 Mar 24;59(suppl 1):20-50. doi: 10.1590/S0004-2803.2022005S1-02. PMID: 36995888.

4. Spinelli A, Bonovas S, Burisch J, Kucharzik T, Adamina M, Annese V et al. ECCO guidelines on therapeutics in ulcerative colitis: surgical treatment. J Crohns Colitis. 2022 Feb 23;16(2):179-189. doi: 10.1093/ecco-jcc/jjab177. PMID: 34635910.

5. Nguyen GC, Bernstein CN, Bitton A, Chan AK, Griffiths AM, Leontiadis GI, et al. Consensus statements on the risk, prevention, and treatment of venous thromboembolism in inflammatory bowel disease: Canadian Association of Gastroenterology. Gastroenterology. 2014 Mar;146(3):835-848.e6. doi: 10.1053/j.gastro.2014.01.042. Epub 2014 Jan 22. PMID: 24462530.

6. Advanced Inflammatory bowel disease life suporte (AIBDLS): manual focado no atendimento inicial dos pacientes com DII nas salas de emergência. Kaiser Junior RL, et al. (eds.). São Paulo: Mazzoni, 2020.

7. Leffler DA, Lamont JT. Clostridium difficile Infection. N Engl J Med. 2015;372:1539-1548.

8. Czepiel J, Krutova M, Mizrahi A, Khanafer N, et al. Mortality Following Clostridioides difficile Infection in Europe: a retrospective multicenter case-control study. Antibiotics (Basel). 2021;10(3):299.

9. Hassoun A. Clostridium difficile associated disease. BMJ. 2018;363:k4369.

10. McDonald LC, Gerding DN, Johnson S, Bakken JS, et al. Clinical practice guidelines for clostridium difficile infection in adults and children: 2017 update by the Infectious Diseases Society of America (IDSA) and Society for Healthcare Epidemiology of America (SHEA). Clin Infect Dis. 2018;66(7):e1.

11. Johnson S, Lavergne V, Skinner AM, Gonzales-Luna AJ, et al. Clinical Practice Guideline by the Infectious Diseases Society of America (IDSA) and Society for Healthcare Epidemiology of America (SHEA): 2021 Focused Update Guidelines on Management of Clostridioides difficile Infection in Adults. Clin Infect Dis. 2021;75(5):e1029-e1044.

12. Kelly CR, Fischer M, Allegretti JR, LaPlante K, et al. ACG clinical guidelines: prevention, diagnosis, and treatment of Clostridioides difficile infections. Am J Gastroenterol. 2021;116(6):1124-1147.

13. Hu MY, Katchar K, Kyne L, Maroo S, et al. Prospective derivation and validation of a clinical prediction rule for recurrent Clostridium difficile infection. Gastroenterology. 2009;136(4):1206.

14. Kelly CP, LaMont JT. Clostridium difficile — more difficult than ever. N Engl J Med. 2008;359(18):1932.

15. Rimawi RH, Busby S, Greene WR. Severe Clostridioides difficile infection in the Intensive care unit — medical and surgical management. Infect Dis Clin North Am. 2022;36(4):889-895.

16. Babakhanlou R, Ravandi-Kashani F, Kontoyiannis D. Neutropenic enterocolitis: an uncommon, but fearsome complication of leukemia. J Hematol, 2023;12(2):59-65.

17. Rodrigues FG, Dasilva G, Wexner SD. Neutropenic enterocolitis. World J Gastroenterol. 2017;23(1):42-47.

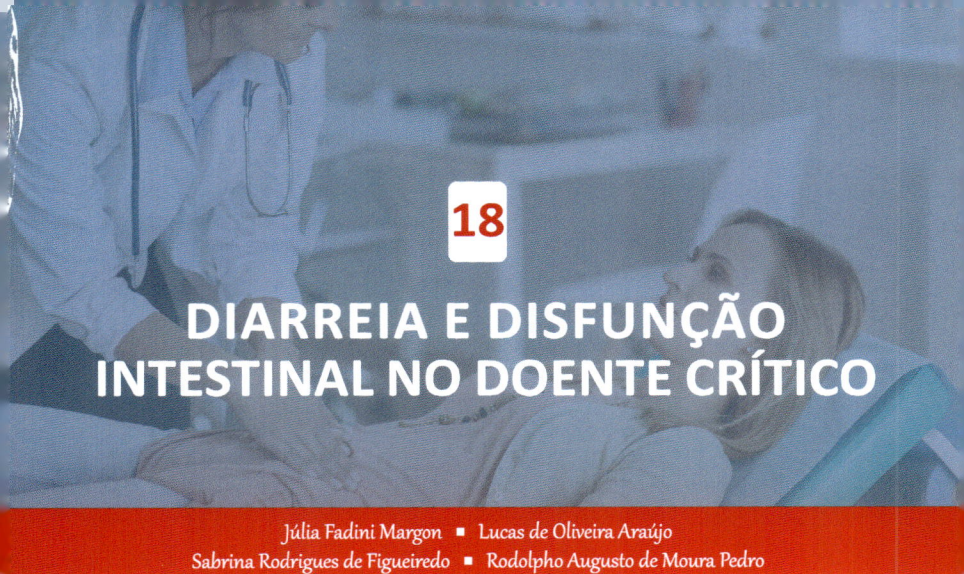

18
DIARREIA E DISFUNÇÃO INTESTINAL NO DOENTE CRÍTICO

Júlia Fadini Margon ▪ Lucas de Oliveira Araújo
Sabrina Rodrigues de Figueiredo ▪ Rodolpho Augusto de Moura Pedro

→ Introdução

A disfunção múltipla de órgãos se apresenta como um grande marcador de gravidade na doença crítica, podendo decorrer do dano direto da etiologia (disfunção respiratória em um paciente com pneumonia), ser consequência da disfunção de outros órgãos ou ainda como efeito colateral das medidas terapêuticas adotadas. Nesse cenário, é comum que voltemos nossa atenção para disfunções de órgãos como coração, cérebro, pulmão e rins, relegando o mal funcionamento do trato gastrointestinal. Uma possível explicação talvez seja a apresentação clínica e laboratorial mais nebulosa dessa disfunção, por vezes despercebida, e a falsa sensação de que seja menos impactante que as demais disfunções. Nas últimas décadas, o estudo da disfunção gastrointestinal no paciente grave tem revelado importante implicação terapêutica e prognóstica, sendo cada vez mais requisitado que o intensivista saiba identificar e tratar suas possíveis causas e/ou consequências.

Embora a diarreia possa fazer parte da clínica de disfunção gastrointestinal, sua presença é ainda mais comum, apresentando grande variedade etiológica e exigindo atenção específica, portanto será discutida antes e separadamente neste capítulo. Posteriormente, os demais distúrbios que compõem a disfunção intestinal no doente crítico serão explicitados.

→ Diarreia no Doente Crítico

A diarreia no ambiente de terapia intensiva é uma entidade comum, acometendo 37,7% a 73,8% dos pacientes com gravidade variável, sendo definida como o aumento do volume das fezes (> 250 g/dia), aumento na frequência evacuatória (≥ 3 vezes/dia) e/ou diminuição de sua consistência (tipos 5-7 da escala de Bristol), cabendo a ressalva de que o primeiro critério nem sempre pode ser avaliado pela complexidade de quantificação. Quanto à sua duração, pode ser classificada em aguda, quando ocorre em até 2 semanas (maioria dos casos), ou crônica, ao persistir por mais de 4 semanas.

Como já descrito, pode surgir por uma grande variedade de etiologias, usualmente divididas em causas infecciosas (vírus, bactérias, protozoários) ou não infecciosas, além de outras classificações conforme apresentação (aquosa, sanguinolenta/disenteria e outras). Entre as etiologias não infecciosas, destacam-se causas relacionadas a medicações, nutrição, isquemia, doenças específicas e pós-operatório, que serão abordadas a seguir.

A identificação da causa da diarreia pode exigir uma anamnese detalhada, incluindo as características da diarreia (sanguinolenta?), sinais e sintomas associados (dor e distensão abdominal, febre), a repercussão sistêmica (desidratação, presença de distúrbios hidroeletrolíticos) e todos os fatores de risco que podem estar associados ao quadro: exposição prévia (viagens, uso de antibiótico); hábitos como etilismo; diagnósticos prévios (imunossupressão, doença inflamatória intestinal, diabetes *mellitus*, pancreatite crônica); avaliação das comorbidades e prescrição do paciente (uso de laxativo, dieta enteral, outras medicações, uso de droga vasoativa e outros fatores de risco para quadro isquêmico). Na Figura 18.1, resumimos a abordagem inicial de investigação etiológica da diarreia nesses doentes e aqui abordaremos aspectos relevantes associados a essas causas.

Diarreia infecciosa

A diarreia infecciosa pode acometer o intestino delgado ou o grosso, com manifestações clínicas diferentes a depender da região acometida. Infecções do intestino delgado se apresentam com evacuações aquosas de grande volume, associadas à distensão e cólica abdominal. Não são comuns febre, sangue ou células inflamatórias nas fezes. Já na infecção do intestino grosso, o quadro se manifesta com evacuações mais frequentes, dolorosas e de pequeno volume. São comuns febre, sangue e muco nas fezes. O Quadro 18.1 relaciona o sítio de acometimento intestinal ao agente infeccioso, embora no ambiente de terapia intensiva essa apresentação possa ocorrer de forma menos evidente.

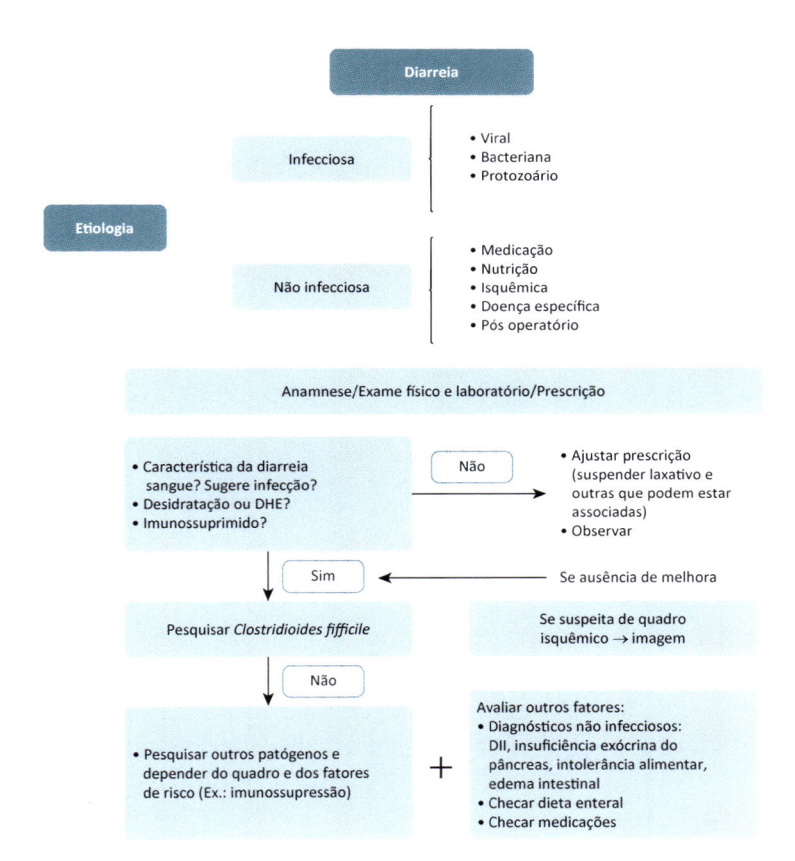

📘 Figura 18.1 – Abordagem diagnóstica inicial da diarreia no doente crítico.
Fonte: Adaptada de Blaser, et al., 2016 .

A possibilidade de a apresentação ser menos clássica no doente crítico que na descrição literária geralmente dificulta o diagnóstico específico da etiologia, sendo frequente que tenhamos de recorrer ao auxílio microbiológico laboratorial e até mesmo a métodos de diagnóstico por imagem ou endoscópicos. Ainda considerando especificamente as diarreias infecciosas, o Quadro 18.2 relaciona os patógenos mais comuns ao método diagnóstico empregado em sua identificação.

■ Quadro 18.1 – Sítio acometimento intestinal × agente infeccioso.

	Bactéria	Vírus	Protozoário
Intestino delgado	*E. coli, Salmonella typhus* e *nontyphoidal,* Campylobacter spp., *Staphylococcus aureus, Bacillus cereus,* Aeromonas/ Plesiomonas	Norovirus, Rotavírus, Adenovirus	*Cryptosporidium parvum, Microsporidium species, Isospora belli, Cylosporacayatanensis, Giardia lamblia*
Intestino grosso	*Clostridium difficile, E coli, Shiga-like* O157:H7 (5-10% SHU), *Salmonella typhus* e *nontyphoidal,* Shigella, Campylobacter spp., *Klebsiella oxytoca, Yersinia enterocolitica, Vibrio cholerae, Vibrio parahaemolyticus* e *vulnificus*	CMV, herpesvírus simples	*Entamoeba histolytica*

Fonte: Adaptado de Blaser, et al., 2015.

■ Quadro 18.2 – Patógeno × método diagnóstico.

Toxina	Cultura	PCR Fezes	Teste rápido fezes	PCR biópsia da mucosa	Imunoensaio enzimático
-Clostridium (pesquisa de toxina A e B) -E. coli, Shiga-like toxin (teste para toxina Shiga)	• *E. coli* • Salmonella • Shigella • Campylobacter • *Vibrio cholerae* • Outros vibrios • Aeromonas/Plesiomonas	• Norovirus • *Entamoeba histolytica*	• Rotavírus • Adenovírus	• CMV • Herpesvírus simples	• *Entamoeba histolytica* • *Cryptosporidium parvum* • Microsporidium spp. • *Isospora belli* • *Cyclospora cayatanensis* • *Giardia lamblia*

PCR: proteína C-reativa; CMV: citomegalovírus.
Fonte: Adaptado de Blaser, et al., 2015.

Diarreia no Imunossuprimido

A diarreia no paciente imunossuprimido pode guardar evolução, prognóstico e agentes etiológicos diferentes quando comparamos com a diarreia na população hígida. As infecções estão associadas a maior gravidade e podem ser causadas por patógenos que normalmente não provocariam infecções sintomáticas em pacientes imunocompetentes. Além de causas infecciosas (virais, bacterianas, parasitas, fungos), podem resultar de neoplasias (linfoma, sarcoma de Kaposi), medicações específicas (tacrolimus, micofenolato, antibióticos) ou, ainda, de doença linfoproliferativa pós-transplante (PTLD) e doença enxerto *versus* hospedeiro (GVHD).

No paciente com diagnóstico de infecção por vírus da imunodeficiência humana (HIV), a incidência de diarreia é descrita ao redor de 50%, número que encontra descrições ainda maiores em países subdesenvolvidos. O manejo da diarreia, nesse cenário, inclui avaliação da doença de base, com contagem de CD4 e carga viral do HIV, histórico das medicações utilizadas, exames de fezes (parasitológico de fezes, cultura, PCR), e, em casos graves ou refratários ainda sem causa estabelecida, hemoculturas e exames endoscópicos (endoscopia digestiva alta e colonoscopia com biópsias para pesquisa de agentes infecciosos como CMV e malignidades). Alguns dos agentes infecciosos mais descritos são Salmonella spp, *Clostridium difficile*, *Mycobacterium tuberculosis* e micobactéria não tuberculosa; vírus como citomegalovirus (CMV); infecções fúngicas e parasitárias. Além desses, patógenos comuns da população em geral também podem infectar esses pacientes, com quadros de evolução mais graves, prolongadas e/ou invasivas, em especial em agentes como Salmonella spp., Shigella spp. ou Campylobacter.

Entre as infecções parasitárias destacam-se o Cryptosporidium spp., *Isospora belli* e *Cyclospora cayetanensis*. Além desses, *Giardia lamblia*, *Entamoeba histolytica*, *Blastocystis hominis* e *Strongyloides stercoralis*. Entre as infecções causadas por micobactérias, a diarreia é mais comum na infecção pelos membros do *Mycobacterium avium complex*. A contagem baixa de CD4 aumenta o risco da infecção, sendo indicado quimioprofilaxia quando CD4 < 50 céls./mm^3. A apresentação clínica inclui além da diarreia usualmente com leucócitos fecais negativos, febre, fadiga, perda ponderal, disabsorção, linfadenopatia, organomegalia, anemia e alteração de enzimas hepáticas.

Quanto às infecções fúngicas invasivas, destaca-se a histoplasmose, com prevalência e gravidade maiores quanto menor a contagem de CD4. A suspeição diagnóstica deve ser maior nos casos em que ocorrem perda ponderal e febre, além de complicações como obstrução gastrointestinal, sangramento, perfuração, massa abdominal e hepatoesplenomegalia. Frequentemente, há ainda a associação com histoplasmose hepática e/ou pulmonar, e pode afetar a região ileocecal. Outro agente comumente citado nessa população é a Microsporidia, que se manifesta com diarreia aquosa crônica não inflamatória, perda ponderal, náuseas, vômitos, dor abdominal, febre e até casos de colangite esclerosante e colite.

Além dos agentes citados, algumas causas não infecciosas devem estar no diferencial, em especial a enteropatia do HIV (usualmente jejunal, com atrofia de vilosidades e hiperplasia de criptas), por ativação inflamatória/imune e que tende a melhorar após introdução/ajuste de terapia antirretroviral (TARV) por aumento de CD4. A diarreia induzida por drogas também deve ser afastada, sendo efeito colateral comum inclusive da TARV, principalmente no uso de inibidor de protease. Além disso, neuropatia autonômica generalizada, malignidades associadas ao HIV (linfoma não Hodgkin de células B e sarcoma de Kaposi) e insuficiência pancreática são descritas.

Já nos pacientes imunossuprimidos após transplante de órgão sólidos, a prevalência da diarreia varia entre 20% e 50%, sendo de 20% a 44% em coortes de transplantes não sólidos. A avaliação de diarreia nesse grupo deve incluir a pesquisa de *Clostridium difficile*, coprocultura, pesquisa de CMV por meio do PCR, além de avaliação para enteropatógenos, norovírus, parasitas e programação de colonoscopia nos casos de diarreia persistente e/ou significativa. De igual importância nessa investigação deve ser a exclusão da causa medicamentosa, visto que alguns imunossupressores, em especial micofenolato de mofetil que pode causar diarreia por dano ao enterócito dose-dependente, sendo de cerca de 63% a incidência de sintomas gastrointestinais com seu uso. Inibidores de calcineurina (ciclosporina e tacrolimus) também podem causar diarreia, o que é infrequente com sirolimus e everolimus. Nos transplantes hematológicos, deve-se considerar também a GVHD intestinal e a toxicidade por quimioterápicos. A GVHD, embora possa ocorrer em transplante de órgãos sólidos, majoritariamente está relacionada a transplante de células-tronco, sendo mais comum em transplante de medula óssea. Sua apresentação inclui, além de diarreia aquosa ou sanguinolenta, a presença de rash cutâneo que pode ser acompanhado por enteropatia perdedora de proteínas, dor abdominal, febre e pancitopenia. Já a doença linfoproliferativa pós-transplante (PTLD) representa a proliferação linfoide e/ou plasmocíticas que pode ocorrer após imunossupressão, especialmente em receptores de transplantes sólidos. Os sintomas incluem diarreia crônica, perda ponderal, anorexia, dor abdominal e enteropatia perdedora de proteína, sendo ainda possíveis quadros de obstrução intestinal por obstrução via massa linfoide. Uma etiologia que deve ser lembrada no contexto de mielossupressão é a enterocolite neutropênica, descrita com maiores detalhes no capítulo de colites, que pode se manifestar com febre, dor abdominal e diarreia, que acompanha casos de neutropenia, em especial após quimioterapia e que pode evoluir com distensão grave e translocação, mas que tende a evoluir com resolução após recuperação neutrofílica.

Diarreia Medicamentosa

A diarreia que pode ocorrer como consequência do uso de medicações deve ser sempre considerada como diagnóstico diferencial. O uso de antimicrobianos são responsáveis por 25% das diarreias induzidas por drogas, sendo comum a diferentes classes, como betalactâmicos (destaque para clavulanato e piperacilina/tazobactam), macrolídeos e quinolonas, além de aumentar o risco para infecção por *Clostridium difficile*. Outras medicações que podem ser associadas são: uso de laxativos, compostos com magnésio (antiácidos, reposição de magnésio via oral), produtos com lactose ou sorbitol, anti-inflamatórios não esteroides (AINE), antineoplásicos, imunossupressores (ex-micofenolato de mofetila), drogas utilizadas no tratamento do HIV, antipsicóticos e antidepressivos, inibidores de bomba de prótons, antiarrítmicos, análogo da vasopressina (terlipressina), entre outros.

O mecanismo é multifatorial, podendo estar associada com alteração da motilidade, modificação da flora intestinal, má absorção, enteropatia perdedora de proteínas, colite microscópica, isquemia, perda de integridade da mucosa com lesões semelhantes à doença inflamatória intestinal. Em casos mais leves, o diagnóstico geralmente é realizado pela história e exame físico. Em casos mais graves, depende também da exclusão de outras etiologias. A maioria dos casos melhora após alguns dias da suspensão da droga ou com o ajuste da dose.

Diarreia relacionada à dieta enteral

A dieta enteral é frequentemente apontada como causa de diarreia no ambiente hospitalar e também na UTI, no entanto sua real culpabilidade é incomum e deve ser sugerida apenas após a exclusão das causas mais comuns, evitando assim o aumento do tempo de jejum frequente no contexto de terapia intensiva. Em casos em que as demais causas possíveis foram afastadas, alguns fatores relacionados a dietas podem guardar associação com aparecimento de diarreia: osmolaridade das fórmulas; modalidade de infusão; velocidade de administração; o tipo de proteína; e a presença/ausência de fibras. As características específicas de cada dieta enteral serão abordadas em capítulo próprio, cabendo algumas considerações sobre a conduta diante da diarreia associada à dieta, e o reforço de que esse é um diagnóstico pouco comum e de exclusão.

Primeiramente, deve-se fazer a revisão da prescrição com a suspensão, quando possível, de medicações potencialmente causadoras, como laxativos e pró-cinéticos. O tratamento inicial de suporte também passa pela reposição hídrica e de eletrólitos conforme necessidade. O uso de probióticos é controverso no ambiente crítico, visto que, apesar de alguns estudos experimentais sugerirem melhora da microbiota, estudos maiores falharam em identificar benefício clínico e casos de infecção de corrente sanguínea associados ao seu uso são descritos. Nos casos cuja ligação à oferta nutricional for provável, a alteração da fórmula enteral para dietas com menor osmolaridade e sem fibras insolúveis podem resultar em melhora da consistência fecal.

O contexto clínico e/ou cirúrgico, em que a diarreia pode estar relacionada com a doença de base, como doença inflamatória intestinal, ressecção de grande porção do cólon, entre outras. Em caso de dor e distensão abdominal e hipertimpanismo, sugere-se que seja avaliada a suspensão da dieta oral/enteral, com abertura da sonda alimentar, quando presente, para alívio da distensão e para a mitigação de náuseas e vômitos. A quantificação do débito pode permitir uma mensuração da intensidade da disfunção e sua avaliação seriada pode sinalizar a evolução do processo. Causas como isquemia intestinal ou obstrução mecânica podem ter sua clínica intensificada com a oferta da dieta, embora essa não seja exatamente a etiologia principal. Em casos relacionados à dieta, sem sinais de gravidade, sofrimento/obstrução intestinal e sem outras etiologias implicadas, o uso de constipantes pode ser avaliado. Durante a investigação e o tratamento, é incomum a necessidade de interrupção total da dieta, que pode ser manejada em conjunto com o ajuste das medicações sugeridas e o rastreio de complicações.

Manejo geral das diarreias

O início de antibioticoterapia não é uma regra e deve ser indicado a depender da força do binômio composto pelo grau de suspeita infecciosa e pela gravidade do quadro. Quadros associados à presença de sangue ou muco nas fezes, ou ainda indutores de disfunções orgânicas como hipotensão e disfunção renal/neurológica são usualmente indicativos do início antimicrobiano, e na ausência de suspeita clara de quadro viral, sugere-se compor cobertura para bactérias Gram-negativas e anaeróbias, usualmente com quinolonas associada a metronidazol ou cefalosporinas. A escolha de antibióticos deve levar em consideração o risco de colonização por bactérias resistentes, em especial nos pacientes hospitalizados há mais dias ou que tenham recebido antibioticoterapia recente. O tratamento empírico para colite pseudomembranosa pode encontrar espaço em casos com elevada suspeita clínica por presença de fatores de risco em pacientes com diarreia refratária, visto que, em alguns casos, a confirmação laboratorial pode ser lenta ou requerer mais de uma coleta (ver capítulo sobre colites).

Nos casos persistentes em que a causa ainda não foi estabelecida, é recomendada coleta de amostra de fezes para avaliação coprocultura, leucócitos fecais, toxinas A e B e PCR para *Clostridium difficile*. Medidas farmacológicas ou alteração na composição da dieta enteral para oligomérica podem auxiliar na contenção dos episódios.

Diante da intensidade do quadro, a depender do número de evacuações diárias, pode-se considerar a sondagem retal, objetivando a prevenção de lesões perineais, a quantificação do débito e a redução das trocas. A sondagem deve ser reavaliada diariamente devido ao risco de trauma local, ulcerações e desconforto. O tratamento do agente envolvido depende de seu isolamento, mas é comum que tal identificação leve alguns dias e que o tratamento inicial seja realizado de forma empírica. A reposição hidroeletrolítica guiada faz parte do suporte ao doente com diarreia intensa e pode evitar a desidratação e a disfunção renal.

Os indivíduos afetados por diarreia frequentemente usam remédios de venda livre sem busca por assistência médica. Tais medicações não costumam encurtar a duração do episódio em pouco mais do que 1 dia. O risco de desidratação e depleção de eletrólitos é prevenido pelas soluções de reidratação oral, porém sem efeito na quantidade e frequência. Etiologias específicas podem ser encontradas na metade das diarreias crônicas de modo a dirigir o tratamento, porém o uso de sintomáticos ainda é bastante empregado. Na ausência de patologias graves que envolvam sofrimento, inflamação exacerbada ou obstrução intestinal, o controle do volume das evacuações pode ser buscado com o uso de constipantes.

Loperamida e racecadotrila

A loperamida é um agonista do receptor opioide mu de baixa potência de efeito intraluminal, feito para diarreia aguda em dose de ataque de 4 mg com doses adicionais de 2 mg a cada eliminação até o máximo de 16 mg. Para a diarreia crônica, recomendam-se 2 a 4 mg antes das refeições com dose adicional antes de dormir. Alternativamente, a racecadotrila inibe encefalinase entérica, atuando no transporte de eletrólitos, com pouca repercussão em trânsito, na dose 100 mg a cada 6 horas.

Opioides

Os agonistas opioides mu e delta inibem a liberação de acetilcolina no plexo mioentérico, bloqueiam as contrações peristálticas induzidas pela distensão retardando o trânsito em porções superiores do intestino com maior tempo para absorção de fluidos e agindo na inibição da secreção mucosa em menor escala (efeito delta). Trata-se de efeitos persistentes, sem desenvolvimento de tolerância no sistema nervoso entérico, como ocorre no sistema nervoso central (SNC). A codeína é uma das opções a serem consideradas, com posologia entre 15 e 60 mg/dia em quatro tomadas. O uso de morfina apenas deve ser considerado em caso de falha aos fármacos anteriores em doses incrementais graduais para permitir tolerância do SNC.

Fibras

Suplementos de fibras medicinais como Psyllium presumivelmente amolecem fezes duras e endurecem fezes moles. Podem aumentar um pouco o peso das fezes. Doses de 18 a 30 g/dia para produção de fezes até cerca de 600 g/24 horas parecem ideais, com atenção redobrada ao *status* de hidratação em razão de seu efeito retentor de água e eletrólitos.

Resinas quelantes de ácidos biliares

A colestiramina e outras resinas frequentemente causam constipação em pacientes tratados para hipercolesterolemia. Há interesse nesses agentes no controle de diarreia idiopática, que tem má absorção de ácidos biliares como causa potencial, assim como são eficazes em doença ileal e/ou ressecção < 100 cm, diarreia diabética, diarreia pós-vagotomia, diarreia pós-colecistectomia e diarreia persistente por *C. difficile* em virtude de suposta ligação com a toxina. A dose recomendada é de 4-16 g em doses fracionadas.

Análogos da somatostatina

A somatostatina é um peptídeo secretado com efeitos parácrinos que reduzem as secreções entéricas, tendo eficácia sugerida em diarreias associadas à aids, quimioterapia, doença do enxerto contra o hospedeiro, gastrectomia, síndrome do intestino curto, pós-quimioterapia e pós-gastrectomia (síndrome de *dumping*). Octreotide fornece vantagem de meia-vida prolongada e biodisponibilidade nas doses de 50 a 100 µg por via subcutânea antes das refeições e podem ser tituladas em 50 a 100 µg a cada 2 dias até controle de um máximo de 500 µg três vezes/dia.

Outros fármacos

Alguns pequenos estudos sugerem que o cálcio oral pode ter um efeito antidiarreico. O reflexo peristáltico depende do receptor 5-HT3 na aferência, com efeito postulado da alosetrona na síndrome do intestino irritável, levando à redução na dor e na diarreia. Adrenoceptores-α2 em enterócitos estão correlacionados com motilidade e absorção de sódio e cloro, com relatos anedóticos de clonidina como medicação auxiliar. Estudos limitados demonstram atuação do crofelemer, mediando secreção de cloro em diarreias secretórias.

Ileostomia de alto débito

Outra apresentação de diarreia na terapia intensiva surge após a confecção de uma ileostomia, que tende a resultar em redução da consistência fecal por perda de parte da absorção de água e de eletrólitos que ocorreria no cólon. Esse procedimento pode ser realizado de forma temporária ou definitiva em patologias abdominais agudas cirúrgicas e pode resultar em perdas volêmicas relevantes ao longo de 1 dia, com valores que podem chegar à casa de litros. Inicialmente, essas perdas podem ser compensadas pelo aumento da ingestão oral e também pela adaptação do intestino delgado remanescente que passa a aumentar a absorção de fluidos e eletrólitos (sódio, magnésio e cálcio) em um processo que pode levar semanas a meses.

A entidade em que o débito dessa estomia passa a ser patologicamente elevado é denominada "ileostomia de alto débito" (IAD), definida pela perda > 1,5 L/dia por 2 dias consecutivos. Trata-se de complicação frequente nese subgrupo, sendo estimado que 16% dos portadores de ileostomia apresentarão débito > 2 L/dia nas primeiras 3 semanas após a cirurgia e 27% necessitarão de algum tipo de tratamento a longo prazo. Seu manejo pode ser difícil e a ocorrência de desidratação, de distúrbios eletrolíticos e de lesão renal aguda pode ser frequente e/ou recorrente a ponto de resultar em disfunção renal crônica e necessidade de terapia substitutiva renal. Importante também é identificar o contexto em que ocorre a IAD – se estamos diante de uma falha na adaptação ou de um paciente que estava previamente bem adaptado, mas que voltou a apresentar novo aumento do débito pela ileostomia.

Na falha de adaptação, um fator importante é o grau de ressecção ileal, bem como grau de inflamação nos casos de colectomia por doença inflamatória intestinal. A hipersecreção ácida e o uso de medicações com ação no sistema renina-angiotensina-aldosterona também podem interferir na resposta adaptativa. Nos casos em que o paciente estava adaptado e houve nova piora do débito da ileostomia, devem ser pesquisadas causas convencionais de diarreia, como infecções, diarreia osmótica por uso de substâncias disabsortivas, doença celíaca e medicamentos laxativos. Outras causas devem ser incluídas no diagnóstico diferencial como recidiva de doença de Crohn, supercrescimento bacteriano de intestino delgado, mau funcionamento ou estenose da ostomia, deficiência de ácidos biliares, estados pseudo-obstrutivos hipersecretores e também infecção por *Clostridium difficile*, que não tem sua ocorrência eliminada após colectomia e pode apresentar uma mortalidade ainda mais alta que na apresentação clássica de colite.

O tratamento da ileostomia de alto débito é realizado conforme os seguintes passos:

1. Identificar e tratar a causas de descompensação (quando existentes):

   → Infecções gastrointestinais (incluindo *C. difficile*) / medicações (pró-cinéticos, laxantes, eritromicina, metformina) / obstrução intestinal / sepse de foco abdominal / doença inflamatória intestinal / síndrome do intestino curto.

2. Tratamento inicial: ajuste de fluidos e eletrólitos:

   → Hidratação intravenosa com objetivo de manter euvolemia;

   → Em casos de disabsorção intensa avaliar restrição hídrica oral de 500-1000 mL, com preferência por fluidos isotônicos;

   → Loperamida 2 mg antes das refeições e ajustada conforme número de evacuações;

   → Outros constipantes (p. ex., carbonato de cálcio via oral);

→ Monitorização: balanço hídrico, controle de peso diário, reposição de eletrólitos se necessário, avaliar níveis de vitamina B12 em pacientes com cirurgias disabsortivas;

→ Reavaliar débito da ileostomia em 48 a 72 horas.

3. Tratamento diante de casos graves/intensos:

→ Restrição hídrica oral e acompanhamento nutricional;

→ Aumentar dose de loperamida para 4 mg antes do café da manhã, almoço, jantar e a noite (dose máxima de 16 mg/dia);

→ Inibidores de bomba de próton (controle de hipersecreção ácida);

→ Se má absorção de gorduras, iniciar colestiramina 4 g antes do café da manhã e jantar;

→ Monitorização e reposição de eletrólitos.

4. Tratamento diante da refratariedade:

→ Suplementação de vitaminas hidro e lipossolúvel;

→ Manter loperamida e associar codeína 15-60 mg antes do café da manhã, almoço e jantar (contraindicado se ClCr < 15 mL/min);

→ Se persistir má absorção de gorduras, aumentar dose de colestiramina para 4 g antes do café da manhã, almoço e jantar;

→ Se permanecer débito pela ileostomia de > 2000 mL depois de 2 semanas, adicionar octreotide 200 mcg/dia por 3 a 5 dias. Suspender se ausência de melhora;

→ Monitorizar ingestão de fluidos.

5. Orientações nutricionais específicas:

→ Evitar consumo de líquidos nas refeições;

→ Uso de fibras insolúveis é contraindicado em virtude do risco de obstrução intestinal. O uso de fibras solúveis ou de microrganismos antidiarreicos ainda é incerto.

Embora a dose recomendada de loperamida seja de no máximo 16 mg/dia, doses superiores são descritas na tentativa de controle em casos mais severos, considerando-se o rápido trânsito da medicação pelo intestino que limitaria sua absorção. Geralmente, é bem tolerada, mas efeitos colaterais devem ser lembrados (náuseas, dor abdominal, tontura e boca seca).

Em razão da possibilidade de desidratação grave, sugere-se um baixo limiar para internação hospitalar diante de ileostomia de alto débito, objetivando, além da hidratação, o tratamento da causa de base e o controle do débito da estomia.

➡ Disfunção Gastrointestinal do Doente Crítico

A disfunção gastrointestinal é uma entidade frequente no ambiente de terapia intensiva, sendo estimado que cerca de 60% dos pacientes em ventilação mecânica apresentarão algum sintoma gastrointestinal, sendo de até 20% a incidência de clínicas mais intensas com três ou mais sintomas desse mau funcionamento orgânico. Apesar disso, a clínica nem sempre é clara nem de fácil graduação, o que, associado à heterogeneidade dos critérios e à ausência de um marcador laboratorial fidedigno e amplamente disponível, dificulta o diagnóstico e a classificação dessa entidade, sendo, aliás, frequentemente excluída de escores de gravidade clínica como o SOFA (Sepsis Organ Failure Assessment).

Diante dessa dificuldade de classificação, vários termos surgiram nas últimas décadas como tentativa de descrever essa entidade, sendo atualmente os mais usados "disfunção gastrointestinal" e "falência gastrointestinal". O termo "disfunção" é frequentemente utilizado num contexto mais geral e inespecífico, representando, inclusive, sintomas menos graves, enquanto a chamada "falência" representaria o diagnóstico firmado de condição mais avançada e grave. A partir dessa discussão, um grupo de trabalho de gastrointensivismo da Sociedade Europeia de Terapia Intensiva sugeriu os termos "lesão" ou "injúria gastrointestinal aguda" (AGI), dividida em quatro grupos de severidade que serão aqui abordados.

Fisiopatologia

A doença crítica é frequentemente acompanhada de um processo inflamatório sistêmico, seja ele desencadeado por padrões moleculares associados a patógenos (PAMP), seja por dano (DAMP). Esse processo inflamatório pode resultar em lesão orgânica e hipoperfusão heterogênea nos diferentes órgãos e tecidos, usualmente priorizando fluxo para órgãos mais nobres em detrimento da perfusão dos demais, como o intestino. A instalação do hipofluxo gastrointestinal coloca em risco o funcionamento desse órgão complexo que funciona não só com finalidades nutricionais, mas ainda hormonais, excretoras, imunes e outras. Além disso, a isquemia locorregional ocasiona dano e edema local, com retroalimentação do processo de isquemia, acidose, disfunção e possível translocação bacteriana.

Diante do hipofluxo local, seja por causa primária abdominal, seja por causa sistêmica, o trato gastrointestinal (TGI) se torna disfuncional ou inoperante, frequentemente resultando em dismotilidade ou aperistaltismo, com resultante dor e distensão abdominal que pode ainda vir acompanhada de náuseas, vômitos e disabsorção.

Dismotilidade e agravantes

Os mecanismos exatos de disfunção são imprecisos, porém a dismotilidade no trato alto é reconhecida como consequência de terapêuticas comumente empregadas, como uso de opipides, sedativos, catecolaminas inotrópicas, além de condições concomitantes às patologias, como hipertensão intra-abdominal, aumento da pressão intracraniana, alterações glicêmicas e eletrolíticas, cirurgias prolongadas com manipulação de alças, perdas sanguíneas importantes e ventilação com pressão positiva (estase gástrica).

O equilíbrio da função motora do TGI proximal se desorganiza com hiperatividade simpática, sendo ainda prejudicada pelo uso de opioides e ocasional inibição vagal que retarda o esvaziamento gástrico. A hipoalbuminemia associada à doença grave e o uso excessivo de antibióticos podem ter efeitos iatrogênicos na dinâmica da musculatura lisa, e a alteração de flora bacteriana impacta sua atividade propulsiva. O *status* pró-inflamatório com estresse oxidativo também pode impedir a função contrátil por modulação de citocinas, há evidências de perda da barreira intestinal logo à admissão na UTI decorrente do efeito da interleucina (IL) 6 e fator de necrose tumoral alfa (TNF-α), mesmo sem insultos dirigidos ao intestino. O choque circulatório provoca isquemia-reperfusão com hiperpermeabilidade de membrana e a ressuscitação com cristaloides guarda correlação com grau de dano histológico e edema de alça, mais acentuadamente que o uso de coloides. Essa condição inflamatória afeta ainda a qualidade do muco, que age como veículo de regeneração epitelial e desvia o equilíbrio da microbiota comensal e patogênica, alterando a composição das fezes com redução de matéria orgânica utilizada na confecção da barreira.

Quadro Clínico

A disfunção gastrointestinal age em diferentes frentes de disfunção, usualmente se apresentando de três diferentes formas principais, gastroparesia, paralisia baixa (íleo e cólon) ou diarreia, sendo esse último tema já abordado previamente. Na gastroparesia, é comum o comprometimento da via enteral para administração de nutrição secundário à estase gástrica, quando resíduo em volume ≥ 250 mL, embora com pontos de corte variáveis em literatura e controvérsia sobre seu real valor como indicador de funcionamento gástrico insatisfatório, alguns *guidelines* ainda sugiram interrupção quando retorno for ≥ 500 mL em 6 horas. Por sua vez, o esvaziamento retardado se associa com baixa absorção de nutrientes e ingestão insuficiente para as necessidades diárias. Entre os fatores de risco para gastroparesia, incluem-se idade avançada, hiperglicemia, lesão cerebral ou espinhal, hipertensão intracraniana, ventilação mecânica e o uso de opioides, sedativos e drogas vasoativas.

Em estados de jejum persistentes de doentes críticos, os padrões motores intestinais resultam em acúmulo de nutrientes não absorvidos dando entrada no cólon, podendo induzir diarreia, sendo a disabsorção fomentada por supercrescimento bacteriano em delgado sem mucosa íntegra. A interrupção na alimentação impede o aproveitamento de elementos essenciais à reconstrução da barreira, levando a um círculo vicioso que prejudica a recuperação da homeostase.

O volume gástrico retido é associado a vômitos, complicações pulmonares como a pneumonia associada com ventilação, sepse nosocomial e aumento da estadia em unidade de terapia intensiva (UTI). A dissincronia da atividade motora causa ainda a exposição a agentes microbiológicos e antigênicos em contato com barreira danificada, porém sua significância clínica é desconhecida.

Classificação

A classificação atualmente utilizada para padronizar a nomenclatura e guiar o cuidado diante da disfunção do TGI é a "injúria gastrointestinal aguda" (AGI), descrita a seguir no Quadro 18.3.

■ Quadro 18.3 – Classificação da injúria gastrointestinal aguda.

Grau	Definição	Apresentação
Sem AGI	Ausência de disfunção	Sem sintomas, inicia e tolera dieta enteral > 50% da meta calórica
AGI I (Risco)	Sintomas TGI após insulto, autolimitados	Náusea pós-operatória; ausência de ruídos abdominais por cirurgia, droga ou choque; diarreia ou distensão abdominal leve condizente com quadro
AGI II (disfunção)	Requer tratamento, mas sem disfunção clínica	Gastroparesia, íleo adinâmico, diarreia intensa, HIA 1 (PIA 12-15 mmHg), sangramento do TGI
AGI III (insuficiência)	Sintomas refratários, DMOS	Gastroparesia, vômitos, aperistaltismo, distensão abdominal/colônica, diarreia grave, sepse complicada por peritonite/pancreatite
AGI IV (emergência)	Insuficiência ameaçadora à vida	Isquemia intestinal/necrose, sangramento TGI com choque, síndrome de Ogilvie, SCA que requer descompressão

AGI: injúria gastrointestinal aguda; TGI: trato gastroIntestinal; HIA: hipertensão intra-abdominal; PIA: pressão intra-abdominal; DMOS: disfunção múltipla de órgãos e sistemas; SCA: síndrome compartimental abdominal.

Fonte: Adaptado de Blaser, et al., 2016.

Manejo

O manejo da insuficiência gastrointestinal segue a busca por uma etiologia e pela abordagem sintomática das complicações. Em casos de AGI I, objetiva-se a manutenção da volemia e de eletrólitos em valores normais, introdução de dieta enteral e a minimização de agravantes, como opioides, quando possível. Em pacientes cujos sintomas requerem intervenção (AGI II), além da busca e mitigação de causas e agravantes, objetiva-se um tratamento sintomático sindrômico, sendo o uso de pró-cinéticos indicados nas dismotilidades e o uso de constipantes no espectro diarreico. O uso de pró-cinéticos demonstrou reduzir o volume residual gástrico e aumentar a tolerância à dieta, embora uma metanálise tenha falhado em demonstrar impacto sobre vômitos e outros desfechos clínicos, seu uso também não esteve associado à piora da diarreia. Nos casos de impactação fecal (em especial quando há ausência de evacuações, há mais de 5 dias, constipação crônica, idosos, uso de opioides, restrição hídrica ou distúrbios hidroeletrolíticos), sugere-se realizar toque retal com extração diante da presença de fecaloma.

Na ausência de resposta ou diante do surgimento de disfunções clínicas (AGI III), deve-se rever o diagnóstico e os desencadeantes, tratar possíveis quadros de hipertensão abdominal, discutir um plano de dieta considerando, inclusive, a nutrição parenteral quando o jejum perdura, além de otimização sintomática e suporte às disfunções. Em casos com situações ameaçadoras à vida (AGI IV), a intervenção é frequentemente necessária e urgente, cabendo discussão de diferentes especialidades possivelmente implicadas buscando decisão rápida quanto ao método terapêutico mais adequado, como métodos endoscópicos, radiointervenção e até mesmo cirurgia. O tratamento aqui proposto encontra-se resumido na Figura 18.2.

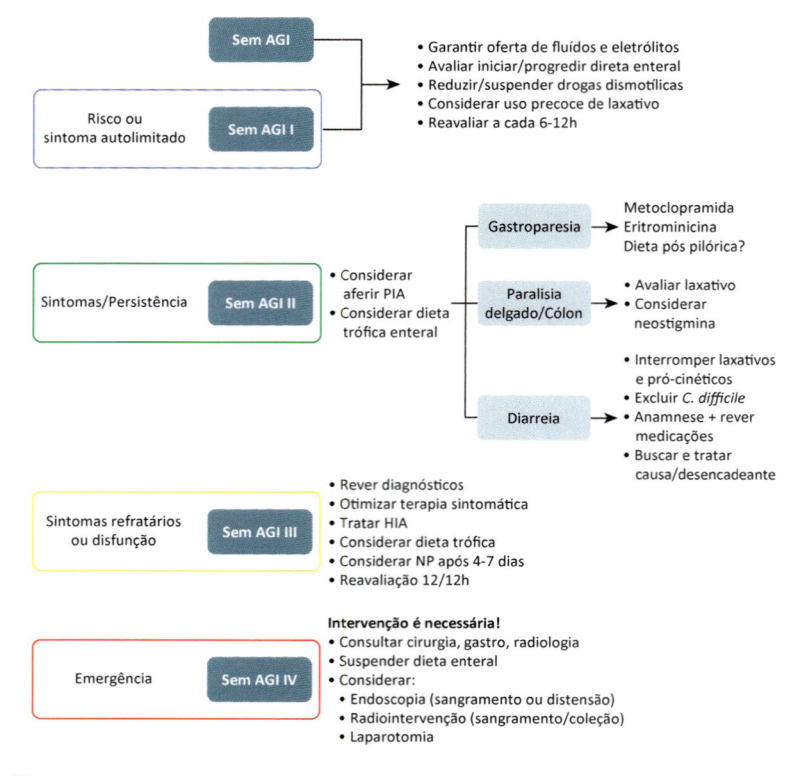

■ Figura 18.2 Manejo da AGI conforme classificação.

AGI: injúria gastrointestinal aguda; HIA: hipertensão intra-abdominal; PIA: pressão intra-abdominal; NP: nutrição parenteral.

Fonte: Adaptada de Blaser, et al., 2016.

Prognóstico

A presença de sintomas condizentes com insuficiência gastrointestinal está relacionada a pior prognóstico, com mortalidade que pode chegar a 62,5% nos casos mais severos. Entretanto, a apresentação clínica de grande heterogeneidade, além da possibilidade de consequências de espectro variado, dificulta uma avaliação mais precisa do prognóstico específico para cada doente disfuncional. Na busca por escores que possam auxiliar essa predição, recentemente o escore GIDS (Gastrointestinal Dysfunction Score) mostrou aumentar a acurácia do escore SOFA para a mortalidade em 28 e 90 dias. Além disso, estudos que avaliam escores baseados em sinais ultrassonográficos de disfunção do TGI (AGIUS) como dilatação de alça intestinal (> 2,5 cm), hipoperistaltismo (< 5/minuto), peristaltismo ineficaz e aumento da espessura da parede intestinal (> 3 mm), também mostraram correlação com gravidade (SOFA) e intolerância à progressão da dieta. A presença de injúria gastrointestinal aguda deve ser sempre lembrada como um importante marcador de gravidade e um sinal para que causas corrigíveis possam ser sanadas com celeridade.

BIBLIOGRAFIA

1. Lewis K, Alqahtani Z, Mcintyre L, Almenawer S, Alshamsi F, Rhodes A, Evans L, Angus DC, Alhazzani W. The efficacy and safety of prokinetic agents in critically ill patients receiving enteral nutrition: a systematic review and meta-analysis of randomized trials. Crit Care. 2016 Aug 15;20(1):259. doi: 10.1186/s13054-016-1441-z. PMID: 27527069; PMCID: PMC4986344.

2. Dionne JC, Mbuagbaw L. Diarrhea in the critically ill: definitions, epidemiology, risk factors and outcomes. Curr Opin Crit Care. 2023 Apr 1;29(2):138-144. doi: 10.1097/MCC.0000000000001024. Epub 2023 Feb 22. PMID: 36825593.

3. Reintam Blaser A, Jakob SM, Starkopf J. Gastrointestinal failure in the ICU. Curr Opin Crit Care. 2016 Apr;22(2):128-41. doi: 10.1097/MCC.0000000000000286. PMID: 26835609.

4. Asrani VM, Brown A, Huang W, Bissett I, Windsor JA. Gastrointestinal dysfunction in critical illness: a review of scoring tools. JPEN J Parenter Enteral Nutr. 2020 Feb;44(2):182-196. doi: 10.1002/jpen.1679. Epub 2019 Jul 26. PMID: 31350771.

5. Reintam Blaser A, Preiser JC, Fruhwald S, Wilmer A, Wernerman J, Benstoem C, Casaer MP, Starkopf J, van Zanten A, Rooyackers O, Jakob SM, Loudet CI, Bear DE, Elke G, Kott M, Lautenschläger I, Schäper J, Gunst J, Stoppe C, Nobile L, Fuhrmann V, Berger MM, Oudemans-van Straaten HM, Arabi YM, Deane AM; Working Group on Gastrointestinal Function within the Section of Metabolism, Endocrinology and Nutrition (MEN Section) of ESICM. Gastrointestinal dysfunction in the critically ill: a systematic scoping review and research agenda proposed by the Section of Metabolism, Endocrinology and Nutrition of the European Society of Intensive Care Medicine. Crit Care.

2020 May 15;24(1):224. doi: 10.1186/s13054-020-02889-4. PMID: 32414423; PMCID: PMC7226709.

6. Gao T, Cheng MH, Xi FC, Chen Y, Cao C, Su T, Li WQ, Yu WK. Predictive value of transabdominal intestinal sonography in critically ill patients: a prospective observational study. Crit Care. 2019 Nov 27;23(1):378. doi: 10.1186/s13054-019-2645-9. PMID: 31775838; PMCID: PMC6880579.

7. Reintam Blaser A, Padar M, Mändul M, Elke G, Engel C, Fischer K, Giabicani M, Gold T, Hess B, Hiesmayr M, Jakob SM, Loudet CI, Meesters DM, Mongkolpun W, Paugam-Burtz C, Poeze M, Preiser JC, Renberg M, Rooijackers O, Tamme K, Wernerman J, Starkopf J. Development of the gastrointestinal dysfunction score (GIDS) for critically ill patients – a prospective multicenter observational study (iSOFA study). Clin Nutr. 2021 Aug;40(8):4932-4940. doi: 10.1016/j.clnu.2021.07.015. Epub 2021 Jul 18. PMID: 34358839.

8. Berger MM, Hurni CA. Management of gastrointestinal failure in the adult critical care setting. Curr Opin Crit Care. 2022 Apr 1;28(2):190-197. doi: 10.1097/MCC.0000000000000924. PMID: 35131994; PMCID: PMC9990607.

9. Reintam Blaser A, Poeze M, Malbrain ML, Björck M, Oudemans-van Straaten HM, Starkopf J; Gastro-Intestinal Failure Trial Group. Gastrointestinal symptoms during the first week of intensive care are associated with poor outcome: a prospective multicentre study. Intensive Care Med. 2013 May;39(5):899-909. doi: 10.1007/s00134-013-2831-1. Epub 2013 Jan 31. PMID: 23370829; PMCID: PMC3625421.

10. Blaser AR, Deane AM, Fruhwald S. Diarrhoea in the critically ill. Curr Opin Crit Care. 2015 Apr;21(2):142-53.

11. Krones E, Hogenauer C. Diarrhea in the immunocompromised patient. Gastroenterol Clin N Am 41 (2012) 677-701

12. Santoiemma PP, Ison MG, Angarone MP. Newer approaches in diagnosis of diarrhea in immunocompromised patients.

13. Chassany O, Michaux A, Bergmann JF. Drug-induced diarrhoea. Drug Saf. 2000 Jan;22(1): 53-72.

14. Schiller LR. Antidiarrheal drug therapy. Curr Gastroenterol Rep. 2017 Apr 10;

15. Eaton P, Faulds M. Gastrointestinal dysfunction in the intensive care unit. Critical Illness and Intensive Care. 2021 Oct;

16. Hill LT. Gut dysfunction in the critically ill – mechanisms and clinical implications. S Afr J Crit Care. 2013 Jul.

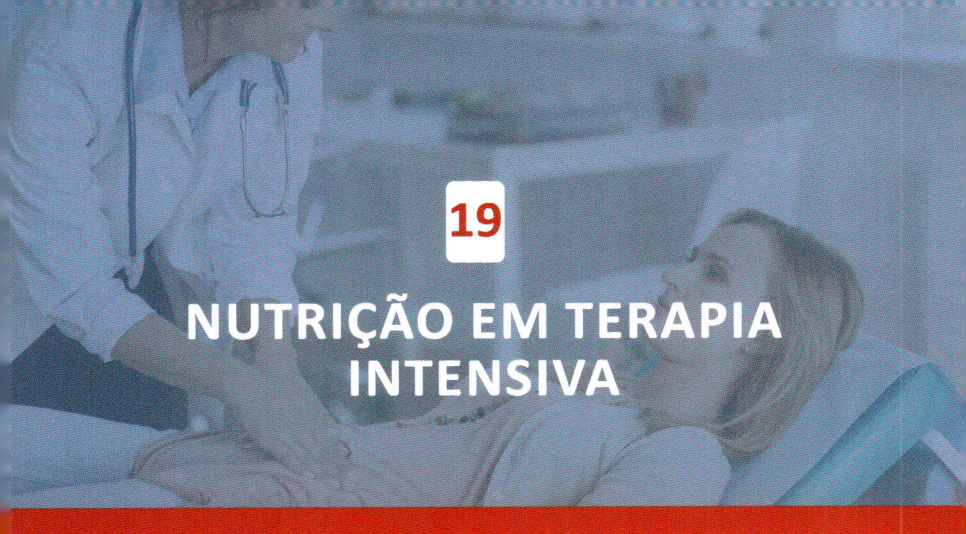

19
NUTRIÇÃO EM TERAPIA INTENSIVA

Liane Brescovici Nunes de Matos ▪ Álvaro Henrique de Almeida Delgado ▪ Bruna Carla Scharanch

→ Triagem Nutricional

A triagem nutricional consiste em realizar um rápido *screening* dos pacientes internados a fim de se detectarem os pacientes em risco nutricional, os quais se beneficiariam de intervenção nutricional precoce. Para isso, utilizam-se ferramentas validadas, na forma de questionário, que podem ser aplicadas por qualquer profissional da saúde. Entre as diversas ferramentas de triagem disponíveis, a mais utilizada em unidade de terapia intensiva (UTI), bem como no ambiente hospitalar é o *Nutritional Risk Screening* (NRS-2002). O NRS 2002 consiste num questionário com parâmetros objetivos e subjetivos em que são contemplados dados referentes ao índice de massa corpórea (IMC), porcentagem de perda de peso não intencional em um período, redução da ingestão alimentar, gravidade da doença (tipo de doença, APACHE_2) e idade acima de 70 anos. Pacientes considerados de alto risco nutricional são os com pontuação ≥ 3 e altíssimo risco ≥ 5. O NRS 2002, quando associado a outra ferramenta, por exemplo, Avaliação Subjetiva Global (ASG), aumenta a capacidade de predizer a desnutrição em relação a desfechos clínicos negativos.

Existe outra ferramenta desenvolvida especificamente para unidades de terapia intensiva (UTI), a *Nutrition Risk in the Critically ill* (Nutric), porém não é muito utilizada. Esta leva em consideração a gravidade da doença. O escore Nutric tem como variáveis a idade, o valor de APACHE II, o escore SOFA, número de comorbidades, dias de internação antes da UTI e níveis séricos de interleucina (IL) 6, porém não contempla nenhum item de avaliação nutricional como o NRS 2002. A pontuação positiva para risco nutricional é ≥ 6 ou > 5 se não estiver presente o valor da IL-6. Rahmam et al. correlacionaram pontuações mais altas no escore Nutric com maior mortalidade.

A triagem nutricional deve ser realizada em até 48 horas da admissão hospitalar de todos os pacientes, porém recomenda-se que, em virtude da rápida deterioração do estado nutricional do doente crítico, esta seja realizada nas primeiras 24 horas da admissão. Em pacientes com risco nutricional, um plano nutricional deve ser instituído imediatamente; e pacientes sem risco nutricional à admissão devem ser reavaliados a cada 7 dias. A triagem nutricional também gera indicador de qualidade para a assistência nutricional adequada.

➡ Avaliação Nutricional

Para a realização de uma intervenção nutricional precoce e adequada, é necessária uma avaliação adequada do estado nutricional. A avaliação nutricional consiste em um conjunto de métodos clínicos, laboratoriais e de imagem para avaliação do paciente, tem um custo mais elevado do que a triagem nutricional, mas auxilia nos ajustes pormenorizados da terapia nutricional e no acompanhamento seriado do paciente.

As principais sociedades de terapia nutricional discordam sobre a melhor maneira de se avaliar o paciente crítico. Enquanto a Sociedade Americana de Nutrição Enteral e Parenteral (ASPEN) sugere o uso de uma ferramenta subjetiva, a Sociedade Europeia de Nutrição e Metabolismo (ESPEN) propõe um modelo objetivo focado no índice de massa corporal (IMC), no índice de massa livre de gordura (IMLG) e na perda ponderal. A Tabela 19.1 descreve alguns exames clínicos e laboratoriais utilizados na prática clínica.

A perda muscular no doente crítico está relacionada ao aumento da morbidade e à perda funcional a longo prazo. O uso de métodos de avaliação, como ultrassonografia do reto femoral, tomografia computadorizada e bioimpedância elétrica, pode contribuir para um acompanhamento mais preciso da perda de massa muscular no paciente em UTI.

Como ainda não há um instrumento validado específico para pacientes em UTI, recomenda-se que a avaliação nutricional utilizada deve contemplar anamnese, relato de perda de peso não intencional ou diminuição do desempenho físico antes da admissão na UTI, exame físico e, se possível, avaliação da composição corporal e força muscular. Para avaliação de força muscular, em pacientes colaborativos, pode-se utilizar o dinamômetro (força de preensão palmar) e o teste de se sentar na cadeira e levantar-se. Também pode ser utilizada a escala de MRC *(Medical Research Counceil)*, geralmente empregada pelos fisioterapeutas.

No doente crítico obeso, além da avaliação habitual, recomenda-se incluir na avaliação de marcadores de síndrome metabólica, como glicemia, triglicerídeos, colesterol total e frações, presença de hipertensão arterial e circunferência abdominal.

◼ Tabela 19.1 – Métodos de Avaliação Nutricional.

Categoria	Exame	Comentário
Antropometria	• Porcentagem de perda de peso (PP): $\% PP = \dfrac{\text{PESO ATUAL (kg)} \times 100}{\text{PESO HABITUAL (kg)}}$ • Índice de massa corporal • Circunferências e pregas cutâneas	• Auxilia no diagnóstico de desnutrição; se o paciente perdeu mais de 10% do peso em 6 meses é considerado desnutrido grave • Classifica primariamente os pacientes em eutróficos, desnutridos, sobrepeso ou obesos; • Pouco utilizada por risco de viés, por exemplo em pacientes edemaciados; a circunferência da panturrilha pode ser utilizada para triagem de sarcopenia, em especial associada ao SARC-F, o SARC-Calf
Exames Bioquímicos	Albumina, pré-albumina, transferrina, proteína ligada ao retinol, balanço nitrogenado, índice creatinina-altura	Devem ser analisados com cautela no ambiente de UTI. As proteínas de fase aguda como a albumina podem estar reduzidas, denotando inflamação aguda e não estado nutricional

■ Tabela 19.1 – Métodos de Avaliação Nutricional.

Categoria	Exame	Comentário
Composição Corporal	Bioimpedância elétrica	**Vantagens:** portátil, baixo custo, pode ser feito no paciente acamado. Mede ângulo de fase que está relacionado com **Desvantagens:** estima a composição corporal de maneira indireta, pode sofrer interferência pelo estado de hidratação do paciente;
	Tomografia computadorizada (corte L3)	**Vantagens:** alta precisão, exame considerado padrão ouro, diferencia os tecidos. **Desvantagens:** alto custo, exame de conveniência.
	Ultrassonografia de Quadríceps	**Vantagens:** portátil, baixo custo, pode ser feito no paciente acamado. **Desvantagens:** não faz diagnóstico de sarcopenia, compara o paciente com ele mesmo.

Fonte: Desenvolvida pela autoria.

➡ Resposta Metabólica ao Trauma e Nutrição

O paciente crítico sofre uma injúria aguda por trauma, infecção ou cirurgia, levando a um processo inflamatório sistêmico complexo. Na fase aguda da doença crítica, hormônios catabólicos (p. ex., glucagon, cortisol e catecolaminas) são secretados como resposta à inflamação e mobilizam as reservas nutricionais do corpo (músculo e tecido adiposo) para a geração de substrato energético endógeno (glicose, aminoácidos e gordura livre). Ocorre uma priorização desses substratos energéticos a órgãos vitais como o cérebro e coração. Nos primeiros dias do insulto agudo, há uma intensa produção de glicose endógena como mecanismo fisiológico de resposta à inflamação, por isso a literatura mais recente não recomenda oferta excessiva de calorias nos primeiros 2 a 3 dias em virtude do risco de hiperalimentação. A Figura 19.1 ilustra a fisiopatologia da inflamação no paciente crítico e a mobilização dos macronutrientes. Ao mesmo tempo, citocinas pró-inflamatórias como as IL-1, IL-6 e o fator de necrose tumoral alfa (TNF-α) também são liberados em resposta ao insulto agudo e exacerbam ainda mais o processo de catabolismo. Durante esses estados inflamatórios, o fornecimento de nutrição não é capaz de reverter completamente a perda de massa celular corporal, porém é capaz de amenizá-la, auxiliando o paciente na sua recuperação.

Como modelo de injúria aguda, pode-se considerar a sepse. Esta é caracterizada por uma resposta catabólica aguda que resulta em mobilização das reservas de energia à medida que as reservas musculares, de glicogênio e lipídios são utilizadas para aumentar a produção de glicose. Isso contribui para a rápida perda de massa corporal magra, contribuindo para a perda de massa muscular, fraqueza e perda da função física comumente conhecida como fraqueza adquirida na UTI ou síndrome pós-UTI.

A deterioração do estado nutricional está intimamente relacionada com piores desfechos de pacientes críticos. Estudos mostram que até 35% dos pacientes estão desnutridos no momento da admissão na UTI e que, entre os que internam com estado nutricional adequado, até 40% evoluem com perda ponderal maior que 10 kg durante o período de terapia intensiva. Quanto maior a perda ponderal na internação, piores são os desfechos, como lesão por pressão, dificuldade de cicatrização de feridas, aumento da incidência de infecções, e observa-se que se o paciente perde mais de 40% do peso, há uma associação com 100% de mortalidade.

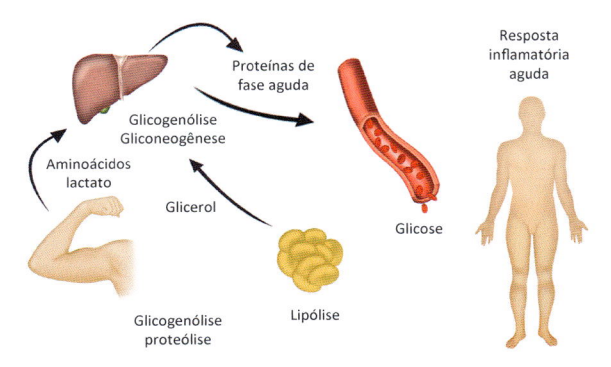

Figura 19.1 – Resposta metabólica ao trauma.
Fonte: Desenvolvida pela autoria.

➡ Tempo de início da Terapia Nutricional Enteral

A terapia nutricional precoce é fundamental para prevenir efeitos negativos associados à desnutrição e para amenizar o estresse catabólico presente em pacientes críticos. A literatura também mostra que a terapia nutricional precoce é primordial para prevenir efeitos negativos da desnutrição e amenizar o estresse catabólico comum em doentes críticos.

Diversos estudos e metanálises correlacionam o início precoce de dieta enteral em 24 a 48 horas da admissão na UTI com redução de mortalidade nos pacientes críticos. Assim, as Sociedades de Terapia Nutricional Americana (ASPEN), a Europeia (ESPEN) e a Brasileira (BRASPEN), recomendam o início da dieta enteral entre 24 e 48 horas para pacientes que não estiverem em condições clínicas para alimentação por via oral e que estejam hemodinamicamente estáveis. Em paciente com uso de doses estáveis de droga vasoativa ou doses decrescentes, desde que tenham perfusão tecidual adequada, pode-se iniciar a terapia nutricional enteral com volume baixo (10-20 mL/h), e observar tolerância.

Algumas situações denotam contraindicação para o início da terapia nutricional enteral, são elas: intolerância gastrointestinal; isquemia intestinal; oclusão intestinal; síndrome compartimental abdominal; instabilidade hemodinâmica grave; com doses crescentes de catecolaminas; choque refratário ou sinais clínicos e laboratoriais de má perfusão tecidual. Não há na literatura uma dose numérica de droga vasoativa que contraindique a nutrição, deve-se levar em conta os parâmetros hemodinâmicos de perfusão tecidual e a tendência à elevação ou queda da droga para avaliação criteriosa à beira-leito.

➡ Tempo de início da terapia nutricional parenteral

A nutrição parenteral (NP) precoce está indicada para pacientes gravemente desnutridos ou que tenham risco nutricional triados por meio de alguma ferramenta de triagem nutricional e que estejam impossibilitados de receber nutrição por via oral ou enteral. Nesses casos, recomenda-se início o quanto antes, desde que o paciente haja estabilidade clínica. Para pacientes com baixo risco nutricional, o início da terapia nutricional parenteral, como via exclusiva de alimentação, está indicado, na impossibilidade do uso da via enteral, de 5 a 7 dias da admissão, desde que estáveis hemodinamicamente.

A terapia nutricional parenteral suplementar deve ser considerada após 7 dias, independentemente do estado nutricional do paciente, e se a via enteral for incapaz de atender > 60% das necessidades calóricas e proteicas.

➡ Vias de Acesso para Nutrição Enteral e Parenteral

Quanto ao acesso enteral, pode-se utilizar a via nasoenteral, oroenteral, com posicionamento gástrico ou pós-pilórico. Caso o paciente necessite de sonda enteral por mais de 4 semanas, sugere-se a confecção de uma via definitiva, como gastrostomia ou jejunostomia. Com relação ao início de dieta enteral em posição gástrica ou pós-pilórica, as diretrizes recomendam que se inicie a dieta enteral o quanto antes, mesmo que a sonda esteja em posição gástrica. O posicionamento pós-pilórico pode ser considerado em situações como intolerância à dieta enteral na via gástrica, presença de gastroparesia, pacientes muito idosos, diabéticos, vítimas de traumatismo cranioencefálico ou presença de refluxo gastroesofágico.

Quanto ao acesso venoso para a nutrição parenteral, este pode ser periférico ou central. Na via periférica, a NP pode ser mantida por 10 a 14 dias, respeitando-se uma osmolaridade máxima da solução de 900 MOsM, sempre em via exclusiva. Para a NP central, podem ser utilizados cateter venoso central, cateter central de inserção periférica (PICC) ou dispositivos de longa permanência (cateter de Hickman, Permcath), muitas vezes reservados a pacientes que receberão a NP por tempo prolongado em regime de *homecare.* Sempre a NP deve ser infundida em via exclusiva, não podendo ser administrada em conjunto com nenhum outro medicamento, em bomba de infusão contínua. Não é necessária a passagem de um novo cateter para o início da NP, apenas a reserva da via. É importante lembrar que boas práticas na passagem do acesso, lavagem de mãos e cuidados de assepsia na administração da NP garantem a redução do risco de infecção. Uma metanálise mostrou que, comparado a nutrição enteral, a NP é segura e não aumenta o risco de infecção, desde que bem planejada e calculada e sem excesso de calorias calculadas.

➡ Cálculo de metas nutricionais

Entre as três ferramentas mais comumente utilizadas para realizar cálculos das necessidades nutricionais, calorimetria indireta (CI), fórmulas preditivas e fórmulas de bolso, a CI é considerada método padrão-ouro. Essa ferramenta estima o gasto energético basal por meio do coeficiente respiratório medido pelo oxigênio consumido e o gás carbônico exalado, porém, por ser o método de maior custo e menos disponível na prática clínica hospitalar, é menos utilizado. Na impossibilidade do uso da CI, as diretrizes nacionais e internacionais recomendam o uso das fórmulas de bolso em razão de sua simplicidade e da fácil aplicabilidade em comparação com as equações preditivas. As fórmulas de bolso utilizam um valor fixo de caloria/kg de peso/dia e proteína/kg de peso/dia.

A meta calórica do doente crítico deve ser capaz de oferecer a energia mínima para manutenção do metabolismo basal, com o objetivo de amenizar os efeitos prejudiciais do catabolismo presente em situações de estresse. O paciente crítico recebe inúmeras soluções endovenosas ao longo do dia. Soro glicosado como diluição de medicamentos, antibióticos ou mesmo no soro de "manutenção", sedativos, analgésicos, drogas vasoativas além da dieta enteral ou parenteral. Assim, recomenda-se que o cálculo da ingestão calórica total deve incluir a ingestão de calorias não nutricionais (especialmente propofol, citrato na anticoagulação da hemofiltração contínua e soro glicosado).

O propofol utilizado como sedativo pode representar uma parcela significativa da ingestão calórica total. As apresentações 1% e 2% de propofol contém 0,1 g de gordura/mL. O propofol é composto de ômega 6, lipídio pró-inflamatório e, agora em apresentações mais modernas, um misto de ômega 6 e triglicérides de cadeia média. Um estudo com 687 pacientes críticos mostrou que o uso de propofol resultou em uma ingestão calórica adicional de cerca de 146 kcal/dia, correspondendo a 17% da ingestão calórica total.

O citrato trissódico é comumente usado para anticoagulação regional durante a terapia de substituição renal. O número de calorias efetivas fornecidas pelo citrato depende da concentração de citrato/taxa de infusão, da taxa de fluxo sanguíneo, da fração de filtração do ultrafiltrado por unidade de tempo e do tipo de filtro. Por exemplo, uma solução de citrato trissódico pode conter 0,59 kcal/mmol. Uma taxa de infusão de 11-20 mmol/hora de acordo com 3 kcal/g resultaria em uma ingestão calórica de 150-280 kcal/dia.

A meta proteica tem como objetivo oferecer aporte ideal para síntese de proteínas endógenas, recuperação celular, manutenção de massa magra e redução da proteólise. Em pacientes obesos, em decorrência de maior susceptibilidade de complicações decorrentes do *overfeeding*, recomenda-se dieta hipocalórica e hiperproteica, objetivando minimizar complicações e favorecer o anabolismo adequado, preservando a massa muscular.

Deve-se acompanhar o tempo que se leva para atingir as metas nutricionais estabelecidas. No momento, com base nos últimos consensos, recomenda-se, para pacientes de alto risco nutricional, que o alcance de metas deva ser progressivo, até o 4º dia, com pelo menos 80% das metas na 1ª semana.

Essa questão ainda segue em análise e em constante questionamento, em especial quanto ao tempo do alcance da meta proteica. O estudo PROTINVENT (*PROTein INtake and clinical outcomes of adult critically ill patients on prolonged mechanical VENTilation*) avaliou o tempo e a dose proteica ofertada, avaliando como desfecho mortalidade em 6 meses e melhora dos desfechos secundários no paciente crítico. Os pacientes que receberam < 0,8 g de ptn/kg/dia nos 3 primeiros dias e > 0,8g de ptn/kg/dia entre o 4º e o 7º dias tiveram menor mortalidade associada. Outro estudo recente, o EFFORT, comparou a prescrição de alta dose de proteína (≥ 2,2 g/kg/dia) com a dose menor de proteína (≤1,2 g/kg/dia) iniciada dentro de 4 dias da internação na UTI. O desfecho primário foi tempo de alta hospitalar em até 60 dias após a admissão na UTI e o desfecho secundário foi mortalidade em 60 dias. O estudo mostrou que a administração de doses mais altas de proteína na UTI não melhorou o tempo de alta hospitalar e pode ter associação com piores desfechos em pacientes com lesão renal aguda e disfunção múltipla de órgãos. Assim, recomenda-se seguir as metas sugeridas pelos consensos, porém tendo cautela nos pacientes mais graves e progredindo as metas em crescente conforme evolução clínica e tolerância.

■ Tabela 19.1 – Necessidades calóricas.

Eutróficos	15 a 20 kcal 1 ao 4 dia, 25 a 30 kcal/kg/peso atual após o 4º dia
Obeso com IMC 30-50	11-14 kcal/kg/dia de peso atual
Obeso com IMC > 50	22-25 kcal/kg/dia de peso ideal
Desnutrição grave	Iniciar com < 20kcal/kg ou 80% da meta calórica – progressão lenta – atentar à síndrome de realimentação
Hepatopatas	Utilizar peso seco ou habitual para cálculos
Anasarca	Utilizar peso seco ou habitual para cálculos

Fonte: Adaptada de McClave, et al., 2016; Castro, et al., 2018.

■ Tabela 19.2 – Necessidades proteicas.

Eutróficos	1,3 a 2 g/kg/dia de peso atual
Obeso IMC 30-40 kg/m²	2 g/kg/dia de peso ideal
Obeso IMC ≥ 40kg/m²	2,5 g/kg/dia de peso ideal
Queimados	1,5 a 2 g/kg/dia de peso atual
Pacientes em hemodiálise	1,5 a 2,5 g/kg/dia* de peso seco

*Considerar a modalidade dialítica para o cálculo proteico.

Fonte: Adaptada de Singer, et al., 2019; Castro, et al., 2018.

➡ Princípios básicos de prescrição de terapia nutricional enteral

De acordo com a Resolução de Diretoria Colegiada (RDC) n. 21, de 2015, da Agência Nacional de Vigilância Sanitária (Anvisa), a nutrição enteral é definida como "alimento para fins especiais, industrializado, apto para uso por tubo e, opcionalmente, por via oral, consumido somente sob orientação médica ou de nutricionista, especialmente processado ou elaborado para ser utilizado de forma exclusiva ou complementar na alimentação de pacientes com capacidade limitada de ingerir, digerir, absorver e metabolizar alimentos convencionais ou de pacientes que possuem necessidades nutricionais específicas determinadas por sua condição clínica".

As principais indicações da terapia nutricional enteral (TNE) são os quadros em que o trato gastrointestinal (TGI) é total ou parcialmente funcional, porém a ingesta via oral está contra indicada ou é insuficiente para atingir mais de 60% das necessidades nutricionais diárias, com destaque para os pacientes desnutridos (Quadro 19.2).

Em relação aos tipos de dieta, existem fórmulas específicas para terapia nutricional enteral de acordo com a doença e/ou a alteração metabólica de cada paciente crítico, variando a densidade energética, proteica e lipídica, conforme a tabela a seguir (Tabela 19.3) baseada na RDC n. 21, de 2015, da Anvisa.

Vale destacar que não há indicação primária para o uso de formulações oligoméricas ou elementares no doente crítico, devendo ser priorizadas as formulações poliméricas inicialmente.

■ Quadro 19.2 – Indicações de TNE.

Trato gastrointestinal íntegro	▪ Lesões do sistema nervoso central
	▪ Anorexia nervosa
	▪ Estado hipermetabólicos:
	  • Caquexia (câncer, cardiopatas, pneumopatas)
	  • Politrauma
	  • Grandes queimados

Dificuldade de acesso ao TGI preservado	▪ Lesão de face e mandíbula ▪ Neoplasias de boca e hipofaringe ▪ Obstruções parciais ou cirurgias esofágicas ▪ Disfagia orofaríngea
Anormalidades funcionais do TGI	▪ Gastroparesia ▪ Íleo metabólico ▪ Síndrome do intestino curto ▪ Enterite actínica ▪ Suboclusões intestinais altas

Fonte: Adaptado de Waitzberg, et al., 2008.

■ Tabela 19.3 – Tipos de fórmula enteral.

Nutriente	Tipos	Critérios
Energia	▪ Densidade energética baixa ▪ Densidade energética normal ▪ Densidade energética alta	▪ < 0,9 kcal/mL ▪ 0,9 – 1,2 kcal/mL ▪ >1,2 kcal/mL
Proteína	▪ Fórmula hipoproteica ▪ Fórmula normoproteica ▪ Fórmula hiperproteica ▪ Fórmula polimérica ▪ Fórmula oligomérica ▪ Fórmula elementar	▪ < 10% do VET ▪ 10 – 20% do VET ▪ > 20% do VET ▪ Somente com proteínas na forma intacta ▪ Quantidade de proteínas hidrolisadas na forma de peptídeos > 50% do teor de proteínas da fórmula ▪ Somente com aminoácidos livres

(Continua)

■ Tabela 19.3 – Tipos de fórmula enteral. (*Continuação*)

Nutriente	Tipos	Critérios
Lípideos	▪ Fórmula hipolipídica ▪ Fórmula normolipídica ▪ Fórmula hiperlipídica	▪ < 15% do VET ▪ 15 – 35% do VET ▪ > 35% do VET
Carboidratos	▪ Isento de lactose ▪ Isento de sacarose	▪ Lactose < 25 mg/100 kcal ▪ Não contêm sacarose na fórmula
Fibras	▪ Fonte de fibras ▪ Alto teor de fibras ▪ Sem fibras	▪ > 1,5 g/100 kcal ▪ > 3 g/100 kcal ▪ < 0,1 g/100 kcal
Sódio	▪ Hipossódica	▪ < 50 mg/100 kcal

VET: valor energético total.

Fonte: Adaptada de Brasil, 2015.

Formulações imunomoduladoras, caracterizadas pela presença de ômega 3, arginina e nucleotídeos, também não devem ser prescritas rotineiramente no ambiente de terapia intensiva, exceto em pacientes oncológicos em pós-operatório de cirurgias de grande porte (principalmente neoplasias de TGI alto e cabeça/pescoço).

Outro ponto de debate é em relação ao uso de fórmulas hipercalóricas *versus* fórmulas normocalóricas, tema abordado pelo estudo TARGET, que comparou a TNE precoce, usando o mesmo volume, de uma dieta hipercalórica e de uma dieta normocalórica em pacientes clínicos sob ventilação mecânica. O desfecho primário foi mortalidade em 90 dias. O estudo mostrou que não houve diferença de mortalidade entre os grupos com uso da fórmula enteral hipercalórica e normocalórica.

Em relação ao uso de fibras, apesar dos novos estudos publicados, não existe ainda evidência que suporte o uso rotineiro de fibras para o doente grave. Em pacientes com diarréia persistente que estejam hemodinamicamente compensados e não tenham dismotilidade, o uso de fibras solúveis pode ser considerado.

De maneira geral, as condições que impedem o uso do trato gastrointestinal constituem as contraindicações para o uso da TNE, com alguns exemplos a seguir (Quadro 19.4).

■ Quadro 19.4 – Contraindicações à TNE.

Exemplos	Comentários
Doença terminal	Os riscos suplantam os benefícios
Síndrome do intestino curto	Fases mais tardias da reabilitação intestinal
Obstrução intestinal baixa ou completa	Ausência de trânsito intestinal viável
Vômitos incoercíveis	Impedem a manutenção da sonda nasoenteral
Fístulas intestinais	Fístulas de alto débito e jejunais

Fonte: Adaptado de Waitzberg, et al., 2006.

➡ Complicações associadas à terapia nutricional enteral

As complicações decorrentes da TNE podem ser mecânicas, metabólicas, gastrointestinais e infecciosas.

As principais complicações mecânicas associadas são obstrução da sonda, saída ou deslocamento acidental da sonda, erosões nasais, sinusite aguda, rouquidão, otite aguda, esofagite, ulceração e estenose esofágica. A maioria das complicações mecânicas pode ser prevenida com o uso de sondas mais flexíveis e de menor calibre, além de fixação adequada.

As complicações metabólicas são menos comuns com a TNE em relação à terapia nutricional parenteral (TNP). Alterações no balanço hídrico, desde hipervolemia ou hipovolemia, e disglicemias, principalmente a hiperglicemia, são as anormalidades mais frequentes, não havendo importantes alterações eletrolíticas na ausência de diarreia ou lesão renal aguda.

As complicações do trato gastrointestinal decorrentes da nutrição enteral são náuseas, vômitos, refluxo gastroesofágico, distensão abdominal, diarreia e constipação. É importante ressaltar que a complicação mais grave da terapia enteral é a aspiração pulmonar decorrente do refluxo gastroesofágico. A localização da ponta da sonda no esôfago ou na parte superior do estômago, gastroparesia, diminuição da pressão do esfíncter esofagiano inferior, grande volume de dieta, posição do paciente durante a infusão e uso de medicações que reduzem a peristalse do TGI são alguns fatores de risco que predispõem à aspiração. Em pacientes com risco elevado de aspiração, a oferta da nutrição enteral deve ser realizada em sistema de infusão contínua. O Quadro 19.5 sumariza as possíveis causas e o manejo clínico.

▣ Quadro 19.5 – Complicações relacionadas à TNE.

Complicação	Causas	Manejo
Náuseas e vômitos	Efeito colateral de medicações, alto volume de dieta e obstrução do TGI	▪ Excluir obstrução do TGI, uso de fórmulas hipercalóricas para redução do volume prescrito e prescrição de procinéticos
Gastroparesia	Comum em pacientes críticos ou com descontrole glicêmico Efeito colateral de medicações e uso de fórmulas ricas em fibras/lipídios	▪ Controle glicêmico, revisão das medicações prescritas, uso de procinéticos ▪ Posicionamento da SNE pós-pilórica, uso de sondas treluminas e gastrojejunostomia ▪ Evitar fórmulas hiperlipídicas, osmolaridade elevada e com fibras
Diarreia	Efeito colateral de medicações, infecções gastrointestinais, contaminação ou mau condicionamento da dieta enteral	▪ Revisão das medicações prescritas ▪ Excluir ou tratar possíveis causas infecciosas ▪ Considerar uso de fibras e simbióticos ▪ Considerar antidiarreicos ▪ Trocar sistema de infusão da dieta (equipo, frascos e bolsas)
Constipação	Dismotilidade, hipovolemia, distúrbios hidroeletrolíticos	▪ Uso de laxantes combinados ▪ Aumentar oferta hídrica ▪ Descartar obstrução intestinal (pp fecaloma) ▪ Corrigir distúrbios hidroeletrolíticos ▪ Considerar uso de fibras

Fonte: Adaptado de Waitzberg, et al., 2006.

A principal complicação infecciosa associada à TNE é a gastroenterite por contaminação da dieta enteral no preparo, transporte ou durante a administração, sendo evento raro com as dietas industrializadas atualmente.

→ Princípios básicos de prescrição de terapia nutricional parenteral

De acordo com a Portaria nº 272 da Anvisa, a nutrição parenteral é definida como solução ou emulsão, composta basicamente de carboidratos, aminoácidos, lipídios, vitaminas e minerais, estéril e apirogênica, acondicionada em recipiente de vidro ou plástico, destinada à administração intravenosa em pacientes desnutridos ou não, em regime hospitalar, ambulatorial ou domiciliar, visando a síntese ou manutenção dos tecidos, órgãos ou sistemas.

A principal indicação de terapia nutricional parenteral (TNP) é suprir as necessidades nutricionais e metabólicas de pacientes que não as atingem por via oral ou por via enteral. A TNP pode ser necessária para pacientes com quadros disabsortivos, impossibilidade de acesso ao trato gastrointestinal ou por intolerância à TNE, podendo ser listadas as mais diversas situações: perioperatório de cirurgias de grande porte; fístulas digestivas de alto débito; obstrução intestinal completa; íleo metabólico acentuado; síndrome do intestino curto; e isquemia mesentérica.

Dentro da terapia intensiva, é frequente a impossibilidade de uso do TGI com finalidade nutricional. A falência intestinal é comum, uma vez que o fluxo sanguíneo é desviado preferencialmente para órgãos mais vitais, e a isquemia mesentérica pode ser resultado da instabilidade hemodinâmica e do uso de vasopressores. Conforme comentado previamente, a TNE precoce pode oferecer melhores resultados que a TNP, contudo, o benefício inexiste caso haja atraso no início e na progressão da NE. De acordo com o último guideline da ASPEN, no paciente de baixo risco nutricional, podemos aguardar os 5 a 7 primeiros dias após admissão para prescrição da TNP nos casos em que não se mantém uma ingesta oral voluntária e o início da TNE não é possível. No paciente de alto risco nutricional ou gravemente desnutrido, quando a TNE não for viável, deve-se iniciar TNP logo após a admissão na UTI.

É interessante destacar que, mesmo quando a TNP for a principal modalidade de terapia nutricional, é recomendável utilizar terapias combinadas, empregando seja a terapia oral, seja a terapia enteral, a fim de ajudar na manutenção do trofismo gastrointestinal.

Em relação às características da NP, não existem evidências de superioridade clínica entre o uso de NP pronta para uso e NP manipulada. Quanto aos componentes da bolsa, é válido destacar que estudos recentes apontam a favor do uso de emulsões lipídicas mais balanceadas contendo triglicerídeos de cadeia média (TCM), óleo de oliva e óleo de peixe no paciente crítico pelo efeito de redução das citocinas pró-inflamatórias, porém ainda necessitam de confirmação por estudos prospectivos e controlados.

A decisão de iniciar a TNP deve ser baseada na possibilidade de alcançar, individualmente, um objetivo bem definido. Não existe a solução "ideal" de NP, devendo esta ser modificada para acompanhar as necessidades individuais de cada paciente, conforme o Quadro 19.6.

■ Quadro 19.6 – Considerações prévias às indicações de TNP.

Pacientes candidatos à terapia de nutrição parenteral não podem, não devem ou não manterão ingestão enteral adequada para manter seu estoque de nutrientes Esses pacientes já são desnutridos ou têm risco de se tornarem mal nutridos
Nutrição parenteral periférica está indicada para: a. pacientes que não podem ingerir ou absorver mais de 60% das necessidades nutricionais por via oral ou enteral b. pacientes selecionados para aporte nutricional endovenoso parcial ou total por até 2 semanas c. na incapacidade de acesso venoso central com boa rede venosa periférica
Nutrição parenteral central está indicada quando: a. seus benefícios superam os riscos b. tempo de duração maior que 2 semanas c. o acesso venoso periférico é limitado d. houver necessidade de grande quantidade de nutrientes e. houver necessidade de restrição de fluidos

Fonte: Adaptado de ASPEN, 2012 Core Curriculum modificada.

A monitorização da TNP é fundamental para a prevenção de complicações e deve incluir avaliações diárias e semanais, para permitir o acompanhamento da evolução nutricional dos pacientes. Além da dosagem diária de eletrólitos, deve-se ficar atento à quantidade de nutrientes administrados com a necessidade nutricional estimada. Mudanças no quadro clínico e, consequentemente, no fator de atividade do paciente implicam novas estimativas nutricionais. Pacientes que recebem TNP, principalmente por longo período ou em uso de sedativos ricos em lipídios como o propofol, podem apresentar alterações no metabolismo da gordura e, portanto, devem dosar triglicérides com maior regularidade.

O princípio geral que determina a interrupção da TNP é a restauração da função do TGI. A transição entre a TNP e a alimentação oral deve ser gradual e, eventualmente, por TNE para permitir que o TGI readapte-se ao processo digestivo. De maneira geral, a despeito de alguns estudos mostrarem dados contrários, a NP não deve ser interrompida abruptamente em razão do elevado nível de insulina circulante, havendo o risco de hipoglicemia reacional, principalmente nas primeiras 2 horas após a suspensão. É recomendado reduzir gradualmente a velocidade de infusão da NP, seguindo-se a retirada do cateter central, se indicada.

A TNP está contraindicada nos pacientes capazes de atingir suas necessidades nutricionais mais de 60% seja por via oral ou enteral. Também não há indicação quando não se pode estabelecer claramente o objetivo da terapia nutricional, na vigência de instabilidade hemodinâmica ou quando for usada para prolongar a vida de pacientes terminais.

➡️ Complicações associadas à terapia nutricional parenteral

A terapia intensiva é um dos locais em que mais se utiliza a TNP, haja vista a frequência de disfunção intestinal nessa população e, portanto, é necessário conhecer as principais complicações associadas a esta terapia e o seu manejo (Quadro 19.7).

Entre as complicações metabólicas, a de maior destaque é a síndrome de realimentação (SR), a qual, apesar de não ser exclusiva da TNP, podendo ocorrer também na terapia enteral ou oral, é mais frequente entre os pacientes internados nas unidades de terapia intensiva.

A síndrome de realimentação é descrita como um conjunto de alterações metabólicas e eletrolíticas que ocorrem como resultado da reintrodução e/ou aumento da oferta de calorias após um período de diminuição ou ausência de ingestão calórica. Nesses pacientes, o fígado usa o glicogênio para reservar energia e a glicose é resultado da gliconeogênese dos aminoácidos do músculo esquelético e, posteriormente, da produção de cetonas pela oxidação de ácidos graxos livres.

■ Quadro 19.7 – Complicações relacionadas à TNP.

Complicação		Manejo
Complicações mecânicas	1. Flebite	1. Nutrição parenteral periférica < 7-10 dias
		1. Troca do acesso venoso a cada 48-72 horas
		1. Evitar via de acesso para outros fins que não a nutrição parenteral
		1. Considerar dieta parenteral com maior aporte lipídico, a fim de reduzir concentração de carboidratos e osmolaridade
	2. Pneumotórax	2. Realizar punção guiada com auxílio de ultrassonografia
	3. Trombose relacionada ao cateter	3. Evitar coleta de sangue pelo cateter de nutrição parenteral
		3. Heparina, quando não houver contraindicação
	4. Embolia do cateter	4. Deve ser a retirada da ponta do cateter realizada por procedimento cirúrgico
Complicações infecciosas	Infecção de corrente sanguínea associada ao cateter	▪ Treinamento adequado da equipe (lavagem e higienização das mãos, precaução no momento de inserção do cateter, paramentação adequada, antissepsia da pele com clorexidina)
Complicações metabólicas	1. Hiperglicemia	1. Insulinoterapia
		1. Dosagem correta de carboidratos na solução
		1. Controle de fontes alternativas de glicose
		1. Nutrição enteral complementar adequada
	2. Hipoglicemia	2. Administração de glicose e monitoração da glicemia
		2. Redução gradual da nutrição parenteral e progressão gradativa da nutrição enteral/oral

(Continua)

■ Quadro 19.7 – Complicações relacionadas à TNP. (*Continuação*)

Complicação		Manejo
Complicações metabólicas	**3.** Hiper e hipovolemia	**3.** Controle de balanço hídrico rígido
	4. Distúrbios de íons séricos	**4.** Cuidado na oferta e no controle sérico diário de eletrólitos
	5. Hipertrigliceridemia	**5.** Infusão de lipídios a 0,8-1,1 g/kg/dia e suspensão temporária da TNP em casos de triglicérides séricos > 400 mg/dL
Complicações gastrointestinais	Doença hepática associada à NP (esteatose, colestase, esteato-hepatite, lama biliar e colelitíase)	▪ Evitar infusão excessiva de carboidratos e lipídios (*overfeeding*) ▪ Associar nutrição oral ou enteral sempre que possível ▪ Priorizar emulsão lipídica,contendo óleo de peixe (ômega 3) ▪ Reduzir tempo de infusão da TNP

Fonte: Adaptado de Faintuch, et al., 2016.

A reintrodução de carboidratos, independentemente da via, ocasiona a volta da glicose como fonte energética principal, consumindo grande quantidade de intermediários fosforilados, além de um movimento dos íons potássio e magnésio no sentido intracelular e retenção de água/sódio decorrentes do pico insulínico, fatos que resultam na hipofosfatemia (principal), hipocalemia e hipomagnesemia. A deficiência de tiamina também pode se manifestar como resultado da SR, uma vez que a demanda por tiamina aumenta durante a repleção nutricional, pois é um cofator para vias metabólicas dependentes de glicose.

As principais manifestações clínicas de acordo com alterações metabólicas são descritas a seguir (Quadro 19.8).

O manejo preventivo consiste na correção antecipada dos níveis séricos dos eletrólitos de maior risco (fósforo, magnésio e potássio) e progressão gradual do aporte nutricional. A tiamina e outras vitaminas do complexo B devem ser repostas antes e nos 3 a 7 primeiros dias da terapia nutrológica nos pacientes de alto risco. Naqueles pacientes que evoluem com quadro sugestivo de SR, deve-se retardar o aumento da oferta energética até que suceda a melhora dos eletrólitos e de eventuais intercorrências clínicas associadas. A seguir, o algoritmo para identificação e manejo de pacientes em risco de desenvolver síndrome de realimentação.

◼ Quadro 19.8 – Sinais e sintomas da SR.

Hipofosfatemia	Hipocalemia	Hipomagnesemia	Deficiência de tiamina	Retenção de sódio
▪ Fraqueza ▪ Parestesias ▪ Convulsão ▪ Paralisia arreflexa ▪ Insuficiência respiratória ▪ Hemólise	▪ Fraqueza ▪ Parestesias ▪ Arritmias ▪ Rabdomiólise	▪ Tremores ▪ Convulsão ▪ Coma ▪ Arritmias	▪ Encefalopatia de *Wernicke* ▪ Insuficiência cardíaca de alto débito (Beribéri)	▪ Anasarca ▪ Edema pulmonar

Fonte: Adaptado de Kraft, et al., 2005.

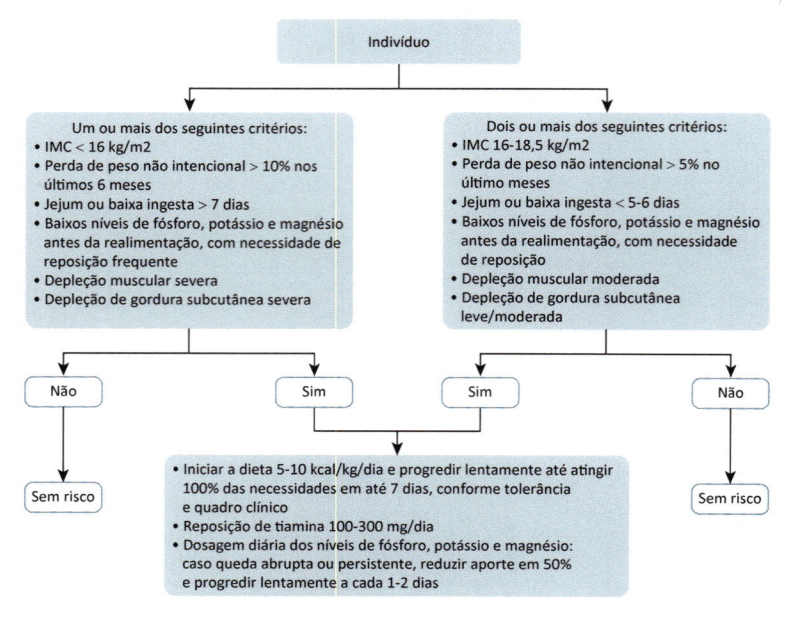

◼ Figura 19.2 – Algoritmo para identificação e manejo de pacientes em risco de desenvolver síndrome de realimentação.
Fonte: Desenvolvida pela autoria.

→ Particularidades da terapia nutricional no paciente com doença hepática

O comprometimento funcional do fígado nos pacientes com doença hepática crônica altera o metabolismo de macro e micronutrientes devido às mudanças nos processos anabólicos e catabólicos com consequente prejuízo no estado nutricional. Na cirrose hepática, o comprometimento progressivo do metabolismo de carboidratos, proteínas e lipídios, caracterizado por depleção do glicogênio hepático, metabolismo não oxidativo prejudicado da glicose e redução da taxa de síntese de albumina, justifica o alto gasto energético de repouso, que, associado à ingestão alimentar insuficiente, resulta na prevalência de cerca de 80% de desnutrição proteico-calórica em pacientes com doença hepática em estágios mais avançados. De forma geral, esses pacientes têm necessidades calóricas que giram em torno de 35 a 40 kcal/kg/dia, considerando-se o peso seco.

Atualmente, não há indicação de restrição proteica como profilaxia ou tratamento de encefalopatia hepática, uma vez que a maioria dos pacientes tolera cargas proteicas próximas de 1,8 g/kg de peso/dia. Naquelas pacientes com encefalopatia hepática em graus acentuados ou que não toleram as proteínas da dieta, um percentual da proteína animal pode ser substituída pela vegetal, contendo aminoácidos de cadeia ramificada (AACR), os quais são mais bem tolerados e parecem ter um efeito benéfico sobre o *clearance* da amônia plasmática. Contudo, vale ressaltar um detalhe interessante em relação ao quadro de insuficiência hepática fulminante, em que, devido à perda da função hepatocelular e subsequente falência de múltiplos órgãos, há um grave desarranjo do metabolismo de carboidratos, proteínas e lipídios, caracterizado por produção hepática de glicose e depuração de lactato prejudicadas, bem como catabolismo proteico associado à acidose láctica e hiperamonemia. Nesses pacientes com encefalopatia hepática e amônia arterial altamente elevada com risco de edema cerebral, o suporte nutricional proteico pode ser adiado por 24 a 48 horas até que a hiperamonemia seja controlada.

A indicação para TNE e TNP no hepatopata grave segue as mesmas diretrizes descritas anteriormente, sendo a via preferencial a oral e, na impossibilidade de atingir as necessidades nutricionais, indica-se o uso da TNE caso o TGI esteja viável ou a TNP caso o TGI não estiver íntegro.

A presença de varizes esofágicas não contraindica a passagem de sonda nasoenteral desde que não haja sangramento ativo. Já quanto à colocação de ostomias, as diretrizes europeias afirmam que distúrbios graves de coagulação (INR > 1,5, plaquetas < 50.000/mm^3) e ascite acentuada são contraindicações ao procedimento.

As fórmulas enterais poliméricas hipercalóricas são recomendadas como primeira escolha nesses pacientes. O uso de fórmulas específicas tanto enterais como parenterais com AACR destinadas à correção do desequilíbrio de aminoácidos plasmáticos são soluções completas de aminoácidos com alto teor de AACR, mas com baixo teor de triptofano, aminoácidos aromáticos e sulfurados que foram desenvolvidas para cirróticos com encefalopatia hepática evidente. A eficácia de AACR ou de soluções enriquecidas com AACR foi investigada em ensaios controlados, porém, heterogêneos, cujos resultados são contraditórios, sem benefício claro na sobrevida desses pacientes.

BIBLIOGRAFIA

1. Sorensen J, Kondrup J, Prokopowicz J, Schiesser M, Krahenbuhl L, Meier R, et al. EuroOOPS: an inter- national, multicentre study to implement nutritional risk screening and evaluate clinical outcome. Clin Nutr. 2008;27(3):340-349.

2. Singer P, Blaser AR, Berger MM, Alhazzani W, Calder PC, Casaer MP, et al. ESPEN guideline on clinical nutrition in the intensive care unit. Clin Nutr. 2019;38(1):48-79.

3. McClave SA, Taylor BE, Martindale RG, et al. Guidelines for the provision and assessment of nutrition support therapy in the adult critically ill patient: society of critical care medicine (SCCM) and American society for parenteral and enteral nutrition (ASPEN). Journal of Parenteral and Enteral Nutrition. 2016; 40:159-211.

4. Castro MG, Ribeiro PC, Souza IAO, Cunha HFR, Silva MHN, Rocha EEM, et al. Sociedade Brasileira de Nutrição Enteral e Parenteral. Diretriz brasileira de terapia nutricional no paciente grave. BRASPEN J. 2018;33(Supl 1):2-36.

5. Raslan M, Gonzalez MC, Dias MCG, Paes-Barbo- sa FC, Cecconello I, Waitzberg DL. Aplicabilidade dos métodos de triagem nutricional no paciente hospitalizado. Rev Nutr. 2008;21(5): 553-561.

6. Heyland DK, Dhaliwal R, Jiang X, Day AG. Identifying critically ill patients who benefit the most from nutrition therapy: the development and initial validation of a novel risk assessment tool. *Crit Care.* 2011;15(6):R268–R268.

7. Rahman A, Hasan RM, Agarwala R, Martin C, Day AG, Heyland DK. Identifying critically--ill patients who will benefit most from nutritional therapy: Further validation of the "modified NUTRIC" nutritional risk assessment tool. Clin Nutr. 2016;35(1):158-162.

8. Toledo DO, Pinto LM, Nogueira PBP. Indicação. In: Piovacari SMF, Toledo DO, Figueiredo EJA, editores. Equipe multiprofissional de terapia nutricional. São Paulo: Atheneu; 2018. P.93-103 .

9. Ceniccola GD, Castro MG, Piovacari SMF, Horie LM, Corrêa FG, Barrere APN, Toledo DO. Current technologies in body composition assessment: advantages and disadvantages. Nutrition. 2019 Jun;62:25-31.

10. Lee JC, et al. Multitargeted feeding strategies improve nutrition outcome and are associated with reduced pneumonia in a level 1 trauma intensive care unit. Journal of Parenteral and Enteral Nutrition. 2018; 42:529-537.

11. Al-Dorzi HM, Arabi YM. Nutrition support for critically ill patients. JPEN J Parenter Enteral Nutr. 2021 Nov;45(S2):47-59.

12. van Zanten ARH, De Waele E, Wischmeyer PE. Nutrition therapy and critical illness: practical guidance for the ICU, post-ICU, and long-term convalescence phases. Crit Care. 2019 Nov 21;23(1):368.

13. Wischmeyer PE. Nutrition Therapy in Sepsis. Crit Care Clin. 2018 Jan;34(1):107-125.

14. Windsor JA, Hill GL. Risk factors for postoperative pneumonia. The importance of protein depletion. Ann Surg. 1988 Aug;208(2):209-14.

15. Charriere, M.; Ridley, E.; Hastings, J.; Bianchet, O.; Scheinkestel, C.; Berger, M.M. Propofol sedation substantially increases the caloric and lipid intake in critically ill patients. Nutrition 2017, *42*, 64-68.

16. Hill A, Elke G, Weimann A. Nutrition in the Intensive Care Unit-A Narrative Review. Nutrients. 2021 Aug 19;13(8):2851.

17. Gonçalves RC, Matos LBN,Cunha HFR, Totti F, Kawagoe JY, et al. Manual BRASPEN de Competências Relacionadas à Dispensação e à Administração de Nutrição Parenteral**.** BRASPEN J, São Paulo, v.34, n.3, p. 217-232, 2019.

18. Koekkoek WACK, van Setten CHC, Olthof LE, Kars JCNH, van Zanten ARH. Timing of PRO-Tein INtake and clinical outcomes of adult critically ill patients on prolonged mechanical VENTilation: The PROTINVENT retrospective study. Clin Nutr. 2019 Apr;38(2):883-890.

19. Heyland D K, Patel J, Compher C, et al. The effect of higher protein dosing in critically ill patients with high nutritional risk (EFFORT Protein): an international, multicentre, pragmatic, registry-based randomised trial. Lancet. 2023 Feb 18;401(10376):568-576.

20. Waitzberg DL. Nutrição oral, enteral e parenteral na prática clínica. 5 ed. São Paulo: Atheneu; 2017.

21. Brasil. Ministério da Saúde. Agência Nacional de Vigilância Sanitária [An- visa]. Resolução da diretoria colegiada (RDC) n. 21, de 13 de maio de 2015.

22. TARGET Investigators, for the ANZICS Clinical Trials Group; Chapman M, Peake SL, Bellomo R, Davies A, Deane A, Horowitz M, Hurford S, Lange K, Little L, Mackle D, O'Connor S, Presneill J, Ridley E, Williams P, Young P. Energy-Dense versus Routine Enteral Nutrition in the Critically Ill. N Engl J Med. 2018 Nov 8;379(19):1823-1834.

23. Bischoff SC, Bernal W, Dasarathy S, Merli M, Plank LD, Schütz T, Plauth M. ESPEN practical guideline: clinical nutrition in liver disease. Clin Nutr. 2020 Dec;39(12):3533-3562.

24. American Society for Parenteral and Enteral Nutrition (ASPEN). Guidelines for the provision and assessment of nutrition support therapy in the adult critically ill patient. Society of Critical Care Medicine (SCCM) and American Society for Parenteral and Enteral Nutrition (ASPEN); 2016.

25. American Society for Parenteral and Enteral Nutrition. Nutrition Support Core Curriculum. Overview of parenteral nutrition; 2012. Cap. 14, p.234-43.

26. Brasil. Secretaria de Vigilância Sanitária. Legislação em vigilância sanitária, Portaria n. 272/MS/SNVS, de 8 de abril de 1998. Disponível em: http://www.anvisa.gov.br/www.anvisa.gov.br.

27. Faintuch, Joel (ed). Manual da residência de nutrologia, obesidade e cirurgia da obesidade. Barueri: Manole, 2016.

28. da Silva JSV, Seres DS, Sabino K, Adams SC, Berdahl GJ, Citty SW, Cober MP, Evans DC, Greaves JR, Gura KM, Michalski A, Plogsted S, Sacks GS, Tucker AM, Worthington P, Walker RN, Ayers P; Parenteral Nutrition Safety and Clinical Practice Committees, American Society for Parenteral and Enteral Nutrition. ASPEN Consensus Recommendations for Refeeding Syndrome. Nutr Clin Pract. 2020 Apr;35(2):178-195. doi: 10.1002/ncp.10474. Epub 2020 Mar 2. Erratum in: Nutr Clin Pract. 2020 Jun;35(3):584-585.

29. Kraft MD, Btaiche IF, Sacks GS. Review of the refeeding syndrome. Nutr Clin Pract.2005;20(6):625-633.

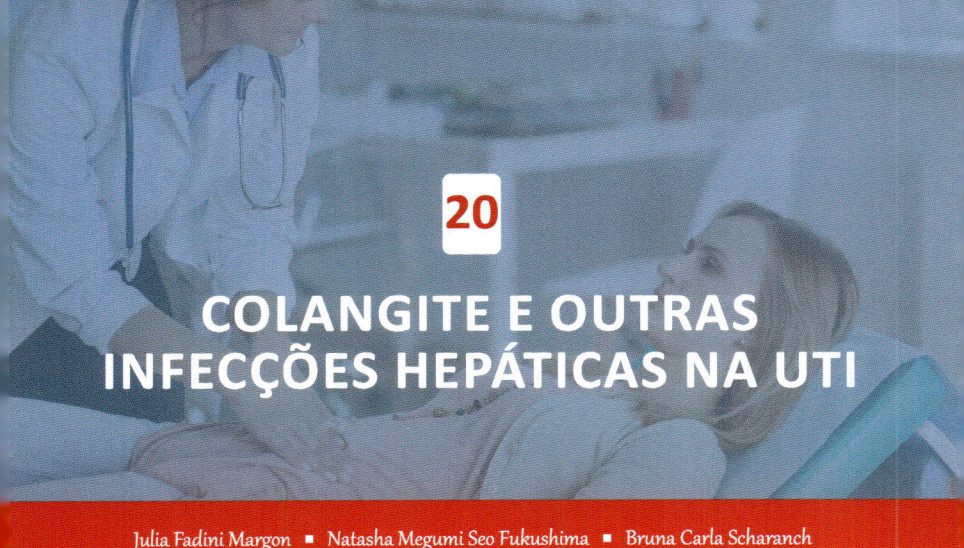

20

COLANGITE E OUTRAS INFECÇÕES HEPÁTICAS NA UTI

Julia Fadini Margon ■ Natasha Megumi Seo Fukushima ■ Bruna Carla Scharanch

→ Introdução

Entre diversas infecções que acometem o fígado e que geram a necessidade de assistência em unidade de cuidados intensivos (UTI), algumas se destacam pela frequência e/ou pela gravidade. Neste capítulo, abordaremos suas principais etiologias, métodos diagnósticos e terapêuticos.

→ Síndrome ictérica febril

Inicialmente, vale lembrar que nem toda colestase resulta em icterícia, e que apresentação de icterícia não é sinônimo de infecção. A colestase é o quadro clínico produzido quando as vias biliares não conseguem eliminar a bilirrubina direta no duodeno, seja por alteração de excreção hepatocelular (p. ex., infecções, toxicidade por drogas/medicamentos, gestacional), seja por obstrução mecânica (litiásica, redução da drenagem, neoplasias, pancreatite). Laboratorialmente, podemos definir colestase como 1,5 vezes valor de referência para fosfatase alcalina, enzima comumente utilizada como marcador de acometimento das vias biliares.

Já a icterícia é um sintoma que se caracteriza pelo tom amarelado em mucosas e esclera, também podendo se verificar em pele, secundário à concentração elevada de bilirrubina sérica, seja da forma direta (conjugada), seja indireta (não conjugada). A elevação se dá por mecanismos de aumento de produção ou por retardo da metabolização/excreção. Se excluirmos fatores de oferta excessiva, que costumam elevar a bilirrubina indireta, como na hemólise e na reabsorção de hematomas, é possível separar sua etiologia em três grandes grupos: distúrbios no metabolismo; colestase intra-hepática; e colestase extra-hepática.

Para o propósito deste livro, não abordaremos fatores de dismetabolismo, ou outras doenças de curso crônico oligossintomático, pois raramente exigem cuidados intensivos.

Entre as doenças que se incluem como diagnóstico diferencial na síndrome ictérica febril, aquelas com acometimento primordialmente hepático e que serão abordadas aqui são a colangite aguda, o abscesso hepático, as hepatites virais e a hepatite aguda grave de outras fontes; patologias como leptospirose, dengue, febre amarela e malária são de apresentação sistêmica e aqui serão apenas brevemente recapituladas. Para fins didáticos, as principais causas já descritas serão inicialmente detalhadas de forma individual para posterior discussão sobre o diagnóstico diferencial da síndrome ictérica.

➡ Hepatite A

É uma doença inflamatória hepática causada pela infecção pelo vírus da hepatite A (HAV), um vírus de RNA. A hepatite A tem ocorrência mundial, podendo ocorrer de forma esporádica ou em surtos. A transmissão é predominantemente via fecal-oral por meio de água e alimentos contaminados, ocorrendo mais frequentemente em áreas com baixo *status* socioeconômico e padrões sanitários reduzidos. Recentemente tem aumentado o risco de transmissão sexual, especialmente entre homossexuais (HSH).

O quadro clínico pode variar amplamente, podendo ocorrer formas assintomáticas, infecções subclínicas até hepatite grave com evolução para insuficiência hepática aguda. Nas crianças, a maioria das infecções é assintomática ou não diagnosticada, enquanto, nos adultos, 70% dos casos desenvolvem hepatite com icterícia e hepatomegalia.

Os sintomas iniciais são inespecíficos como fraqueza, náuseas, vômitos, anorexia, febre, desconforto abdominal e dor em hipocôndrio direito. Com a progressão da doença, podem aparecer icterícia, colúria, acolia fecal e prurido e, nessa fase, os sintomas prodrômicos podem reduzir ou mesmo desaparecer.

Do ponto de vista laboratorial, ocorre lesão hepática de padrão hepatocelular, com AST e ALT > 10x LSN, com ALT > AST. Pode ocorrer ou não elevação de bilirrubinas às custas de bilirrubina direta a depender do grau de inflamação. As enzimas canaliculares podem estar normais ou levemente elevadas. Em contexto de terapia intensiva, sempre se deve atentar para a presença de coagulopatia em pacientes com quadro de hepatite aguda A, uma vez que pode evoluir com hepatite aguda grave, quando INR > 1,5 e, posteriormente, com insuficiência hepática aguda (IHA), caso apresente encefalopatia hepática.

O diagnóstico é feito por intermédio da detecção dos anticorpos anti-HAV IgM com sensibilidade e especificidade > 95%, sendo o tratamento baseado em medidas de suporte clínico, ou seja, não existe medicação antiviral para o tratamento de hepatite A: garantir hidratação e nutrição adequadas; evitar drogas e medicações hepatotóxicas; medidas de higiene para evitar transmissão viral intra-hospitalar; monitorar nível de consciência, distúrbios de coagulação, hipoglicemia, disfunção renal ou distúrbios hidroeletrolíticos. É recomendado que pacientes com presença de coagulopatia sejam referenciados para centro de transplante hepático devido risco de evolução para IHA, que, embora seja infrequente (< 1%), pode ter evolução rápida e com elevada mortalidade se não identificada precocemente.

A remissão dos sintomas ocorre espontaneamente em 99% dos pacientes, mas alguns pacientes permanecem com padrão colestático por algumas semanas. Apesar disso, o prognóstico é favorável, com mortalidade geral estimada em torno de 0,3%. A prevenção é realizada por meio de medidas sanitárias adequadas, para evitar contaminação de água e alimentos e pela vacinação (duas doses com intervalo de 6 meses) que é altamente eficaz.

➡ Hepatite B

O vírus da hepatite B (HBV) apresenta DNA com tropismo pelas células hepáticas. Após sua entrada nas células, o conteúdo viral migra para o núcleo e replica-se por meio de um sistema semelhante ao dos retrovírus.

A transmissão pode ocorrer através de soluções de continuidade (contato com pele e mucosas), via parenteral (compartilhamento de agulhas, seringas, material de manicure e pedicure, lâminas de barbear e depilar, tatuagens, piercings, procedimentos odontológicos ou cirúrgicos que não atendam às normas de biossegurança, acidentes com material perfurocortante em procedimentos invasivos) e relações sexuais desprotegidas, sendo essa a via predominante. Também pode haver a transmissão vertical (da mãe para o feto durante a gestação, parto ou amamentação) e, nesses casos, há um maior risco de evolução para cronicidade.

A história natural da infecção pelo HBV é caracterizada pela sua evolução silenciosa, sendo diagnosticada, na maioria das vezes, anos após o contágio. Aproximadamente 5% a 10% dos indivíduos que entram em contato com o HBV na vida adulta evoluirão com cronificação e, nesses casos, os sinais e sintomas mais comuns, são os relacionados à doença hepática avançada decorrentes da progressão para cirrose, com ascite, hemorragia alta varicosa, icterícia, encefalopatia hepática e até mesmo evolução para hepatocarcinoma (HCC), uma vez que sabidamente o HBV é um vírus oncogênico, com maior risco de desenvolvimento de HCC mesmo em pacientes sem cirrose.

Quadros agudos podem ser vistos em alguns pacientes logo após o contágio ou em casos de reativação do HBV (*flare*). Esses pacientes merecem especial atenção pela possibilidade de evolução para hepatite aguda grave e insuficiência hepática aguda com necessidade de transplante hepático, em especial quando o tratamento não é instituído precocemente.

A presença do antígeno de superfície do HBV (HBsAg) e a quantificação do vírus na corrente sanguínea (carga viral/HBV-DNA) dão o diagnóstico da infecção ativa. O aparecimento do anti-HBs e o desaparecimento do HBsAg e da carga viral indicam resolução da infecção pelo HBV na maioria dos casos. A presença do anti-HBc indica contato prévio com o vírus, que pode evoluir para a cura (se anti-HBs positivo) ou para a cronificação (se HBsAg positivo). Em indivíduos expostos ao HBV, a cura espontânea acontece em cerca de 90% dos casos.

No ambiente de terapia intensiva, esse paciente pode se apresentar em estágio crônico de cirrose descompensada/ACLF ou em manifestações hiperagudas como a hepatite aguda grave e a insuficiência hepática aguda. Portanto, recomenda-se que sempre se solicite o perfil sorológico: anti-HBs; HBsAg; Anti-HBc total; e IgM. Caso apresente resultados compatíveis com infecção por HBV, complementar com HBeAg e Anti-HBe e carga viral, bem como monitorizar a função hepática devido ao risco de evolução para hepatite aguda grave (icterícia + coagulopatia com INR > 1,5) e insuficiência hepática (será abordado em outro capítulo).

O tratamento da hepatite B deve ser feito com medicações antivirais, sendo atualmente mais usados o entecavir ou tenofovir. Entre as indicações para iniciar o tratamento para hepatite B, destacamos:

→ Paciente com ALT > 1,5x limite superior da normalidade (LSN);

→ Carga viral (HBV-DNA) > 2.000 Ui/mL + ALT acima do LSN;

→ Carga viral (HBV-DNA) > 2.000 Ui/mL + fibrose avançada na elastometria (2D-SWE > 10,1 KPa, sendo discutível entre 7,1-10);

→ Biópsia hepática METAVIR ≥ A2F2;

→ Adulto maior de 30 anos com HBeAg reagente;

→ História familiar de CHC;

→ Manifestações extra-hepáticas com neuropatia periférica, artrite, vasculites, glomerulonefrite e poliarterite nodosa;

→ Coinfecção HIV/HBV (32), HCV/HBV ou HBV/HDV;

→ Hepatite aguda grave;

→ Reativação de hepatite B crônica (63);

→ Cirrose/insuficiência hepática (28,62,79);

→ Prevenção da transmissão para profissionais de saúde que realizam procedimentos com alto risco de contaminação, ou prevenção de reativação viral em pacientes que receberão terapia imunossupressora ou quimioterapia (individualizar a depender da terapia proposta – maior risco para anti-CD20 e/ou CD-52, imunossupressão para TMO e corticosteroides em associação com outros imunossupressores);

→ Prevenção de transmissão vertical em gestantes com carga viral elevada.

➡ Leptospirose

Trata-se de uma zoonose causada pela bactéria Leptospira, transmitida por contato tópico com materiais (água/lama) contaminados com a urina de animais infectados. O espectro de quadro clínico vai de oligossintomático a casos graves. Na fase precoce, além dos sintomas *flu-like*, a hemorragia conjuntival, eritema e, menos comumente, hepatoesplenomegalia e linfadenopatia; essa fase costuma ser autolimitada em 3 a 7 dias. Quinze por cento dos pacientes progridem para a fase tardia, que é potencialmente fatal, cujos sintomas clássicos de icterícia, lesão renal e hemorragias formam a síndrome de Weil. O acometimento pulmonar com desenvolvimento de hemorragia alveolar é de extrema gravidade, chegando a 50% de mortalidade e configurando necessidade de cuidados intensivos avançados, tanto por sua associação com disfunção renal como pela evolução com insuficiência respiratória hipoxêmica. A icterícia usualmente ocorre às custas de bilirrubina direta e há com frequência aumento do INR, com elevação moderada de transaminases (até 400 UI/mL) e de enzimas colestase. A disfunção hepática pode dificultar a diferenciação entre alargamento de INR por insuficiência do órgão ou por decorrência de coagulopatia, sendo sugerido em casos de dúvida a avaliação com tromboelastograma ou, na vigência de sangramentos, a transfusão empírica com plasma fresco congelado. Além do tratamento de suporte, a terapia específica na fase precoce é sugerida com amoxicilina via oral (VO) 500 mg a cada 8 horas ou doxiciclina VO 100 mg a cada 12 horas, por 5 a 7 dias, sendo que a doxiciclina deve ser evitada em portadores de hepatopatias, nefropatias, grávidas ou menores de 9 anos. Na fase tardia, usualmente mais grave, pode-se utilizar a ampicilina via endovenosa (EV) 1 g a 6 horas, ceftriaxona EV 1-2 g a cada 24 horas, cefotaxima EV 1 g a cada 6 horas ou azitromicina EV 500 mg a cada 24 horas, por mínimo 7 dias.

➡ Dengue

Doença viral induzida por agente da família dos arbovírus, apresentando também um espectro clínico variado com apresentações oligossintomáticas até a mais graves. Nos primeiros dias costumam predominar sintomas *flu-like*, além de exantema maculopapular e dor retro-orbitária. Durante o período de defervescência, que costuma ser entre o 3º e o 7º dias dos sintomas, podem surgir sinais de alarme, que se caracterizam por acometimento abdominal (dor intensa e contínua, hepatomegalia dolorosa, vômitos frequentes), derrames cavitários, sangramento de mucosas e plaquetopenia. As formas graves podem acometer o sistema nervoso central (SNC), hemodinâmico (cardíaco e/ou volêmico), respiratório (síndrome do desconforto respiratório agudo (SDRA)), renal (menos comum) e hepático (desde a simples elevação de enzimas hepáticas até a insuficiência hepática grave). O tratamento consiste em medidas de suporte, com reposição volêmica sendo a medida mais importante, e, nos casos graves, internação hospitalar para manejo das complicações.

➡ Febre Amarela

Entidade causada por arbovírus do gênero Flavivirus, transmitido por vetores artrópodes (mosquitos e pernilongos), de acometimento sistêmico, e, apesar de majoritariamente oligossintomática (40% a 60%), pode gerar falência orgânica múltipla, frequentemente associada à insuficiência hepática aguda (principal causa de óbito nessa doença), renal, coagulopatia (alterações nos fatores de coagulação e plaquetopenia), choque cardiogênico (em geral bradicardia, ou miocardite) ou distributivo/volêmico. A mortalidade pode chegar a 20% a 50% nos casos graves, sendo a disfunção hepática o grande indutor de severidade. São descritos três estágios evolutivos principais, o início com sintomas *flu-like*, o de remissão com declínio da febre e dos sintomas (horas a 2 dias), e o toxêmico, em que o paciente pode desenvolver choque hemodinâmico, dor abdominal intensa com hematêmese, discrasia sanguínea, entre outros sinais de gravidade. Assim, pacientes oligossintomáticos devem ser acompanhados por pelo menos 7 dias do início dos sintomas, intervalo usualmente necessário para instalação do quadro grave. Caracteristicamente, tem-se PCR baixo, sem leucocitose, AST muito elevadas (pode chegar a 50.000 UI/mL), acima dos níveis de ALT, com níveis proporcionais à gravidade e indicativos de mau prognóstico.

A gravidade pode ser separada com base na apresentação clinicolaboratorial, sendo frequente considerá-la moderada na presença de vômitos, diarreia, dor abdominal, AST ≥ a 500, e creatinina maior/igual 1,3, e grave quando apresenta pelo menos um sinal de alarme (sonolência, confusão mental, convulsão, sangramento, oligúria, dispneia, hipotensão, icterícia), com transaminases ≥ 2 mil, creatinina ≥ 2 , RNI ≥ 1,5 e plaquetas menores que 50 mil.

O tratamento consiste em suporte às disfunções com reposição volêmica guiada, vigilância de função hepática e renal, suspensão do uso de ácido acetilsalicílico (AAS) ou anti-inflamatório não esteroidais (AINE), proteção gástrica, e, na suspeita de insuficiência hepática aguda, avaliar terapias alternativas como a plasmaférese de alto volume ou o transplante hepático, ambas apoiadas em escassa evidência científica dado o caráter raro da doença atualmente. A colestase pode ser duradoura, com descrição de icterícia persistente progressiva que se inicia no início da fase de convalescença e pode perdurar por 14 a 21 dias, sendo a remissão espontânea frequente após este período.

➡ Malária

A malária é outra causa de doença febril sistêmica com acometimento hepático, sendo usualmente suspeita diante de uma história que permita associação geográfica com áreas de transmissão. No Brasil, 99% dos casos se concentram na região da Amazônica e os casos extra-amazônicos são usualmente importados de estados endêmicos, exigindo maior grau de suspeição. A doença é causada por um protozoário do gênero Plasmodium, com quatro espécies associadas à infecção em humanos, três delas encontradas em nosso País (Vivax, Falciparum e Malariae), sendo a transmissão pelo mosquito vetor Anopheles. A forma clínica é dividida em malária não complicada e complicada, sendo a primeira com acometimento clássico de picos febris com regularidade inicialmente (que pode estar ausente), além de mialgia, cefaleia e náuseas. A forma complicada tem associação com o retardo do diagnóstico, comum nos casos importados, e envolve dor abdominal intensa, icterícia, insuficiência renal, vômitos persistentes, sangramento, dispneia, anemia e cianose, com raros casos sendo relacionados à apresentação no SNC (confusão mental e convulsão).

O tratamento leva em consideração o subtipo de Plasmodium envolvido, visto que, nas infecções por Vivax e Ovale, a associação de primaquina ao clássico esquema com cloroquina pode ser necessária para evitar a recaída induzida pela presença de hipnozoítos (formas latentes). Nas infecções por *P. falciparum*, a terapia recomendada envolve uma dose inicial de primaquina seguida do tratamento com derivados de artemisinina, como a combinação de artemeter/lumefantrina ou artesunato/mefloquina. Pacientes portadores de deficiência de G6PD podem evoluir com clínica de hemólise intravascular após a ingesta de primaquina, sendo recomendado um esquema diferenciado nos indivíduos com baixa atividade dessa enzima (< 30%). Já nos casos complicados, artesunato EV ou via intramuscular (IM) (2,4 mg/kg/dose) por mínimo 24 horas pode ser usado até que se possa usar medicação VO, completando o esquema.

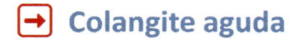 **Colangite aguda**

Definição e etiologia

Colangite bacteriana aguda, ou simplesmente colangite aguda, é a infecção da via biliar, que se dá por dois fatores: obstrução de drenagem da bile e crescimento bacteriano, gerando translocação infecciosa à corrente sanguínea. As causas mais comuns de obstrução da via biliar são de localização extra-hepática, como coledocolitíase e estenoses (doença crônica da via biliar, pós-cirúrgicas, doenças de depósito ou malignas) ou, ainda, na infestação por vermes (ascaridíase). Entre as causas citadas prevalece a litiásica, mas outras etiologias como malignidade e pós-procedimento estão aumentando de incidência nas últimas décadas. Outras causas de obstrução podem ser vistas no Quadro 20.1.

Sintomas

Sintomas clássicos são icterícia, febre e dor abdominal, que pode ser em quadrante superior direito (tríade de Charcot, sensibilidade de 26,4% e especificidade de 95,9%), podendo ser acompanhada ainda de letargia e choque nas apresentações mais severas (pêntade de Reynolds), entre outros sinais de sepse/ choque séptico.

 Quadro 20.1 – Etiologias da colangite aguda.

Colelitíase
Estenose biliar benigna
Fatores congênitos
Fatores pós-operatórios (lesão ducto biliar, estenose coledocojejunostomia, etc.)
Fatores inflamatórios (colangite oriental)
Oclusão maligna
- Tumor ducto biliar
- Tumor vesícula
- Tumor papila
- Tumor pâncreas

Tumor duodenal
Pancreatite
Entrada de parasitas nos ductos biliares
Compressão extrínseca
Fibrose de papila
Divertículo duodenal
Coágulo sanguíneo
Complicações anastomose entérica
Fatores iatrogênicos

Fonte: Desenvolvido pela autoria.

Diagnóstico e exames

Considerando-se a baixa sensibilidade da tríade de Charcot frente à relevante severidade do quadro, foram desenvolvidos os critérios diagnósticos de

Tóquio (Quadro 20.2), que, após ajustes em sua última revisão, contam com sensibilidade de 91,8% e especificidade de 77,7% para o diagnóstico dessa entidade.

Além dos achados clínicos descritos, os exames de imagem são úteis na identificação da etiologia e do ponto de obstrução: a ultrassonografia abdominal alcança cerca de 30% de sensibilidade para coledocolitíase, mas especificidade de 96% para dilatação de via biliar e 100% de especificidade para cálculo biliar; tomografia computadorizada sem contraste é mais sensível que ultrassonografia abdominal para detectar cálculos em ducto biliar comum (42%), colangiorressonância apresenta 82,2% em acurácia para coledocolitíase maiores que 6 mm, e ultrassonografia endoscópico acurácia de 96,9%, sendo a modalidade com maior sensibilidade para rastreio da obstrução.

■ Quadro 20.2 – Critérios diagnósticos de Tóquio – Colangites

A. Inflamação sistêmica
    A-1. Febre e/ou calafrios
    A-2   Dados laboratoriais: evidência de resposta inflamatória

B. Colestase
    B-1. Icterícia
    B-2   Dados laboratoriais: provas hepáticas anormais

B. Imagens
    C-1. Dilatação das vias biliares
    C-2   Evidência da etiologia na imagem (estenose de via biliar, cálculo no hepatocolédoco, "stent")

Diagnóstico suspeito: um item A + um item qualquer B ou C
Diagnóstico definitivo: um item A, um item B e um item C

Fonte: Adaptado de Kimura et al., 2007.

O diagnóstico diferencial deve ser feito com outras causas de icterícia febril aguda e envolve a colecistite aguda, cirrose hepática com outro foco infeccioso, hepatite aguda viral/medicamentosa, abscesso hepático, choque séptico de outro foco com elevação transinfecciosa da bilirrubina total, diverticulite de cólon direito e eventualmente pielonefrite direita.

Gravidade e mortalidade

A gravidade pode ser classificada em três grupos, sendo o primeiro quando não há disfunção orgânica e com boa resposta antibiótica; grau II quando apesar de não haver disfunção orgânica também não houve resposta ao tratamento antibiótico inicial; e grau III quando quadro é severo, com disfunção orgânica (choque hemodinâmico com necessidade de drogas vasoativas, relação $PaO_2/FiO_2 < 300$, alteração de consciência, oligúria ou elevação de creatinina para valor > 2 mg/dL, RNI > 1,5 ou plaquetas < 100 mil/dL).

A mortalidade aumenta em acordo com os grupos citados, variando de 2,5% a 65%, sendo a disfunção múltipla de órgãos relacionada à sepse a principal causa de óbito. Fatores de pior prognóstico incluem idade, febre com temperaturas extremas, leucocitose, lesão renal, hiperbilirrubinemia e hipoalbuminemia, além de comorbidades como cirrose, malignidade, abscesso hepático e distúrbios da coagulação.

Tratamento e condutas

O tratamento é constituído de dois princípios básicos, suporte à sepse e desobstrução da via biliar, igualmente relevantes e que podem ser buscados simultaneamente. A terapia de suporte inclui a ressuscitação volêmica guiada, o suporte às disfunções (renal, neurológica, respiratória) e a antibioticoterapia, sendo essa última decidida em acordo com a flora local, tempo de internação, uso prévio de antibióticos, resultado das culturas, além da função renal e hepática. Primordialmente, em especial nos casos não hospitalares, recomenda-se a cobertura de germes Gram-negativos e anaeróbios da comunidade, ajustando-se depois conforme cultura e antibiograma, sendo as hemoculturas positivas em 21% a 71% das amostras. Como sugestão inicial, na ausência de suspeita de resistência, o uso de ceftriaxona com metronidazol cumpre os principais requisitos. A história de uso recente de antibióticos, colangites de repetição ou internações prolongadas pode incorrer em necessidade de iniciar com espectros mais amplos, sendo a piperacilina-tazobactam, o meropenem e até mesmo a ampicilina-sulbactam possíveis escolhas. Em caso de hipersensibilidade à penicilinas, são boas opções o ciprofloxacino com metronidazol, os carbapenêmicos ou a gentamicina com metronidazol. É sugerida uma duração de 7 a 10 dias para o esquema, considerando-se a resolução do foco.

Com essa terapia, é importante realizar a drenagem da via biliar, de forma tão precoce quanto maior for a gravidade: 24 a 48 horas na colangite grau I, nas primeiras 24 horas para o grau II e de forma emergencial no grau III. Para esse fim, o uso da colangiopancreatografia endoscópica retrógrada (CPRE) é a opção usualmente indicada e pode envolver a esfincterotomia, troca ou instalação de prótese/*stent*, extração de cálculo e outras técnicas. Outras alternativas para desobstrução são a drenagem nasobiliar endoscópica, drenagem percutânea trans-hepática (DPTH), drenagem guiada por ultrassonografia endoscópica e, eventualmente, drenagem cirúrgica. A opção cirúrgica deve ser reservada quando há contraindicação, falha ou indisponibilidade das anteriores, isso porque pode incorrer em maior estresse inflamatório e hemodinâmico ao doente já grave, correlacionando-se com altas morbidade e mortalidade (20% a 60% respectivamente). Nos casos em que a colangite foi induzida pela presença de cálculos biliares, após resolvida a obstrução por cálculo biliar e a estabilização clínica do paciente, pode-se proceder à colecistectomia.

➡️ Colangite Pós-Procedimento

A incidência de complicações clínicas após a realização da CPRE pode variar entre 0,8% e 12,1%, sendo a pancreatite aguda o principal exemplo. A colangite aguda ocorre entre 0,5% e 1,7%, sendo a maioria dos casos implicados em exames de CPRE de objetivo terapêutico, em que ocorrem maior manipulação, trauma e introdução de dispositivos via duodeno para dentro da via biliar.

➡️ Abscesso hepático

Definição, fatores de risco e quadro geral

Os abscessos são coleções purulentas secundárias a infecções por bactérias, fungos ou parasitas. Os abscessos hepáticos infecciosos são representados por dois grupos etiológicos principais, o amebiano e o piogênico, e serão o foco da abordagem descrita a seguir. Entre as demais possibilidades, o abscesso fúngico deve ser lembrado no diagnóstico diferencial de pacientes imunodeprimidos.

Os abscessos infecciosos podem surgir por disseminação hematogênica, da via biliar e/ou por trauma, usualmente em indivíduos com idade > 50 anos, portadores de doença de árvore biliar, diabetes *mellitus* e neoplasias. A apresentação clínica se acompanha de febre, dor abdominal, principalmente no quadrante superior direito, hepatomegalia, perda de peso, anorexia, náuseas, vômitos e fadiga. Na investigação laboratorial, é comum o aumento de provas inflamatórias e de enzimas hepáticas. A ultrassonografia abdominal pode demonstrar lesões hipo ou hiperecoicas, eventualmente com debris/septações. A tomografia computadorizada com contraste pode aumentar a sensibilidade revelando aumento de densidade associada ao edema perilesional, mas o diagnóstico definitivo ocorre após aspiração do conteúdo, com avaliação macroscópica e microbiológica para definição do microrganismo implicado.

Abscesso amebiano

Representa o acometimento amebiano extraintestinal mais comum, ocorrendo entre 3% e 9% dos casos totais, frequentemente surge em pacientes jovens (20 a 45 anos), masculinos e com exposição ambiental (transmissão fecal-oral), configurando ainda, eentre os fatores de risco, a história de etilismo, cirrose, diabetes e doença retroviral. Além dos sintomas comuns aos abscessos hepáticos já citados, a icterícia pode estar presente em até 15% dos indivíduos, visto que a presença de múltiplos abscessos ou de grandes coleções pode resultar em compressão da via biliar; entretanto, vale ressaltar que a manifestação mais comum é a de abscesso único (85%), no lobo hepático direito (65%). Também é comum que ocorram complicações associadas, incluindo ruptura da coleção para cavidade abdominal, pleural, ou pericárdica, além de síndromes compressivas e eventualmente choque sistêmico.

A distinção clínica e radiológica entre o abscesso amebiano e piogênico pode ser difícil, sendo a punção aspirativa frequentemente necessária. A coleta de aspirado costuma ter aspecto de molho de anchova, mas ao microscópio raramente se encontram os trofozoítos amebianos. A sorologia não auxilia nos casos de habitantes de regiões endêmicas, mas pode ser útil nos viajantes. Outras opções laboratoriais válidas, mas menos disponíveis, são o teste molecular e a pesquisa do antígeno.

O tratamento envolve a prescrição de amebicidas, como metronidazol VO 800 mg a cada 8 horas ou via intravenosa (IV) 500 mg a cada 8 horas por 7 a 10 dias (ação tecidual), tinidazol VO 1,2 g/dia por 7 dias (ação tecidual), ou nitazoxanida VO 500 mg a cada 12 horas por 10 dias (ação luminal). O uso de medicamentos de ação tecidual deve ser idealmente seguidos de tratamento luminal para eliminação de cistos residuais. Além da antibioticoterapia, a drenagem percutânea do abscesso pode ser útil em lesões maiores que 5 cm, ou lesões no lobo esquerdo, periféricas (a menos de 10 mm da cápsula de Glisson), quando múltiplos abscessos, na iminência de ruptura vista por imagem ou ainda na ausência de resposta farmacológica (após 3 a 5 dias).

Na ausência desses fatores, a drenagem deve ser discutida e individualizada caso a caso. Nos casos que que se optou por manutenção de dreno local, deve-se avaliar diariamente o débito, avaliando-se a retirada do cateter quando o volume for inferior a 10 mL/dia. Na ausência de possibilidade da drenagem minimamente invasiva, a drenagem cirúrgica deve ser discutida caso a caso, considerando maior resposta inflamatória e possível associação com maior mortalidade, além de complicações locais como ruptura para o peritônio.

A resposta ao tratamento farmacológico ocorre em 80% a 90% dentro das primeiras 48 a 72 horas, em especial nos casos mais simples, principalmente na ausência de complicações, e relapsos são raros.

Abscesso piogênico

O abscesso piogênico traduz a presença de uma coleção hepática purulenta formada como produto de quadros infecciosos oriundos da corrente sanguínea, do trato gastrointestinal ou acometimento de via biliar, com essa última representando o principal sítio, sendo 50% dos casos secundários à colangite. Em geral, os sintomas predominantes são inflamatórios sistêmicos, e sua disposição mais comum, diferentemente da amebiana, é com a presença de múltiplos focos intra-hepáticos. Os microrganismos mais envolvidos são *E.coli,* Klebsiella (pode indicar relação com câncer colorretal), estreptococos e estafilococos (pode indicar disseminação hematogênica, como endocardite) e anaeróbios. Técnicas de imagem não são distinguíveis para as diversas etiologias, mas auxiliam na localização, tamanho, quantidade. A abordagem também envolve o tratamento sistêmico com antibioticoterapia e a drenagem do abscesso seguida de controle do foco original (quando identificada a fonte). Em coleções < 5 cm, é possível a drenagem seriada com agulha guiada por imagem, mas em lesões maiores a drenagem com manutenção de cateter/dreno pode ser requerida. A abordagem cirúrgica, por sua vez, pode encontrar papel nos casos de peritonite, capsulização com parede espessada, dificultando a instalação de cateter, rupturas com extravasamentos, múltiplos abscessos de grande volume ou, ainda, na falha de outros métodos. Inicialmente, o esquema antibiótico deve ser de amplo espectro e cobrir os principais citados, em especial Gram-negativos e anaeróbios, sendo sugerido o uso de cefalosporinas de 3ª geração ou penicilinas sintéticas com aminoglicosídeos, associados ao metronidazol quando houver suspeita de abscesso amebiano ou outro anaeróbio. A duração é descrita de forma variável na literatura, devendo-se atentar para aspectos clínicos, mas feita usualmente por 2 a 4 semanas.

A falha terapêutica ou a demora para sua realização pode resultar em fístulas, coleções subfrênicas, derrame pleural, disfunção renal e hepática, recorrência infecciosa, ruptura do abscesso seguido de peritonite, choque e óbito.

Previamente de alta mortalidade intra-hospitalar, essa condição apresenta atualmente taxas de letalidade de cerca de 2,5% a 19%, sendo maior em idosos ou na presença de choque, câncer, infecção fúngica, cirrose e portadores de doença renal crônica. Pacientes cuja origem infecciosa advém da árvore biliar também têm pior prognóstico e apresentam maiores índices de recorrência.

 ## Pileflebite

Definição, etiologia e epidemiologia

O termo pileflebite é utilizado para representar uma condição clínica em que a presença de uma infecção intra-abdominal resulta em tromboflebite séptica das veias portais. Essa entidade, embora rara, implica em elevada taxa de morbidade e mortalidade, principalmente quando diagnosticada de forma tardia.

Quase todas as infecções intra-abdominais ou pélvicas envolvendo vísceras com drenagem pelo sistema portal podem causar pileflebite. No início dos anos de 1920, a apendicite aguda era a principal causa de pileflebite, porém, com a introdução do tratamento com antibióticos, essa incidência se reduziu de forma considerável. Atualmente, entre as principais causas, estão a diverticulite aguda, a pancreatite, doença inflamatória intestinal, gastroenterite, colangite, abscesso hepático, amebíase ou até mesmo a migração de banda gástrica ajustável. Por se tratar de uma condição rara, dados epidemiológicos são escassos, mas existem estimativas de média de idade de 42,3 anos e distribuição similar entre os sexos feminino e masculino.

Fisiopatologia

A pileflebite se inicia com a formação de tromboflebite de pequenas veias que drenam o local da infecção. O processo, então, se estende e ocasiona tromboflebite séptica da veia portal e, em alguns casos, podem progredir até a veias mesentéricas, com risco de desenvolver isquemia intestinal com alta letalidade caso não seja diagnosticada precocemente.

Em uma revisão de 19 casos, 88% dos pacientes apresentaram bacteremia, sendo os germes mais frequentemente isolados o *Bacteroides fragilis* e a *E. coli*. Em outra revisão de cem casos, as infecções foram geralmente polimicrobianas, sendo que pelo menos um microrganismo foi identificado em 92% das vezes, com maior frequência para Bacteroides, *Escherichia coli* e espécies *de* estreptococos.

Quadro clínico e exames complementares

O quadro clínico é inespecífico, sendo comuns febre, dor abdominal, náuseas, diarreia e anorexia. Ao exame físico, podem estar presentes dor abdominal, hepatomegalia, esplenomegalia, ascite e icterícia.

A análise laboratorial pode revelar leucocitose precoce e, frequentemente, alterações na bioquímica hepática como elevação de fosfatase alcalina, AST e ALT. Geralmente, a bilirrubina se encontra normal, a menos que ocorra um acometimento hepático difuso.

Não existem critérios diagnósticos definitivos para pileflebite, sendo o diagnóstico estabelecido pela somatória de achados clínicos e de um exame de imagem compatível que evidencie trombo na veia porta. Tanto a ultrassonografia de abdome com Doppler como a tomografia/ressonância de abdome podem demonstrar a presença de trombo na veia porta, porém a tomografia e a ressonância fornecem mais informações sobre a extensão do processo, a disseminação para o território de veias mesentéricas, bem como a presença de complicações adicionais (abscessos, isquemia intestinal).

Tratamento

A base do tratamento da pileflebite consiste em antibioticoterapia prolongada, usualmente por 6 a 8 semanas, direcionada para os microrganismos mais frequentemente encontrados: Gram-negativos aeróbios, anaeróbios e estreptococos. Assim que os resultados de culturas e testes de sensibilidade estiverem disponíveis, o esquema antimicrobiano deve ser adaptado de acordo. Por se tratar de infecção grave e com poucos dados publicados, sugerimos que o tratamento seja feito por via endovenosa até a obtenção de dados de sensibilidade aos antimicrobianos e da presença de complicações, considerando a transição para VO nos casos de boa evolução.

Não há estudos prospectivos randomizados controlados e não há consenso sobre o uso de anticoagulação em pileflebite, sendo terapia controversa a ser considerada de forma individualizada, principalmente nos pacientes com um estado de hipercoagulabilidade (neoplasia ou deficiência dos fatores de coagulação), na pileflebite aguda, para prevenção de extensão do trombo e suas sequelas e na extensão da trombose para veias mesentéricas.

Complicações e prognóstico

A pileflebite é considerada uma complicação de um processo inflamatório ou infeccioso intra-abdominal subjacente. Além da taxa complicações já esperada para cada etiologia implicada, a incidência de complicações adicionais específicas da pileflebite é descrita ao redor de 20% e incluem trombose crônica, extensão do coágulo para uma veia mesentérica, isquemia intestinal, abscesso hepático, infarto hepático, infarto esplênico e morte. A taxa de mortalidade se reduziu ao longo dos anos com as técnicas mais avançadas de diagnóstico por imagem permitindo uma detecção mais precoce, porém ainda permanece como uma patologia de elevada mortalidade (11% a 32%).

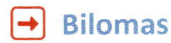 **Bilomas**

Definição, etiologia, epidemiologia

Biloma é uma coleção de bile fora da árvore biliar, em geral circunscrita e bem-delimitada, sem necessariamente haver cápsula ou infecção, gerada por lesão traumática ou iatrogênica na via biliar. Sua ruptura espontânea já foi descrita em literatura, mas é extremamente rara, podendo estar relacionada a quadros de inflamação biliar, como na colelitíase, colangiocarcinoma, abscesso hepático, infecção por tuberculose e em portadores de anemia falciforme. Nas lesões traumáticas, em geral após contusões no abdome superior, a identificação de bilomas por exame de imagem pode ocorrer após 1 a 2 dias. Entre as causas iatrogênicas, que são as principais etiologias, podem ser citados os bilomas que surgem após colecistectomia laparoscópica (53%), CPRE (0,4%), ablação por radiofrequência (3,3%), quimioembolização (1,04%), transplante hepático, ressecção ou biópsia hepática. No cenário não traumático citado, a média de idade dos pacientes é mais alta, dos 60 a 70 anos, sem preferência por gênero.

Localização e sintomas

Na apresentação clínica podem predominar sintomas compressivos ou até mesmo relacionados à causa base. Uma complicação temida é a infecção da coleção biliar, o que parece ser a evolução natural em muitos casos, com formação de abscessos e choque séptico. Não é incomum que se identifiquem múltiplos bilomas, sendo a dor usualmente presente no quadrante abdominal superior direito, mas que pode migrar para regiões subfrênicas ou à esquerda a depender da localização e quantidade, além de clínicas mais difusas no extravasamento extra-hepático.

Os sintomas mais relatados são distensão em região abdominal superior, desconforto em quadrante superior direito, podendo ainda haver náuseas, vômitos ou febre na vigência de infecção. A icterícia pode indicar compressão extrínseca de via biliar e pode indicar a suspeição diagnóstica após procedimentos invasivos ou trauma recente. No caso de bilomas do pós-operatório ou após procedimentos biliares, a recuperação lentificada com persistência de distensão abdominal/anorexia pode ser indicativa de extravasamento biliar com coleperitôneo e/ou biloma.

Investigação e diagnóstico

Considerando a clínica inespecífica, o uso de exames laboratoriais pode auxiliar na suspeita revelando alterações inflamatórias sistêmicas, eventualmente colestase (compressão da via biliar) e a possibilidade de hemoculturas positivas quando infectados (93% das amostras nesse cenário). Nas culturas predominam enterobactérias Gram-negativas e enterococos, mas, devido à íntima relação com procedimentos, cerca de 25% das colônias podem já se apresentar com algum grau de resistência antibiótica.

A confirmação diagnóstica é radiológica, podendo ser sugerida por ultrassom com características hipo ou anecoicas e sem vascularização, em geral arredondados. Apesar da suspeição, a ultrassonografia não é capaz de distinguir com segurança o biloma de outras coleções como hematoma, abscesso, seroma e outros. A presença de debris ou coágulos no seu interior pode sugerir a infecção do biloma, embora esse dado encontre pouca sustentação científica. A tomografia computadorizada revela coleções hipoatenuadas com densidade menor que 20 unidades de Hounsfield e é útil para detalhar a localização e a relação com outras estruturas, embora também não seja altamente específica. A colangiografia e ou a colangiorressonância são métodos acurados para o diagnóstico, sendo na ressonância magnética possível identificar o biloma como lesão de baixo sinal em T1 e alto sinal em T2, revelando, ainda, a possível origem da lesão e a possibilidade de septos em casos infecciosos. Eventualmente, a coleta do conteúdo guiada por ultrassom ou por TC pode ser utilizada, em especial nos casos de diagnóstico dúbio por exames não conclusivos.

Tratamento e condutas

A terapia pode ser individualizada a depender do tamanho, localização, infecção, crescimento e disponibilidade técnica de métodos menos invasivos. No caso de pequena coleção assintomática, o tratamento conservador pode ser avaliado pela possibilidade de absorção espontânea. Nos bilomas > 4 cm a reabsorção é rara, usualmente requerendo drenagem. Em geral, não é necessário abordar a fístula, sendo a drenagem percutânea guiada por ultrassom, TC ou ultrassom endoscópico suficiente, com bom prognóstico e rara recorrência.

No caso de persistente vazamento de bile, pode-se avaliar a implantação de *stent* ou reparação cirúrgica, sendo essa última também uma opção na falha/indisponibilidade da drenagem por agulha. Complicações pós-abordagem incluem sangramento, infecção, lesão de estruturas adjacentes. Se infectadas , devem ser conduzidas como abscesso hepático.

➡ Equinococose/Hidatidose

Trata-se de uma rara infecção provocada por larvas da tênia *Echinococcus granulosus* (equinococose cística, doença hidática) ou *Echinococcus multilocularis* (doença alveolar). Os sintomas dependem dos órgãos envolvidos, sendo possível a apresentação com icterícia e desconforto abdominal por cistos hepáticos ou tosse, dor no peito e hemoptise nos cistos pulmonares.

A ruptura dos cistos pode causar febre, urticária e reação anafilática, mas a clínica inespecífica requer auxílio diagnóstico por exames de imagem, avaliação do líquido contido no cisto por punção ou testes sorológicos. O tratamento é feito com albendazol, aspiração do cisto com instilação de agente escolicida e, em último caso, cirurgia.

➡ Colecistite

A colecistite aguda representa uma importante etiologia de síndrome febril/inflamatória com icterícia, consistindo na inflamação da vesícula biliar geralmente resultante de obstrução do ducto cístico por cálculos (colecistite litiásica). A clínica clássica de dor abdominal, febre e náuseas costuma estar presente, e o exame físico pode revelar o sinal de *murphy* caracterizado por dor à palpação do hipocôndrio direito durante a inspiração (usualmente suficiente para interromper esse movimento ventilatório), sendo esse achado também encontrado durante a avaliação ultrassonográfica nesse mesmo ponto abdominal (Murphy ultrassonográfico). A inflamação dessa vesícula pode ocorrer subitamente (colecistite aguda) ou evoluir com episódios recorrentes (crônica).

No quadro agudo, 95% dos pacientes apresentam cálculos biliares, mas a apresentação alitiásica é um diagnóstico diferencial possível, em especial no contexto de pacientes graves no ambiente de terapia intensiva. Alguns fatores são citados como correlacionados ao maior risco de apresentação alitiásica:

→ Cirurgia de grande porte;

→ Queimaduras graves ou uma infecção de corrente sanguínea (sepse);

→ Alimentação intravenosa por período prolongado/jejum prolongado;

→ Deficiência do sistema imunológico;

→ Vasculites, lúpus eritematoso sistêmico ou poliarterite nodosa.

Independentemente da presença de cálculos, a colecistite pode resultar em um quadro de inflamação local e/ou sistêmica, além de gangrena e perfuração da vesícula, sendo ainda uma possível causa de febre de origem indeterminada.

A ultrassonografia pode auxiliar no diagnóstico e a terapêutica consiste em tratamento de suporte com analgesia, hidratação, antibioticoterapia e colecistectomia. O uso de antibiótico em casos leves/moderados sem complicações locais e quando há realização precoce de colecistectomia é controverso na literatura, sendo a profilaxia pré-incisão associada a menores taxas de infecção de sítio cirúrgico, mas incapaz de modificar desfechos como outras complicações e tempo de internação. Após a realização da colecistectomia, na ausência de contaminação grosseira da cavidade/peritonite, não se recomenda manter o uso da antibioticoterapia, visto que, nesse cenário, não foi suficiente para modificar a evolução do desfecho infeccioso.

A colecistectomia de urgência deve ocorrer em doentes com complicações associadas (gangrena, perfuração ou colecistite enfisematosa), embora essa definição nem sempre seja simples. Já nos pacientes sem suspeitas de complicação há controvérsia na literatura se a colecistectomia deve ser precoce (< 3 a 10 dias), ou tardia (> 45 dias).

Em pacientes críticos, sem condição clínica suficiente para realização da colecistectomia cirúrgica, a drenagem da vesícula biliar por colecistostomia percutânea à beira-leito pode ser tentada, objetivando descompressão biliar. A mortalidade associada a um único episódio de colecistite aguda é descrita ao redor de 3%, mas pode atingir valores maiores a depender da idade e chegar a 65% nos pacientes críticos o suficiente para contraindicação operatória.

➡️ Diagnóstico diferencial da síndrome ictérica febril na UTI

Após observar a descrição das principais causas citadas, o leitor atento poderá perceber que a manifestação clínica das síndromes ictéricas febris pode ser inespecífica, frequentemente necessitando do auxílio da complementação por métodos laboratoriais, de imagem ou punção/biópsia para firmar o diagnóstico definitivo. Alguns dados da história, entretanto, podem guiar a investigação:

Apresentações crônicas, em especial na presença de perda ponderal nos últimos meses e de inapetência, podem elevar a suspeição de icterícia consumptiva relacionada com neoplasias, doenças de depósito, tuberculose ou autoimune. Em pacientes com apresentações agudas associadas a sintomas de dor abdominal intensa, localizada ou difusa, é imperioso o descarte de complicações mecânicas, como a colecistite, a rotura de abscessos hepáticos/cistos e o acometimento inflamatório hepático relacionado à gestação. A icterícia que surge após trauma ou procedimentos deve ser avaliada quanto à possibilidade de bilomas ou colangites, sendo essa última também frequente em pacientes com doenças crônicas da via biliar com ou sem prótese.

Apresentações febris sistêmicas associadas a elevações relevantes das transaminases podem elevar a suspeita de hepatites virais/parasitárias, medicamentosas, isquêmicas ou autoimunes. A presença de congestão de membros inferiores associada à ascite pode sugerir associação com congestão hepática (insuficiência cardíaca/Budd-Chiari), ou doenças infiltrativas como a amiloidose (que também pode gerar anasarca e ascite por síndrome nefrótica). Relatos epidemiológicos podem ser úteis para suspeita clínica de leptospirose e malária, sendo ainda relevante o histórico de viagens recentes.

A presença de sinais clássicos de cirrose deve reforçar a possibilidade de complicações específicas desses pacientes, como o ACLF pelas mais diferentes etiologias (hepatite alcoólica, infecção, sangramento, reativação de vírus B e outras). Apesar dessas descrições, a história clínica pode ser dúbia ou, até mesmo, de difícil obtenção nos casos graves, como na insuficiência hepática aguda, sendo a complementação diagnóstica com exames laboratoriais e de imagem essencial. O laboratório pode revelar predomínio citotóxico (elevação de transaminases) ou colestático, característicos de algumas etiologias já descritas neste capítulo; além disso, sorologias para doenças infecciosas e a pesquisa de autoanticorpos relacionados à autoimunidade podem trazer informações adicionais. Algumas doenças mais raras como a de Wilson e hemocromatose podem ser de difícil diagnóstico, especialmente em locais de baixo suporte laboratorial, mas devem ser lembradas diante de quadros compatíveis.

Além dos exames laboratoriais, o exame de imagem é frequentemente necessário e muitas vezes definitivo, sendo a ultrassonografia um exame prático e que pode ser realizado sem a necessidade de transporte, útil principalmente na avaliação de dilatação de vias biliares, tumores, cistos, abscessos e tromboses. A ultrassonografia também pode ainda revelar o aspecto de doença hepática crônica, direcionando as possibilidades etiológicas. Métodos mais avançados, como a tomografia abdominal, angiotomografia abdominal e a colangioressonância podem confirmar diagnósticos específicos, além de também permitir programações terapêuticas intervencionistas, quando necessárias. Em casos com alterações parenquimatosas sem o diagnóstico firmado a despeito dos exames citados, a drenagem/biópsia percutânea ou cirúrgica pode ser avaliada.

BIBLIOGRAFIA

1. Doodley JS, Lok AS, Garcia-Tsao G, Pinzani M. Sherlock's Diseases of the Liver and Biliary System. Willey-Blackwell,13th ed., 2018.

2. Kimura Y, Takada T, Kawarada Y, Nimura Y, Hirata K, Sekimoto M, Yoshida M, Mayumi T, Wada K, Miura F, Yasuda H, Yamashita Y, Nagino M, Hirota M, Tanaka A, Tsuyuguchi T, Strasberg SM, Gadacz TR. Definitions, pathophysiology, and epidemiology of acute cholangitis and cholecystitis: Tokyo Guidelines. J Hepatobiliary Pancreat Surg. 2007;14(1):15-26. doi: 10.1007/s00534-006-1152-y. Epub 2007 Jan 30. PMID: 17252293; PMCID: PMC2784509.

3. Ahmed M. Acute cholangitis – an update. World J Gastrointest Pathophysiol. 2018 Feb 15;9(1):1-7. doi: 10.4291/wjgp.v9.i1.1. PMID: 29487761; PMCID: PMC5823698.

4. Soares P F. da C, Gestic MA, Utrini MP, Callejas-Neto F, Chaim EA, Cazzo E. (2019). Epidemiological profile, referral routes and diagnostic accuracy of cases of acute cholangitis among individuals with obstructive jaundice admitted to a tertiary-level university hospital: a cross-sectional study. Sao Paulo Medical Journal, 137 (São Paulo Med. J., 2019 137(6)), 491-497.

5. Balfour J, Ewing A. Hepatic Biloma. [Updated 2022 Oct 2]. In: StatPearls [Internet]. Treasure Island (FL): StatPearls Publishing; 2022 Jan-.

6. Sharma S, Ahuja V. (2021). Liver abscess: complications and treatment. Clinical Liver Disease, 18: 122-126.

7. Lardière-Deguelte S, Ragot E, Amroun K, Piardi T, Dokmak S, Bruno O, Appere F, Sibert A, Hoeffel C, Sommacale D, Kianmanesh R. Hepatic abscess: diagnosis and management, Journal of Visceral Surgery, Volume 152, Issue 4, 2015,Pages 231-243,ISSN 1878-7886.

8. Akhondi H, Sabih DE. Liver abscess. [Updated 2022 Jul 4]. In: StatPearls [Internet]. Treasure Island (FL): StatPearls Publishing; 2022 Jan-.

9. Hartpence J, Woolf A. 2022 Oct 3. Pylephlebitis. In: StatPearls [Internet]. Treasure Island (FL): StatPearls Publishing; 2023 Jan–. PMID: 33085393. https://www.ncbi.nlm.nih.gov/books/NBK563246/

10. Biblioteca virtual em saúde – manejo clínico leptospirose, febre amarela, dengue e malária.

11. Nabarro LE, Amin Z, Chiodini PL. Current management of cystic echinococcosis: a survey of specialist practice. Clin Infect Dis. 60(5):721-8, 2015.

12. BRASIL. Ministério da Saúde. Secretaria de Vigilância em Saúde. Departamento de DST, Aids e Hepatites Virais. Protocolo Clínico e Diretrizes Terapêuticas para Hepatite B e Coinfecções / Ministério da Saúde, Secretaria de Vigilância em Saúde, Departamento de DST, Aids e Hepatites Virais. Brasília : Ministério da Saúde, 2023.

13. van Braak WG, Ponten JEH, Loozen CS, Schots JPM, van Geloven AAW, Donkervoort SC, Nieuwenhuijzen GAP, Besselink MG, van Heek TNT, de Reuver PR, Vlaminckx B, Kelder JC, Knibbe CAJ, van Santvoort HC, Boerma D. Antibiotic prophylaxis for acute cholecystectomy: PEANUTS II multicentre randomized non-inferiority clinical trial. Br J Surg. 2022 Feb 24;109(3):267-273. doi: 10.1093/bjs/znab441. PMID: 35020797.

14. Regimbeau JM, Fuks D, Pautrat K, et al. Effect of postoperative antibiotic administration on postoperative infection following cholecystectomy for acute calculous cholecystitis: a randomized clinical trial. *JAMA.*2014;312(2):145-154. doi:10.1001/jama.2014.7586.

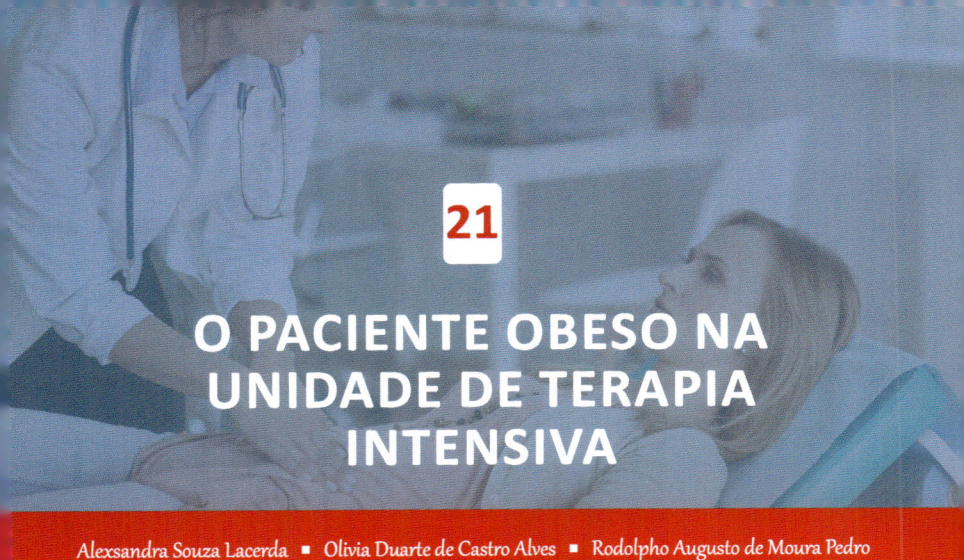

21

O PACIENTE OBESO NA UNIDADE DE TERAPIA INTENSIVA

Alexsandra Souza Lacerda ■ Olivia Duarte de Castro Alves ■ Rodolpho Augusto de Moura Pedro

→ Introdução

A Organização Mundial da Saúde (OMS) define obesidade como o contexto clínico no qual o excesso de calorias gera problemas à saúde. De forma mais objetiva, tenta-se defini-la como o índice de massa corporal (IMC), ou seja, o peso dividido pela altura ao quadrado, acima de 30 kg/m², e a obesidade mórbida se caracteriza por um IMC acima de 40 kg/m². É válido ressaltar que se trata de uma patologia crônica e que é fator de risco para outras doenças, tais como hipertensão arterial sistêmica, diabetes *mellitus*, doenças cardiovasculares, apneia do sono, doença renal crônica, tromboembolismo venoso, entre outras. É também fator de morbidade associado a cenários clínicos agudos, como síndrome do desconforto respiratório agudo (SDRA) causado pela influenza H1N1 e mais recentemente pela covid-19.

A obesidade tem se tornado um problema de saúde pública e sua prevalência vem aumentando de forma global em todas as faixas etárias. Estima-se que desde 1975 o número de pacientes obesos tenha triplicado e que atualmente 20% da população mundial seja obesa, o que deve refletir no aumento de admissões em UTI de pacientes obesos. Atualmente, estima-se que um terço dos doentes em terapia intensiva seja obeso e que, destes, 7% sejam obesos mórbidos. Com o aumento citado da incidência e da proporção desses pacientes, surgem novos desafios ao manejo crítico usual e cresce a relevância do estudo sobre como essa patologia interfere em múltiplos sistemas orgânicos e no cuidado multidisciplinar.

Mensuração e fisiopatologia

Um dos principais desafios ao intensivista é entender como a obesidade pode impactar o resultado das terapias críticas usuais (antibióticos, fluidos, drogas vasoativas e outras) e quais ajustes de manejo seriam necessários em razão desse impacto. Inferir a necessidade de ajuste terapêutico requer inicialmente uma adequada mensuração do grau de obesidade do indivíduo, sendo o peso corporal um dado essencial ao início dessa avaliação. Em termos conceituais, existe o peso atual/real, verificado em balança, existe o peso ideal calculado de acordo com a altura e com o gênero, e há também o peso ajustado, calculado com base nos pesos ideal e atual e exemplificado com detalhes na Tabela 21.1.

Tabela 21.1 – Conceitos básicos.

Índice de Massa Corporal (IMC)	Peso/Altura (ao quadrado) kg/m²
Peso ideal masculino	52 + (0,75 × (altura- 152,4)
Peso ideal feminino	52 + (0,67 × (altura- 152,4)
Peso ajustado	(peso atual – peso ideal) × 0,25) + peso ideal

Fonte: Adaptada de Erstad et al., 2020.

A fisiopatologia da obesidade é complexa e envolve fatores genéticos e ambientais, incluindo, nesse último aspecto, padrões de alimentação, de atividade física e outros. O tecido adiposo é atualmente considerado um órgão à parte e exerce não apenas a função de reserva calórica para o ser humano, mas também função endócrina, parácrina e imunológica. Do ponto de vista imunológico, os pacientes portadores da chamada obesidade visceral tendem a um estado pró-inflamatório, decorrente de uma ativação anormal do sistema imune inato e adaptativo, mantendo maiores níveis circulantes de citocinas inflamatórias (interleucina (IL) 6 e fator de necrose tumoral alfa (TNF-α) e marcadores séricos de inflamação como a proteína C-reativa.

Impactos da obesidade nos diferentes sistemas do doente crítico

Assim como a cirrose, a obesidade é uma doença sistêmica e resulta em dano, disfunção ou adaptação ao organismo como um todo. Entender o impacto em cada sistema pode auxiliar no ajuste da terapia a ser ofertada ao doente crítico, assim, apresentaremos, a seguir, de forma setorizada, os achados que devem ser levados em consideração durante o cuidado a esse doente.

Neurológico

Com relação ao cuidado neurológico do paciente obeso grave, devemos atentar para a farmacocinética e a dinâmica (PK/PD) de determinadas drogas que podem sofrer alterações relacionadas ao excesso de tecido adiposo. De forma geral, existem medicações hidrofílicas e lipofílicas, sendo essas últimas mais absorvidas pelo tecido adiposo, com um consequente maior volume de distribuição no organismo. Infelizmente, as recomendações para dosagem de medicamentos em pacientes obesos críticos não são amplamente conhecidas em decorrência da falta de estudos randomizados específicos para essa população.

As medicações lipofílicas, como benzodiazepínicos, podem apresentar um aumento da meia-vida visto o citado maior volume de distribuição, mas também podem requerer maiores doses iniciais para atingir o efeito desejado imediato, considerando-se a maior disseminação corporal do fármaco. Já em usos mais prolongados, sugere-se uma dose menor ou, até mesmo, a escolha por fármacos da mesma classe com uma meia-vida menor, como o midazolam. Conforme mencionado, o midazolam quando feito em dose episódica até pode ser ajustado pelo peso real ("dose maior"), mas quando ofertado em infusão contínua, o acúmulo da droga no tecido adiposo incorrerá em maior tempo para sua eliminação, devendo-se ajustá-la pelo por peso ideal ("dose menor").

Outros agentes como opioides e propofol também são lipofílicos e ambos devem ter suas doses ajustadas conforme o peso ideal ou peso ajustado ("dose menor"), sempre se avaliando o efeito clínico da medicação antes do aumento da dose que pode ser necessária para o efeito inicial, regra que também pode ser aplicada para a prescrição de quetamina e etomidato.

Os relaxantes musculares, por sua vez, são hidrofílicos e a sua farmacocinética é menos influenciada pela obesidade. A reversão imediata do bloqueio neuromuscular provocado pelo rocurônio pode ser alcançada usando-se sugamadex com dose sugerida de 2 mg/kg de peso ideal + 40%.

◼ Quadro 21.1 – Sedativos, analgésicos e psicofármacos - considerações em pacientes obesos.

Analgésicos:
- **Opióides:** realizar ajuste conforme o peso ajustado ou ideal.
- **Analgésicos não opioides:** sem necessidade do ajuste de dose.
- **Quetamina:** realizar ajuste conforme o peso ajustado ou ideal.
- **Lidocaína:** realizar pelo peso ajustado.

Sedativos:
- **Propofol:** realizar ajuste conforme o peso ajustado ou ideal.
- **Dexmedetomidina:** realizar ajuste conforme o peso ajustado ou ideal.
- **Midazolam:** quando feito em uma dose episódica, deve ser ajustado pelo peso real, ao passo que, se dado em infusão contínua, deve ser ajustado por peso ideal.
- **Etomidato:** para pacientes com IMC < 40 kg/m^2 pode-se utilizar baseado no peso real. Para IMC acima de 40 kg/m^2 preferir o peso ajustado ou ideal.

Antipsicóticos:
- **Haloperidol:** usar dose padrão.
- **Quetiapina:** usar dose padrão.

Bloqueadores neuromusculares:
- **Succinilcolina:** fazer baseado no peso real.
- **Não despolarizante:** pode-se usar tanto o peso ideal quanto real.
- **Agentes reversores** (sugamadex e neostigmina): usar peso ajustado.

Fonte: Adaptado de Erstad et al., 2020.

Alterações pulmonares, de via aérea e de ventilação mecânica

A relação entre a obesidade e o sistema respiratório é possivelmente o subtema mais debatido no cuidado intensivo desse grupo. As repercussões do aumento de peso corporal sobre a função respiratória estão associadas, sobretudo à alteração restritiva causada pelo excesso de tecido adiposo toracoabdominal. O aumento da gordura abdominal e os efeitos negativos na parede torácica podem deslocar o ponto de equilíbrio elástico entre tórax e pulmões, reduzindo a capacidade residual funcional (CRF). Essa pior capacidade de relaxamento do sistema respiratório resulta na necessidade de maiores pressões para atingir um mesmo volume, traduzido por um deslocamento da curva pressão-volume para sua região de menor complacência. Além disso, a redução da CRF está associada à redução do calibre das vias aéreas e, portanto, maior resistência e maior gasto energético por aumento do trabalho respiratório. Esse maior consumo de oxigênio pelo obeso ocorre mesmo em repouso, podendo atingir níveis 1,5 vezes acima dos não obesos e vir acompanhado de uma produção excessiva de dióxido de carbono (CO_2). Em pacientes obesos, a atelectasia tem maior incidência e pode ser agravada pela posição supina, podendo persistir mesmo após o desmame da ventilação mecânica.

Esse cenário desafiador ao obeso pode inclusive resultar em patologias específicas, com forte associação à síndrome de apneia obstrutiva do sono (SAOS) e síndrome de obesidade-hipoventilação (SOH). Essa última é definida pela presença de obesidade (IMC $\geq$ 30 kg/m^2), hipoventilação diurna ($PaCO_2$ $\geq$ 45 mmHg) e distúrbios respiratórios do sono, sendo necessária a exclusão de outras causas de hipoventilação. Sua presença é associada a uma maior necessidade de ventilação mecânica invasiva e admissão em unidade de terapia intensiva (UTI), além de comorbidades como insuficiência cardíaca, insuficiência coronariana e cor pulmonale. Pacientes retentores crônicos de CO_2, como os portadores de SOH, são comumente rotulados como doentes com doença pulmonar obstrutiva crônica (DPOC), apesar de não necessariamente apresentarem distúrbios ventilatório- obstrutivos documentados. Um estudo retrospectivo mostrou que pacientes obesos mórbidos admitidos em UTI por insuficiência respiratória secundária à SOH foram tratados para DPOC em 75% dos casos e para insuficiência cardíaca congestiva em 86% das vezes.

A oxigenoterapia deve ser reavaliada nesses pacientes, uma vez que a hipercapnia pode ser agravada pela hiperóxia por vários mecanismos: o aumento da FiO_2 pode levar a uma diminuição do volume-minuto e do volume-corrente por ação dos quimiorreceptores periféricos; a oxigenação de áreas hipóxicas causa vasodilatação que muda o fluxo sanguíneo para essas áreas antes pouco ventiladas, causando um aumento do espaço morto; o efeito Haldane que causaria redução da afinidade da hemoglobina pelo CO_2 e diminui com a correção da hipóxia, causando uma maior liberação de CO_2 no plasma, o que aumenta a hipercapnia.

Assim como nos casos de DPOC, o uso da ventilação não invasiva (VNI) é eficaz em reduzir os impactos da hipoventilação nos casos de insuficiência respiratória hipercápnica aguda por SOH. Nesse cenário, o uso da pressão positiva pode ser tentado por períodos mais longos para reduzir o nível de hipercapnia com objetivo de evitar a intubação orotraqueal (IOT).

Nos casos em que se faz necessária a IOT, o manejo das vias aéreas pode ser desafiador frente às especificidades fisiopatológicas pulmonares, cervicais e faciais. A obesidade é, por si, fator de risco para intubação difícil, principalmente se associada a um escore de Mallampati elevado, abertura bucal limitada, mobilidade cervical reduzida e diagnóstico de SAOS. A presença de SAOS implica associação com IOT difícil em 15% a 20% dos casos *versus* 2% a 5% na população geral.

Considerando os fatos aqui descritos, o médico deve se preparar para o procedimento considerando esse doente um potencial portador de via aérea difícil (VAD), definindo, antes da sedação, o plano que executará diante da possibilidade de falha em acessar a via aérea na primeira tentativa. Materiais de apoio como bougie, máscara laríngea, laringoscópio flexível, videolaringoscópio e outros devem ser previamente testados e mantidos de prontidão. O uso de videolaringoscópio pode facilitar o procedimento para profissionais com adequada curva de aprendizagem, mas sua disponibilidade não é universal. A posição semissentada durante a pré-oxigenação pode diminuir a limitação de fluxo e o aprisionamento aéreo, reduzindo a incidência de atelectasia e dessaturação de oxigênio durante o procedimento de intubação.

Após o preparo e o posicionamento, garantir uma pré-oxigenação adequada pode ser fundamental visto uma possível redução no tempo que teremos de apneia não hipóxica em obesos. Se usado o método clássico de pré-oxigenação com bolsa-máscara, o tempo até a dessaturação pode estar encurtado para menos de 1 minuto na obesidade grave, com volume expiratório final reduzido em 69% após a indução anestésica na posição supina. A principal causa dessa rápida dessaturação é a diminuição da capacidade residual funcional (CRF) do paciente obeso.

O uso de pressão positiva no final da expiração (PEEP) durante a pré-oxigenação está associado a uma redução de atelectasia, melhora da oxigenação e aumento do tempo de apneia sem hipoxemia, sendo o uso de VNI, quando comparado à pré-oxigenação convencional, associado a menor redução do volume pulmonar e melhores valores de oxigenação. A pressão positiva contínua nas vias aéreas (CPAP) ou VNI são, portanto, os métodos de pré-oxigenação de preferência nessa população. O CNAF também pode ser considerado para pré-oxigenação de pacientes obesos, incluindo oxigenação apneica que permite a oferta do oxigênio mesmo durante o período de apneia. A associação da técnica de pré-oxigenação com cânula nasal de alto fluxo (CNAF) com a clássica VNI também mostrou reduzir episódios de dessaturação frente ao uso isolado desta.

Após garantir a via aérea, assim como em pacientes não obesos, a ventilação protetora é sugerida, priorizando o uso de baixo volume corrente, de 6 a 8 mL/kg de **peso predito,** visto que o pulmão não acompanha o aumento de peso do resto do corpo. Valores ainda mais protetores (4 a 6 mL/kg de **peso predito)** são sugeridos para pacientes com SDRA, com manejo similar ao descrito na população geral. Devido à diminuição da CRF, os pacientes obesos são mais propensos à atelectasia. Em estudos especificamente realizados em pacientes obesos, a mecânica respiratória e o recrutamento alveolar demonstraram ser significativamente otimizados com aplicação de PEEP, resultando em melhora da complacência e da troca gasosa. O uso de PEEP ajuda a prevenir o desrecrutamento esperado pela diminuição da CRF, mas seu valor ideal e a melhor forma de sua titulação são alvos de controvérsia.

O modo ventilatório também é alvo de debate na terapia intensiva, não existindo consenso sobre qual o mais adequado a ser utilizado em doentes obesos. Nos pacientes em que se opta por maiores valores de PEEP, o modo de pressão controlada pode fornecer proteção adicional ao risco de barotrauma, mas assim como em qualquer cenário, o volume-corrente poderá variar a depender de mudanças de complacência ou resistência que possam surgir agudamente. O modo VCV guarda vantagens e desvantagens inversas às aqui descritas, mas pode ser mal tolerado em pacientes acordados quando o fluxo é constante. A ventilação com pressão de suporte (PSV) deve ser avaliada quando possível, sendo seu uso relacionado ao recrutamento diafragmático ativo por parte do paciente, à redução de complicações pulmonares pós-operatórias e à melhora da oxigenação em comparação com a ventilação controlada por pressão. Na prática, a escolha se baseará nas vantagens e inconvenientes de cada modo, somando-se a essa equação o conhecimento e a segurança dos profissionais envolvidos no cuidado. O ajuste da frequência respiratória pode ser necessário em oposição à maior produção CO_2, principalmente quando há SOH e diminuição do drive respiratório, tomando-se o devido cuidado para não incorrer em tempo expiratório demasiadamente curto, com aumento do aprisionamento aéreo e consequente auto-PEEP.

A manobra de recrutamento não deve ser indicada de rotina, mas pode ser uma opção de resgate na hipoxemia de obesos, principalmente em doentes estáveis no cenário de pós-indução anestésica, quando está associada à melhora da relação ventilação-perfusão e consequente elevação da oxigenação arterial. Os níveis de pressão necessários para abrir os alvéolos parecem ser maiores do que no paciente não obeso, principalmente em virtude do aumento da pressão transtorácica. Vale ressaltar que essas manobras podem incorrer em efeitos indesejáveis, como redução do retorno venoso, diminuição do débito cardíaco e hipotensão, sendo inclusive associada a maior mortalidade quando realizada de forma rotineira em cenário de SDRA (*Art Trial*). Das terapias associadas a melhor desfecho nessa síndrome, a manobra de prona merece especial atenção no obeso, buscando contrapor a limitação do fluxo e o aprisionamento do ar, característicos da posição supina, à melhora na oxigenação. A realização dessa manobra em pacientes com obesidade mórbida pode ser desafiadora, por vezes requerendo um grande número de profissionais e a utilização de camas específicas para obesos. Na ausência de camas específicas, a pronação de uma cama para outra pode ser avaliada, tendo sempre em mente o cuidado adicional com lesões de pele e perda de dispositivos. A incidência de SDRA é maior em pacientes obesos; no entanto, o prognóstico parece melhor quando comparados com a população geral. Essa menor mortalidade em pacientes obesos é descrita no ambiente de terapia intensiva também para outras patologias sendo usualmente denominada "paradoxo da obesidade".

A avaliação pré-extubação pode ser complexa diante da obesidade. Embora o uso de PEEP e de valores de pressão de suporte sejam encorajados nessa população, o clássico teste de respiração espontânea com parâmetros mínimos pode subestimar o trabalho respiratório que ocorrerá após a extubação. O uso de tubo T ou de testes mais rígidos (valores de PEEP e suporte ainda menores ou zerados) é descrito como possíveis preditores do trabalho respiratório que ocorrerá com a retirada do tubo. A aplicação profilática de VNI após a extubação é usualmente indicada e está associada a uma redução de insuficiência respiratória aguda em cerca de 16%, além de possível redução na ocorrência de atelectasias, reintubação traqueal e morte em doentes com fatores de risco para insuficiência respiratória.

➡ O sistema cardiovascular

O sistema cardiovascular é desafiado pela obesidade, tanto por sua associação a múltiplos fatores de risco (resistência insulínica, sedentarismo, SAOS), como pelos efeitos diretos do excesso de peso sobre suas estrutura e dinâmica. A patogênese da disfunção miocárdica na obesidade é complexa e multifatorial, mas alguns fatores podem ser destacados, como o aumento do volume sanguíneo e do débito cardíaco, a hipertrofia ventricular secundária, a disfunção diastólica e a dilatação ventricular (cardiomiopatia por obesidade). Além disso, descreve-se uma associação com maior incidência de fibrilação atrial e hipertensão pulmonar (secundária à pressão atrial esquerda elevada e à hipóxia por SAOS, SOH ou ao tromboembolismo crônico). Outra possível complicação ocorre pela ação da gordura visceral via efeitos imunológicos e endócrinos diretos ou indiretos na chamada "síndrome metabólica", frequentemente associada à hipertensão (pós-carga), dislipidemia e cardiopatia.

Tendo em vista o aumento do risco cardiovascular, a monitorização hemodinâmica precisa é crucial e ao mesmo tempo complexa. A medida da pressão arterial por métodos oscilométricos é menos precisa no obeso, com frequente erro de aferição relacionado ao método e ao manguito utilizado. Na vigência de instabilidade ou disfunção circulatória, a monitorização fina e em tempo real dos valores pressóricos deve preferencialmente ser obtida com uso de cateter de pressão arterial invasiva. A ressuscitação com fluidos em obesos é um incentivo para se levar em consideração o aumento do volume sanguíneo basal e o risco de sobrecarga volêmica. Embora escassos, dados sobre resposta volêmica e expansão nessa população indicam que pacientes obesos recebem menos fluidos com base no peso, evoluindo com maior persistência do choque ou maior necessidade de escalonamento do suporte hemodinâmico e tempo para atingir a estabilidade, apontando para uma possível sub-ressuscitação nesses indivíduos. Outro dado relevante é o que o uso do peso corporal ideal como métrica para orientar a ressuscitação volêmica resultou em mais acidose metabólica no subgrupo de pacientes obesos atendidos por trauma. Uma análise de coorte retrospectiva em pacientes com suspeita de sepse sugeriu que o uso de um peso corporal ajustado para orientar a ressuscitação inicial pode se traduzir em melhores resultados do que o peso corporal real ou ideal, ressaltando a complexidade do manejo volêmico frequentemente ignorada nessa população.

➡ Farmacologia/vasopressores

O arsenal de medicamentos e vasopressores utilizados no ambiente de terapia intensiva é vasto; no entanto, os testes específicos de doses e ajustes farmacocinéticos são frequentemente formulados para pacientes sem sobrepeso, não necessariamente resultando em desfechos de aplicabilidade, depuração e volume de distribuição (Vd) semelhantes. Esse mesmo alerta deve ser utilizado na interpretação de ensaios clínicos de eficácia e segurança, visto que a sub-representação desses pacientes pode limitar uma generalização dos achados. Além disso, a obesidade pode vir acompanhada de alteração na depuração de fármacos, uma vez que a doença renal crônica, a doença hepática gordurosa e a própria doença crítica podem afetar esse *clearance*. Doses inadequadas podem levar à falha do tratamento (no caso de níveis subterapêuticos) ou à toxicidade medicamentosa (causada por níveis supraterapêuticos). As métricas de peso mais comumente referenciadas na dosagem de medicamentos na UTI são o peso corporal total ou alguma alternativa a ele, como peso corporal ideal, peso corporal magro ou peso corporal ajustado, mas é comum que as farmacêuticas estabeleçam limites de dose diária, tornando ainda mais nebuloso o ajuste em pacientes com obesidade mórbida, ocasião em que, se possível, deve-se monitorizar os níveis plasmáticos de antibióticos e imunossupressores.

Os vasopressores comumente usados na UTI são hidrofílicos, de modo que a distribuição é normalmente limitada ao intravascular e, no máximo, ao compartimento de líquido extracelular. Essas características requerem que a administração dessas drogas ocorra em infusões intravenosas contínuas, uma vez que os pequenos volumes de distribuição combinados à rápida depuração resultem em meias-vidas curtas. Dessa forma, é aconselhável que a descrição da dosagem destes (p. ex., mcg/kg/min) seja baseada no peso ideal ou ajustado, visto que os vasos em que tais drogas estarão ativas também não acompanham o crescimento do peso corporal. Dados retrospectivos em obesos críticos demonstram considerável variabilidade interpaciente na resposta à administração de vasoconstritores, sem uma relação consistente entre dose e peso. Independentemente da obesidade, essa variabilidade interpessoal parece ser relevante no efeito obtido com doses específicas de vasopressores, resultando frequentemente na necessidade de que sejam titulados por efeito e não por peso.

➡️ Abdome

A apresentação morfológica do obeso foi por muito tempo utilizada para justificar certa leniência na oferta calórica requerida no cenário de doença crítica, sendo comumente rotulados como pacientes com "reserva" em que perdas morfométricas eram até mesmo comemoradas. É importante levar em consideração que a desnutrição e a sarcopenia não só existem em pacientes obesos críticos como parecem ser comuns. Além disso, o catabolismo crítico pode ocorrer de forma exacerbada, uma vez que, no contexto de resistência insulínica, a hiperinsulinemia pode dificultar a mobilização de lipídios do tecido adiposo em resposta à demanda energética, resultando em maior dependência da gliconeogênese com indução de sarcopenia. A sarcopenia é um dos principais indicadores de fragilidade no doente crítico e está associada a piores desfechos, sua ocorrência pode ser potencializada por fatores como imobilidade no leito, infecção ativa e baixa reserva muscular prévia (sobretudo em pacientes mais idosos).

Acompanhando a controvérsia sobre metas nutricionais na terapia intensiva, os alvos calóricos para pacientes obesos não são claros. Em pacientes eutróficos, a taxa metabólica basal pode ser estimada de forma indireta pela equação de Harris-Benedict, a qual envolve o peso corporal atual, ou por mensuração individual com calorimetria indireta. O uso de fórmulas em pacientes obesos pode superestimar a demanda metabólica, levando a um possível excesso na oferta de calorias com maior produção de CO_2 e disglicemia, sendo preferencial, quando disponível, a inferição por calorimetria indireta. Vale ressaltar que a ocorrência de hiperglicemia pode ser comum, não só pela criticidade, mas também pela relação com a resistência insulínica que pode indicar uma necessidade de doses maiores dos hipoglicemiantes ou, até mesmo, o uso de insulinoterapia em bomba de infusão contínua.

A Sociedade Americana de Nutrição Enteral e Parenteral (ASPEN) recomenda que 65% da taxa metabólica basal seja ofertada a esses pacientes, estabelecendo um total de 11-14 Kcal/kg de peso real/dia para pacientes com IMC de 30 a 50 e de 22 a 25 Kcal/kg de peso ideal para pacientes com IMC acima de 50. A obtenção desse valor total de calorias deve priorizar uma oferta com menor oferta de carboidratos e maior oferta proteica. A via enteral, sempre que possível, deve ser preferida em relação à parenteral, visto que essa última pode estar associada a um maior número de efeitos colaterais e maior taxa de infecção de cateter vascular. Uma particularidade nutricional que merece ser destacada é a possibilidade de que o doente obeso tenha sido submetido atual ou anteriormente a cirurgias restritivas e/ou disabsortivas para emagrecimento, sendo possível, em especial no caso das disabsortivas, as deficiências vitamínicas (sobretudo tiamina, B12, D), de micronutrientes e de ferro.

➡️ Renal

O excesso de peso corporal está associado ao acometimento renal por lesões funcionais e estruturais, além do dano relacionado às comorbidades como hipertensão arterial e diabetes *mellitus*. A obesidade implica aumento da reabsorção renal de sódio pela ativação dos sistemas renina-angiotensina, sistema nervoso simpático, vias endócrinas e pela alteração das forças físicas intrarrenais. O excesso de tecido adiposo visceral pode comprimir fisicamente os rins, aumentando as pressões intrarrenais e a reabsorção tubular. Eventualmente, a obesidade se acompanha da hiperinsulinemia incorrendo em hiperfiltração, hipertrofia glomerular e, ocasionalmente, glomeruloesclerose segmentar focal. As consequências dessa lesão renal são a progressiva perda da taxa de filtração glomerular com aumento adicional da pressão arterial e maiores morbidade e mortalidade cardiovascular.

A obesidade é também fator de risco para lesão renal aguda (LRA) em doentes críticos. Os mecanismos propostos para a relação obesidade-LRA incluem doença renal crônica subclínica, hipertensão intra-abdominal e mediadores inflamatórios, visto o conceito já citado de que a obesidade é um estado pró-inflamatório crônico. Essa associação também é descrita em obesos vítimas de trauma, em parte justificada pelos níveis de CPK liberados pelo binômio trauma + massa cujo produto pode ser a rabdomiólise. Embora a obesidade não signifique aumento de massa muscular, a compressão dessa última pelo maior peso corporal pode funcionar como fator extra ao risco já existente no trauma.

Critérios de consenso definem LRA com base nos valores séricos de creatinina ou nos valores de débito urinário em mL/kg/h. A mensuração da diurese com dependência do peso corporal pode induzir viés de aferição, superestimando a incidência de LRA, particularmente em pacientes com peso muito alto. Atualmente, não há consenso sobre indexar a produção de urina às estimativas de peso ajustado ou ideal, sendo os critérios de creatinina menos suscetíveis a esse problema. Vale ressaltar que o manejo da disfunção renal aguda para estes doentes segue os preceitos da população gera, e será determinado de acordo com a hipótese etiológica, guardando os devidos cuidados da terapia volêmica mencionados anteriormente.

[→] Imunoinfeccioso

A obesidade está associada a um risco 50% maior de infecções hospitalares, incluindo sepse, infecção de partes moles, pneumonia, infecção por *Clostridioides difficile*, infecção de corrente sanguínea e infecção do trato urinário. No contexto da covid-19, a obesidade foi estabelecida como fator de risco para eventos adversos, como maiores taxas de falência respiratória e necessidade de ventilação mecânica. Especula-se que o motivo de tais desfechos negativos no contexto da pandemia da covid-19 teria relação com alterações respiratórias próprias do paciente obeso (citadas anteriormente) e imunológicas, como prejuízo da função dos linfócitos, macrófagos e neutrófilos, o que, inclusive, prejudicaria a eficácia da vacina. Além disso, existe a teoria de que o tecido adiposo em excesso poderia aumentar a produção da enzima conversora de angiotensina II, cujo receptor funcionaria como meio para a invasão viral às células humanas.

O ponto de maior atenção na discussão do manejo infeccioso no obeso passa pelo ajuste farmacocinético e dinâmico da antibioticoterapia, visto que o paciente com sobrepeso pode requerer ajuste da dose e/ou do tempo de infusão, buscando garantir um adequado nível terapêutico (Tabela 21.2). O *clearance* de creatinina também deve ser levado em consideração para esse ajuste, sendo válida a recente discussão. Ademais, recomenda-se quando possível dosar níveis séricos dos antimicrobianos, em especial nos casos de bactérias resistentes, infecções graves ou por risco aumentado de efeitos colaterais. Alguns antimicrobianos não necessitam de ajuste de dose de acordo com a literatura (metronidazol, linezolida, colistina, ceftazidima-avibactam), enquanto outros podem requerer modificação da dose para peso ajustado, como a daptomicina, polimixina B e aminoglicosídeos (amicacina, gentamicina e tobramicina).

■ Tabela 21.2 – Ajuste de antimicrobianos em obesos.

Betalactâmicos	
Amoxicilina com clavulanato	1.000 mg/125 mg VO a cada 8 h
Ampicilina	Dados insuficientes para ajuste de dose em obesos, porém considerar o limite superior da dose, p. ex., 2 g IV a cada 4 h
Piperacilina + tazobactam	4,5 g IV a cada 8 h (considerar infusão estendida por 4-8 h) ou 4,5 g a cada 6 h IV (infusão de 30 min). Caso Clcr 100-150 mL/min, considerar 4,5g a cada 6 h com infusão estendida
Cefazolina	Dados insuficientes para ajuste de dose em obesos, considerar o limite superior da dose, 2-3 g IV a cada 8 h (se infusão contínua) ou 1,5-2 g a cada 6 h se dose intermitente
Ceftriaxone	Dados insuficientes para ajuste de dose em obesos, mas considerar 2 g a 24 h IV ou 2 g IV a cada 12 h no caso de infecções graves

(Continua)

■ Tabela 21.2 – Ajuste de antimicrobianos em obesos. (*Continuação*)

Betalactâmicos	
Cefepime	Considerar 2 g IV a cada 8 h com infusão prolongada
Meropeném	2 g IV a cada 8 h de preferência com infusão prolongada
Fluoroquinolonas	
Ciprofloxacino	400 mg IV a cada 8 h
Levofloxacino	750 mg IV a cada 24 h
Outros	
Clindamicina	600 mg IV a cada 6 h ou 900 mg IV a cada 8 h ou 450-600 mg a cada 6 h VO ou 600-900 mg VO a cada 8 h
Vancomicina	20-25 mg/kg de peso real com um máximo de 2,5 g/dia, com manutenção de 10-15 mg/kg de peso real a cada 12 h inicialmente e, após, com ajuste de doses subsequentes conforme vancocinemia
Tigeciclina	Considerar dose alta 100 mg a cada 12 h

VO: via oral; VI: (via) intravenosa; ClCr: clearence; h: hora.

Fonte: Adaptada de Meng, et al., 2022.

As doses apresentadas na Tabela 21.2 são sugestões de adaptações que podem ser necessárias, devendo o médico equacionar, além da obesidade, as alterações do volume de distribuição e *clearance* comuns no doente grave.

→ Hematológico

A inflamação sistêmica de baixo grau que acompanha a obesidade resulta em níveis elevados de citocinas (principalmente IL-6 e IL-8) e adipocinas como a leptina, que induzem leucocitose por meio de múltiplos mecanismos, incluindo desmarginação de neutrófilos intravasculares, aceleração da liberação de neutrófilos da medula e aumento da granulopoiese da medula óssea; a leptina, em particular, promove a diferenciação de granulócitos de células progenitoras hematopoiéticas. Vários estudos suportam a correlação positiva entre contagem de leucócitos e IMC.

A obesidade também está associada ao aumento da contagem de plaquetas. A IL-6 é provavelmente o principal contribuinte para esse fenômeno, aumentando a trombopoietina e subsequentemente estimulando a mega-cariocitopoiese, resultando em trombocitose. Há também evidências substanciais de que a obesidade, como condição pró-inflamatória, aumenta significativamente o risco de tromboembolismo venoso (TEV). Os mecanismos subjacentes a isso são multifatoriais e confundidos com fatores de estilo de vida, bem como com componentes individuais de uma síndrome metabólica frequentemente associada, mas, além disso, são descritos níveis elevados de fatores de coagulação e fator de von Willebrand, fibrinólise prejudicada, hiperatividade plaquetária e disfunção endotelial, todos impulsionados pela obesidade e seu estado inflamatório associado. Esse aumento dos fatores pró-coagulantes circulantes, somado ao retardo do retorno venoso pelo aumento da pressão intra-abdominal e/ou dosagem inadequada de anticoagulantes profiláticos, pode produzir e sustentar um estado pró-trombótico, existindo uma correlação direta entre o aumento do IMC e a incidência de trombose venosa profunda e embolia pulmonar.

A profilaxia na UTI geralmente é fornecida com heparina de baixo peso molecular ou heparina não fracionada, usando-se uma estratégia de dosagem fixa. As estratégias de dosagem-padrão, no entanto, podem ser inadequadas, pois vários estudos demonstraram uma relação inversa entre o peso corporal total e a atividade anti-Xa. Pacientes obesos críticos em uso de heparina de baixo peso molecular necessitam de uma dosagem mais alta para profilaxia de TEV do que pacientes não obesos. A maioria dos dados publicados avalia o uso de enoxaparina (heparina de baixo peso molecular), sendo o uso de doses maiores (40 mg, duas vezes/dia) citado como contribuinte para uma redução adicional na taxa de TEV.

Vale ressaltar que a dose específica é descrita de forma heterogênea nos mais diversos estudos publicados. Para pacientes com IMC superior a 40 kg/m², recomenda-se o uso de enoxaparina 40 mg, duas vezes/dia, podendo ser necessário um ajuste mais fino, individualizado pelo peso, em pacientes com IMC ≥ 50 kg/m² (0,4-0,5 mg/kg, duas vezes/dia). A dosagem de heparina não fracionada também foi avaliada em pacientes obesos hospitalizados, ao comparar as taxas de TEV em populações obesas (IMC ≥ 30 kg/m²) e não obesas (IMC >30 kg/m²) e nenhuma diferença na taxa de TEV foi observada comparando-se doses de heparina de 7.500 unidades com 5.000 unidades a cada 8 horas, ou seja, quando a heparina não fracionada é utilizada nessa população, 5.000 unidades a cada 8 horas parecem suficientes. Em pacientes com formas mais extremas de obesidade (IMC ≥ 50 kg/m²), pode-se considerar 7.500 unidades a cada 8 horas, embora com embasamento científico menos rigoroso. O uso do modelo "uma dose serve pra todos" deve ser repensado, priorizando-se uma abordagem individualizada conforme a intensidade da obesidade e a presença de outros fatores de risco. Para pacientes muito obesos, o uso do monitoramento de eficácia por dosagem da atividade do fator anti-Xa pode auxiliar a buscar ou evitar níveis terapêuticos, mas a disponibilidade do método também é limitada.

➡ Pele

As comorbidades associadas à obesidade, como diabetes, hipertensão, doenças cardiovasculares e disfunção pulmonar, não apenas tornam o paciente mais doente, mas também aumentam sua vulnerabilidade a lesões de pele ou complicações na cicatrização de feridas que trazem consigo ou desenvolvem na internação. Pacientes com IMC mais alto apresentam maior incidência de candidíase, intertrigo, furunculose, erisipela, celulite, *tinea cruris*, foliculite, fasceíte necrotsante e gangrena gasosa. Além disso, infecções por *Staphylococcus aureus* resistentes à meticilina e por alterações na integridade da pele em pacientes com doença venosa crônica são mais comuns nessa população. Outro ponto a ser destacado é a possibilidade de linfedema, um importante marcador do risco de celulite nos membros inferiores. O cuidado com o paciente obeso na UTI apresenta muitos desafios, incluindo a imobilização, a incapacidade de manter níveis adequados de higiene, especialmente em obesos mórbidos, e a associação com hipotensão, hipóxia e hipoperfusão, que aumentam o risco de ruptura da pele e de úlceras de decúbito.

O risco de úlceras por pressão em pacientes críticos é maior em pacientes com IMC elevado, sendo de 1,5 vezes quando o IMC está entre 30 e 39,9, e quase três vezes maior quando superior a 40. Fatores que influenciam a degradação da pele, como imobilismo, sedação, uso de bloqueadores neuromusculares, sobrecarga hídrica, trauma mecânico, entre outros, devem ser cuidadosamente avaliados e minimizados em pacientes obesos críticos. Medidas preventivas como o uso de colchões adequados e mudança de decúbito são essenciais.

➡ Prognóstico

O termo já mencionado, "paradoxo da obesidade", é utilizado para ilustrar o fato de que, embora a obesidade seja fator de risco para tantas condições deletérias aqui citadas e para maior tempo de permanência em UTI, esse paciente obeso apresenta maior sobrevida quando admitido em terapia intensiva frente a outros grupos. Esse achado se estende além da internação, visto que, 4 anos após a alta, o subgrupo de maior IMC ainda mantém maior sobrevida que os demais.

Diversos fatores podem estar envolvidos, como uma possível reserva energética ao enfrentamento de condições clínicas graves e espoliativas, a idade média usualmente mais jovem comparativamente aos eutróficos, um melhor acesso a cuidados de saúde pela relação entre sobrepeso e classe social mais alta, hormônios produzidos pelo tecido adiposo como fator cardioprotetor e, até mesmo, erros estatísticos e metodológicos causados por fatores confundidores e *bias* dos estudos.

Apesar de tal paradoxo, é sabido que pacientes obesos têm maior risco de infecções graves e de sepse, inclusive com o mencionado maior risco de evolução desfavorável do ponto de vista respiratório na infecção por covid-19.

BIBLIOGRAFIA

1. Falls C. Melander S. Obesity in the Critical Care Setting. Nursing Clinics of North America, (2021), 573-581, 56(4).

2. Schetz M. De Jong A. Deane A. et al. Obesity in the critically ill: a narrative review. Intensive Care Medicine, (2019), 757-769, 45(6).

3. Anderson M. Shashaty M. Impact of Obesity in Critical Illnes. Chest, (2021), 2135-2145, 160(6).

4. Erstad B, Barletta J. Drug dosing in the critically ill obese patient – a focus on sedation, analgesia, and delirium. Critical Care, (2020), 24(1).

5. Karampela I, Chrysanthopoulou E, Christodoulatos G, et al. Is there an obesity paradox in critical illness? Epidemiologic and Metabolic Considerations. Current Obesity Reports, (2020), 231-244, 9(3).

6. Sanchis-Gomar F, Lavie CMM, et al. Obesity and outcomes in COVID-19: when an epidemic and pandemic collide. Mayo Clinic Proceedings, (2020), 1445-1453, 95(7).

7. Gammone M, D'Orazio N. COVID-19 and obesity: overlapping of two pandemics. Obesity Facts, (2021), 579-585, 14(6).

8. Gharib M, Kaul S, Locurto J, et al. The obesity factor in critical illness: Between consensus and controvers. Journal of trauma and acute care surgery, (2015), 866-873, 78(4).

9. Kuperberg S, Navetta-Modrov B. The role of obesity in the immunopathogenesis of COVID-19 respiratory disease and critical illness. American Journal of Respiratory Cell and Molecular Biology, (2021), 113-121, 65(1).

10. Meng L, Mui E, Ha D, et al. Comprehensive guidance for antibiotic dosing in obese adults: 2022 Update. Pharmacotherapy. The Journal of Human Pharmacology and Drug Therapy, (2023).

11. Tieland M. Van Dronkelaar C. Boirie Y. Sarcopenic obesity in the ICU. Current Opinion in Clinical Nutrition and Metabolic Care, (2019), 162-166, 22(2).

12. Huschak G.Busch T. Kaisers U. Obesity in anesthesia and intensive care. Best practice and research. Clinical Endocrinology and Metabolism, (2013), 247-260, 27(2).

13. Dickerson R, Andromalos L, Brown J, et al. Obesity and critical care nutrition: current practice gaps and directions for future research. Critical Care, (2022), 26(1).

14. Collins, Jody. Nutrition and care considerations in the overweight and obese population within the critical care setting. Critical Care Nursing Clinics of North America, (2014), 243-253, 26(2).

15. Ayalon I. Bodilly L. Kaplan J. The impact of obesity on critical illnesses. Shock (Augusta, Ga.), (2021), 691-700, 56(5).

16. De Jong A, Chanques G, Jaber S. Mechanical ventilation in obese ICU patients: from intubation to extubation. Crit Care. 2017 Mar 21;21(1):63.

17. De Jong A, Wrigge H, Hedenstierna G, Gattinoni L, Chiumello D, Frat JP, Ball L, Schetz M, Pickkers P, Jaber S. How to ventilate obese patients in the ICU. Intensive Care Med. 2020 Dec;46(12):2423-2435.

18. Naumnik B, Myśliwiec M. Renal consequences of obesity. Med Sci Monit. 2010 Aug;16(8):163-70.

19. MacLaughlin HL, Pike M, Selby NM, Siew E, Chinchilli VM, Guide A, Stewart TG, Himmelfarb J, Go AS, Parikh CR, Ghahramani N, Kaufman J, Ikizler TA, Robinson-Cohen C; ASSESS-AKI Study Investigators. Body mass index and chronic kidney disease outcomes after acute kidney injury: a prospective matched cohort study. BMC Nephrol. 2021 May 28;22(1):200.

20. Ejerblad E, Fored CM, Lindblad P, Fryzek J, McLaughlin JK, Nyrén O. Obesity and risk for chronic renal failure. J Am Soc Nephrol. 2006 Jun;17(6):1695-702.

21. Naderi N, Kleine CE, Park C, Hsiung JT, Soohoo M, Tantisattamo E, Streja E, Kalantar-Zadeh K, Moradi H. Obesity paradox in advanced kidney disease: from bedside to the nench. Prog Cardiovasc Dis. 2018 Jul-Aug;61(2):168-181.

22. Kotsis V, Stabouli S, Papakatsika S, Rizos Z, Parati G. Mechanisms of obesity-induced hypertension. Hypertens Res. 2010 May;33(5):386-93.

23. Hirt PA, Castillo DE, Yosipovitch G, Keri JE. Skin changes in the obese patient. J Am Acad Dermatol. 2019 Nov;81(5):1037-1057.

24. Purdy JC, Shatzel JJ. The hematologic consequences of obesity. Eur J Haematol. 2021 Mar;106(3):306-319.

25. Zhou D, Wang C, Lin Q, Li T. The obesity paradox for survivors of critically ill patients. Crit Care. 2022 Jul 3;26(1):198. doi: 10.1186/s13054-022-04074-1. PMID: 35781349; PMCID: PMC9251913.